中药饮片炮制技术

陈伟民　王秋红　主编

中山大学出版社

·广州·

图书在版编目（CIP）数据

中药饮片炮制技术/陈伟民，王秋红主编. —广州：中山大学出版社，2024.1

ISBN 978 - 7 - 306 - 08027 - 1

Ⅰ. ①中… Ⅱ. ①陈… ②王… Ⅲ. ①饮片—中药炮制学 Ⅳ. ①R283. 64

中国国家版本馆 CIP 数据核字（2024）第 012213 号

ZHONGYAO YINPIAN PAOZHI JISHU

出 版 人：王天琪
策划编辑：杨文泉
责任编辑：杨文泉
封面设计：林绵华
责任校对：邓子华
责任技编：靳晓虹
出版发行：中山大学出版社
电　　话：编辑部 020 - 84110283，84113349，84111997，84110779，84110776
　　　　　发行部 020 - 84111998，84111981，84111160
地　　址：广州市新港西路 135 号
邮　　编：510275　传　　真：020 - 84036565
网　　址：http://www.zsup.com.cn　E-mail：zdcbs@ mail. sysu. edu. cn
印 刷 者：佛山市浩文彩色印刷有限公司
规　　格：889mm×1194mm　1/16　26 印张　880 千字
版次印次：2024 年 1 月第 1 版　2024 年 1 月第 1 次印刷
定　　价：128. 00 元

本书编委会

序

中药饮片炮制技术是中医药文化的重要组成部分，是古人在长期与疾病做斗争的用药实践中总结的精华之一。近年来，随着人们健康意识的提升，以及疫情的影响，中药用于预防和治疗疾病的需求量日益增加。中药饮片的炮制质量直接关系到用药的安全性和有效性，因此提升中药饮片的炮制水平具有举足轻重的意义。

目前，大部分中药炮制方面的图书多侧重于对炮制原理的阐述，对于炮制过程中的工艺技术的描述较少，缺少详细的炮制工艺参数与结果展示。而各大中药饮片生产企业有丰富的现场实操技巧，但基于种种原因未能在行业内进行充分有效的技术交流，实在可惜！共同促进中药饮片行业的高质量发展，势在必行！现由具有丰富实践经验的国药集团冯了性（佛山）药材饮片有限公司陈伟民总经理团队、中山市中医院刘特津主任，以及具有深厚炮制学术造诣的广东药科大学王秋红教授团队共同编写了这部《中药饮片炮制技术》，产学研融合，涵盖基础研究、人才培养及实践应用，对促进中药饮片高质量提升有重要的指导意义。

本书共收载各类中药炮制品 216 种，各品种均具有详细的工艺参数与炮制技巧；同时，附有高清图片近 500 幅，图片中药品特征明显、标尺清楚，真实反映炮制前后的外观变化，实用性强。

本书面向广大中医药行业从业者及中医药爱好者，为中药炮制业界提供一部参考工具书，对促进中药炮制技术的交流发展、提升中药炮制品的质量、促进中药行业高质量发展起到积极作用。

国家中医药传承与创新"百千万"人才工程岐黄工程首席科学家、
教育部高等学校中药学类专业教学指导委员会主任委员　匡海学

前　言

目前中药炮制类图书较多，但多集中于炮制理论的阐述，缺乏详细的工艺流程及工艺参数，不利于实际生产参考使用。本书立足于中药炮制理论，对每个中药品种的炮制要点、工艺参数等信息进行详细描述，并对该品种最新的中药炮制研究进行归纳、总结，以期能给中药饮片同行提供参考、借鉴。

全书分为总论和各论两部分。总论按炮制工序划分为净制、软化、切制、干燥、炒炙、蒸煮、燀制、煅制、发酵、包装十部分。每部分对相关工序的基本理论、要点和常用设备等进行论述；各论按工艺流程划分为切制法、蒸煮法、炒炙法、其他制法四部分，列举了有代表性的中药材的详细炮制方法、质量要求、炮制作用、炮制研究等内容。在"立足理论、贴合实际"的宗旨下，本书的内容更注重实际生产的论述。本书有以下 4 个特点：

（1）每个炮制品种加入了工艺流程图，一目了然。

（2）对每个炮制品种的工艺参数、炮制要点进行详细论述，便于同行在实际生产中查阅、参考。

（3）借鉴药材饮片图鉴的特点，为每个炮制品种拍摄高清样品图，读者查阅时对炮制前后的外观性状有更直观的认识。

（4）对每个炮制品种的炮制原理、炮制方法等最新研究成果进行总结、归纳。读者在对饮片工艺改进时可以参考和借鉴。

本书可用于中药炮制方法、技术研究的参考，也可作为中药炮制教学、生产的参考书。本书在编写过程中参阅了业内多位专家、学者以及同行的著作及相关资料，在此表示衷心的感谢！

本书所用药材图片、设备图片、工艺参数等均由国药集团冯了性（佛山）药材饮片有限公司提供。全书的编撰工作均由国药集团冯了性（佛山）药材饮片有限公司组织完成。由于编者的水平有限，难免有疏漏和不足之处，敬请各院校师生和同行提出宝贵的意见和建议，以便进一步修订和完善。

本书编委会

2023 年 6 月

凡　　例

（1）本书主体由总论和各论构成。

（2）总论按炮制工序划分为净制、软化、切制、干燥、炒炙、蒸煮、焯制、煅制、发酵、包装十部分。每部分对相关工序的基本理论、要点和常用设备等进行论述。

（3）各论按工艺流程划分为切制法、蒸煮法、炒炙法、其他制法四部分。每部分列举了有代表性的中药材的来源、性状、炮制流程、贮存条件、炮制作用等内容。

（4）各论品种命名规则：如果炮制品种的制法收载于《中华人民共和国药典》（2020 年版）［简称《中国药典》（2020 年版）］中，该品种则按照《中国药典》（2020 年版）命名。如果炮制品种未收载于《中国药典》（2020 年版），但收载于地方炮制规范中，则按地方炮制规范命名。如果《中国药典》（2020 年版）中出现的炮制品种与地方炮制规范命名一致，但炮制方法不同时，则以炮制方法 + 药材名称的规则命名。例如，《广东省中药炮制规范》（1984 年版）中的佛手在本书中命名为蒸佛手，使之与《中国药典》（2020 年版）收载的佛手相区分。

（5）各论【药材来源】项指中药材来源，包含药材原植（动）物的科名、植（动）物名、药用部位（矿物药注明类、族、矿石名或岩石名、主要成分）等。

（6）各论【原料性状】项指炮制加工前原材料的性状，如果使用原药材进行炮制，则原料性状为原药材性状。如果使用饮片进行炮制，则原料性状为饮片性状。

（7）各论【炮制流程】项炮制流程图内质量控制项目除水分与药屑杂质为《中国药典》（2020 年版）标准外，其他控制项目依据《中药饮片质量标准通则（试行)》或本企业内控质量标准而设立。

（8）各论所提到的数据均为参考数据，实际生产时需要综合考虑来货质量、设备型号、生产环境温湿度等因素建立自己的工艺参数。

（9）各论【炮制要点】、【相关资料】项的内容如有参考依据，在右上角以［*］的格式标注数字代码，并在【参考文献】项下列出所引用的书籍、论文等。

目　录

第一部分

总 论

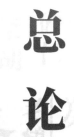

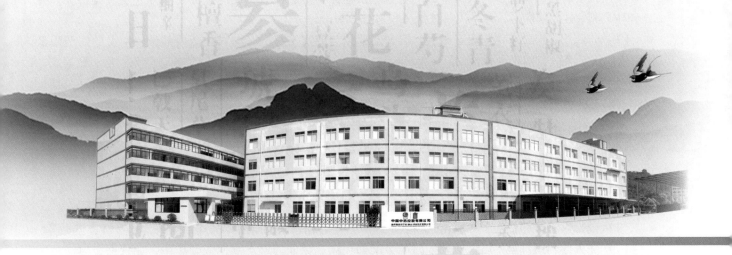

第一章　净　　制

第一节　净 制 概 述

中药材必须净制后方可进行后续切制或炮制等加工处理，净制是中药材炮制的第一道工序。早在汉代，中药材的药用部位、净度就已有明确要求，《金匮玉函经》上载，药材"或须皮去肉，或去皮须肉，或须根去茎，又须花须实，依方拣采、治削、极令净洁"，后发展至清代逐渐趋于完善。对药用部位的要求更为详细，如去瓤免胀、去心除烦、去芦免吐、去核免滑等。

一、净制定义

药材净制是药材在切制、炮制或调配、制剂前，选取规定的药用部分，除去非药用部分、杂质及霉变品、虫蛀品、泥沙、灰屑等，使其达到药用净度的方法。

二、净制术语

（1）阳枝：指药材的非药用部位中地上的茎秆部分。

（2）芦头：指根类药材顶端的盘节状短根茎，常作为根类药材的非药用部位除去。

（3）大小分档：部分大小、粗细不一的中药材，所需的洗润、炒炙等时间也不一致。为保证药材炮制效果，将大小、粗细差异大的药材在拣选时分开档次，便于后续工序根据档次不同分别处理，使药材炮制得当。

（4）发霉：指药材或饮片受潮后，在适宜的温湿度条件下，药物表面或内部霉菌滋生的现象。在净选时发现霉变品应除去。

（5）走油：也称泛油，指在高温高湿、暴露于空气中和阳光照射的条件下，药材油脂或糖分外溢，质地返软、发黏，颜色变浑，并发出油败气味的现象。在净选时发现走油、泛糖品应除去。

（6）虫蛀：指药材或饮片被虫蛀蚀的现象。虫蛀品往往会留有虫洞、虫卵、虫体、虫粪等特征。在净选时发现虫蛀品应除去，并尽快对该批药物进行养护处理。

（7）非药用部位：来源与规定相同，但入药部位与规定不符的，均为非药用部位。常见的非药用部位有果实种子类药材的皮壳及核，根茎类药材的芦头，皮类药材的栓皮，动物类药材的头、足、翅等。

（8）杂质：药材中混存的杂质分为三类，一是来源与规定相同，但其性状或部位与规定不符的物质；二是来源与规定不符的物质；三是无机杂质。

三、净制目的

饮片净制主要有以下目的：

（1）分离药用部位：使不同药用部位各自发挥更好的疗效，如花椒和椒目、麻黄和麻黄根、莲子和莲子心。

（2）进行大小分档：便于在软化或蒸煮工序时分开处理，使炮制后产品均匀一致，如重楼、三七等。

（3）除去非药用部位：以保证调配时剂量准确无误，保证药效、减少毒副作用，如杜仲、肉桂去粗皮，远志、巴戟天去心等。

（4）除去杂质及霉变品、虫蛀品、泥沙、灰屑：除去在采集、加工、贮存、运输过程中混入或产生的杂质及霉变品、虫蛀品、泥沙、灰屑，以达到药用的净度标准。

净制是中药炮制的第一道工序，也是贯穿在整个生产流程的工序。无论在炮制过程还是在包装过程中，如果发现有虫蛀、发霉、含杂质等情况，都应进行净制。

第二节 净 制 操 作

一、净制方式

常用的净制方式有筛选、风选、水洗、磁选、色选、拣选。

（1）筛选：分为手工筛选和机械筛选两种。

1）手工筛选：根据工艺要求，选择合适的手工筛，将药物分次均匀地铺在筛网上，厚度以便于筛选为宜，或将药物大小分档，人工筛去药屑、灰土，若发现胶丝等杂质则挑选出来。

2）机械筛选：根据药物的大小，选择合适的筛网进行筛选。启动摆杆筛选机，将药物匀速地投到进料端。投料量以方便筛选且合格为宜，干净的药物从出料口出来，细粉、泥沙从废料口出来。

对比手工筛选，机械筛选有生产效率高、劳动强度低等优点，是主流的筛选方式。

特点：筛选适用范围广，各类药材都适用。分离药屑、泥沙的效果好，但分离胶丝、石头等杂质和枝梗等非药用部位的效果较差。其中，手工筛选方便快捷，机械筛选效率高。

（2）风选：现代工业化生产中药饮片多采用风选机。根据药物杂质的比重情况，调整风选机电机频率，以产生不同的风力。

特点：风选适用于根茎、果实种子类药材的净制，分离药屑、泥沙、胶丝、石头的效果好，如威灵仙分离石头、胶丝，连翘分离枝梗等；草叶类药材一般使用三级风选机，分离泥块、石头、胶丝等，但是效率较机械筛选低。

（3）水洗：对于某些药材来说，水洗是净制的过程，同时也是软化的过程。水洗主要分为洗净、淘洗、浸泡三种。

1）洗净：将药材投入清水中，快速揉搓、洗涤后及时出料。用清水将药材表面的泥土、灰尘、霉斑或其他不洁之物洗去。大部分需要软化、切制的药材都要经过洗净。

2）淘洗：将药材置于小盛器内，手持小盛器一边倾斜潜入水中，轻轻搅动药材，来回抖动小盛器，使杂质与药材分离。可除去上浮的皮、壳和下沉的泥沙、石头，如通过淘洗法除去莱菔子中的石头。

3）浸泡：将药材置于大量清水中长时间浸泡，适当翻动、换水，以药材毒性、盐分或腥臭异味得以减除为度，如给半夏等漂去毒性，给海藻等漂去盐分，给人中白等漂去腥臭味。

特点：水选可以分离泥沙、石头，但后续需要干燥，操作比较不方便，且能耗浪费大。在洗净过程中也有可能出现有效成分溶出，影响药材疗效。

（4）磁选：在目前生产中，常在筛选、风选、拣选、包装时在喂料口或出料口放置强磁棒或带式磁选机，使铁制物质和药物分离。

特点：磁选能应用于生产过程的多个环节中，净制效率高，对药材采收加工过程引入的铁线、螺丝、刀片碎片、设备脱落部件等恶性杂质有较好的剔除效果，但只适用于有磁性的杂质分离，使用范围小。

（5）色选：是一种新型的净制方式，原理是根据药材和杂质或药材和药材的光学特性，如可见光光度、色彩、面积大小、形态特征等差异，利用机器视觉，经过计算机进行运算分辨，再通过压缩空气将杂质剔除或将药材进行大小分档。例如，在赤小豆中挑选绿豆杂质、对黄芪饮片进行大小分档、红花中挑选鳞叶等。

特点：色选机适用于子仁类和根茎类的药材净制，但要求药材与杂质的色差或者形状差异大，并且要有较好的流动性；适用于药材的分档分级。

（6）拣选：指手工对药材进行净制的方法。拣选适用范围广，但效率低，且容易产生作业疲劳，当用筛选、风选、水洗、磁选、色选等方式净制不能满足净度要求时会选择拣选，如药材和杂质的种类、密度、颜色相似时的药材净制，发霉、虫蛀药材的净制等。

拣选包含以下几种方法：

1）挑：将药材中的虫蛀品、霉变品或杂质挑选出来，或在药材中挑选出大、小档，如挑选合欢花中的毛发、将三七按大小分档等。

2）摘：用手将非药用部位摘除，如连翘、旋覆花、覆盆子除去残余枝梗。

3）揉：用手将药材揉碎或揉成小团，再筛去筋膜杂质，如将桑叶揉碎，将竹茹揉成小团。对于一些质软的花类药材或粉状药材，因压缩过紧而形成团块的，可用手揉散，如揉散压成饼状的白菊花，揉散压成结块的蒲黄。

4）燎：用火燎去茸毛和须根，如燎去鹿茸、骨碎补的茸毛，燎去香附、升麻的毛须。

5）刷、刮：用刷子或刀片去除药材表面附着物，如刷去蕲蛇、白花蛇的蛇鳞，龟甲、鳖甲刷去皮肉，蜈蚣去足，用刀片刮去鹿茸火燎后的茸毛。

6）剪：用剪刀除去药材残留的非药用部位或将药用部位剪成小块，如将细辛、白前、徐长卿等除去残留地上部分，用剪刀将马勃剪成小块。

二、净制要点

为提高净制效率，在实际操作过程中，应根据中药材和杂质之间的质地、性质差异选择合适的清除杂质方式，尤其对于一些含杂质较多的品种要更为谨慎，必要时可通过两种以上的净制方式来保证药物净度，如对细辛、白前等须根类药材，可先通过拣选除去胶丝、水选洗去泥沙，再通过风选去除碎石等。

（1）筛选可根据药材和杂质或药材与药材的体形不同，选用不同孔径的筛网筛去杂质或对药材进行大小分档。

（2）风选可根据药材和杂质或药材与非药用部位的重量不同，借助不同的风力将杂质和非药用部位分离。

（3）水选可用水冲洗以除去杂质，或根据药材和杂质在水中浮力的不同分离杂质。

（4）磁选可根据药材和铁制杂物的磁性差异，分离出铁制杂质，如分离出药材中的铁钉、铁丝等。

（5）色选可根据药材和杂质或不同药材的颜色和形态差异剔除杂质。

（6）拣选适用于以上净制方式均不合适，或需要将药材大小分档，或需要人工选出非药用部位的情况。

三、净制结果判定

1. 杂质的定义

药物中杂质的占比是杂质检查的重要项目。《中国药典》（2020 年版）对杂质的定义如下：

（1）来源与规定相同，但其性状或药用部位与规定不符。

（2）来源与规定不同的物质。

（3）无机杂质，如砂石、泥块、尘土等。

2. 检查方法

均匀取样，参照国外药典，一般根、根茎、皮、全草、动物、矿物类取样量为 300～500 g，叶、花、种子、果实等其他类取样量为 100 g，一般过孔径 2 mm 的筛网，筛尽灰屑，拣出非药用部位等杂质，合并称重计算样品杂质比例。

3. 检查标准

在《中国药典》（2020 年版）中，除有特殊要求的饮片（见表 1－1）外，其通则项下要求饮片中的药屑杂质不得过 3%。《中国药典》（2020 年版）的要求是最低标准，在实际生产中，各饮片厂的内控标准不一致，但其内控标准一般比《中国药典》（2020 年版）严格。

表 1 - 1 《中国药典》（2020 年版）饮片药屑杂质标准

序号	品种	药典标准	序号	品种	药典标准
1	丁香	不得过 4%	20	连钱草	不得过 2%
2	土鳖虫	不得过 5%	21	侧柏叶	不得过 6%
3	大蓟	不得过 2%	22	苘麻子	不得过 1%
4	小茴香	不得过 4%	23	金钱草	不得过 8%
5	小蓟	不得过 2%	24	南五味子	不得过 1%
6	广藿香	不得过 2%	25	急性子	不得过 5%
7	飞扬草	不得过 3.5%	26	鸦胆子	不得过 2.5%
8	五味子	不得过 1%	27	狼毒	不得过 2%
9	升麻	不得过 5%	28	商陆	不得过 2%
10	瓦松	不得过 2%	29	银杏叶	不得过 2%
11	半枝莲	不得过 2%	30	麻黄	不得过 5%
12	白薇	不得过 4%	31	番泻叶	不得过 6%
13	石榴皮	不得过 6%	32	锁阳	不得过 2%
14	合欢花	不得过 2%	33	鹅不食草	不得过 2%
15	地龙	不得过 6%	34	黑种草子	不得过 5%
16	老鹳草	不得过 2%	35	蔓荆子	不得过 2%
17	吴茱萸	不得过 7%	36	槲寄生	不得过 2%
18	沙棘	不得过 4%	37	薏苡仁	不得过 2%
19	补骨脂	不得过 5%			

第三节 常用净制设备

由于中药材种类繁多，净制方法和工艺条件各不相同，除必须选择人工拣选外，一般应选用筛选、风选、色选、磁选、水洗等方式净制，下面介绍一些常用的净制设备。

一、筛选设备

筛选机性能主要体现在筛选速度与筛选率上。筛选速度为单位时间内可筛选的最大投料量（单位：kg/h）。筛选速度越快，筛选机产能越高。

$$筛选率 = \frac{最大筛选速度下，一次筛选分离的物料重量}{理论应筛选分离的物料重量} \times 100\% \qquad (1-1)$$

筛选率为最大筛选速度下，一次筛选分离的物料与理论应筛选分离的物料的比值，筛选率越高，筛选机筛选效果越好。理论应筛选分离的物料可以采用低筛选速度进行筛选或进行多次筛选获得。

筛选机按筛床的运动方向分为往复振动式筛选机和平面回旋式筛选机。

往复振动式筛选机（见图 1-1），又名摆杆式筛选机。由送料装置、机架、传动机构、床身、筛网等组成。由电机及传动机构带动筛床在垂直方向做往复运动，药物于筛网的高端投入，沿倾斜的筛网面向一端移动，经筛网筛分的药物落于底板上，筛网面和底

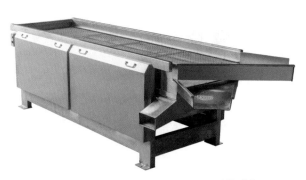

图 1-1 富阳康华 ZSX-30 型振动筛选机
（往复振动式）

板分别排出不同大小的药物。往复振动式筛选机运行频率较高而幅度较小，筛选速度高于平面回旋式筛选机，适合用于去除夹杂在药材中的泥沙、固体辅料或药屑。常用筛网孔径有 2 mm 与 4 mm 两种，其中孔径 2 mm 的筛网多用于去除泥沙类细小杂物，4 mm 的筛网多用于去除药屑。

平面回旋式筛选机（见图 1 - 2），又名旋转筛选机、柔性筛选机等。柔性筛选机由送料装置、机架、偏心装置、床身、筛网等组成。偏心主轴做水平匀速圆周运动带动筛床，床身周围由偏心装置支撑，物料沿倾斜网面向低处运动。平面回旋式筛选机的运行频率相对较低而幅度较大。与往复振动式筛选机相比，平面回旋式筛选机同时有水平和垂直两个方向的位移，筛选效果优于往复振动式筛选机，适合用于对切制后的药物进行分级筛选。

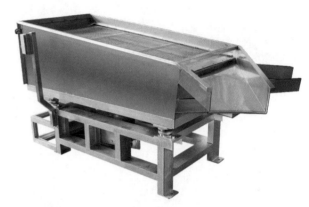

图 1 - 2　富阳康华 SX - 3 型柔性筛选机
（平面回旋式）

筛选机的筛选效果同运动的频率与幅度，筛网倾斜度，筛网上药物的堆积厚度，药物与筛网面的摩擦系数，药物的质量、性状与大小，筛网面长度，筛网开孔率等有关。一般情况下，药物的堆积厚度越小，药物与筛网面接触就越充分，筛选率就越高，但产量越低；与筛网面的摩擦系数较大的药物，如湿药物、含糖分或质软的药物，则需要提高筛网运行幅度才能达到较好的筛选效果；质量大、体形趋向于圆形的药物易产生相对位移，利于筛选；筛网开孔率高，筛选率高。

二、风选设备

风选机根据风选方式分为吸风式风选机和鼓风式风选机两种。而鼓风式风选机又根据气流方向分为垂直气流风选机和平行气流风选机两种。

风选机性能主要体现在风选速度与风选率上。风选速度为单位时间内可风选的最大投料量（单位：kg/h）。风选速度越快，风选机产能越高。

$$风选率 = \frac{最大风选速度下，一次风选分离的物料重量}{理论应风选分离的物料重量} \times 100\% \qquad (1-2)$$

风选率为最大风选速度下，一次风选分离的物料与理论应风选分离的物料的比值，风选率越高，风选机风选效果越好。理论应风选分离的物料可以采用低风选速度进行风选或进行多次风选获得。

垂直气流风选机（见图 1 - 3）由送料装置、鼓风机、风选箱、除尘装置等组成。物料经送料装置的匀料器时被铺散后向前方落下，送料装置下方配置鼓风机，气流自下而上吹送。密度较大的物料直接下落，从风选箱箱体的重料出口掉落。密度较小的物料从较远处的轻料出口掉落或吹至上方被除尘装置收集。其适合分离密度较小的杂质，如饮片药屑、毛发等。

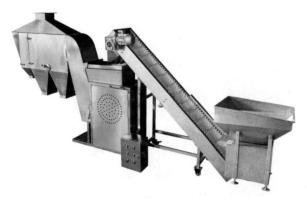

图 1 - 3　富阳康华 FX - 380 型立式变频风选机
（垂直气流）

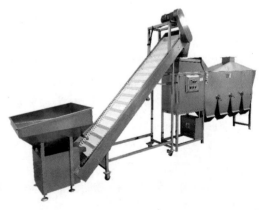

图 1 - 4　富阳康华 FX - 500 型卧式变频风选机
（平行气流）

平行气流风选机（见图1-4）由送料装置、鼓风机、风选箱、除尘装置等组成。物料经送料装置均匀连续地输送进入风选箱，均匀地在风选箱进风口处落下。气流从进风口处往风选箱远端水平吹送，作用于物料上，使不同质量的物料移动不同的距离，从而达到分级的效果。该设备适用于物料的分档、分级，能将物料按密度、风阻分成多个等级。

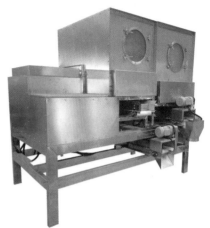

早期设计、制造的变频立式和卧式风选机都是"鼓风式"，但该类设备无法避免地会导致大量药材粉尘进入大气。因此，目前市面上开始出现了吸风式风选设备（见图1-5），该类设备不仅可以避免粉尘飞扬，还能提高风选效果。吸风式风选机由送料装置、传送带、风机、风选箱、除尘装置等组成。物料经送料装置的匀料器被铺散后，在随传送带流转的过程中经过数个风力不同的吸风口，风向从下到上垂直于物料流动方向。药材在设备内经过风力依次递增的吸风口时，不同的吸风口可以分离出不同重量的药材。一般，第一个吸风口的风力小于第二个吸风口的风力，最后产品分出"轻—中—重"三种不同重量档位。胶丝、毛发等较轻的杂质会出现在"轻"档中。

吸风式风选机可根据不同的使用要求及药物中含有杂质的情况选择不同的使用方法：

图1-5　天津美隆TGF-1200-Ⅱ
双级风选机（吸风式）

（1）除重法：主要目的是除去石头、铁丝等较重的杂质，通过调整风量至杂质刚好不被吸风口吸起或少量吸起为宜。

（2）除轻法：主要目的是除去胶丝、毛发等较轻的杂质和药屑，通过调整风量至杂质能被吸风口吸起，而药材不被吸起或少量吸起为宜。

（3）复合法：主要用于除去既有石头、铁丝等较重的杂质，又有胶丝、毛发等较轻的杂质的药材。因为在风选过程中，药材的碰撞可能会导致药屑产生，应先用除重法除去重的杂质，再用除轻法除去较轻的杂质和药屑。

相比于鼓风式风选机，吸风式风选机有以下特点：

（1）适合分离密度较小的杂质，如饮片药屑、毛发等。

（2）鼓风式风选机风力作用在物料上时，物料间会相互碰撞，影响风选效果。吸风式风选机以吸代吹，风选效果更优。

（3）吸风式风选机能耗比鼓风式风选机大。

风选机的风选效果与物料的性质、风量大小、投料速度等有关。物料之间的质量或体形差异越大，越容易被分离；分离不同物料所需的风量不一；投料速度越快，设备风选效率越高，但风选效果越差。综上所述，只有根据物料的质量选择适当的风量并控制投料速度，才能达到较好的风选分离效果。

三、色选设备

履带式色选机（见图1-6）主要由送料装置、检测系统、信号处理和控制系统及剔除系统四部分组成。在同一种光线下，不同物质所反射的可见光光度和面积会有所不同。药材通过传送带加速后做平抛运动，在运动过程中经过光源照射，反射出可见光。这些可见光被检测系统接收，通过独特的信号处理与控制系统快速分辨出面积、颜色不一致的光斑。剔除系统将对应光斑位置的高压气枪打开，将光斑面积、颜色有差异的物料吹出，从而达到大小分档和挑选杂质的效果。

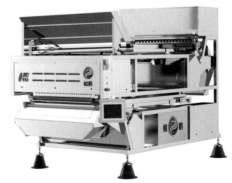

履带式色选机之前一直用于食品行业的杂粮挑选，近几年才渐渐应用到中药饮片的加工生产过程中。影响色选机色选效果的因素有很多，如色选机参数的设置、色选机自身的精度、药物的

图1-6　安徽中科光电P-LGS4鲲鹏
深度学习中药色选机（履带式）

种类、药物的流量等。

履带式色选机自身的精度衡量指标为最优带出比和选净率。最优带出比为吹出的物料中废料与好料的比例，用于中药材色选的色选机最优带出比一般为8∶1，即吹出的物料中废料与好料的比例不低于8∶1。净选率为通过色选机后，好料在物料中的比例，一般净选率应不低于97%。最优带出比与净选率越高，色选机精度越高。

立式色选机（见图1-7）的送料系统主要是通过振动器抖落物料，在物料受重力作用滑落的过程中进行检测与剔除动作。与履带式色选机相比，立式色选机工作效率高，但适用范围较小，只适合于小颗粒中药材，如稻芽、红花等。但可实现料位、流速自适应控制，具有不堵料、不漏料的优点。

色选机可配制多套检测系统和剔除系统。当物料需要分别剔除多种杂质时，可使用双层甚至是多层检测系统和剔除系统的色选机，以提高色选效率。例如，可通过配套有四层检测系统和剔除系统的色选机剔除金银花的多种杂质，达到同时分别剔除枝梗、叶片、黄花和复选的效果。

色选机参数的设置合适与否对其色选效果也有很大的影响。可色选的中药材品种繁多，不同的中药材对应的色选方案也不一样。色选机包含气阀控制、背景板控制、供

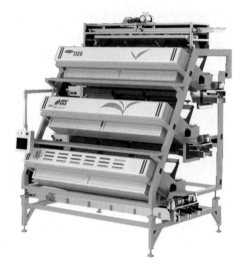

图1-7 安徽中科光电T3C6型智能色选机（立式）

料控制、灵敏度设置、色选方案设置、图像采集等各系列参数。旧式色选机需要手动调试各种参数，调试难度较大，不易上手，需要经过专业的培训和实践才能掌握。新式色选机带有深度学习功能，通过对优良品和不良品进行拍照，可直接在设备上进行标记操作，系统自动运算生成各项参数。对于特征复杂的物料，还可以通过深度学习进行特征建模，实现更为精准的分选。

色选机的通道数越多、层数越多，价格越高；但通道数越高，产能越高；层数越多，色选的功能越灵活。

四、水洗设备

（1）滚筒式洗药机（见图1-8）由机架、滚筒、筛网、高压水泵、导流板、出料斗等组成。主体部分是一壁面开有许多小孔的鼓式转筒，由电机通过皮带直接驱动转筒旋转。转筒下部是"V"形水箱，"V"形水箱的水经过泥沙过滤器由水泵将其增压，通过喷淋管、喷嘴喷向转筒内的药材。药材由送料装置送入筒体内做圆周运动的同时进行冲洗或喷淋，然后沿导流板方向推向出料口。由于转筒部分浸入水箱，药材被充分浸泡，再通过喷淋水冲刷、转筒旋转使药材相互摩擦等，附着在药材表面的杂物脱落并残留在水中，达到清洗药材的目的。

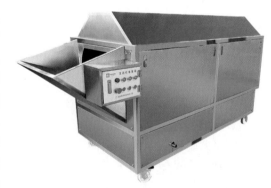

图1-8 富阳康华XY-500型洗药机（滚筒式）

提高洗药机喷淋水的冲刷力，增强药材之间及药材与转筒的摩擦作用，加强人工翻动、搅拌药材等，都有利于洗净药材。对一些有效成分易溶于水的药材，可采用提高转筒旋转速度、缩短水洗时间等进行抢水洗药，缩短药材的浸泡时间，从而避免伤水。此法适用于不易缠绕的种子、根茎类药材的清洗。

滚筒式洗药机型号主要按滚筒的直径划分。一般滚筒直径越大，可同时被清洗的物料就越多，产能越大，但能耗也同样增高。

（2）网板式清洗机（见图1-9）由送料装置、机架、电机、网板、高压水泵等组成。物料经送料装置均匀地平铺在网带上，由电机带动网带运动，将物料输送至高压喷淋清洗段，由高压水泵进行喷淋清

洗。末端出料口处多设有鼓风机，对通过的物料进行初步脱水。

清洗时间可通过变频器调节电机速度来控制。在清洗过程中，可通过调整水压来降低对物料的冲击力，相对于滚筒式清洗机和毛刷式清洗机来说，网板式清洗机的清洗力度更为柔和。其适用于表面较为平整、长度较长的药材（如赤芍等）清洗；也可用于质脆易碎药材（如土鳖虫等）的清洗。

网板式清洗机型号主要按网带宽度划分，常见的网带宽度有 600 mm、800 mm 和 1000 mm。对于同一个物料，在相同的平铺厚度下，网带宽度越宽，被清洗的物料就越多，产能越大。

（3）毛刷式清洗机（见图1-10）由送料装置、机架、高压水泵、毛刷等组成。该设备通过模拟毛刷刷涤，将物料通过毛刷摩擦与高压水泵喷淋，达到清洗和刷去粗皮的效果。其适用于表面残留较多粗皮、胶丝、毛发和泥土的根茎类药材（如葛根、红景天等）的清洗。

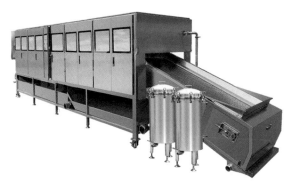

图1-9　富阳康华WQ-800 II型网板清洗机

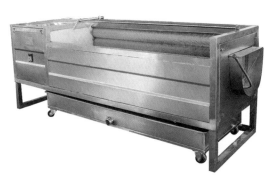

图1-10　富阳康华MQX-180型毛刷清洗机

（4）鼓泡式清洗机（见图1-11）由送料装置、机架、网链、供气装置、循环水泵等组成。物料在网链上输送的同时，纯净的高压空气在清洗槽的网链下产生气泡，气泡与物料接触时破裂产生的能量，会对物料表面起到一个冲击和刷洗的作用，从而达到对物料充分清洗的目的。同时在网链上方设有喷淋设备，对物料进行二次冲洗。冲洗后的水流入设备下方的水箱内，由循环水泵过滤后再利用，以节约用水量。设备末端可配有鼓风机，将清洗后的物料表面水分吹干。该设备尤其适用于表面凹凸不平的团块状物料（如三七等）清洗。

五、干洗设备

滚筒式干洗机（见图1-12）结构与滚筒式洗药机类似，药材从进料口投入，转筒内壁装有螺旋板，当转筒做正向旋转时螺旋板将药材推入转筒内。转筒横截面形状可制成方形或六棱柱形，以利于滚筒内物料翻滚、互相碰撞。通过控制转筒旋转速度，利用药材之间、药材与筒壁之间的挤压和摩擦作用，使药材表面的杂物或药材自身表皮剥离、脱落。转筒做反向旋转便将药材和杂物一起推到出料口排出，筛选得到干净药材。通过控制转筒运行时间和速度，可达到理想的净制效果。转筒尾部常连接除尘器，用于除去灰尘、净化作业环境。

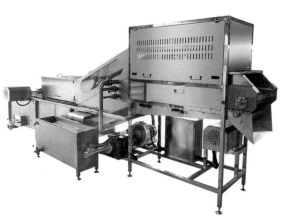

图1-11　富阳康华QXJ-600气泡清洗机

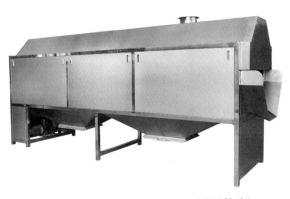

图1-12　富阳康华GX-900型滚筒筛选机

滚筒式干洗机无须用水，避免了用水清洗药材导致有效成分的流失。其适用于有效成分易溶于水的药材（如鹿衔草等）的净制。

第二章　软　　化

第一节　软 化 概 述

明代《本草蒙筌》载："诸药锉时，需要得法，或微水渗，或略火烘。湿者候干，坚者待润，才无碎末，片片薄匀，状与花瓣相侔，合成方剂起眼。"药材软化得当，既便于切制，又可减少有效成分流失，保证饮片质量，故有"七分润工，三分切工"的说法。

传统软化方法多采用常温常压下水浸润软化，随着软化技术的发展，逐渐出现减压蒸润、减压冷浸、加压冷浸等新式软化方法。减压蒸润法是将药材装置于密闭箱体后进行抽真空操作，再注入水蒸气。水蒸气能快速沿着药材内部呈真空状态的空隙扩散、漂移，大大提高软化的效率。

一、软化定义

中药材软化是指干燥药材吸收水分达到切制要求的处理过程。软化得当的药材既便于切制，也可减少有效成分的流失，是中药材切制的关键步骤。在软化过程中，动植物药材所含有的蛋白质、淀粉、纤维素等亲水物质，遇水后吸收水分，增加柔软性，降低硬度，便于切制。大部分药材可以采用常规水软化处理方法，部分特殊药材采用特殊的软化处理方法，如阿胶加热软化后切丁。

药材软化前，要根据季节温度、药材的种类及质地情况选择合适的软化方法。对于直径大小差异大的药材要进行大小分档处理，以保证药材的软化程度一致。

二、软化术语

（1）水头：指药材在洗润过程中软化的程度。

（2）润透：指药材闷润至内外湿度一致，便于切制的程度，包含了"药透水尽"和"软硬适度"的含义。

（3）药透水尽：指药材在进行适当水处理后，药材内各部分水分的渗透速度为零，即各个部分的含水量相同。

（4）软硬适度：指药材的切制硬度，即药材达到适合切制所需的硬度值。

（5）分档：指将药材按其大小、长短、粗细等分别整理的操作。便于软化、切制时按其程度分别处理。

（6）发泡：指质地疏松的药材经洗润后，因吸收水分导致体积增大。

（7）抢水洗：指药材快速洗涤后出料，药材与水接触时间短，可避免有效成分溶入水中。

（8）欠水：指使用少量的水进行软化处理。对于含纤维或黏液质较多的药材宜欠水。

（9）富水：指使用足量的水进行软化处理。某些质地较坚实的或有特殊需要的药材在使其软化的水处理过程中需要较充裕的水，以保证药材充分吸收水分，常见于用泡法处理软化的药材，如草薢、乌药等。

（10）伤水：指因洗润、浸泡等软化处理时间过长导致药材含水量过多的现象。

（11）下色：指药材浸泡时，所含成分溶入水中，导致水溶液呈现一定的颜色，多出现于一些成分易溶于水的品种的浸泡过程中。

（12）看水性（看水头）：即在软化处理过程中检查药材软化程度是否符合切制要求的操作。

（13）起滑：指药材由于吸水软化时间过长，造成伤水或发霉、发酵，药材内部成分渗出，在表面形成一层黏液的现象。含糖、淀粉、黏液质较多的药材软化过程中易发生起滑现象。

三、软化目的

药材软化主要有以下目的：

（1）使药材质地由硬变软，便于切制。

（2）缓和药性，降低某些药材的毒副作用，如漂洗川乌。

第二节 软 化 操 作

一、软化方式

切制时，除鲜切、干切外，均须进行软化处理，其方式有喷淋、抢水洗、浸泡、润、漂、蒸等。亦可使用回转式减压浸润罐、气相置换式润药箱等软化设备。软化处理应按药材的大小、粗细、质地等分别处理。应少泡多润，防止有效成分流失。

（1）喷淋：指用清水喷淋或浇淋药材。操作时，将药材整齐堆放或摊开，用清水均匀喷淋或自上而下浇淋药材，水量不宜过多，喷淋至药材刚好吸收完即可，药材底部应无积水。次数视不同药材质地而定，一般2～3次，并稍润，以适合切制。此法适用于草类、叶类、果皮类等药材，如茵陈、枇杷叶、陈皮等组织疏松、吸水性较好的药材。

（2）抢水洗：将药材投入清水中，快速洗涤后及时出料，润透后切制。适用于泥土较多且成分容易流失、质地松软、水分易于渗入的药材，如地黄、徐长卿、细辛、苍术等。

（3）浸泡：将药材置于适宜的容器内，加入清水至浸没药材，放置一段时间至药材吸收足够的水分后排水，出料。适用于质地坚硬、水分难以渗入的药材，如重楼、白芍等。浸泡时间与药材质地、大小及温度有较大关系。一般体积越大、质地越坚硬、浸泡温度越低，则浸泡时间越长。反之，体积越小、质地越疏松、浸泡温度越高，则浸泡时间越短。

（4）润：对于淋、洗、泡处理过的药材，将其置于适当容器中，定期喷洒适量清水，使药材保持湿润，达到内、外湿度一致，以便于切制。容器下方应带孔，使多余的水分可以流出，防止容器下部的药材因长时间浸泡而伤水。对于加液体辅料润制的药材，容器下方应密封，且要及时翻动，以保证药材能均匀润制。

（5）漂：将药材用清水浸没，每天换水2～3次，按规定的天数或规定程度一直漂洗。主要用于毒性药材，如乌头、附子、半夏或带有腥臭味的药材，如紫河车、人中白等。

（6）蒸、煮：将药材按工艺进行蒸、煮后进行切制。主要用于炮制品蒸、煮后的加工，如熟地黄、盐巴戟天等。或用于一些特殊的药材的加工，如木瓜、黄芩片、三七片等。蒸、煮时要注意炮制透心。

（7）其他：通过加热、减压、增压、真空置换等方式提高软化效果等。

二、软化要点

药材软化的质量关系到切制的效果。在软化时要注意以下几点：

（1）对于全草、叶、果皮类药材，每次软化的药材须当天切完并及时干燥。软化后注意不要堆放过密，防止内部发热导致药材腐烂。

（2）有效成分易溶于水的药材多使用抢水洗法软化，为防止成分流失导致药效降低，每次洗涤用水量不宜过大，洗涤时间尽量缩短。

（3）对于一些体积大小不均的药材，应进行大小分档后再进行浸泡。在满足切制硬度要求的情况下，不宜浸泡过久，以防伤水。

（4）对于枳壳、枳实等遇水漂浮的药材浸泡时可在上面压重物。

（5）对于一些淀粉类的药材，可通过浸泡减少闷润的时间，以防止长时间闷润导致药材发黏、发臭，如重楼等。或使用真空润药机减少浸泡的时间。软化后要及时切制和干燥。

（6）对于一些头尾直径差异大的药材，如当归、独活、木香等药材，应将药材竖直放置，粗大的一端朝下。清水自上而下喷淋，至粗大部位浸泡于水中，以达到"上润下泡"的效果。浸泡一段时间后视软化程度将水排出进行闷润。

（7）润制时如果空气湿度过低，可在药材表面覆盖湿布，以保持药材表面的湿度。润制时间与药材质地、大小及温度有关系，春冬季宜长、夏秋季宜短。冬天温度过低时也可使用温水进行浸泡，以加快软化速度。

（8）对于含淀粉较多的药材，如重楼、泽泻、天花粉等，长时间的闷润会出现药材发黏、发馊等情况，应及时用清水洗涤，然后摊开晾晒再适当闷润。

（9）对于加液体辅料润制的药材，将辅料均匀淋于药材上，及时翻动，使辅料渗入药材内部，达到水尽药透的效果，如四制艾叶、姜僵蚕、盐锁阳等。

（10）对于质地坚硬或体积粗大的药材，一次润制往往难以润透，可将该类药材浸泡后闷润一段时间，晾晒至表面稍干，使水分渗入一部分后再进行闷润，如此反复数次至内外湿度一致，软硬适中为度。若晾晒后表面过干可稍稍喷淋清水后再进行闷润。

（11）对于草类药材和润制太过的药材，润制后可将其摊开置于通风处晾润，使水分挥发，防止内部发热。

三、软化结果判定

药材的大小和质地的软硬、软化过程中环境和水温、选用的软化方式等，都会对药材的软化速度和结果产生影响。在实际生产过程中，理论的软化时间只作为一个参考条件，要根据药材的实际情况，调整软化时间等参数。只有熟练掌握软化技术和拥有丰富的实践经验，才能对药材的软化结果做出正确的评估。

1. 软化要求

对于药材软化的要求是：软硬适度、药透水尽。

（1）软硬适度：是指药材润制到适合切制的硬度。药材硬度过高或过低都会严重影响所切饮片的外观性状。采用切药机切制时，软化程度较手工切制要低，要求药材表面有一定的硬度。如果切制前发现软化过度，应进行晾晒或烘干处理后才能切片，否则切制的饮片会出现连刀、掉边等的异形片。

对于手工切制和机械切制，软硬程度的标准稍有不同。手工切制要求软化程度较高，切制时省事省力；机械切制要求药材软化后表面还存在一定的硬度，防止药材太软，在切制过程中受挤压而变形，导致切制后的片型破碎。

（2）药透水尽：是指当药材润透时刚好将浸润的水完全吸收的平衡状态。若浸润的水过少则药材难以润透，硬度高，软化不均匀，在切制时容易出现连刀，碎片多，不成片型等情况。反之，若浸润的水过多，药材不能完全吸收，药材中含有的水溶性成分大量溶于水，则会影响饮片药性。而且药材往往因为吸收水分过多，硬度低，在切制时受挤压容易破碎。这就是药材的伤水现象。

2. 检查方法

为了达到软硬适度、药透水尽的软化效果，在药材软化过程中，须时常检查药材软化程度。检查时抽取定量样品，用下列方法拣出未润透和水分过大的药材，合并计算未润透和伤水的药材所占样品重量的比例。

（1）弯曲法：对于整体直径相差不大的长条形药材，如牛膝、赤芍等，可将药材握于手中，大拇指用力使药材弯曲，根据弯曲的角度和弹性来判断药材的软化程度。以药材弯曲到约120°，曲而不折，无坚硬感为宜。

（2）手捏法：对于顶端和尾端直径相差较大的药材，如当归、独活等，可用手捏最粗的部分，以手捏无坚硬感为宜。

（3）手握法：对于体积较小的块根、果实类药材和须根系的药材，如枳实、延胡索、细辛等，可以手握无坚硬感为宜。

（4）穿刺法：对于体积较大的药材，如重楼、川芎等，用尖锐硬物穿刺药材，能刺穿药材中心且无坚硬感为宜。

（5）试切法：用刀将药材切开，观察软化情况，以切制时无硬物感且药材内部有潮湿的痕迹为宜。此法最为直观，可看到药材的软化情况。

3. 检查标准

（1）喷淋：经清水喷洒或喷淋的药材应略润或润透，未润透或水分过大的所占比例不得超过5%。

（2）抢水洗：经冲洗或抢水洗的药材，不得伤水，水分过大和未透的所占比例不得超过5%。

（3）浸泡：经清水或液体辅料浸泡的药材应软硬适度，未泡透的所占比例不得超过5%，伤水的所占比例不得超过3%。

（4）润：经清水润过的药材，应软硬适度，不伤水，不酸败，润透程度一致，未润透的所占比例不得超过5%。

（5）漂：经漂洗须除去腥味、咸味、毒性或须浸泡透心的药材，漂洗后应无或微有腥味咸味，内无白心，其中有毒药材可略有麻辣味，不得有霉变、腐烂、酸败。

四、常见异常情况及分析

（1）药材未润透，有白心：该情况常见于个头较大的根茎类药材。在润制过程中，可适量加水，延长润制时间。应注意加水量不宜过多，以药透水尽为度，同时也要防止药材因润制时间过长而发黏、变味。

（2）药材含水量过多，伤水：该情况为药材软化时浸泡时间过长，药材吸收水量过多所导致。药材含水量过多会导致药材质地变软、硬度不够，切制时易烂，成品片型不美观。可将其摊开置于通风处晾润或低温干燥，使多余水分挥发。

（3）药材软化程度不均匀：要视情况分析，如果是容器下部的软化程度高，上部的软化程度低，原因在于润制过程中没有及时翻动药材，导致压在下方的药材吸水过多而上方的药材吸水不足。如果是药材头尾直径差异大的药材，可将药材竖直放置，粗大的一端朝下，将粗大部位浸泡于水中，以达到上润下泡的效果，从而保证药材整体软化效果一致。

（4）含淀粉类药材软化过程中发黏：含淀粉类药材在高温、有氧、湿润的环境下容易发黏，应及时用清水洗涤，然后摊开晾晒再适当闷润。

第三节　常用软化设备

目前，饮片厂多建有洗、润药池，以传统自然浸泡的方法软化药材为主。也有部分饮片厂引入减压蒸润、减压冷浸、加压冷浸等新式软化方法，应用较广的是减压蒸润法。

减压蒸润式润药机（见图2-1）由送料装置、箱体、真空泵、蒸汽发生装置等组成。送料方式有装料车送料和网板送料两种。按不同物料的性质，设定不同的润药温度和时间，物料经送料装置进入箱体后进行抽真空操作。根据真空下蒸汽具有强穿透性的特点通入低压蒸汽，使药材在低含水量的情况下，快速、均匀地软化。采用适当的润制工艺，使药材在低含水量的情况下软硬适度，切开无干心，切制无碎片。该设备具有有效容积率高、软化效率高、软化效果好、药材浸润后含水量低、能避免有效成分流失的优点。

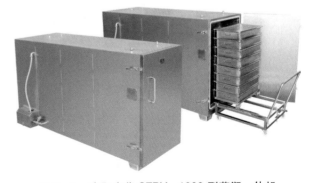

图2-1　富阳康华SZRY-1000型蒸润一体机

第三章　切　　制

第一节　切制概述

饮片切制历史悠久，古称"㕮咀"。"㕮咀"的来源解释有两个，其一有学者认为，在最开始没有切制工具时以口咬碎，后用其他工具切片、捣碎或锉末，但仍用此名，故称"㕮咀"；其二有学者认为"㕮咀"即"父且"，"父"乃"斧"之初字。"且"乃"俎"，俎既是礼器，也是砧板。"父且"即表示用斧去砍斫敲打药材，令其细小，底下垫以砧俎的意思。后世在"父且"上加了口字，而成"㕮咀"。古书上的"㕮咀"指的就是"切制"，"咀片"指的就是"饮片"。在明代中期陶华的《伤寒六书》中明确提出了饮片一词，并沿用至今。

我国四大传统炮制技术流派中的樟帮尤其重视"刀"功，使樟帮中药饮片具有"薄、轻、齐、美"的特点。"白芍飞上天，木通不见边，陈皮一条线，半夏鱼鳞片，肉桂薄肚片，黄柏骨牌片，甘草柳叶片，桂枝瓜子片，枳壳凤眼片，川芎蝴蝶双飞片"等为描写樟帮药材切制的精美之称。片型大致可分为圆片、骨牌片、斜片、直片、肚片、刨片、段子、骰子、粉末、劈块、剪片、块粒等13种类型。

随着中药材切制设备的普及和中药饮片工艺的规范化，传统的手工切制、片型灵活而多样的模式已过渡到机械切制、片型单一而固定。而随着《药用植物种植和采集质量管理规范》的实施和发展，药材来源基地化与规模化日渐推进、切制设备自动化水平的提高和切制流水线的引入，可能会使饮片加工厂多品种、小批量加工模式逐渐转变为产地单品种、大批量的趁鲜切制。

最近几年出现煮散饮片的概念。所谓煮散饮片是指直径在 $0.5 \sim 1.0$ cm 的丁块状或颗粒状饮片，具有流动性好、煎出率高的特点。在保证药材原有药效与性状的前提下，对其进行更加精细的切制，使饮片更小更均匀，更有利于调剂人员的称定及有效成分的煎出，也有利于实现饮片调剂的自动化和智能化。

一、切制定义

对净选后的药材用一定刀具切制成一定规格的片、段、丝、块等的炮制过程，统称为切制。切制后饮片的厚薄、长短及粒度大小、粗细等，对其疗效有一定的影响。

切片的效果及切制的难易程度除了与药材本身的质地有关，还与切刀刀刃厚薄、刀片锋利程度、药材软化程度、切片厚度等有密切关系。根据药材的种类、性状、所含成分及加工的难易程度，饮片切制的方式、设备、工艺也会有所不同。

根据切制方式可分为手工切制和机械切制两种。

1. 手工切制

通过特殊的切制方法与技巧，能切出整齐、美观的特殊片型和规格齐全的饮片。例如，通过头薄尾厚、粗薄细厚的方法和头尾等厚的方法切制全当归，前法的视觉碎片要少于后者，整体感官好。但实际操作中需要依赖操作者的经验，且生产效率低、劳动强度大，只适合于小批量、精制饮片和一些特殊片型要求的饮片的生产。目前，手工切制在生产上的应用越来越少，正逐渐被机械切制取代。

全国各地使用的切药器具各不相同，主要有：

（1）铡刀：自南宋开始出现后成了主要的手工切药器具。主要由刀片、刀床、压板等部件组成。操作时，人坐于刀凳上，左手握住药材向刀刃口推送，同时右手拿刀柄向下按压。多用于切横薄片及草类药材。

（2）片刀：形状及操作方法与菜刀类似，适用于切各种片型。

（3）手切架：主要由长柄刀片、刀床等组成。操作人左手持药材以固定的角度送向刀刃口，同时右手摆动刀片手柄。用于切根茎类药材的斜片。特点是斜片角度可自由控制。

2. 机械切制

目前常见的切药机主要有履带往复式切药机、柔性带往复式切药机、多功能切药机、履带旋转式切药机、旋料式切药机这几种。此外还有各种专用于特定品种的切药机，如刨片机、枳壳切药机、硬质切片机、西洋参切片机等。相比于手工切制，机械切制能扩大生产能力，提高生产速度，节约时间，减轻劳动强度，提高生产效率。除某些特殊片型需要手工切制外，现在基本上已采用机械切制，并逐步向联动化生产过渡。

二、切制术语

（1）异型片（败片）：指中药饮片中不规则、破碎及不符合饮片切制规范要求的饮片。

（2）连刀片（拖胡须）：指饮片之间相互牵连、未完全切断的现象。常见于一些纤维性较强的饮片切制过程中。

（3）斧头片：指饮片一边厚、一边薄，形状与斧头口相似。

（4）掉边（脱皮）：指药材切断后，饮片的外层与内层相脱离，形成圆圈和圆芯两部分，如郁金切制中内皮层环易脱落。

（5）炸心：指药材切制时，其中心部位随刀具向下切制而破碎。

（6）皱纹片（鱼鳞片）：指饮片切面粗糙，具鱼鳞样斑痕。

（7）翘片：指饮片边缘卷曲而不平整。

三、切制目的

饮片切制主要有以下目的：

（1）便于有效成分煎出：张仲景的《金匮玉函经》有云："凡咀㕮药，欲如大豆，粗则药力不尽。"饮片通过切制后，与水、酒等溶媒的接触面积增大，利于有效成分的煎出。

（2）利于饮片炮制：药材切制成饮片便于炮制时控制火候，使药材受热均匀，火候均一。且增加与辅料的接触面积，有利于辅料的吸收浸润，提高辅料润制效果。

（3）利于调配和制剂：药材切制成饮片后，体积适中，方便调配；在制备液体剂型时，药材切制后能增加浸出效果；制备固体剂型时，饮片便于粉碎。

（4）便于鉴别：药材切制后，其切断面的组织结构显露出来。有利于区别性状相似的药材，防止混淆。

（5）利于贮存：药材切制后有利于贮存，部分药材（如肉桂等）切制后占用的贮存空间变小。

四、切制规格

1. 按饮片切制厚度划分

对于切制厚度的要求，《中国药典》（2020 年版）与各地的炮制规范不一定相同。例如，《中国药典》（2020 年版）对宽丝的要求是宽丝 5～10 mm，而《北京市中药饮片炮制规范》（2008 年版）对宽丝的要求则是 10～15 mm。确定生产依据时应先使用《中国药典》（2020 年版），在《中国药典》（2020 年版）没有收载时才使用地方炮制规范。以下为《中国药典》（2020 年版）切制厚度的标准：

（1）极薄片：厚度 0.5 mm 以下，对于木质类及动物骨、角质类药材，可根据需要制成极薄片（镑片），如檀香、鹿角、水牛角等。

（2）薄片：厚度 1～2 mm，适宜质地致密坚实、切薄片不易破碎的药材，如白芍、川牛膝、黄芩片等。

（3）厚片：厚度 2～4 mm，适宜质地松泡、黏性大、切薄片易破碎的药材，如生地黄、丹参等。

（4）丝：丝条状的饮片，分为细丝和宽丝两种，细丝 2～3 mm，宽丝 5～10 mm，适宜皮类、叶类和较薄果皮类药材，如黄柏、陈皮、荷叶等。

（5）段：分为短段和长段两种，短段 5～10 mm，长段 10～15 mm，适宜全草类和形态细长、内含成分容易煎出的药材，如益母草、北沙参、麻黄等。

（6）块：近方形或不规则的块状饮片，边长 8～12 mm，如茯苓、葛根、何首乌等。

2. 按饮片切制方法划分

（1）横切片：将药材长轴与切刀成垂直方向所切出的饮片，如白芍、白芷等。

（2）纵切片：将药材长轴与切刀平行所切出的饮片，如白术、川乌等。

（3）斜片：将药材与刀呈一定倾斜度切制的饮片，如黄芪、鸡血藤等。

第二节　切制操作

一、切制方式

1. 软化切制

饮片切制时，除少数中药材（如山药、桂枝、何首乌、大黄、鹿衔草等）可以直接鲜切或干切外，大部分的药材在切制前都需要进行软化处理。药材软化切制的过程就是将药材经过水或其他液体辅料进行处理，使药材达到合适的硬度和净度后进行切制，再使用合适的干燥方式进行干燥的过程。软化程度适宜可在切制过程大大减少碎屑和异型片产生。

2. 趁鲜切制

趁鲜切制是指新鲜药材采收后趁鲜切制成饮片，以节省干药材再浸润软化的工序，减少软化过程导致的有效成分流失，同时节省人力、物力。原则上，法规允许趁鲜切制的中药材应优先选购。由于新鲜药材含水量较多，鲜切后干燥的缩水程度较大，鲜切的药材容易出现翘片的情况。可通过对新鲜药材进行适当干燥，减少部分水分后再进行切制的方法减少翘片的出现。

《中国药典》（2020 年版）共收载可以趁鲜加工的中药材 69 种，其中药材切片 29 种，药材切段 18 种，药材切块 3 种，药材切瓣 4 种，可选用多种切制方法加工的药材 11 个品种，药材去心 2 种，药材去粗皮 2 种。以下为允许鲜加工的品种：

药材切片（共 29 个品种）：干姜、土茯苓、山奈、山楂、山药、川木通、三棵针、片姜黄、乌药、功劳木、地榆、皂角刺、鸡血藤、佛手、苦参、狗脊、粉萆薢、浙贝母、桑枝、菝葜、绵萆薢、葛根、紫苏梗、黄山药、竹茹、桂枝、狼毒、滇鸡血藤、附子。

药材切段（共 18 个品种）：大血藤、小通草、肉苁蓉、青风藤、钩藤、高良姜、益母草、通草、桑寄生、黄藤、锁阳、槲寄生、颠茄草、野木瓜、广东紫珠、首乌藤、桃枝、铁皮石斛。

药材切块（共 3 个品种）：何首乌、茯苓块、商陆。

药材切瓣（共 4 个品种）：木瓜、化橘红、枳壳、枳实。

药材切瓣或片、段（指可选用多种切制方法加工的药材，共 11 个品种）：丁公藤、大黄、天花粉、木香、白蔹、防己、两面针、虎杖、香橼、粉葛、大腹皮。

药材去心（共 2 个品种）：远志、莲子。

去粗皮（共 2 个品种）：苦楝皮、椿皮。

此外，各省份药品监督管理局也发布了各省份允许产地趁鲜切制加工的中药材品种目录或者负面清单目录，大宗中药材产地加工已成为趋势。

3. 直接切制

直接切制是指干药材不经过软化处理直接进行切制，免除了浸润软化和加热干燥的工序。直接切制和趁鲜切制一样，能避免有效成分在软化过程中溶解流失，也可以减少挥发油等受热易挥发和易分解的成分在干燥过程中的损耗。但因缺少了软化过程，所以药材切制后碎屑比例较大，外观性状较差。

直接切制主要应用于制剂投料生产和草叶类的切制。对制剂投料来说，饮片的含量高低比片型的完整性重要得多，所以制剂投料前处理时一般会直接切制。

部分草叶类药材不经过软化处理而直接切制，其原因是相对于根茎类药材，草叶类药材更容易切断。此外，虽然草叶类药材软化后切制时能减少碎屑，但在软化和干燥过程中的运输、翻动都会产生碎屑，整个流程综合起来，发现软化和干燥工序产生的碎屑，比直接切制时产生的碎屑更多。对一些芳香性的草叶类药材，切制前的软化和切制后的干燥，会使其色泽灰暗、气味散失。因此，草叶类的药材选择软化切制还是直接切制，需要综合考虑。

4. 其他切制与加工

对于木质及动物骨、角类、甲壳类药材，以及某些质地或形态特殊的药材，用上述方法较难切制，可根据不同情况选择合适的工具或采用其他方法进行加工，以利于操作和临床应用。

（1）镑：镑片所用的工具是镑刀。操作时，将软化的药材用钳子夹住，另一只手持镑刀一端，来回镑成极薄的饮片。此法适用于动物角类药材，如羚羊角、水牛角等。近年来，一些地区已使用镑片机。无论是手工镑片还是机器镑片，均须将药材用水处理后再进行操作。

（2）刨：木质或角质坚硬类药材，如檀香、松节、苏木等，适用于本法切制。操作时，将药材固定，用刨刀刨成薄片即可。若利用机械刨刀，药材须预先进行水处理。

（3）锉：有些药材，习惯使用粉末，但由于用量少，一般不事先准备，而是随方加工，如羚羊角等。调配时，用钢锉将其锉为末，或再加工继续研细即可。

（4）劈：本法是利用斧类工具将动物骨骼类或木质类药材（如降香、苏木等）劈成块或厚片。

（5）破碎：某些药材由于质地特殊或形体较小，不便于切制，整体应用会影响有效成分的煎出，影响疗效；因此不论生熟，均须破碎，以便调配和制剂，使其充分发挥疗效。破碎分为碾碎和捣碎2种。采用破碎的药材，大致分为矿物类、甲壳类、果实种子类和根及根茎类，如自然铜、醋龟甲、煅牡蛎、白扁豆、三七等。常用工具有冲钵、碾槽、研钵等。机械加工常用颚式破碎机、轧扁机。轧扁机专门用于种子果实类的破碎。

（6）制绒：某些纤维性和质地轻泡的药材经捶打，推碾成绒絮状，可以缓和药性或便于应用。例如，麻黄碾成绒，则发汗作用缓和，适用于老年、儿童和体弱者服用。另外，艾叶制绒后便于调制艾条。

（7）揉搓：对于质地松软而呈丝条状的药材（如竹茹等），需揉搓成团，便于调配和煎熬。另外，荷叶、桑叶须揉搓成小碎块，便于调剂和制剂。

二、切制要点

药材切制的质量关系到切制后的饮片美观与否，它甚至可以改变所切制品种的品规等级。因此，要想加工好中药饮片，就要注意以下几点：

（1）定时打磨刀片，使刀刃口保持锋利。刀刃口的锋利程度会影响所切制饮片表面的光滑度、平整度、完整性，以及异型片、连刀片的比例。刀刃越锋利，切片切面就越光滑、平整、完整，连刀片、斧头片、皱纹片、掉边片、炸心片的比例就越小。

（2）刀刃口的切削角越小，切出的饮片效果越好，切面越平整，卷片、翘片、裂片、烂片的现象也就越少，反之则越多。但切削角越小，对刀片材料的强度要求越高。一般情况下切削角小于15°，刀刃容易断裂。切一些硬度较高的药材时，刀片崩口的情况更为严重，刀片使用寿命缩短。因此，可根据不同药材的质地，选用不同角度的刀刃口。通常切制薄片和粉质的、质柔的、贵细的药材时，选用刀刃口切削角度小的刀片；切制厚片和木质的、柴性大的、坚硬的、对片型要求不高的药材时，选用刀刃口切削角度较大的刀片。

（3）对于转盘式切药机，在不阻碍刀片正常运动的情况下，应尽量缩小刀片与刀门间的间隙，以防止药材卡在刀片和刀门之间而切出异型片。

（4）对于柔性带往复式切药机，刀片在切制最低点处应尽可能贴近皮带，但不能切入皮带中。如果刀片与皮带的间隙太大，则连刀片产生较多；如果刀片切入皮带，则皮带变形，缩短皮带寿命。

（5）切制前应对药材进行净制，保证药材中没有铁钉或石头等坚硬的杂质，防止切制时损坏刀片。

（6）给料要均匀，将药材整齐的平铺、压紧在输送带或给料槽中。给料不可时多时少。对于一些两头大小差异较大的药材，如漏芦，可按粗细大小夹并给料，给料速度要均匀。

（7）对于一些含糖较多的药材，如天冬、地黄、玉竹等，可在切制时向刀刃口处喷水，防止出现粘刀的情况。

（8）对于一些根茎类药材，可使用导槽引导药材前进，防止药材移位导致异型片产生。

（9）在切药机的出料口，放置手工筛或者爬坡机，可对异型片进行有效分离。

此外，药材的切制质量还与药材软化的程度有很大关系。具体请查阅软化相关内容。

三、切制结果判定

1. 检查方法

取约 500 g 样品，挑选出异型片，计算异型片占样品重量的比例。

2. 检查标准

饮片应均匀、整齐，无完整体和长梗。表面光滑、洁净、无油污。饮片大小、厚薄应符合《中国药典》（2020 年版）或其他地方法规标准要求。

四、常见异常情况及分析

（1）片型不完整，碎片比例多：原因多为药材润制不当、刀锋不利、设备选型不合适、设备安装失误、人为操作失误或送料过程挤压过度等。

（2）大小、厚薄不均：原因是送料速度不均匀，或药材软化不当、硬度不均匀。

（3）药材切不断，连刀片多：原因是刀刃不够锋利或刀刃切不到底。设备选型不当也是另外一个可能因素。对于部分质地较韧的药材，如丝瓜络、地龙等，易出现连刀片，要特别注意。

（4）长斜片比例大：原因是输送带内药材未捋顺，或斜放，或横放。安装导槽可有效减少长斜片的出现。

（5）掉边片、炸心片、皱纹片、斧头片等异型片多：掉边是指饮片外层与内层脱离。炸心是指饮片髓心破碎。皱纹片是指饮片切面粗糙。斧头片是指饮片一边厚、一边薄，形如斧刃。原因是药材软化不当，内外软硬度不一，或刀刃不锋利。

（6）翘片：原因是药材切薄片前闷润太过或干燥时温度过高，饮片水分迅速减少导致变形。

（7）走油片：走油是指饮片的切面有油分或黏液质渗出的现象。原因是药材软化过程中闷润太过，导致伤水，也可能是干燥过程中温度太高导致油或黏液质渗出。

第三节　常用切制设备

目前使用的切药机种类较多，但主要由动力系统、给料系统、切药系统、厚度调节系统 4 部分组成。

给料系统可分为履带给料、柔性带给料、气缸给料和手工给料 4 种。

切药系统根据药材或刀具的运动轨迹分为刀具直线往复式、刀具旋转式和物料旋转式 3 种。其中，刀具旋转式切药机的切药系统与给料系统独立传动，物料连续传动而切药动作断续进行，导致物料和刀盘产生摩擦，切制的片型厚度不一致且容易产生碎屑。刀具直线往复式切药机多采用步进结构，切药系统与给料系统通过棘轮、偏心块、五星轮等结构相互联系，可大大避免物料因给料系统和刀盘动作的不同步而破碎。

厚度调节系统主要分为机械式、步进式和伺服式三种。机械式调节系统出现最早，其厚度调节的精度最差。不同切药机因设计不同，机械式厚度调节系统各有不同，一般通过调节刀片角度、刀盘位置、棘轮偏心轴位置等多种方式对切制厚度进行调节。而步进式系统和伺服式系统以电信号取代机械式系统，可调节精度有较大提升，其中以伺服式系统性能最好。现在市面上的数控式切药机多以伺服式系统为主。

一、履带往复式切药机

履带往复式切药机又称剁刀式切药机（见图3-1），主要由切刀结构、给料系统、机架、电机等组成。该设备给料系统采用履带给料，上下两层金属履带呈喇叭状夹持药材进行输送，切制时药材的一端被压紧在切口处，另一端相对自由，作用在药材上的力前后不平衡，在切制一些短小的药材或送料不足时药材容易偏移，影响饮片片型。且给料时需要保证药材充足、均匀，以防给料不足导致药材在切口处不能被压紧，影响切制效果。上层的金属履带处于松弛的状态，保留一定弹性的伸缩空间，能在一定程度上防止送料过多导致物料卡死。一般履带的宽度越小，药材位移的空间越少，异型片相对也越少，但产能也会相应地减少。

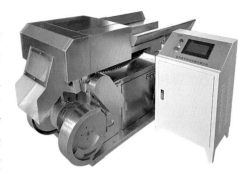

图3-1　富阳康华SQYJ-200型数控
直切式切药机

通过金属履带将药材输送到切口处，同时刀片在切口处做上下直线往复式摆动，将药材切断，切制速度快，力量大。通过调节棘轮偏心轴位置（偏心距）可调节棘轮每齿带动履带前进的距离，从而调节厚度。偏心距减小则切片厚度变小，反之则切片厚度增大。金属履带的运动方向可通过控制五星轮上的手柄位置控制，从而控制物料的进料与退料。

履带往复式切药机型号主要根据金属履带的带宽划分。一般带宽长度越大，切制产能越大，但切制过程中物料容易左右偏移，导致异型片增多。一般用于工业投料的药材，多用带宽300～500 mm的切药机切制；用于饮片销售的药材，则多用带宽100～200 mm的切药机切制。

履带往复式切药机的特点：

（1）结构刚度大，配用电机功率高，切制力度大。在切制厚度薄的饮片时，容易导致饮片破碎。该类设备适用于长条形药材（如根、根茎类，全草类药材）切制；不适用于颗粒状药材切制，也不适用于切制薄片、极薄片。

（2）切刀运动轨迹是弧形的，药材切片的性状也会带弧形，切制平直的饮片时往往不会选用该设备。

（3）给料要充足、均匀。加料不足会导致切制片型差。

（4）履带之间、履带与挡板之间存在缝隙，药材容易卡在其中，导致堵塞，应及时退料并将缝隙中的药材清理干净。

（5）连续切制，切制速度快。

二、履带旋转式切药机

履带旋转式切药机又称转盘式切药机（见图3-2），由切药系统、给料系统、电机、变速箱、机架等组成。给料系统与履带往复式切药机一样，采用履带给料。但其采用刀具旋转式的切药系统，通过旋转刀具切制药材。刀盘上一般装有2～4把刀具，切制时，利用喇叭状金属履带夹持物料输送至刀刃口，物料运动方向与旋转刀盘平面相互垂直，利用刀盘的旋转将输送的物料切成片状。

刀刃口与刀门出口的距离应调整为0.5～1.0 mm。刀刃口突出刀盘压板的距离即为切片厚度。可通过调节转盘上刀盘压板与刀刃口的距离来调节切片厚度。

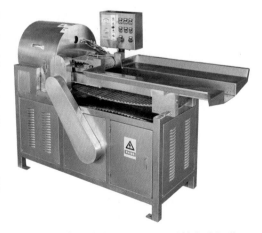

图3-2　富阳康华ZQY-100型转盘式切药机

刀盘旋转一周即可切制2～4次，故切制速度较快，但由于履带是连续送料，而刀盘是断续切制，所以无法避免药材与刀盘的挤压和摩擦，易产生药屑。且履带给料的药材切制时往往有位移的现象，易产生不规则片。此外，刀刃角度一般以30°为宜。若切制质地柔软的药材，选用刀刃角度25°的刀刃，可提高切片的质量。

此外，还有专用于切制斜片的斜片机（见图3-3），工作原理与常规转盘式切药机一样，区别在于其金属履带以45°的倾斜角度将药材送至刀门，可在刀盘旋转的同时将输送来的药材切成斜片状（瓜子片）或斜段状。可用于黄芪、桑枝、桂枝等斜片的切制。

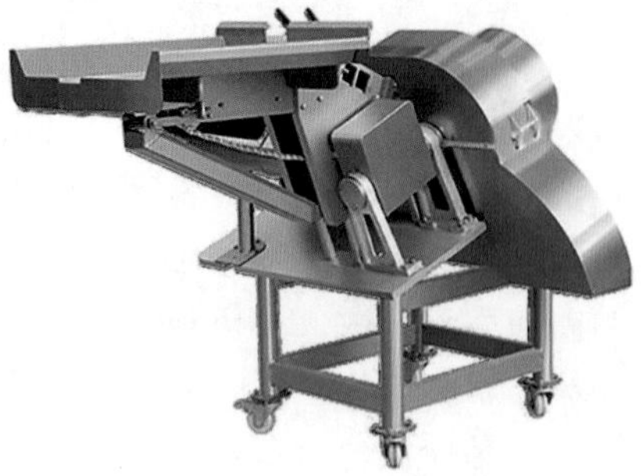

履带旋转式切药机型号主要根据金属履带的带宽划分。一般带宽多在100～200 mm。带宽长度越大，切制产能越大，但切制过程中物料容易左右偏移，导致异型片增多。

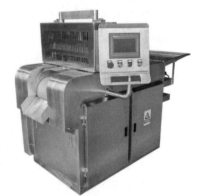

图3-3 SXZ-460型智能切片机

履带旋转式切药机的特点：

（1）主要适用于根茎、果实类药材的切片。

（2）药材与刀盘的挤压和药材在履带中的位移会导致其药屑和异型片比例相对较多。

（3）切制速度快。

（4）不适用于薄片、极薄片的切制。

（5）不适用于全草类药材切制。

三、柔性带往复式切药机

柔性带往复式切药机（见图3-4）由切药系统、输送带、送料变速结构（机械式、步进式、伺服式）及机架等组成。切药时刀具直线上下往复式运动。电机通过输送带将药材送入切口处，通过压料辊轴固定药材。当刀具向上运动时，输送带推进药材，刀具向下运动时，输送带停止前进以便切制药材。机械式送料变速结构通过调节变速箱或偏心块的位置调节切片厚度。调节变速箱和偏心块不同之处在于调节变速箱操作方便而准确，但可以调节的规格有限，以博大药机的QWZL-300D型直线往复式切药机为例，该设备通过变速箱的配位表（见表3-1）只能调节出7种切制规格。但通过调节偏心块位置，该设备可以切出配位表范围以外的规格，如通过调节可切出15 mm宽的救必应片块。步进式和伺服式送料变速结构用电器元件替代了棘轮、偏心块等机械元件，可直接调节电信号调整切片的厚度，使用更为方便。其中，以伺服式送料变速结构最为常见。

柔性带往复式切药机与上述两类切药机的不同之处在于该设备模拟菜刀在砧板上切料的原理，刀具直接在输送带上切料。市面上的柔性带往复式切药机的最大切断速度约为300次/分。其产能与柔性带带宽成正相关，带宽越大，产能越高。300 mm带宽的柔性带每小时产能可达300 kg，500 mm带宽的可达400 kg。

给料系统一般使用食品级胶带或聚氨酯带等柔性带输送。但随着使用时间增加，柔性带弹性减弱，和辊筒间的摩擦力减少，容易出现打滑的情况。可通过丝杆调节轴承座，增大辊筒与柔性带的摩擦。

图3-4 富阳康华SQW-300型数控往复式切药机

表3-1 QWZL-300D型切药机配位

单位：mm

配位	右内	右中	右外
左内	2	0.7	1
左中	5	2	3
左外	4	1.5	2

柔性带往复式切药机在切口处会配有压料辊轴，压料辊轴上有加压装置，向辊轴施加一定的压力，以保证药材被平稳地输送到切口处。加压装置分为机械加压和气泵加压2种。机械加压通过杠杆加砝码配重压紧物料，可通过调整调节杠杆上的砝码位置来调节压力。气泵加压使用空气压缩泵产生的压力压紧物料，其压力可根据药材硬度自动调节。因此，气泵加压的加压效果优于机械加压。

刀具切入输送带的深度、角度应调整准确。刀具切入过浅则药材切不断，切入过深又容易损伤输送带。以能切断药材且不切入输送带为宜。在切制过程中，因刀刃口磨损程度不一致，容易导致刀刃口与输送带不平行，出现大量连刀片。此时应及时对刀片进行打磨，以保证刀刃成直线并垂直于刀片的侧边。在设备运行时应注意防止物料漏入下侧输送带上，防止物料粘在输送带内侧后被带到前面的主动输送带轮面上，引起输送带面太高而导致输送带损坏。

此外，除草类、叶类药材外，送料厚度不宜过高，一般为药材当量直径的2倍左右。为避免切制时物料被刀具粘连，在刀具下落时被切碎，可适当放慢切刀速度或向刀刃口处喷适量的水，保持刀刃口湿润。

现在新型的柔性带往复式切药机通过将输送带和切药系统外置，设备的其他部位进行密封和防漏电处理，物料不易落入传送部位，使机器更容易清理，甚至可直接用水冲洗。

柔性带往复式切药机的特点：

（1）使用范围广，长条形根茎类、皮叶类、果实类等都可切制。切药方式模拟菜刀＋砧板，切刀直接作用在输送带上，切制片型平整，碎屑较少。

（2）可配套专用刀具切制直径4～12 mm的颗粒状饮片，如茯苓粒、葛根粒等。

（3）设备采用送料变速结构输送药材，切片尺寸准确、片型好，对于片、丝、段多种切制规格都可加工。

（4）用柔性带代替金属履带，物料输送面平整光滑，避免了卡料、漏料的弊端。

（5）切制过程须保证刀刃口与输送带平行，否则会有大量连刀片产生。

（6）由于压料辊轴难于固定团块状或直径大小差异大的药材，如川芎、黑老虎等，而对苏木、竹茹等质地坚硬或纤维性强的药材，则难以切断，因此对于团块状、直径大小差异大、质地坚硬或纤维性强的药材，不宜选用该设备进行切制。

（7）切制产能较转盘式切药机和剁刀式切药机小。如果药材用于投料，对片型要求不高可选用转盘式切药机或剁刀式切药机。

四、刨片式切药机

刨片式切药机（见图3-5）可根据刀片运动轨迹分为往复式和转盘式2种。由机架、电机、拉杆、厚度调节机构、喷雾组件、压料装置和刀片（往复式）或刀盘（转盘式）等组成。物料在料槽内有压料板固定，压料装置采用气缸压料，可根据不同物料调节不同压力，物料相对静止，稳定性好。切刀采用两面刀结构，固定于机架内做平面直线往复运动，在往复过程中均可将料槽内的物料切成片状，最大切断速度约为200次/分，每小时产能最高可达600 kg。电机多配有变频器以控制速度。同时设备配有水枪喷雾装置，以防切制过程中物料粘刀。厚度调节可通过在垫板下放入厚度调整板进行调节。厚度调整板有1.0 mm、1.5 mm、2.0 mm等规格。

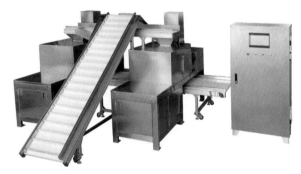

图3-5　富阳康华BP-200A型刨片机组

刨片式切药机的特点：

（1）厚度调整不灵活，适用范围较窄，多用于块状根茎、果实类药材（如天麻、熟地黄等）的切片。

（2）采用气缸压料，切制过程物料稳定性好，切口平整、光滑，产生连刀片较少。

（3）成品多为纵切片，片形美观。

五、旋料式切药机

旋料式切药机（见图3-6），又称离心式切药机。其不同于其他切药机的地方在于，该设备是模拟人手持水果用刀削皮的原理设计的。在切制过程中，将刀具固定不变，药材相对刀具作切向圆周运动。该设备主要由转盘、固定外圈、活动外圈、电机等组成，转盘由电机驱动，转盘上装有3～4个推料块，外圈位于转盘平面上且与转盘平面保持极小距离，固定外圈与机架固定，固定外圈上装有刀具。活动外圈可径向移动，转盘旋转时活动外圈与切刀构成剪刀刃口。切片厚度可通过调节活动外圈的径向距离实现。

物料从转盘中心投入，在离心力的作用下物料沿外圈内部做圆周运动，被推料块压向活动外圈，当药材转过刀具刀刃口时会被削去一片，继续旋转直到药材被切完。

旋料式切药机的特点：

（1）该设备适用于切制团块状根茎、果实等，如川芎、泽泻、半夏、延胡索、生地黄等。

（2）不宜用于切制坚硬、球状及黏性过大的药材。

（3）切药原理为旋料式切片，切片厚度调节方便，物料产生的向心力与物料自身质量成正比，具有自适应性。

（4）连续进料，单机产量高。

（5）结构简单，设备占有面积小，易于清洗及保养。

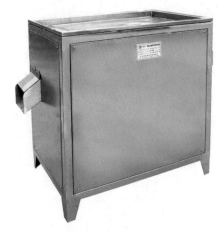

图 3－6　富阳康华 QP－150 型
离心旋料式切片机

六、多功能切药机

多功能切片机（见图 3－7）属于小型中药切片机，整机体积小，多用于切制少量或贵重的药材。切制原理与转盘式切药机类似，只是将整机由卧式改为立式，送料方式为手工填入式，没有输送带，在刀刃口处配有打好不同进料孔的模具。一般转盘上装有 2～4 把刀具，调节药材的厚度时可调节刀具刀刃口与刀下转盘之间的距离。

该类切药机产能小，可根据药材性状直径选择不同进料孔（见图 3－8），逐条投入切制。为安全起见，防止手动送药时因误将手指送入转盘刀而受伤，该机常配用各个与疏药口形状相对应的送药手柄，以便将药材全部切净。根据选择的进料孔不同，可将物料切成柳叶片、瓜子片、指甲片等片状。适用于少量的或者名贵的长条形药材切制。

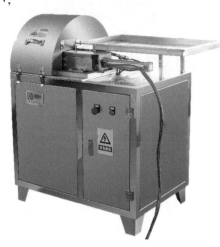

图 3－7　富阳康华 XP－380
多功能切片机

如果用于切制体积较大的药材，须更换大通道进料口，并通过气缸进料，但进料速度和压力均无法控制，切制的片型较差。此外，该类切药机的电机功率一般较小，不超过 1 kW，一般多在 0.5 kW 左右或在 0.5 kW 以下。当气缸给料过多，压力过大，容易阻碍刀盘转动甚至导致设备卡顿。可通过使用弹性机械配件、配置压力传感器等方法解决压力不可控的问题。

多功能切药机的特点：

（1）整机体积小，产能低。

（2）配合不同的进料模具和送料装置可以切制瓜子片、柳叶片、马蹄片等各种斜片和纵切片。

图 3－8　富阳康华 XP－380 多功能切片机模具

（3）成品率高，对药材损耗小，切口平整、光滑，调整方便。

（4）设备安全性和免维护性好，使用成品低。

（5）适用于根茎类和果实类药材的小批量加工。

七、颚式破碎机

颚式破碎机（见图 3－9）的原理是模仿人的咀嚼来破碎药材，工作时两块成楔型的颚式夹板的其中一块相对另一块做往复摆动。在挤压力和摩擦力的作用下，药材在楔型板内被破碎。常用于贝壳类药材（如瓦楞子、牡蛎、蛤壳等）的破碎。

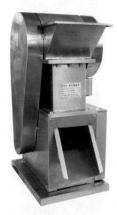

图 3－9　富阳康华 PSJ－125 型鄂式破碎机

八、辊式破碎机

辊式破碎机（见图3-10）又称为轧扁机、挤压式破碎机。药材在通过2个相向运动的转辊之间时受挤压而被破碎。破碎的粒度取决于两辊之间的距离。该设备具有破碎和压扁破裂的功能。故既可用于质地坚硬、松脆药材（如白扁豆、酸枣仁等种子）的破碎。也可用于质地柔软药材的压扁、压裂等加工，如麦冬的轧扁。

第四节　机械切制辅助工具

在切制过程中常常会有一些工具辅助生产，以达到保质提量的效果，这是生产过程中智慧的结晶。每个饮片厂的辅助工具可能都不尽相同，下面只略作介绍：

（1）导槽（见图3-11）：由数个金属铁片构成，铁片平行于输送带，将输送带平分为数个相互独立的输料通道。输料通道的直径由所切药材的直径而定，一般输料通道的直径略大于药材直径。导槽的作用是为了保证药材能垂直于刀片前进，减少圆片切制过程中长斜片的产生。输料通道直径主要有4 cm、6 cm、8 cm这3种规格。

（2）手工筛（见图3-12）：用金属丝编织而成，分割出不同尺寸的孔径。选用略大于所切饮片直径的手工筛，在切制时放置于切药机出料口。饮片切制时如果成品大于饮片所要求的直径时，会卡在手工筛上，从而有效分离出大部分不符合要求的异型片。

（3）承料架（见图3-13）：外接于切药机后部，增大切药机可承载药材的数量，在切制草类或体积较大的药材时使用，可减少重复搬抬物料的次数，减轻工作强度。

（4）磁吸式磨刀机（见图3-14）：用于磨削各类不同角度的直刃刀具，适合于不同类型的切制刀具研磨。主要由机身、工作台、滑板、电机、磨头、电气6部分组成。磨头电机固定于滑板，滑板在走刀电机拖动下并在床身的导轨上往复匀速运动，磨头高速回转时磨削刀具，是直刀刃磨削首选设备。

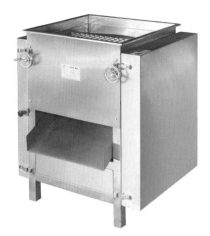

图3-10　富阳康华ZYJ-200型中药轧扁机

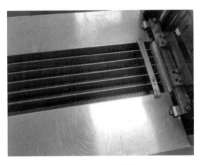

图3-11　导槽

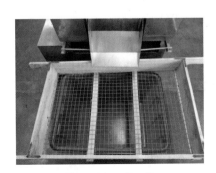

图3-12　手工筛

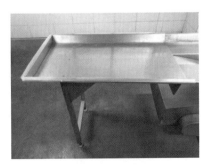

图3-13　承料架

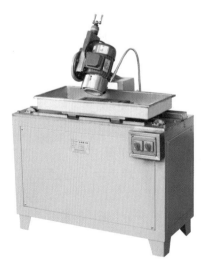

图3-14　富阳康华ZMD-360型磁吸式磨刀机

第四章　干　　燥

第一节　干　燥　概　述

中药材或中药饮片经炮制后，为保存药效，便于贮存，必须及时干燥，否则影响质量。《本草蒙荃》中载"凡药藏贮宜提防，倘阴干、暴干、烘干未尽其湿，则蛀蚀霉垢朽烂不免为殃"，反映了干燥程度对于饮片贮藏及今后品质的影响及危害。

一、干燥定义

中药饮片干燥通常是指对含水饮片进行加热，部分或全部除去水分而获得干燥饮片的过程。

二、干燥术语

（1）气味散失：指芳香类饮片固有的气味因外界因素影响或因贮存日久而散失。干燥温度过高会导致饮片的气味散失。

（2）泛油（泛糖、走油）：指含挥发油、油脂及糖类的饮片受热而变软、发黏、颜色加深并产生败油气味的现象。

（3）焦枯：饮片在干燥过程中，因温度过高或操作不当，导致饮片灼伤、变黑枯的现象。

三、干燥目的

饮片干燥的目的是除去饮片中超量的水分，避免发霉、变色、虫蛀等不良情况出现。在干燥过程中还要特别注意尽量减少有效成分的损失。

第二节　干　燥　操　作

一、干燥方式

1. 自然干燥

自然干燥是指炮制后的饮片置于阳光下晒干或置于阴凉通风处阴干。自然干燥不需要过多的机器设备，能耗较低。具有使用方便、成本低、干燥均匀等优点，但需要占用较大的场地面积，且易受气候环境的影响和限制。

2. 机械干燥

机械干燥是指干燥过程依靠设备进行干燥。机械干燥主要根据饮片性质调节干燥的温度。一般饮片干燥温度不宜超过 75 ℃，含芳香性或易挥发成分的饮片干燥温度不超过 55 ℃。部分粉性多的炮制品（如制何首乌、醋延胡索等）需要二次干燥，以保证饮片内外水分一致，防止发霉。已干燥的饮片需要晾凉后再装袋，以防止余热使饮片回潮。

机械干燥分类见表 4 - 1。

表 4-1　机械干燥分类

方式	优点	缺点
恒温烘烤干燥	温度恒定、可控	干燥时间长
热空气干燥	生产成本低，方便快速	挥发性成分损失大
太阳能装置干燥	节能、无污染	受环境影响大
热泵干燥	节能、无污染，干燥品质好	成本高
红外线辐射干燥	设备简单，过程可控，生产效率高，干燥品质好	成本高
微波干燥	生产效率高，速度快，过程可控，干燥品质好	成本高，需要加设防护措施
振动流化床干燥	有效成分保留率高，干燥时间短，连续作业	设备投资大，维护成本高
微波真空干燥	干燥品质好，效率高，速度快，适用于热敏性药材	成本高，需要加防护措施
真空冷冻干燥	温度低，干燥快，制品复水性好	时间长，能耗高，终点难判断
高压电场干燥	干燥速度快，能耗少，杀菌不污染环境，操作简便	设备投资大，无法大规模推广

由于使用微波、红外等干燥方式的设备的造价、使用成本高等原因，未能广泛应用于中药饮片干燥。当前我国中药饮片行业常用的干燥方式主要为恒温烘烤干燥、热空气干燥、太阳能装置干燥。此外，在中药设备相互联动，形成流水线生产的趋势下，使用各种加热源的翻板式烘干机、网带式烘干机、隧道式烘干机等可接入传送带的干燥设备也逐渐有一定的应用。该类设备具有温度均匀度高、适合连续生产、劳动强度低等优点，但存在的主要问题是设备的投资大、使用成本高、不易清洗等。

二、干燥要点

一般饮片均可使用晒干法。但气味芳香、色泽鲜艳，以及受日照易变色、易走油的品种宜采用阴干法干燥。不同性质的饮片干燥方法如下。

（1）黏性类饮片：生地黄、天冬、玉竹等含糖类较多的饮片质地黏腻，可使用晒干法。在晾晒过程中可覆盖麻布等，以防止药屑、灰尘粘连在上面。该类饮片在干燥时的颜色会随着时间的延长，而逐渐加深，过久过干都会使颜色变深，因此这类饮片不宜干燥过度，手摸觉得温热而不粘手为度。干燥过程要注意勤翻，防止枯焦。此类品种干燥过程中容易出现药汁渗出，干燥后较难清洁，因此每次生产完毕后要彻底清场。

（2）粉性类饮片：山药、重楼、浙贝母等易发滑、发霉、发馊、发臭的饮片，宜使用晒干法。随切随晒，摊薄晒干，翻动时要放轻力度，以防饮片破碎。如果天气不适宜晾晒，可使用设备低温干燥。该类品种若干燥温度过高会导致饮片颜色焦黄。

（3）芳香类饮片：薄荷、荆芥等，不宜置于烈日下暴晒，以防气味散失。多采用阴干法，摊薄于阴凉通风干燥处。也可低温干燥，干燥温度不宜过高，以免香散色变，降低饮片的效能。

（4）油质类饮片：当归、牛膝等可采用晒干法，但要注意温度不能过高，长时间的高温会增加饮片走油的风险。南方地区夏季晾晒该类饮片时，尤应注意避免暴晒。

（5）色泽类饮片：一般以白色为佳的饮片（如桔梗、浙贝母）宜用晒干，可越晒越白。以黄色为佳的饮片（如泽泻、黄芪等）晒干后颜色会变白，不宜采用晒干法。此外，山茱萸暴晒后颜色发暗，不宜采用晒干法。颜色鲜艳的花类饮片宜阴干。

（6）须根类饮片：白薇、龙胆、紫菀等饮片细小、吸水性强、容易成团，切后宜即时摊晒，注意薄摊勤翻，使周围空气流通，挥发水分，以防霉变。可选用干燥设备，快速干燥。

（7）特殊类饮片：部分需要使用设备快速干燥而不宜自然干燥的饮片，如蒸枳实、蒸枳壳等，因自然干燥时间长，在干燥过程中，饮片内部的个别化学成分，会随水分蒸发迁移到饮片表面，结晶析出白霜，影响饮片的外观性状。

（8）对于一些质地坚硬而片型较薄的饮片（如槟榔、白芍等），干燥温度不宜过高，以防止干燥速度过快导致饮片收缩变形而出现翘片，此类饮片宜阴干或低温烘干。

（9）部分饮片在自然条件下，所含水分难以符合标准要求，如《中国药典》（2020 年版）要求饮片水分要在 7% 以下的竹茹丝，应使用设备干燥。

三、干燥结果判定

1. 检查方法

通过手摸感觉饮片符合水分标准后，用快速水分测定仪进行测定。水分检测合格后完成干燥工作，随后抽样按《中国药典》（2020 年版）水分测定法测定水分。当快速水分测定仪结果与《中国药典》（2020 年版）方法的测定结果不一致时，水分结果以《中国药典》（2020 年版）的方法为准。为防止因抽样误差或者因快速水分测定仪检测结果与《中国药典》（2020 年版）结果不一致导致返工的情况发生，快速水分测定仪的方法需要与《中国药典》（2020 年版）标准的方法进行验证，制定合适的快速水分测定方法的水分控制标准。一般进行快速水分测定时测定标准较《中国药典》（2020 年版）所要求的水分标准降低 1%～2%。例如，《中国药典》（2020 年版）要求水分 13% 的，在进行快速水分测定时所测得的水分结果以不超过 12% 为宜。

2. 检查标准

（1）干燥后的饮片，必须干湿均匀，片型平整。

（2）一般饮片干燥后水分范围为 7%～13%（个别品种除外）。

（3）干燥后不得出现变色，气味散失的现象。

第三节　常用干燥设备

现有的干燥设备形态多样，从热源划分有用煤炭柴火干燥、用蒸汽干燥的设备，也有用微波干燥、红外干燥、真空干燥等方式干燥的新型设备。由于微波干燥、红外干燥、真空干燥等新型干燥设备的造价高、能耗高、产能低，在中药饮片干燥中未能广泛使用，因此干燥热源多以蒸汽加热为主。不同类型的干燥设备结构不一样，加热方式与热传导的速度也不同，因此同一种药材在不同类型干燥设备上的适宜干燥温度也不一样。下面主要介绍几种大规模生产常用的干燥设备。

一、热风循环烘箱

热风循环烘箱（见图 4-1）由热源、热交换器、箱体、载物架、分风装置和温控装置组成。工作原理是利用蒸汽、远红外或电为热源，通过热交换器加热风机强制循环的空气，热空气层经过烘盘与物料进行热量传透，并带走物料挥发的湿气。新鲜空气从进风口进入烘箱进行补充，从排湿口排出湿空气，从而保持烘箱内适当的相对湿度。同一股空气既是热能的传递者，又是水分的携带者，如果不排出部分湿热空气，空气中的水分就会很快饱和，导致干燥效率低。如果排出全部湿热空气，则能耗增加。应根据物料的不同要求和干燥过程的不同状态，调节空气补充量和

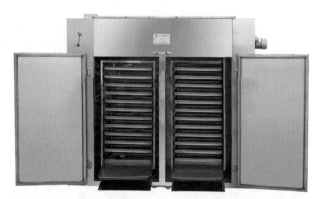

图 4-1　富阳康华 HX-I 热风循环烘箱

循环量的比例，平衡能耗与干燥速率的关系，使热空气的含水量维持在合适的范围，以达到干燥速率与热利用率双重提高的目的。箱体两侧大多设有可以调节的分风装置，可调节分风叶片的角度使箱内上、下、前、后各点温度达到一致。箱体内部有温控装置，当箱内恒定温度超过所设定的温度数值，则会自

动进行声光报警。

热风循环烘箱的特点：

（1）可选用蒸汽、远红外或电为热源，蒸汽加热温度50～140 ℃，电、远红外加热温度50～350 ℃。适用范围广泛，操作方便，容量大。

（2）使用时需要将饮片均匀平铺在料盘上，实际干燥空间小，干燥效率低。

（3）在相对密闭的容器内干燥，能耗相对于开放式干燥设备低。

（4）料盘与料盘之间有物理间隔，可同时干燥小批量的多个品种。

（5）干燥程度较均匀。

二、敞开式烘干箱

敞开式烘干箱（见图4-2）由烘箱、接管、风机、热交换器和电磁阀等组成。烘箱为方形箱体，网板将箱体分为上下两部分，饮片置于网板上。由蒸汽经热交换器换热产生的干净热空气通过风机送入烘箱下部，向上穿过饮片排入大气。在此过程中热空气对饮片传导热能，带走饮片散发的水蒸气，达到使药物干燥的目的。其干燥效率与敞开式烘箱的载药量、干燥温度、风机频率相关。其中风机功率越大，热交换效果越明显，但能耗也会相应增大。装载容积1.3 m³的敞开式烘箱可配套3 kW的风机。

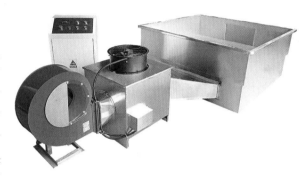

图4-2　富阳康华HX-4敞开式烘箱

敞开式烘干箱的特点：

（1）适用于中等批量的饮片烘干或风干。

（2）结构简单，方便清洁。

（3）可接燃油、燃气、电能、蒸汽等多种热源。

（4）干燥均匀度低，靠近热源及网板处的温度较高，离热源和网板远则温度较低，需要适时翻动。

三、带式干燥机

带式干燥机（见图4-3）加热源有蒸汽、电热、远红外、微波等。干燥强度在5～30 kg/（m²·h），可根据物料的原始状态和成品要求调节网带的移动速度、物料的高度和药物干燥的温度。物料通过均料轮或布料板均匀铺在网带上，由传动装置拖动，在干燥机箱体内移动。热风在箱体内与物料进行热交换后带走物料中的水分，使物料水分达到要求。该类干燥机箱体由前、中、后三部分组成。前端连续排潮，主要通过鼓风机在物料下方鼓入空气。气流往上穿过网带和物料，带走部分水分，随后由排湿风机直接排出，

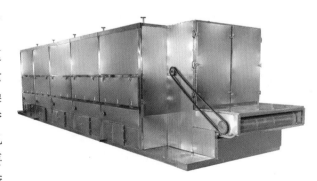

图4-3　富阳康华HG-8型网带式干燥机

从而达到排潮降湿的效果。中部循环加热，由若干个干燥单元组成，每个单元的热风独立循环。鼓风机产生的气流通过换热装置加热后经循环风机进入中部，在设备内部循环，达到对物料进行加热的效果。在设备内部的空气水分达到一定程度后，经循环风机排出小部分湿热空气，并补充一定量的干热空气。排潮的持续时间可自由设定。但需要注意的是，排潮时间过长，则设备内部热能流失大，干燥能耗加大，排潮时间过短，则设备内部湿度过高，干燥效率降低。后端鼓风降温，向物料鼓风，使物料温度快速下降。

带式干燥机的特点：

（1）干燥效率高，连续生产，适用于大批量的饮片烘干。

（2）结构复杂，不容易清洁。不适用于草叶类、黏性大或有细小须根的药材干燥。

（3）干燥均匀。

（4）由网带传送物料，物料受到冲击较小，产生的碎屑较少。

（5）部分热空气经循环风机循环使用，能耗较敞开式烘干箱少。

四、振动干燥机组

振动干燥机组（见图4-4）由烘床、振动底座、自动上料机构、抽湿装置、冷却装置、连接风管、热交换器、风机等组成。烘床为多层结构，除加料仓底板外，其他层板上开有小孔。物料由上料输送机定时、定量地送入烘床加料仓中。待烘床最上层物料向下一层输送后，加料仓下料门打开，向烘床最上层送料。送料完成后，下料门关闭，上料输送机定量地向烘床加料仓补料。烘床最下层物料干燥完成后，下料门打下，物料流出干燥床，进入冷却床。物料全部流出最下层干燥床后，下料门关闭，上一层的下料门打开，上一层的物料流入该层。如此循环，实现物料从加料仓进入最上层。逐层下行直至流出烘床，至冷却床。

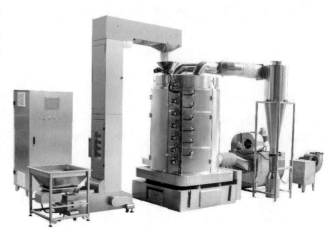

图4-4　富阳康华 SHG-1500 振动干燥机组

烘床每层的物料掉入后，在振动电机的作用下沿阿基米德螺旋线翻滚走动。经换热器的热空气在送风风机和排湿风机的共同作用下，由烘床底部进入烘床内，穿过烘床隔板上的小孔向上穿流通过药材，加大了药材与热空气的接触面积，提高了干燥效率；热风由烘床最下层进入，湿热空气由最上层（加料仓下一层）抽走，多次与药材进行接触，提高了热能的利用效率；物料在烘床上做圆周运动，避免了因热分布不均带来的饮片干燥后，干湿不均匀问题；烘床体采取密封的结构，利于湿热空气排出烘床体外，提高干燥的效率。

振动干燥机组的特点：

（1）物料分层干燥，热利用率高，加热时间比网带式干燥机短且蒸汽和电能的能耗较低。

（2）设备空间利用率高，与网带式干燥机相比占地面积小。

（3）操作简单、方便，整个生产过程仅需要配套一名操作员。

（4）主机三门可开，清场可通过定制刮板配合压缩气枪进行，也可直接用水冲洗清场。

（5）不适用于体积细小的粉状物料和花、叶类等质地轻泡的物料的药材干燥。

第五章 炒 炙

第一节 炒炙概述

炒法和炙法最早在医方书《五十二病方》中有相关记载，在传统的炮制分类上，炒、炙、煅、煨、烫等同属于火制法。火制法是指用火加工处理药物的方法。炒炙也是"炮制"一词最初的含义。炮制，古称"炮炙"，据《说文》记载，"炙者，抗火炙肉也"，"抗火曰炙。以物贯之，而举于火上以炙之也"，"炮，毛炙肉也"。炒法在唐代以后广泛用于药物的炮制，并对不同药物提出不同火候要求，有微炒、炒出汗、炒香、炒黄、炒熟、炒焦、炒黑之分。在宋代，辅料炒炙开始被广泛应用。因炒法、炙法所用的设备基本相同，炮制原理相似，故多合称为炒炙法。

我国四大传统炮制技术流派中的建昌帮炮制法对炒、炙、煨、炆等工艺有独特之处。例如，煨附子保留了唐代"糠灰火中炮制"的煨制法，在国内别具一格。又如炆法，既得陶坛砂罐忌铜铁之便，又以糠火烧四边，有文火慢煮之功，使饮片纯正滋补力强。在辅料方面，尤以谷糠炒最有特色，如谷糠煨、煅制药物，蜜糠炒炙多种药物，有"药不过建昌不行"的赞誉。

炒炙分为手工炒炙和机器炒炙2种。手工炒炙的用具有锅、铲、刷及盛装容器等，多采用倾斜30°～45°的锅进行。根据炒炙品种的类别、药物性质、火力及辅料的不同，选择不同的翻动或转动速度和方法。手工炒炙适用于临方炮制，或量少、价高的品种，或不适用于机器炒炙的品种。而机器炒炙具有炒炙效率高、炒炙温度可控、劳动强度低、便于智能化控制等优点，已被中药饮片生产企业广泛使用。

现在行业内有用烘烤法代替炒炙法的观点，并开展了一系列的相关研究，相比炒炙法，烘烤法受热均匀、加热效率更高、温度控制更为方便，但由于种种原因，未在实际生产中普及。

一、炒炙定义

炒炙可以根据是否使用液体辅料分为炒制和炙制2种。

（1）炒制：指将净制或切制过的药材，筛去灰屑，大小分档，置炒制容器内，加固体辅料或不加辅料，用不同火力加热，并不断翻动或转动使之达到一定程度的炮制方法。其目的是增强药效，缓和或改变药性，降低毒性或减少刺激，矫臭矫味，有利于贮存和调剂。

（2）炙制：古法应为将药物涂上液体辅料后于火上熏烤至干；现在指将净制或切制后的药材，加入定量的液体辅料拌炒，使辅料逐渐渗入药物组织内部的炮制方法。其目的是改变性味、功效、作用趋向、归经和理化性质，起到降低毒性、抑制偏性、增强疗效、矫臭矫味、使有效成分易于溶出等。

炙制与加辅料炒制在操作方法上基本相似，但又略有区别。

加辅料炒制主要使用的是固体辅料，一般是先对辅料进行加热，然后再投入药物，将辅料掩埋药物进行翻炒，以使药物均匀受热或使辅料黏附在药物表面共同入药，炒制温度一般较高。

而炙制主要使用液体辅料，通过与药物搅拌均匀后闷润，使辅料充分渗入药物内部后再进行翻炒至干，炙制温度一般较低。

二、炒炙术语

对炒炙中的一些术语及概念解释如下。

（1）火力：指药物炮制过程中所用热源释放出的热量大小、火的强弱或温度的高低。

（2）火候：指炒炙时锅的预热温度，炒炙火力、时间，以及药物形、色、气、味、质的变化，包含了加热程度和药物性状的改变两方面。

（3）爆花：指种子类药物（如王不留行、水红花子）加热炒至爆开。

（4）僵粒：指含淀粉质药物，生晒或低温烘干过程中产生糊化者。

（5）炒僵（炒哑）：指由于炒制温度过低，加热时间过长导致种子类药物淀粉糊化，不能爆开。

（6）溏心：指胶类药物炮制成珠的过程中，胶丁中心部分由于火候不到未完全膨胀鼓起，只低温受热软化似糖稀状黏结的现象，如阿胶珠在炒制时如果温度过低则易出现溏心现象。

（7）焦斑：指药物在炒、炙、烫过程中因局部受热而出现在药物表面的焦黑色斑点或斑块。

（8）存性：指药物用炒、煅、炮、烫等方法制备炭药时，不能使药物完全炭化，仍保留有部分药物固有性味性能。

（9）过火（伤火）：指在炒炙过程中没有掌握好火候导致药物表面焦黑，出现黑粒、黑块或完全炭化的现象。

（10）摊凉：指炮制后的药物冷却过程。将药物加热炮制到某种程度后停止加热，待容器及药物降温。

三、炒炙目的

饮片炒炙主要有 3 个目的，具体如下。

（1）增加效用或增强疗效："逢子必炒"有利于种子内有效成分溶出，炒焦醒脾健胃，炒炭可以增加止血止泻之功，麸炒可以补脾，米炒可以健脾止泻，土炒可以健脾胜湿，蛤粉炒可以清热化痰，酒炙可以引药上行、活血通络，醋炙可以引药入肝、增强散瘀止痛之效，盐炙可以引药入肾、增强滋补肝肾的作用，姜炙可以增强温中散寒、止呕化痰的作用，蜜炙可增强润肺止咳、补中益气之效。

（2）降低毒性或缓和药性：山楂炒后可降低酸性、减轻对肠胃的刺激性，斑蝥米炒、马钱子砂烫、甘遂醋炙、大戟醋炙可降低毒性，麸炒可缓和药物燥性，盐炙可缓和药物辛燥之性，姜炙可制药物寒性、缓和副作用，麻黄蜜炙可缓和药性等。

（3）便于贮存、便于服用：药物炒炙后能灭杀表面虫卵，炒炙的高温可杀酶保苷，有利于药物贮存，动物药经炮制后可去除腥臭味，阿胶蛤粉炒后便于服用，龟甲醋淬后便于破碎等。

四、炒炙过程药物的温度变化

中药炒炙过程药物的温度变化有 4 个阶段，分别如下。

（1）加热阶段：药物投入炒炙容器内开始加热，药物温度从室温开始上升，伴随水分蒸发。

（2）恒温阶段：在药物温度达到 100 ℃左右而未完全脱水时，药物吸热使水分蒸发速度加快，升温缓慢甚至维持恒温阶段。

（3）预炭化过程：药物水分蒸发到一定程度时，水分蒸发所吸收的热能不能维持药物温度在 100 ℃左右，药物升温速度开始加快，表面颜色加深，开始炭化。

（4）炭化过程：水分进一步减少，药物温度继续升高且升温速度越来越快，颜色变化速度加快，各有机组分快速分解。在炭化过程后期，药物开始燃烧至完全灰化。

以上预炭化和炭化过程没有明显的温度节点。温度节点随药物性质的不同而不同，一般草叶类的炭化节点较低，根茎类的炭化节点较高。另外，相同药物的表面和内部可能同时处于不同的阶段。一般中药饮片炒炙控制在预炭化过程结束，炒焦和炒炭的品种控制在炭化过程结束。

五、炒炙的关键因素

炒炙过程中的 2 个关键因素是火力和火候。火力指炒炙时用火的大小、强弱，是使药物温度变化的能力。明确火力的概念可以对药物的升温速度予以量化、测量、控制。火候则指炒炙过程中一切性状的变化特征（如颜色、性状、气味等），包含了加热程度和药物性状改变的多个方面。火力与火候之间有直接的内在联系，火力持续作用产生火候，火候是火力持续作用的结果。不同的炒法因炒炙程度的要求不同和药物性质的差异，所用的火力和掌握的火候都不同。《本草纲目》有"须识火候，不可太过不及"的记载。炒炙时必须掌握好火力和火候，做到"制药贵在适中"。

炒炙最初都是用柴火、炭火作为热源。火力习惯上分为文火、中火和武火。文火即小火，武火即大火或强火，中火介于文火与武火之间。现在逐渐发展为煤、煤气、电、电磁和微波等作为热源，在对火力的描述上一般用温度代替文武火。

《中国药典》（2020年版）虽然对火力描述上沿用了文武火的描述，但对于火力对应的温度范围目前还没有一个统一的标准。在设计生产工艺时可以参考《北京市中药饮片炮制规范》（2023年版）凡例中"常用炮制火候""药温参考值"相关资料：

（1）文火：80～120 ℃。

（2）中火：120～150 ℃。

（3）武火：150～220 ℃。

再根据设备及每个品种外观性状对药物温度进行验证确定。

第二节　炒　炙　操　作

一、炒制方式

炒制分为清炒和加辅料炒两种。

1. 清炒

不加任何辅料的炒法称为清炒法。清炒法根据火候的不同又分为炒黄、炒焦和炒炭三种。

（1）炒黄：炒至药物表面呈黄色或颜色加深，或发泡鼓起，或爆裂，并有固有香气溢出，称为炒黄。常用于种子类药物的炮制，经炒黄处理后，种皮或果皮爆裂，质地酥脆易碎，易于煎出有效成分，故有"逢子必炒"之说，如炒莱菔子、炒冬瓜子、炒瓜蒌子等。

（2）炒焦：炒至药物表面呈焦黄色或焦褐色，内部颜色加深，并具有焦香气，称为炒焦。有"焦香可以醒脾健胃"之说，因此炒焦常用于增强药物消食健脾的功效，如焦山楂、焦麦芽、焦神曲等。

（3）炒炭：炒至药物表面呈焦褐色或焦黑色，内部呈棕褐色或棕黄色，称为炒炭。炒炭存性是指药物炒炭后只可外部炭化，内部应还保留药物的固有气味和质地，不可全部灰化。花、叶、草等炒炭后，应可清晰分辨药物原形。炒炭过程中，当药物进入炭化过程时，温度很高，容易出现火星，应及时喷淋适量清水灭火，以防药物自燃。此外，在出锅前，可向药物均匀喷淋适量清水，降低药物温度，防止药物出锅后继续炭化及灰化，也能减少药物耗损，提高收率。传统观点为"血见黑则止"，因此，炒炭在临床上常用于产生或增强药物止血的作用，如槐花炭、姜炭、地榆炭等。

2. 加辅料炒

将药物与固体辅料共同加热，并翻炒至一定程度的方法，称为加辅料炒法。根据所加的辅料不同又可分为麸炒、米炒、土炒、砂烫、滑石粉炒等。

（1）麸炒：用麦麸熏炒药物的方法，称为麸炒。麸皮用量不能太少，量少则烟气不足，达不到烟熏的效果。除另有规定外，每100 kg药物用麸皮10～15 kg。《本草蒙筌》有"麦麸皮制抑酷性勿伤上隔"的记载。常用麦麸炒制补脾胃或作用强烈及有腥味的药物，如麸炒白术、麸炒枳实、麸炒僵蚕等。

（2）米炒：将药物与米同炒的方法，称为米炒。《修事指南》载："米制润燥而泽"，常用于炮制某些补中益气的中药及某些具有毒性的昆虫类中药，如米炒党参、米斑蝥等。炮制昆虫类药物时，一般以米的色泽观察火候，炒至米变焦黄或焦褐色为度。

（3）土炒：将药物与土（灶心土、赤石脂等）拌炒的方法，称为土炒。《本草蒙筌》有"陈壁土制，窃真气骤补中焦"的记载。常用于炮制补脾止泻的药物，如土白术、土山药等。用土炒制同种药物时，土可连续使用，若土色变深时，应及时更换新土。

（4）砂烫：将药物与热砂同炒的方法，称为砂烫，又称为砂炒。除另有规定外，以河砂掩埋药物为度。因砂传热较快，与药物接触面积较大，火力较大，常用于炒制质地坚硬的药物，如烫狗脊、醋龟甲、醋鳖甲等。如果药物需要用醋浸淬，在砂烫后应马上筛去热砂浸入醋中。河砂大小要均匀，并视乎砂烫品种的性质选择细砂（粒径 1～1.5 mm）或粗砂（粒径 2～3 mm）。例如，烫狗脊应选用细砂，防止粗砂嵌入狗脊受热膨胀产生的缝隙中。醋龟甲应选用粗砂，防止砂烫过程中细砂粘连在龟甲残留的皮肉里。

（5）蛤粉烫：将药物与蛤粉共炒的方法，称为蛤粉烫或者蛤粉炒。除另有规定外，每100 kg 药物用蛤粉30～50 kg。因蛤粉传热较河砂慢，火力较少，常用于韧性较大的药物（如阿胶珠、鹿角胶珠等）炒制。

（6）滑石粉烫：将药物与滑石粉共炒的方法，称为滑石粉烫或滑石粉炒。除另有规定外，每100 kg 药物用滑石粉40～50 kg。其传热性状与蛤粉相似，故也常用于韧性较大的药物炒制，如烫水蛭等。

二、炒制要点

药物炒制质量在很大程度上决定了产品的质量，因此，在炒制过程中需要注意以下几点：

（1）投料前将炒炙容器预热到一定的温度，便于药物尽快加热。防止药物因长时间低温加热变成"僵子"，尤其注意如炒王不留行、炮山甲、烫鸡内金等炮制前后饮片发生较大形态变化的品种。

（2）在炒制到相同的药物温度下，第一锅的炒制时间可能会较长。这是因为炒药机空载加热时温度难以上升。

（3）炒制前根据药物情况进行大小分档。小档者炒制时间相应缩短。以防大小差异悬殊导致炒制后饮片生熟不匀，如醋龟甲、醋鳖甲砂烫时应将小块的拣选出来。

（4）炒制时炒药机滚筒的转速会影响成品的外观，适当的转速可以使药物受热均匀，应以滚筒上方的药物可自由落下为宜。炒炭或者需要炒出焦斑的可适当调低转速。注意转速也不宜过高，避免药物在离心力作用下紧贴在滚筒上，导致受热不均匀。

（5）投料量需要控制，经过工艺验证后确定投料量，不可追求产量而过量投料，防止药量过多受热不均。

（6）对于固体辅料炒制的品种，出锅时应立刻筛去固体辅料，防止辅料继续对药物加热导致药物过度炮制。

（7）对于贵细类的药物，可先投少量预试，如炮制阿胶珠、烫水蛭等品种。

（8）加固体辅料炒时需要将固体辅料加热到一定温度再放入药物。例如，麸炒时应预热锅至"麸下烟起"时加热麦麸，加热麦麸到有较大浓烟升起时才投入药物。砂炒、土炒、滑石粉炒需要将辅料加热至灵活状态，不易挂壁且辅料温度达到要求时才投入药物。

（9）砂炒品种需要注意所选用的砂的粗细度，一般选用细砂，尤其是砂烫后会产生裂隙的品种，如烫狗脊，粗砂会嵌入裂隙中，难以除净。但砂烫动物类药物时应用粗砂，以防止蛋白质砂烫过程中糊化而粘上砂子。[细砂指能通过《中国药典》（2020 年版）二号筛的砂子，粗砂指能通过《中国药典》（2020 年版）一号筛而不能通过《中国药典》（2020 年版）二号筛的砂子。]

（10）炒炭出锅前喷洒适量清水，以熄灭火星及降温。

（11）炒制完成后的药物出锅要迅速，应预留足够的空间将药物摊开晾凉。对于炒炭的品种，必要时可适当喷洒清水降温，摊凉过程中不能用风扇正对药物吹风降温，避免药物遇风自燃。摊凉过程应注意观察，出现火星应及时用清水喷灭。摊凉后经检查确无余热方可收贮，避免复燃。

三、炙制方式

将药物与定量的液体辅料拌炒至一定程度，使辅料逐渐渗入药物内部的方法，称为炙法。根据所用的辅料不同又可分为酒炙、醋炙、盐炙、姜炙、蜜炙、油炙等。

（1）酒炙：在药物中加入定量黄酒拌匀，闷透，炒至规定程度的方法称为酒炙法。酒炙时，除另有规定外，一般用黄酒。每100 kg 药物用黄酒10～20 kg。酒炙能改变药性，引药上行，具有活血通络、矫臭去腥的作用。多用于苦寒清热药、活血散瘀药、祛风通络药及动物类中药，如酒乌梢蛇、酒大黄等。

（2）醋炙：在药物中加入定量米醋拌匀，闷透，炒至规定程度的方法称为醋炙法。除另有规定外，每100 kg 药物用米醋20 kg。醋炙可以降低毒性、缓和药性，可以引药入肝，增强药物散瘀止痛的作用，还能矫臭矫味。多用于疏肝解郁、散瘀止痛、攻下逐瘀的药物，如醋没药、醋延胡索等。

（3）盐炙：在药物中加入定量盐水拌匀，闷透，炒至规定程度的方法称为盐炙法。盐炙时，应先加适量水溶解食盐后，备用。除另有规定外，每100 kg 药物用食盐2 kg。溶解食盐所用水量可根据药物的吸水性适当调节。药物吸水性强，则用水量稍多，吸水性弱则用水量减少。一般每100 kg 药物用水10～20 kg。盐炙可以引药入肾、增强药物补肝肾的作用，可以缓和药物辛燥之性，增强滋阴降火的作用。多用于补肾固精、疗疝止痛、利尿和泻相火的药物，如盐杜仲、盐牛膝等。

（4）姜炙：在药物中加入定量姜汁拌匀，炒至姜汁被吸尽，或至规定程度的方法称为姜炙法。除另有规定外，每100 kg 药物用生姜10 kg。姜炙时，需要先将生姜洗净，捣烂，加水适量，压榨取汁，姜渣再加水适量重复压榨1 次，合并汁液，即为姜汁。姜汁与生姜的比例为1∶1。因为生姜储存难度较大，在部分省份的炮规中，如《广东省饮片炮制规范》（第一册），允许用干姜代替生姜煎汁，干姜用量为生姜用量的三分之一。姜炙可以减轻药物的寒性，增强和胃止呕的作用；也可以缓和副作用，增强疗效。多用于祛痰止咳、降逆止呕的药物，如姜厚朴、姜竹茹等。

（5）蜜炙：将炼蜜加适量沸水稀释后，加入药物中拌匀，闷透，炒至规定程度的方法称为蜜炙法。除另有规定外，每100 kg 待炮制品用炼蜜25 kg，用2～3 kg 沸水将炼蜜稀释。炼蜜根据黏性不同分为嫩蜜、中蜜、老蜜。在饮片生产中常用嫩蜜，以防止炼蜜黏性太强，不易于药物拌匀。嫩蜜的煮制方法为：将净蜂蜜置于锅内，加热至初沸（105～115 ℃），除去浮沫、杂质，炼至淡黄色，起泡并溢出水汽时，停止加热。蜜炙可以增强润肺止咳、补中益气的作用，可以缓和药性、矫味和消除副作用。多用于止咳平喘、补脾益气的药物，如炙甘草、炙黄芪等。

（6）油炙：将羊脂油置锅内加热溶化后去渣，加入药物拌匀，炒至油被吸尽的方法称为油炙法。油炙可以增强药物补虚助阳的作用。

四、炙制要点

药物炙制还需要考虑液体辅料的影响，故炒炙时除了要注意上文炒制中提到的要点外，还要注意以下几点：

（1）炙制前应进行充分的润制，使液体辅料能充分渗入药物内部。

（2）加液体辅料炒炙但性状变化不明显的品种，如盐补骨脂等，炒炙完第一锅后可用快速水分测定仪检查一下水分。防止炒炙时间不够导致成品水分过高。对于一些醋炙、蜜炙、酒炙的品种，过高的水分容易导致药物在存储过程中发霉。

（3）蜜炙所用的炼蜜一般为嫩蜜或中蜜。在润制时要加入适量水稀释炼蜜，以防止炼蜜黏性太强，使药物难以润透，影响润制效果。

（4）在生产蜜麸炒或蜜炙的品种时，应定时清洗炒炙设备，防止蜂蜜粘在锅壁上炭化后黏附在药物上。

（5）蜜炙的药物要及时摊凉，否则药物容易变黑。也不宜摊凉太久，否则表面会吸潮返糖。在手摸微温时即可收集，密封保存。

五、炒炙终点判定

在古代，因为缺乏准确的温度测量技术，对炒炙过程只能用文火、中火、武火等比较笼统的描述。对炒炙程度的判定主要是依靠颜色与香味变化等一些主观的性状改变。但不同的操作人员，甚至同一个操作人员在不同的时间里对颜色的深浅、香味的浓淡都有不同的标准，往往需要长时间的经验积累才可以使每批药物的炒炙火候恰当、均一。

随着技术的发展和炒药机器的普及应用，炒药机器炒炙过程的温度已经可以比较准确地测量出来。现在以炒炙的药物温度、炒炙的时间作为客观参数，以药物的外观变化作为主观参考，两者共同作为药物炒炙程度判定的依据。

（1）以炒炙的药物温度、炒炙时间作为客观参数。在炒药机的转速和加热温度、药物的投料量、投料时的锅内温度一致时，药物经炒炙达到相同的药物温度所用的时间相近，炒炙程度也相近。对各品种的炒炙工艺进行探究确定炒炙程度后记录下相应的工艺参数，如炒药机的转速和加热温度等，以保证在每次按照炒炙工艺操作时可得到炒炙程度均一、稳定的成品。需要注意的是，因为不同型号炒药机的性能、加热源、可承载的最大投料量等参数不同，所以，不同型号炒药机炒炙到相同程度所需要的时间和温度也会不同。炒炙时以药物温度为主要参考依据，炒炙时间次之。

（2）以药物的外观变化作为主观判断。建立样品柜，每次炒炙完成后可均匀抽取少量样品用于下次炒炙时比对，作为判定炒炙程度的依据之一。但要注意部分品种在贮存过程中会出现走油、变色等情况，应及时更新样品。此外，原料的新陈程度、产地的不同等因素都会对性状产生较大影响，如河北的酸枣仁色偏紫红，山东的酸枣仁色偏紫褐，河北的酸枣仁炒成炒酸枣仁后颜色可能还没山东的颜色深，因此应结合实际综合判定。

不同的炒炙方法可参考以下几个方面判定。

炒黄：药物表面呈黄色，或变色，或带火色，或微带焦斑；鼓起、有裂纹甚至爆裂，有的在炒制时听到爆裂色，如炒王不留行。手捻易碎，内部颜色加深，有药物固有气味。

炒焦：药物表面呈焦黄色、褐色、焦褐色，内部颜色为淡黄色或颜色加深，并具有焦香气。

炒炭：药物表面呈焦褐色或焦黑色，内部呈棕褐色或棕黄色，口尝仍有药物原料的味道。

麸炒：药物表面呈黄色或深黄色。

米炒：炮制昆虫类药物应炒至米变焦黄或焦褐色，炮制植物类药物应炒至药物表面呈黄色。

土炒：药物表面均匀挂上一层土粉。

砂烫：药物表面呈黄色，或鼓起，或酥脆，或毛微焦。

蛤粉烫：药物鼓起或成珠、内部疏松、表面呈黄色。

滑石粉烫：药物鼓起、酥脆、表面黄色。

酒炙：药物颜色加深，或微带焦斑；有药物固有气味。

醋炙：药物表面呈黄色，或变深，或微带焦斑；有药物固有气味。

盐炙：药物表面呈黄色，或变深，或微带焦斑；有药物固有气味。

姜炙：药物表面微带焦斑，有药物固有气味。

蜜炙：炒至呈黄色，或深黄色，有光泽；握之成团，触之即散，手掌不沾药物和蜂蜜。

此外，因为药物炒炙的终点在水分大部分蒸发的预炭化阶段，所以可用手掌感受炒炙过程中产生的烟内的水气。当烟内水气较少往往提示药物快达到炒炙的终点。

六、炒炙效果判定

（1）检查方法：取 100 g 样品，从中拣出生片、糊片计算，合并称重计算生片、糊片所占总抽样量的比例。

（2）检查标准：炒炙后饮片成色较标准浅则为生片，饮片成色较标准深则为糊片。生片、糊片占比应少于2%；滑石粉等固体辅料残留应少于1%；除另有规定外，饮片的水分应少于13%。

七、常见异常情况及分析

（1）饮片颜色过深：一是炒炙温度高、炒炙时间过长而导致的过火；二是炒炙前的物料颜色较深。

（2）饮片颜色过浅：一是炒炙温度低、炒炙时间过短而导致火候不足，可重新翻炒；二是炒炙前的物料颜色较浅。

（3）饮片炒炙程度不一：一是投料量过多，搅拌不均匀；二是物料大小差异大，但没有进行大小分档操作，导致物料的炒炙程度不一致。

（4）饮片发泡鼓起或爆花程度低：长时间的低温炒制，导致药材炒成"僵子"，可提高炒制温度。

（5）炒炭品种炭化程度严重：一是炒制时间长，出锅不及时；二是出锅前没有适量地喷水降温，防止其因高温继续炭化。

（6）饮片炒制后焦斑不明显：饮片要产生焦斑需要有一定的时间去接触锅壁。可适当降低炒药机转速，延长药物与锅壁的接触时间。

（7）蜜炙过程有较多糊片产生：原因是蜜炙品种有一定的黏性，在蜜炙过程中会粘在锅壁。经过长时间的加热后变焦，黏性降低而脱落下来。数量不多的情况下可以在摊凉时拣出来。如果糊片数量较多，应停止炒炙，对炒药机内部进行彻底清理，将粘在锅壁的蜜和药物清理干净后再进行生产。

（8）饮片粘锅或相互结团：原因是部分品种辅料用量过多，润制时间过长，导致其发黏而相互结成团或粘在锅壁上，如盐车前子和醋灵脂。应减少辅料的用量，缩短润制时间。也有可能是部分品种不适合使用炒药机炒炙，如醋乳香和醋没药的炙制。

（9）饮片炒炙后含量达不到要求：炮制时不恰当的加热温度与加热时间也是导致炒炙后含量不合格的常见原因。例如，加热时间不足、加热温度过低会导致烫狗脊的原儿茶酸含量不够。加热时间过长、加热温度过高会导致炮姜的姜辣素含量损失等。

（10）饮片炒制后灰分过高：该情况主要出现在种子果实类品种的炒制过程中。因果实、种子类药物灰分标准一般较低，如果炒制时间较长，水分汽化导致药物重量损失，灰分的占比就会相对提高。

（11）饮片炙制后水分过高：该情况一般出现在饮片炙制过程。一是炮制火候不够，水分未完全汽化；二是润制时加水量过多。可通过延长加热时间或减少润制加水量来应对。

第三节　常用炒炙设备

炒炙设备种类比较少，主要有平锅式炒药机和滚筒式炒药机两种。因为滚筒式炒药机适用性远高于平锅式炒药机，所以现在大部分以滚筒式炒药机为主。炒药机可适用的热源多，有煤加热、柴油加热、电加热、燃气加热、电磁加热。

（1）煤加热：成本低、易得，但存在污染环境、不便于调温控温等问题，已被淘汰。

（2）电加热：通过包裹在锅底的电热丝或者电热管加热空气，通过热辐射加热锅体，是非接触式加热。电热丝的加热性能比电热管好。电加热温度变化速度较燃油、燃气加热慢，维修保养较为复杂。电加热器长时间使用后，电热丝上会产生污垢而降低加热效率。但加热过程无废气产生，便于调温控温，成本较低。另外，加热装置均匀紧密包裹滚筒底部，使滚筒均匀受热，保证了饮片受热的均匀性。

（3）柴油加热：通过设于炒药机侧面或底部的柴油燃烧器作为热源，利用产生的火焰直接加热锅体。特点是升温迅速，能快速调温控温，结构设计较为简洁。但燃料成本较高，经济性不佳。且加热过程中热量集中在滚筒中部，导致锅体受热不均匀，影响炒制品的质量。另外，柴油燃烧器的喷嘴也容易堵塞。

（4）电磁加热：采用电磁感应的原理加热，电磁加热线圈不发热，由锅体产生涡流磁场自行加热。电磁加热的优缺点与电加热相似，但热转化效率高于电加热，且长时间使用不会降低加热效率。

（5）燃气加热：燃气主要是指天然气，通过在锅体底部通入可燃性气体对锅体进行加热。特点是升温迅速，调温控温灵敏，结构设计较为简洁，几乎不产生污染性废气，锅体受热均匀，综合性能较好，是较为理想的加热源。

应注意的是，即使是同一类型的炒炙设备，其热源、功率、炒锅厚度和材料、温度探头测温的位置等因素对炒炙效果都有影响。这就导致了不同厂家的炒炙设备在设置相同温度情况下炒炙的效果及所用时间不一样。因此，不同型号的炒药机都要做各自的工艺验证，来验证炒制的数量、温度和时间等参数是否有所变化。

下面对这2种炒药机进行介绍。

一、平锅式炒药机

平锅式炒药机（见图5-1）由平底炒锅、活动炒板、加热装置和动力传动装置、吸风罩及机架构成。

炒锅体为一带平锅底的圆筒。锅体侧面开有卸料活门，便于物料从柜内排出。炒锅锅底为炉膛，内置加热装置，可配置不同的加热源，如电、燃气等。药物由筒体上端进入，动力传动装置通过2～4片的活动刮板旋转使药物翻滚达到炒炙效果，当打开出料门时，药物便自动排出圆筒外。

平锅式炒药机的特点：

（1）不适用于蜜炙品种的炒炙。

（2）结构简单，制造及维修方便。

（3）炒炙过程敞口操作，油烟直接从筒体上端扩散，对生产环境有污染。

（4）可根据不同的物料性状安装不同类型的刮板。

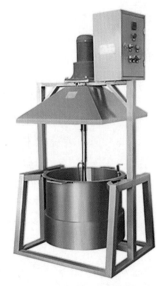

图5-1　PCYD—600自控温电热平锅炒药机

二、滚筒式炒药机

滚筒式炒药机（见图5-2）由炒药筒、加料与出料门、加热装置、动力传动装置、温度控制装置、废气处理装置和机架构成。炒药筒轴线为水平放置，加热装置多安装于加热筒身下约1/4部位。炒药筒筒口收缩，有利于提高装料量及防止炒炙过程中药物漏出筒外。筒体内部有导流板，在筒体滚动时对药物起到导流和翻炒的作用。加热装置可适用的热源种类多样，但主要以电磁为主。炒制温度设定后，温度控制装置启动，当温度不足时会接通加热装置，温度超过设定温度则关闭加热装置。炒药机常配有废气处理装置，能有效地除去废气中的尘埃、烟雾及多种有害物质，并降低排放废气的温度。炒炙过程产生的废气和浓烟从加料与出料门上部排烟口排出，由排烟口处的废气处理装置口吸走。也有炒药机采用后吸风装置，以最小的吸风量达到较好的吸尘能力，节约能耗。

炒炙时应先启动炒药筒，设定转速，使其旋转，再打开加热装置并设定加热温度。将药物由加料口送入，炒药筒顺时针炒炙药物。炒炙完成后逆时针送出药物。停机时，应先关闭热源，打开各扇门使其散热，经5～10 min后关闭总电源。

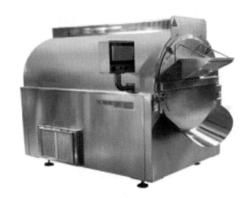

图5-2　北京华林瑞控CYJ-900电磁炒药机

随着生产设备自动化的推进，市面上出现了配有PLC（可编程逻辑控制器）控制系统的炒药机，实现在线采集炒药数据、自动生成炒药工艺、快速地调用查阅生成数据等功能，大大提高了自动化程度。

滚筒式炒药机的特点：

（1）适用于大部分品种的炒炙。

（2）炒炙投料量以炒炙过程无漏料为度，对于一些炒炙过程中会发生体积膨胀的品种（如炮姜、烫骨碎补等）应适当减少投料量。

（3）不同炒药机的温度传感器放置的位置可能不一样。有的设置在炒药筒中心轴线上，显示的是炒药筒内热空气温度。有的使用红外控温，检测药物温度。有的探头直接放置在热源处检测炒药筒温度。

第六章 蒸　煮

第一节　蒸　煮　概　述

蒸法与煮法最早出自帛书《五十二病方》中，在传统的炮制分类上与燀同属水火共制法，这里的"水"可以是清水，也可以是液体辅料，即便是用固体辅料，但操作时仍需要加水进行煎煮。因蒸法、煮法炮制原理相似，在设备使用上也有相互交错的部分，故在这里一并介绍。

蒸法与煮法为岭南中药炮制技艺中最具特点，同时也是应用最为广泛的中药炮制方法。岭南地区因常年气温高、湿度大，故临床用药方面常常需要蒸煮以达到矫正气味的目的，同时使药物便于贮存。岭南的中药材蒸制法在工艺上有用酒、醋、黑豆汁、姜汁等作为辅料进行蒸制，也有清蒸、四制蒸、发酵后蒸制、加液体辅料后同煮等多种特色工艺。而"九蒸九晒"则为河南中药的炮制特色，其中的熟地黄、黄精、何首乌、槐角、山茱萸、五味子合称为"六大蒸药"。

现在有较多产地加工炮制一体化的研究报道，这类报道除了研究饮片鲜切外，也开始尝试对一些采收后需要经过蒸煮的品种的产地加工进行改进。例如，尝试用姜汁与鲜天麻共蒸制姜天麻，用醋与郁金共煮制醋郁金等。

一、蒸煮定义

蒸煮是指药物加辅料或不加辅料装入容器内，用水蒸气加热或加水蒸煮至一定程度的炮制方法。

蒸煮炮制工艺，可根据加热介质的不同分为蒸制和煮制两种。

（1）蒸制：是将净料加辅料（或不加辅料）装入容器内，用水蒸气加热至一定程度的炮制方法。

（2）煮制：是将净料加辅料（或不加辅料）放置锅内，加适量清水同煮至一定程度的炮制方法。

蒸制和煮制虽同是水火共制法，但由于加热介质不同，故工艺和炮制效果也存在差异。

蒸制，由于水蒸气温度高于药物温度，先是药物表面吸收水蒸气的潜热，同时吸收冷凝水。药物表面吸收热能和水分，形成药物自表面至中心的温湿度差，此时药物表面的水分向中心渗透，直至药物被蒸熟或蒸透，即药物从表面至中心的温湿度差为零。整个蒸制过程中，药物内部的空气将不断被水蒸气或水置换，直至空气被完全置换。

煮制，加热介质为清水。由于液态水的比热容和热传导能力大于水蒸气，故煮比蒸更快透心。蒸制过程中的液态水被药物组织吸收，药物内部的空隙被水蒸气占据，而煮制过程不仅药物组织吸收液态水，药物内部的空隙还被液态水占据，故经煮制的药物含水量高于蒸制的药物。

二、蒸煮术语

（1）圆气：指蒸制过程中，蒸锅内的水烧开后，水蒸气在锅盖四周溢出的现象。药物蒸制时间多以圆气后开始计算。

（2）上水：指药物由于蒸制时间过长导致质地变柔软，水分过多，不易干燥。

（3）夹生：指在蒸煮后，出现未透心的现象。

三、蒸煮目的

饮片蒸煮主要有以下目的：

（1）改变药性，扩大药用范围：生地黄清热凉血，养阴生津。蒸制后药性由寒转温，味由苦转甜，功能由清转补。

（2）增强疗效：例如，何首乌用黑豆汁拌蒸后，增强了补肝肾、益精血、乌须发等功效。

（3）缓和药性：例如，泡苍术用米泔水煮后，可缓和药性。

（4）减少副作用：例如，黄精酒蒸后，可除去麻舌感。

（5）保存药效，便于贮存：例如，桑螵蛸蒸制后可杀死虫卵，利于保存；黄芩蒸制或水煮后切制既可杀酶保苷，又可软化药物，便于切片，保证饮片质量和原有色泽。

（6）便于软化切片：例如，木瓜质地坚硬，水分不易渗入，久泡软化后有效成分易丢失，但蒸制后的木瓜则容易切制且能保留有效成分。

第二节　蒸煮操作

一、蒸制方式

蒸制分为清蒸和加辅料蒸两种。

一是不加任何辅料的蒸法，称为清蒸法。

二是添加辅料拌匀同蒸的方法，称为辅料蒸法，蒸制辅料常用米醋和黄酒，但不同炮制流派也会有其独特的辅料。

（1）醋蒸：在药物中定量加入米醋拌匀，蒸至规定程度的方法称为醋蒸法。除另有规定外，每 100 kg 药物用米醋 20 kg。醋蒸能增强药物酸涩收敛的作用，如醋五味子等。

（2）酒蒸：在药物中加入定量黄酒拌匀，蒸至规定程度的方法称为酒蒸法。每 100 kg 药物用黄酒 30～50 kg。酒蒸能改变或缓和药性，增强滋补的作用。故一般滋补类药材多用酒蒸，如熟地黄、酒黄精等。

（3）盐蒸：在药物中加入定量食盐和水拌匀，蒸至规定程度的方法称为盐蒸法。在岭南炮制中常用盐水蒸法代替盐炙法，如用盐水拌蒸的盐杜仲、盐菟丝子。辅料用量与盐炙法相同，除另有规定外，每 100 kg 药物用食盐 2 kg。炮制作用也与盐炙法类似，蒸制后引药入肾，增强补肝肾的作用，如盐女贞子等。

（4）姜汁蒸：在药物中加入定量生姜汁拌匀，蒸至规定程度的方法称为姜汁蒸法。同盐蒸法类似，岭南炮制中也有以姜汁蒸代替姜炙法，如用姜汁拌的姜僵蚕。每 100 kg 药物用生姜 20～30 kg 榨汁。

（5）四制法：岭南炮制中用食盐、黄酒、米醋、姜汁共同拌蒸的特色炮制方法，如四制艾叶、四制益母草、四制香附等。除另有规定外，每 100 kg 药物用酒 10 kg、醋 10 kg、姜汁 10 kg、盐 2 kg。

还有一些药物使用其他的辅料进行拌蒸，如用黑豆汁拌蒸而成的制何首乌等。

二、蒸制要点

蒸制主要观察药物是否蒸透，在蒸制过程中要注意以下几点：

（1）蒸制时间以圆气开始，当蒸药设备达圆气状态时可适当降低温度或调低蒸汽。

（2）以液体辅料拌匀的药物应待辅料被吸尽后再蒸制。

（3）药物蒸制要注意火候，若蒸制时间太短则不透心；蒸制时间过长，则导致有效成分流失，影响药效。

（4）药物蒸制的颜色变化与加热时间及其含水量有直接关系。如果蒸制的炮制品颜色以黑为佳，则可通过延长蒸制时间、闷制时间和在蒸制前加水浸润以达到蒸制效果。

（5）对于蒸制过程中与外界有压力差的蒸制容器，在使用过程中应时刻留意容器内的压力变化，一旦容器内压力超过安全值，应马上打开泄压开关，防止容器爆裂。

（6）药物蒸制后若容器有残留药液，则将其拌回药物中，避免有效成分的流失。

（7）蒸制过程中应注意观察设备运行状况。

（8）蒸制后需要切制的肉质根茎类药材，可将其稍干燥至表面不粘手后再进行切制。避免因蒸制后质地柔软导致粘刀的情况。

（9）直通蒸汽的蒸制设备使用前需要打开排水阀门将管道内的冷凝水排净，否则管中的冷凝水阻碍蒸汽的传递导致蒸制温度难以上升。

三、煮制方式

煮制分为清水煮和加辅料煮两种。

一是不加任何辅料的煮法，称为清水煮法。

二是辅料煮，主要为醋煮、豆腐煮、米泔水煮和药汁煮。

（1）醋煮：在药物中加入定量米醋和水拌匀同煮的方法称为醋煮法。除另有规定外，一般用米醋。每 100 kg 药物用米醋 20 kg。醋煮后入肝经血分，增强散瘀止痛作用。多用于止痛类中药，如醋莪术、醋延胡索等。

（2）豆腐煮：将药物埋入豆腐内加水同煮的方法称为豆腐煮法。多用于降低毒性或清洁药物，如制硫磺、制藤黄、制珍珠等。

（3）米泔水煮：在药物中加入定量煮开的米泔水中同煮的方法称为米泔水煮法。现常用 2 kg 米粉加水至 100 kg，充分搅拌代米泔水用。米泔水煮制可降低药物毒性和辛燥之性，如泡苍术等。

（4）药汁煮：根据药物的特性和医疗的目的选用不同的药汁进行同煮的方法统称为药汁煮法。例如，与胆汁同煮的黑顺片、白附片，与甘草、黑豆同煮的淡附片，与白矾、生姜同煮的制白附子、姜半夏、制天南星，与甘草同煮的制远志、制巴戟天等。药汁煮法多用于毒性药物，用药汁来缓和药性、降低药物毒性的作用。

四、煮制要点

煮制主要观察药物是否煮透，在煮制过程中要注意以下几点：

（1）以液体辅料拌匀的药物应待辅料被吸尽后再煮制。

（2）药物煮制前应大小分档，分开煮制。以防药物煮制后生熟不均。

（3）应控制煮制时的加水量，至少要浸没药物表面。药物煮制时间长者用水宜多，短者宜少，保证药透水尽。煮制剧毒类药，如附子、川乌等加水量宜大，药物药透水不尽，煮后将剩余汁液弃去。煮制过程中加水时，最好加沸水。

（4）煮制时应将清水或液态辅料煮沸后再放入药物，待至沸腾后，调节蒸汽通量或火力，保持微沸状态，确保药物煮透，以防水分迅速蒸发。

（5）在煮制过程中产生的浮沫应及时去除，防止浮沫粘在药物上，干燥后形成白色污痕。

（6）药物煮制后若容器有残留药液，则将其拌回药物中，避免有效成分的流失。

（7）煮制过程中应注意观察设备运行状况。

（8）直通蒸汽的煮制设备使用前需要打开排水阀门将管道内的冷凝水排净，否则管中的冷凝水会阻碍蒸汽的传递，导致煮制温度难以上升。

五、蒸煮结果判定

1. 检查方法

抽取 100 g 的样品，从中拣出未熟透品，计算其占总抽样量的比例。

2. 检查标准

蒸煮的标准比较简单，熟透即可。蒸煮后的药物应内外颜色均一，断面无白心，未熟透品不超过 3%。在含量合格的前提下，一般认为蒸煮后药物颜色深者为佳。

六、常见异常情况及分析

（1）药物整体未蒸透，颜色未能符合标准要求。可通过延长蒸制时间、闷制时间和在蒸制前加水浸润等操作以达到蒸制效果。

（2）蒸制后药物的颜色变化程度不一，蒸药框上层的药物颜色较浅。原因在于在蒸煮过程中，水蒸气在蒸药容器上方冷凝成水滴落在药物上，导致该部分药物蒸制温度与蒸药箱体内其他区域有差异。可在最上层的蒸药框覆盖麻布等耐高温材料，隔绝冷凝水的滴落。

（3）药物蒸制后质软不成型，难以干燥。药物蒸制时间过长，含水量高。可缩短蒸制时间或蒸制后稍晾干。

（4）饮片蒸煮后含量达不到要求。蒸煮后含量不合格的原因有两个：一是目标成分受热易分解，可通过缩短蒸煮时间解决；二是有效成分易溶于水，可在蒸制后将蒸液拌回，以减少有效成分的流失。

（5）煮制品干燥后表面有白色粘连物或表面呈白色。部分药物在煮制过程中产生白色浮沫，如果未及时去除，干燥后会出现白色痕迹。

（6）煮制后药物的颜色变化程度不一。由于煮制过程中水分的蒸发，容器底部的药物接触液态辅料的时间较长，故颜色较深。因此，煮制容器不同的位置，煮制效果也不一样。此现象可通过煮制过程中适时翻动来解决。

（7）煮制后药物切片有白心。煮制时间不够或煮制时未定时翻动会出现这种夹生情况。

第三节　常用蒸煮设备

蒸煮设备一般都是使用电或蒸汽作为加热源。蒸煮设备主要有蒸药箱、蒸煮锅、夹层锅等，也有热压灭菌柜、多功能提取罐等其他设备，但后两者较少使用。

下面对蒸药箱、蒸煮锅、夹层锅这三种蒸煮设备进行介绍。

一、蒸药箱

蒸药箱（见图6-1）由装料筐、装料车和蒸药箱体构成。装料筐开有小孔，便于蒸汽流动。蒸药箱体为侧开门结构，常用容积有500 L、1000 L、2000 L，箱底有蒸汽管和水槽。装料车由大车和小车组成。小车装载装料筐，不落地。

蒸药时大车装载小车，与蒸药箱体对接后直接将小车推入。关闭箱门，打开加热开关开始蒸制。蒸制结束后，应先将箱体内的热水通过排污阀排尽，稍等待后再缓慢打开箱门，防止箱体内高温蒸汽喷出伤人。

电热或电气两用蒸药箱配套加热管、水位温度控制系统。利用水位温度控制系统控制加热管打开与关闭。蒸汽或电气两用蒸药箱后方配套安全阀，上方配有减压阀、压力表。当压力过高时，可从减压阀、安全阀处排出多余蒸汽，达到快速减压的目的。

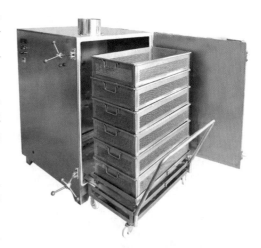

图6-1　富阳康华 ZX-1000 型蒸箱

蒸药箱的特点：

（1）只适用于药物蒸制。

（2）结构简单，制造及维修方便，有效容积利用率高。

（3）使用直通蒸汽加热时箱体内带有一定的正压。使用时应留意蒸药箱体顶部的减压阀是否能正常运作。避免因减压阀损坏而未能及时反映箱内真实压力导致的爆裂事故。

（4）蒸药结束时，应先把排水阀打开排水，等待一段时间后再缓慢打开箱门，避免箱体内的蒸汽喷出灼伤皮肤。

（5）使用电热加热时水槽内水位要没过加热管。

二、蒸煮锅

蒸煮锅（见图6-2）由支架和锅体组成。药物直接装在于锅体内，蒸煮完毕后锅体翻转90°倒出药物。蒸制时，开启底部蒸汽阀，蒸汽直接进入锅体进行蒸制。煮制时，将一定量的水倒入锅体内，开启底部蒸汽阀或者同时开启底部蒸汽阀和夹层套蒸汽阀，以便快速、均匀加温。锅体顶部带有出气孔，用于排出空气和多余蒸汽。

蒸煮锅的特点：

（1）可用于药物的蒸制，也可用于药物的煮制。

（2）蒸煮时一般只打开底部蒸汽阀通入蒸汽，通过夹套蒸汽阀放入的蒸汽起保温作用。

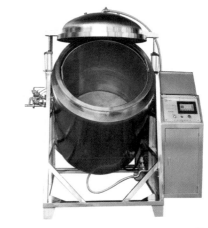

图6-2　富阳康华 SZZ-1000 型数控蒸煮锅

三、夹层锅

夹层锅（见图6-3）原为制药工业中常用的提取、浓缩设备，后被引入中药炮制中，成为中药炮制传统器具的更新设备。该类设备由半球形双层锅体和支架等组成。外壁上装有压力表、温度计、进出蒸汽口和排水阀。

夹层锅的特点：

（1）出料操作简单，易于控制温度。工作效率高，便于清洁。

（2）适用于炼蜜、甘草水等液体辅料的制备和种子类药材的燀制。

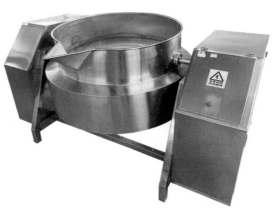

图6-3　富阳康华 LM-800 型炼蜜锅

第七章 焯 制

第一节 焯 制 概 述

焯制出现在医方书《五十二病方》中，在传统的炮制分类上与蒸、煮、炖等同属于水火共制法。其中煮法是焯法的重要步骤，在设备使用上也有相互交错的部分，相同的部分也较多，焯法可看成是一种特殊的煮法。

一、焯制定义

焯法过程可看成是用沸水稍煮制后加上去皮工序。是将物料放入沸水中，短时间内浸煮后出料，分离种皮的炮制方法。

二、焯制目的

饮片焯制的目的：在保存有效成分的前提下，除去非药用部分，如苦杏仁、桃仁去皮、白扁豆去仁取皮等。

第二节 焯 制 操 作

一、焯制要点

焯制一般先进行煮制，焯制效果关键在于煮制程度，在焯制过程中要注意以下几点：

（1）焯制时用水量宜大，一般为药物量 10 倍以上，以保证投料后水温不会迅速降低，药物受热稳定、均匀，且保证酶有良好的灭活效果。

（2）焯制的加热时间以 5～10 min 为宜。若水烫时间过长，成分易流失。

（3）去皮后，人工挑选未除去种皮者，手工搓去，再立即晒干或低温烘干，否则易泛油、变黄，影响成品质量。

（4）干燥后，用风选机净选，除去种皮。

二、焯制结果判定

（1）检查方法：取定量样品拣出种皮未去净和未去种皮者，合并称重计算其所占总抽样量的比例。

（2）检查标准：种皮未去净和未去种皮者不超过 3%。

三、常见异常情况及分析

（1）种皮未舒展，去皮难度大：种皮未充分吸水舒展。可适当延长浸煮加热时间，至种皮略微膨胀时迅速捞起，过凉水浸泡，可加速种皮分离，降低去皮难度。

（2）饮片蒸煮后含量达不到要求：可能是浸煮时间过长，有效成分溶出，含量下降。应适当缩短加热时间。

（3）干燥后颜色变深、药物泛油：可能是药物未及时干燥或干燥温度过高造成。

第三节　常用焊制设备

　　焊制时浸煮常使用夹层锅为煮制设备，可参考第六章"蒸煮"中的相关内容。去皮工序常使用人工去皮和脱皮机去皮两种。

　　脱皮机（见图7－1）利用压料轮和甩皮轮滚动的速度差，通过揉滚搓皮方式进行脱皮。压料轮、调节轮、甩皮轮和脚轮的轴向、径向间隙与药物的厚度相适应，间隙不要太大，也不要太小，太大会影响脱皮率，太小影响机器使用寿命，最佳间隙应小于药物平均直径的3 mm。

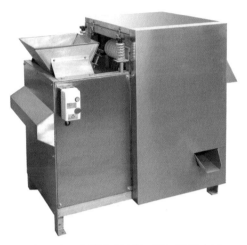

图7－1　富阳康华 TP －300 型脱皮机

第八章　煅　　制

第一节　煅　制　概　述

煅制工艺最早见于《五十二病方》。煅制古称"燔""炼""烧"，此三者在加热温度高低和加热时间长短上有区别，现在都已包含在煅法之中。煅法常应用于质地坚硬的中药（如矿物与贝壳等）中，在其他种类药物中也有应用，但应用较少，煅制时多采用闷煅法。

一、煅制定义

煅制是对药物加热使其在适当的温度、有氧或缺氧的条件下，吸收热能而发生化学反应与物理变化的过程。药物受热时不同组分热胀冷缩比例不同，产生断裂、裂缝、空隙，使其质地变得酥脆；若将处于高温状态下的药物立即放入某种液体辅料内，药物快速冷却使不同组分冷缩产生差异，加快药物组织结构的断裂，同时伴随药物与液体辅料反应。

二、煅制术语

（1）煅存性：指使用闷煅法制备植物类和动物类炭药时，不能使药物完全炭化，仍保留有部分药物固有性味、性能。

（2）红透：指矿石类药物在煅制过程中经高温加热而变得通红。这是判定药物是否达到煅制终点的一个重要参考因素。

（3）酥脆：指药物经煅制后达到手捻即碎的程度。这是判定贝壳类药物是否达到煅制终点的一个重要参考指标。

三、煅制目的

饮片煅制主要有以下目的：
（1）改变或缓和药性，增强或产生止血作用。
（2）增强药物的收敛作用。
（3）促使药物质地酥松，易于粉碎和利于煎出有效成分，增强疗效。

第二节　煅　制　操　作

一、煅制方法

根据操作方法不同，煅法可分为明煅法、煅淬法和闷煅法。

（1）明煅法：将药物不隔绝空气放置于炉上火或置于耐火容器内进行煅烧的炮制方法。多用于矿物类、化石类及贝壳类药物的煅制。

（2）煅淬法：将药物按明煅法煅制红透，趁热放入液体辅料中浸淬，使其快速冷却的炮制方法。多用于质地坚硬的矿石类药物煅制，如煅磁石、煅赭石、煅自然铜等。

（3）闷煅法：又称暗煅法、扣锅煅法，将药物在密闭、缺氧的条件下煅烧成炭的炮制方法。适用于需要制炭但质地疏松、炒炭易灰化的植物类和动物类药。

二、煅制要点

在煅制过程中要注意以下几点：

（1）每次煅制加入的药物投料量要适中，根据各品种工艺验证确定，投料过多容易受热不均匀，投料量过少又影响煅制效率，浪费能源。

（2）贝壳类药物开始煅制时，煅药机的锅盖不要完全关闭，留出空隙。当煅药温度升到一定程度时，会有水气和黑烟冒出。在煅制时放尽黑烟可避免煅后的成品发黑，改善饮片外观性状。

（3）除了使用闷煅法煅制的药物，在煅制过程中适时翻动药物可使药物煅制更均匀，避免夹生的情况。

（4）矿物类、化石类药物要求煅至通体红透、质地酥脆。

（5）贝壳类药物一般要煅烧至微微发红、质地酥脆的程度，凉透后色泽显灰白色或青灰色。

（6）需要醋淬的药物应趁热出料投入液体辅料中。药物与辅料的温度差越大，醋淬效果越好。

（7）闷煅过程要防止空气进入煅制容器内，使药物灰化。

（8）闷煅的药物煅制后应放置冷却后出料，以免药物接触空气后燃烧灰化。

（9）煅制结束后，应让煅药机自然冷却，严禁用水冷却，严禁直接将液体辅料倒入煅药机内煅淬。

三、煅制结果判定

（1）检查方法：抽取 100 g 样品，拣出未煅透品、化灰品计算，合并称重计算未煅透品、化灰品所占总抽样量的比例。

（2）检查标准：矿物、化石类药物要求煅烧至通体红透、质地酥脆；含结晶水的矿石类药物则一般要求煅制至完全脱去结晶水；贝壳类药物要求煅烧至微红、质地酥脆，凉透后显灰白色或青灰色；未煅透品、化灰品合计不超过 3%。

四、常见异常情况及分析

（1）贝壳类药物煅制后颜色发黑：煅药机的锅盖未留出空隙，煅制时未将黑烟排出。

（2）化石类药物煅制后颜色变蓝、变绿：原因是煅制温度过高，化石中的微量元素氧化，可适当调低煅制温度。

（3）饮片煅制程度不一：原因可能是投料量过多，搅拌不均匀；或者药物大小差异大，没有进行大小分档煅制，导致药物的煅制程度不一致。例如，枯矾投料过大，容易导致部分呈蜂窝状松脆，部分板结生硬。在煅制过程中适时翻动，可使药物煅制更均匀，避免夹生的情况。

（4）饮片煅制不透：可通过提高煅制温度，延长煅制时间解决。煅淬品种可通过反复煅淬提升煅制效果；或将药物砸成小块，药物则较易煅透。

（5）使用闷煅法煅制的饮片灰化：在闷煅过程中有空气进入、未放置充分冷却出料，或煅制温度过高都会导致饮片灰化。

第三节　常用煅制设备

煅药机（见图 8－1）由锅体、锅盖、硅碳棒发热元件、锅盖提升装置、电控器及机架等组成。整个机体、锅盖外包不锈钢板，内填充耐火材料，隔热保温。锅体用不锈钢制成，以避免锅体氧化、脱落等污染药物。锅盖较重，具有保温功能，通过铰链与机身相连。锅盖与锅体结合处有密封圈，确保煅药时锅内物料与外界空气隔绝，以保证密封性。

煅制时，通过硅碳棒发热元件发热，热能通过热辐射和空气对流传递给锅体，再由锅体将热能传递给药物。在发热元件附近或锅壁装有温度感应器。不同厂家的温度感应器的位置不一致，在温度显示相同的情况下，不同的煅药设备煅药温度会有所差别，应根据煅药机的实际情况制定每个品种的煅药温度。

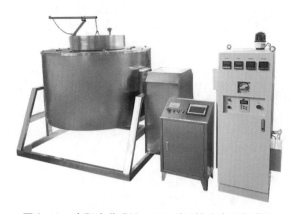

图 8-1　富阳康华 DY-700 型温控式电磁煅药锅

第九章 发 酵

第一节 发 酵 概 述

发酵曲类中药在我国已有2000多年的应用历史，远在汉晋时期，《金匮要略》中就出现关于发酵中药"神曲"的详细记载。发酵也是世界上最早的生物工程技术在药物生产中的应用典范，是改变中药性质、提高药效且难度系数大的炮制技术。药物在发酵过程借助于酶和微生物的作用，改变其原有性能，增强或产生新的功效，扩大用药品种，以适应临床用药需要。

发酵可分为液体发酵和固体发酵两种。中药材多使用固体发酵技术。在20世纪80年代后期，在固体发酵基础之上又发展出一种真菌与中药有机结合的发酵工艺，称为双向固体发酵技术，是将含有部分活性物质的中药或残渣与有益菌种进行发酵。在此过程中，一方面，中药材能为真菌提供所需营养物质，使菌体大量繁殖；另一方面，真菌代谢产物或细胞因子可与中药材发生相互作用而改变其原有成分，产生不同的性味功效，如将赤芝和紫芝接种于丹参上、将白僵菌接种于天南星上等。双向固体发酵技术为中药品种开发提供了新的途径。

随着畜牧业的发展，限抗、禁抗工作正有力推进，寻找一种绿色、安全、高效的抗生素替代品是畜牧业的重要研究方向。益生菌发酵中药是指微生物在一定条件下可对中药进行生物转化，提高中药药效。同时，微生物在代谢过程中能产生丰富的代谢产物，这些代谢产物有助于维持肠道菌群平衡，提高动物机体的健康度。由此可见，中药材、中药渣发酵技术将在畜牧业有崭新的应用前景。

一、发酵定义

发酵是把经净制后的药材，在一定的温度和湿度条件下，通过霉菌和酶的催化分解作用，使药物发泡、生衣的方法。发酵过程对温度、湿度、空气、水分、碳源、氮源等都有严格的要求。传统上使用自然接菌技术发酵，但随着现代生物技术的发展，为控制杂菌生长，提高发酵质量，传统的自然发酵模式也开始往纯种接菌发展。现在的红曲发酵多采用纯种接菌，淡豆豉的纯种接菌发酵也有相关理论研究和实际应用。

二、发酵术语

（1）黄衣上遍：指淡豆豉的发酵终点，黑豆表面布满黄白色菌衣。

（2）曲剂：中药制成的块状或颗粒状制剂，经发酵处理后，称为曲剂。

（3）制曲：培养有益微生物来进行生长、繁殖的过程。

（4）翻曲：微生物生长、繁殖过程中有大量的热产生，在制曲到一定程度时翻动曲料，将曲料内部的潜热释放出来，使曲料各部位的温度一致。翻动曲料有利于微生物与曲料均匀混合，保证发酵的均匀性。

三、发酵目的

饮片发酵主要有以下目的：

（1）改变原有性能，产生新的治疗作用，扩大用药品种，如六神曲、建神曲、淡豆豉等。

（2）增强疗效，如半夏曲。

第二节　发　酵　操　作

一、发酵方式

发酵分为以下两种：

（1）药料与面粉混合发酵：面粉起到作为塑型基质和提供碳源的作用，如六神曲、红曲、半夏曲等。

（2）直接用药料进行发酵：不添加面粉直接进行发酵，如淡豆豉等。

二、发酵要点

药物发酵制曲的过程就是微生物生长繁殖的过程，而发酵的程度取决于制曲的质量。因此，在制曲过程中要保证微生物的生长繁殖条件。主要条件如下。

（1）菌种：传统接菌过程主要是利用空气中微生物自然菌种进行发酵，不稳定性高，有时会因菌种不纯而影响发酵质量，且每次发酵的程度不好把握。

（2）培养基：丰富的含氮物质和含碳物质有利于微生物生长，如六神曲中面粉为菌种提供碳源，赤小豆为菌种提供氮源。

（3）温度：不同的菌种都有其不同的最佳生长温度，但一般发酵环境的最佳温度为30～37℃。温度太高则菌种易老化、死亡，不能发酵；温度过低，虽能保存菌种，但繁殖太慢，不利于发酵，甚至不能发酵。

（4）湿度：一般发酵曲料的相对湿度应符合菌种的生长需要。湿度太大，则药物发黏，且易生虫霉烂，造成药物发暗；过分干燥，则药物易散不能成形。

（5）其他：氧气是否充足、pH是否适宜等多个因素都会影响菌种的生长。

三、发酵结果判定

发酵后气味芳香，无霉臭味，外观表面布满黄色或白色菌衣（菌丝）。不应出现黑色菌丝、霉味及酸败味。

四、常见异常情况及分析

（1）曲料发黏：发酵时曲料温度过高，引入了枯草杆菌，枯草杆菌繁殖迅速，会产生纳豆样的黏性物质。枯草杆菌作为杂菌，会与原生菌群竞争，影响发酵质量。多见于曲料过厚或翻动过少导致曲料内部温度过高，应严格控制曲料温度。

（2）曲料发臭：发酵过程中引入了杂菌，杂菌分解出氨气等刺激性气味。可在发酵前对所用的材料、器具、辅料进行高温杀菌，在发酵过程中对温度、湿度等发酵环境进行调控，避免在发酵过程中引入杂菌。

（3）曲料上的霉衣分布不均匀：霉衣分布不均匀表示菌种在曲料上分布不均匀，与曲料未定期翻动或曲料部分区域温度过高、湿度过低等不利于菌种繁殖的因素有关，需要按实际情况进一步分析，再通过翻动曲料或控制曲料发酵环境达到一致的方式解决。

（4）曲料不出现霉衣：发酵环境中的温度、湿度、氧气量等因素不符合霉菌的繁殖需要，应检查发酵环节的各个参数是否超出合理范围。

（5）曲料发黑：曲料发黑可能是引入杂菌或发酵时间过长，菌落枯萎。如果是前者，应注意避免在发酵过程中引入杂菌；后者则可缩短发酵时间。

（6）曲料生虫：一般是在发酵过程中未做好防虫措施导致的。在发酵过程中应通过覆盖防虫纱布等措施避免蚊虫接触曲料。

第三节　常用发酵设备

发酵设备应在发酵过程中能保持恒温、恒湿状态。中药炮制专用的发酵设备目前较少，可参考生物、食品等其他行业发酵设备，也可根据实际需求自行设计。

蒸制发酵一体机（见图9-1）结构与蒸药箱相似，但在蒸药箱的基础上配套了电加热、制冷和加湿系统进行控制，使生产线内部环境达到一定的恒温、恒湿状态，达到控制微生物生长的目的。既可用于药物蒸煮，也可用于药物发酵。同时采用PLC智能化控制系统设计。设备采集基础数据，再通过传感器测量，接收测量结果并与设定值比较，对参数精准控制。人机界面设计方便操作，可以实时监测设备运行参数，并具备报警及相关保护功能。

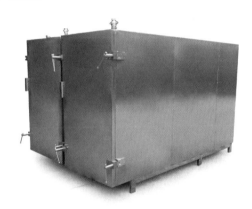

图9-1　南京康善ZZFX-12数控蒸制发酵一体机

第十章 包 装

第一节 包装概述

由于历史原因，过去中药饮片的销售在很长一段时间内处于医药合一、临方调配、千人千方的阶段，"前店后厂""坐堂行医"的方式限制了中药饮片的大量加工和批量销售，故中药饮片的包装一直不为人们所重视，大多数饮片包装沿用原药材的包装，使用麻布、蒲包、筐、篓等，在贮存、运输过程中易出现破损、霉变、虫蛀等现象。

随着近代饮片行业的发展，中药饮片的集中加工和批量销售，以及食品、药品的包装技术发展大大推动了中药饮片包装的完善。干燥包装、低温冷藏、气调防霉、真空包装、防霉防腐等包装技术应用于中药饮片包装上，促进了饮片包装的进一步现代化，改变了人们以往对中药饮片"黑、大、粗"的负面印象。与此同时，在饮片炮制加工环节上，饮片包装工序也是机械化、现代化程度最高的工序。

一、包装定义

中药饮片的包装包括两方面内容：一是指盛装饮片的容器、材料及辅助物品，即通常所说的"药包材"；二是指将中药饮片通过机械或人工方式将一定量的中药饮片装入符合规定的包装材料内并封口，同时进行包装标识的操作过程。

二、包装要求

1. 质量合格的饮片才能进行包装

饮片包装工序是饮片进入商品流通领域前的最后一道加工工序，也是保证饮片贮存和运输期间质量的重要环节。为防止因质量不合格导致投诉、退货、返工等问题的出现，待包装饮片必须经质量检验合格，并且经过现场质量保证（quality assurance，QA）检查，不存在生虫、发霉等质量异常情况时，才可进行包装。

2. 包装材料和容器应与饮片性质相适应

根据饮片性质选用合适的包装材料和容器，如包煎品种内包装选用茶包袋、易碎品种外包装选用有一定承压能力的纸箱或塑料壳、贵细品种采用抽真空密封的内包装等。只有选择合适的包装材料，才能使饮片质量得到保证。

3. 包装材料和容器应符合质量要求

作为药品的一部分，包装材料本身的质量、安全性、使用性能及包装材料与药物的相容性，对药品质量有着十分重要的影响。饮片包装材料应符合食用级以上要求。具体的选择标准可从以下方面考虑：

（1）保护性：具有一定机械强度，能抗冲击、抗压缩、抗破裂，还应具有防潮性、气体阻隔性、遮光性、密封性、耐高温性、耐光性、抗寒性、抗化学腐蚀性、抗老化性等。

（2）安全性：不含有害物质及毒性添加剂，不产生杂质。

（3）化学惰性：不与包装饮片发生反应，不污染所包装的饮片，不改变包装饮片本身的气味。

（4）作业性：能承受机械化加工处理，印刷性、着色性好。

（5）简便性：易开封，使用方便。

（6）环保性：可降解、低污染、可循环利用，处理后的废弃品对环境影响小。

（7）经济性：生产效率高、包装成本低等。

4. 饮片包装必须印有或贴有标签，注明饮片的相关信息

标签需要注明品名、规格、产地、生产企业、产品批号、生产日期、执行标准、净重等。实施批准文号管理的中药饮片还必须注明标准文号。克装饮片还要求进行色标管理，即按包装规格采用不同颜色的包装，以避免混淆，方便调剂。此外，毒性中药饮片的包装必须要有明显的规定标志，防止调配时出错。

三、包装术语

（1）连包：指数包包装连在一起的情况，一般是包装机刀口磨损或机械故障导致切袋不彻底造成，多在克装包装时出现，但根据销售需要生产的连包包装（如按计划生产的五连包、七连包等）除外。

（2）空包：指包装机出现故障导致包装袋没有填充饮片，出现空袋的情况。多出现在更换药物的调试过程中，也可能是因为饮片卡在出料口。

（3）窜料：指在更换包装品种时未彻底清场，导致包装时有上一品种混在包内。

（4）制袋：指将包装卷膜制成单开口的包装袋的操作，包括拉膜、喷码、封边、切袋四个步骤。

（5）先煎：指一种煎药法。入汤剂的一些饮片需要在未加入其他饮片时，先行煎煮。

（6）后下：指一种煎药法。有些药物煎久易失去功效，故在其他药物快要煎好时才下，稍煎即可。

（7）包煎：指一种煎药法。入汤剂的一些药物需要另用纱布包好入煎。

（8）烊化：中药入汤剂的方法之一。将胶类药物放入水中或加入少许黄酒蒸化，或放入已煎好的药液中溶化，再倒入已煎好的药液和匀内服。

（9）另煎：指一种煎药法。名贵药物与其他药同用，入汤剂时，宜另煎取汁，再与其他药物煎液兑服，以免煎出的有效成分被其他药物的药渣吸附，造成名贵药物的浪费。

四、包装目的

（1）包装可以保护饮片不受外界的空气、水分、光照、异物、微生物或昆虫等的影响和侵袭，有效避免饮片因发霉、虫蛀、变色、变味、粘连、挥发、泛油、风化、潮解等所致损失，保证饮片质量。

（2）包装便于饮片在流通环节的贮、运、调、销等操作，其装卸、盘点、码垛、发货、收货、转运、销售计数等更为方便。

（3）毒性饮片和直接口服饮片在包装上应用不同的明显的专门标志，可有效防止与一般饮片的混杂。

（4）包装后的饮片造型美观，吸引顾客，有利于提高饮片附加值。

五、包装分类

1. 按是否直接接触饮片划分

（1）内包装：内包装是指直接与饮片接触的包装，有塑料膜、复合膜、纱布袋、无纺布、牛皮纸袋、玻璃瓶等。因直接与饮片接触，内包装包装材料的质量要求较高，需要与饮片有较好的不相容性和密封性。

（2）外包装：外包装是指内包装以外的包装，按由里向外分为中包装和大包装。外包装包装材料根据药品特性选用不易破碎的材料。常用中包装有薄膜袋，大包装有塑料编织袋、纸箱、塑料周转箱等。

2. 按包装规格划分

（1）大包装：大包装是包装效率最高的一种包装规格，包装范围一般为 5～50 kg。为降低搬运难度，一般每件装量不超过 15 kg 为宜。大包装规格容量较大，包装成本较低。常用包装材料有塑料编织袋、纸箱等。大包装规格主要用于药厂提取投料的药物包装。

（2）斤装包装：斤装包装主要供给商业单位，如连锁药店。为充分利用百子柜的空间，其装量范围一般为 250 g 至 1 kg。该包装规格容量和包装成本处于大包装和克装包装之间，包装材料多用塑料膜包装。

（3）克装包装：克装包装是近 20 年出现的新型包装方式，其根据临床常用剂量进行分装。常用包装规格有 5 g、10 g、15 g，另外还有 3 g、6 g、9 g 等多种规格，以满足临床调配需要。克装包装常用塑料膜为包装材料进行包装，对需要包煎（如矿石粉、花粉或细小种子类）的药物，多用无纺布袋或纸滤袋包装后再用塑料膜包装。

克装包装改变了"手抓戥称"的传统调剂方式，使称不准、分不匀、效率低、复核难、养护难、浪费大等弊端得到极大的改善。2008 年，国家中医药管理局颁布的《小包装中药饮片医疗机构应用指南》，在全国各医疗机构现已得到广泛的应用。此后，中医药管理局在 2011 年颁布的《国家中医药管理局办公室关于印发小包装中药饮片规格和色标的通知》中规定了中药饮片规格和色标颜色的对应关系（见表 10 - 1）。

（4）精品、汤料包装：精品、汤料包装多用于参茸类与药食同源类药物的包装。以迎合市场审美为目的，其包装规格与包装材料多种多样。内包装材料常采用塑料瓶、瓷瓶、玻璃瓶、塑料袋等，然后用印刷精美的压塑纸进行外包装，既保证了饮片的质量，又提高了其商品价值。

表 10 - 1　色标与对应规格

色卡编号	使用颜色	实物样品	规格/g
8062C	红桦色		1g
312C	青色		3g
355C	薄绿色		5g
8201C	淡钢蓝色		6g
8321C	利体鼠色		9g
299C	蓝色		10g
8021C	晒黑色		12g
7474C	薄花色		15g
8100C	银鼠色		30g

六、包材与标签

1. 内包装包材

随着包装技术的发展，中药饮片从传统的以牛皮纸作为主要内包装包材，到主要以高分子材料制成内包装包材，下面简单介绍常用的内包装包材材质。

（1）聚酰胺（polyamide，PA）膜：又称尼龙膜。耐刺穿强度、冲击强度、摩擦强度、弯曲强度高，并且具有较好的气体阻隔性、拉伸强度是聚乙烯膜的 3 倍，适于包装硬性物品，但成本较高。

（2）聚乙烯（polyethylene，PE）膜：功能性配方多样，手感柔软，热封性好，柔韧性能较好，可以承受较大的冲击。一般作为大包装的内袋或缠绕膜使用。

（3）聚丙烯（polypropylene，PP）膜：拉伸强度和抗弯曲性能较好，反复折叠都不留痕迹，透明度较高，成本较低。耐高温性能好，抗低温性差。在低温环境下，柔韧性会变差。一般作为克装内包装包材或做成包煎用的无纺布袋使用。PP 膜又细分成 CPP 膜、BOPP 膜和 OPP 膜。CPP 膜热封性能优于 BOPP 膜和 OPP 膜。

（4）聚对苯二甲酸乙二酯（polyethylene terephthalate，PET）膜：又称聚脂膜，其强韧性是所有热塑性塑料中最好的，抗张强度和抗冲击强度比一般薄膜高得多。耐高温、刚硬而有韧性，并且具有较好的气体阻隔性。抗张强度是 PE 膜的 5～10 倍，易带静电，尚没有适当的防静电的方法。中药碎屑容易吸附在包装袋上，影响观感。但价格低于 PA 膜。

（5）滤纸袋：材料一般为热塑性茶叶滤纸，适用于一些花粉、细小种子等需要包煎的饮片包装。气密性差，为防止吸潮，需要包在密封性能好的袋中。

（6）玻璃瓶：主要成分为二氧化硅。玻璃本身抗老化、密闭性能好，但易碎、质重、成本高。常用于贵细饮片的包装。

（7）牛皮纸：以全木浆纸作为基材，按颜色分为白色牛皮纸和黄色牛皮纸。在高分子材料应用于中药饮片作为内包装之前是最常用的饮片内包装包材。

（8）复合膜：复合膜是由各种高分子材料、纸、金属或其他材料通过特殊的工艺技术将基材结合在一起而形成的多层结构的膜。实际上，为了得到较好的综合性能，饮片包材通常会采用多层复合的方法，以兼顾各种材料的优点。例如，在牛皮纸外涂一层 PP 膜，以达到防水的作用。PE 膜、CPP 膜常作为复合膜的内层热封层使用，其中 PE 膜热封性较好、质地较软，CPP 膜透明度较好、质地较硬。PA 膜、PET 膜抗张强度和抗冲击强度高，常作为复合膜的外层印刷层使用。

高分子材料包材的性能除了与包材材质有关外，还与包材的厚度有很大关系。一般来说，包材越厚，其抗冲击的能力越强，但包装成本就越高。克装内包装包材厚度达 5C 为宜，斤装内包装包材厚度达 8C 为宜。

近年来，饮片包材开始向可回收、可降解方向发展。从可回收方面来说，PE/PE、OPP/CPP 等材料为单一材质的环保材料，可以达到可回收再利用的目的。但可降解包材的进展却不大，因为可降解包材仍未达到自然降解的目标，包装性能也较差，而成本较高，所以目前还没有广泛应用。

2. 外包装包材

外包装包材材质多选用不易破损的材料，以保证在运输、贮存、使用的过程中的安全。传统上使用的麻袋、篾篓已经被淘汰，常用的外包装材料有塑料编织袋、纸箱、塑料周转箱等。

（1）塑料编织袋：目前在中药饮片外包装上应用范围最广。塑料编织袋原料一般是用 PE 等高分子材料经加工成扁丝，再经编织、制袋而成。扁丝间有缝隙，防潮效果差。内部常套上一个 PE 内膜袋，以防止细小种子、花粉类等药物漏出，并增强防潮效果。也可防止矿石等尖锐的药物刺穿塑料编织袋。适用于绝大部分中药饮片。

（2）纸箱：有一定的承重能力，但占用贮存空间较大且成本较高。易受潮，因此内部常套上 PE 内膜袋，增加防潮效果。适用于贮存质脆或不耐压的中药饮片使用，如鸡内金等。

（3）塑料周转箱：与纸箱相类似，较纸箱重，但不易磨损，可重复使用。

3. 包装标签

包装要便于运输、装卸、堆码、交接和保护商品质量，为达到这些目的，包装上应有规定的标签。包装标签主要用于标识饮片信息，主要分为打印后人工粘贴和机械直接喷码两种方式，标签内容至少包括品名、规格、产地、净重、生产批号、生产日期、执行标准、生产厂家。还可以加上溯源码、贮存条件、分装日期、毒性饮片标识、煎煮方法等内容（见图10-1至图10-4）：

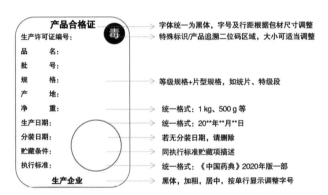

图 10-1　斤装包装模板

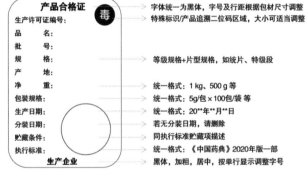

图 10-2　克装外包装标签模板

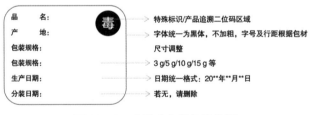

图 10-3　克装内包装标签模板

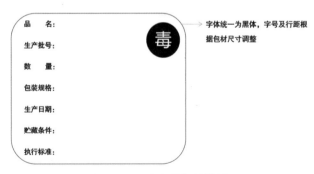

图 10-4　大包装标签模板

第二节　包　装　操　作

一、包装前半成品质量检查

（1）饮片水分检查：待包装饮片水分是否合格是影响饮片包装后质量的重要因素。一些不易干燥或容易吸潮回软的品种，如竹茹、山萸肉等，应控制包装车间环境的温、湿度，做好物料包装密封，避免物料长时间暴露在空气中而导致吸潮,在包装前应检查水分是否合格。水分合格则尽快包装,避免放置时间过长而吸潮。

(2)饮片片型检查:待包装饮片的外观、片型、厚度应符合规定要求,不应有连刀片、翘片、炸心片等异形片及霉片、虫蛀片、走油片等出现。若经检查发现不符合规定要求的,应将不合格品挑选去除。

(3)饮片破碎度检查:饮片在生产、贮存、搬运过程中相互碰撞,会有药屑产生。在包装前若发现药屑过多,应过筛去除药屑后再包装。

(4)其他检查:待包装饮片包装前应检测合格,且批记录审核合格后经质量受权人放行才可进行包装。

二、包装方式

包装流程主要分为饮片称量与饮片填充两部分,称量部分包括了饮片的分料与称量;填充部分包括包装袋的制袋、喷码,以及填充和封口。当称量部分和填充部分需人工操作时,该包装方式称为手工包装。当两部分用机器操作时,则称为自动包装。人工称量、自动填充或自动称量、人工填充则称为半自动包装。

三、包装要点

选择合适的包装方式,运用适当的包装技巧可以大大提升包装效率和包装外观,以下有几点需要注意:

(1)手工包装一般适用于饮片直径大于2.5 cm或片型大小不均匀,质地松泡的中药饮片。

(2)手工包装时应注意饮片大小应搭配得当,保证包装后的饮片整体均匀,感官差异小。

(3)手工包装质地松泡的饮片时,填充后需要将药物稍压实,留出足够的封口位置。避免封口不严,出现漏气、漏料情况,如荆芥穗、水牛角、玉米须、淫羊藿、马勃、小通草等。

(4)自动包装适用于片型大小均匀,质地坚实的中药饮片。

(5)个别品种使用全自动包装机包装时,先分选出大片的药物后再包装,以保证药物大小均匀,如陈皮、木香、姜厚朴等。

(6)若使用全自动包装机包装,需要逐包检查,以防止包装袋破损、连包、信息印刷不全和封口不严等情况发生。

四、包装结果判定

1. 大包装

(1)检查方法:在生产开始、中间和结尾三阶段分别每次取样10包进行检测,不足30包则逐包检查。

(2)检查标准:不得有1包超出装量差异限度(见表10-2),包装品不得有封口不严、包装破损的情况,标签信息与产品一致。

2. 斤装包装

(1)检查方法:在生产开始、中间和结尾三阶段分别每次取样10包进行检测,不足30包则逐包检查。

(2)检查标准:不得有1包超出装量差异限度(见表10-3),包装品不得有封口不严、包装破损的情况,标签信息与产品一致。

表10-2 大包装

包装规格	标示量	装量差异限度
大包装	10 kg 及以上	±1%
	10 kg 以下	±0.5%

表10-3 斤装包装

包装规格	标示量	装量差异限度
斤装	2000 g 及以上	±10 g
	500 g 及以上	±5 g
	300 g 及以上	±3 g
	100 g 及以上	±2 g

3. 克装包装

（1）检查方法：在生产开始、中间和结尾三阶段分别每次取样 10 包进行检测，应符合装量差异限度规定。

（2）检查标准：每次超出装量差异限度的不得多于 2 包，且不得有 1 包超出最大装量差异限度（见表 10 - 4）；包装品不得有封口不严、包装破损的情况；标签信息与产品一致。

表 10 - 4　克装包装

包装规格	标示量	装量差异限度	最大装量差异限度
克装	50 g 及以上	± 1 g	—
	30 g 及以上	± 0.7 g	—
	10 g 及以上	± 0.5 g	± 0.6 g
	10 g 以下	± 0.3 g	± 0.5 g
	5 g	± 0.3 g	± 0.4 g
	4 g	± 0.3 g	± 0.4 g
	3 g	± 0.2 g	± 0.3 g
	2 g	± 0.2 g	—
	0.15 g	± 0.2 g	—
	1 g	± 0.1 g	—

第三节　常用包装设备

传统的饮片包装采用手工方法进行，操作时借助天平等称量工具，多次添加物料，以使其尽量接近装量要求，存在包装效率极低、生产成本高、装量精度差、不适应规模化生产的缺点。随着现代包装技术的发展，中药饮片的包装设备，通过借鉴食品或其他行业的设备并进行改造，目前已有很大的发展。包装设备的种类较多，功能各异，常用的几种设备简介如下。

一、热封式封口机

热封式封口机适用于各种类别和规格饮片的包装，是最常用的封口设备。使用方式是先人工称量饮片并装入袋中，再通过电加热封口机封口元件，使饮片包装袋袋口受热闭合。热封式封口机结构轻巧，使用灵活，便于移动。

（1）履带式封口机（见图 10 - 5、图 10 - 6）：适用于批量生产克装包装或包装质地坚实、体积较小的斤装包装的中药饮片。

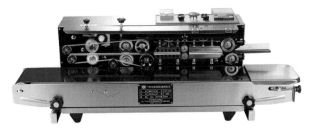

图 10 - 5　履带式封口机

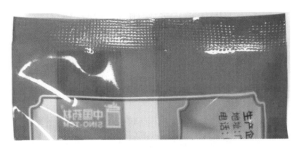

图 10 - 6　履带式封口机封口

（2）脚踏式封口机（见图10-7、图10-8）：其包装效率低于履带式封口机，封口处也没有履带式封口机美观，但封口过程方便操作人员对饮片进行挤压。适用于包装质地松泡、体积较大的斤装包装的中药饮片。

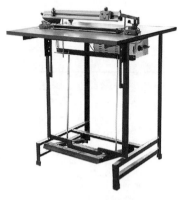

图10-7　脚踏式包装机

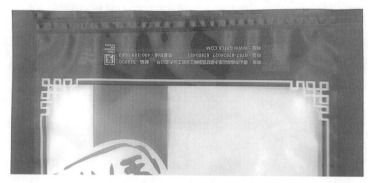

图10-8　脚踏式包装机封口

二、落地式真空包装机

落地式真空包装机（见图10-9、图10-10）用于药物真空包装的抽真空及封口。适用于参茸贵细类、精品汤料的包装。通常还同时封入干燥剂或脱氧剂，以便更好地保护饮片质量，延长饮片贮存时间。

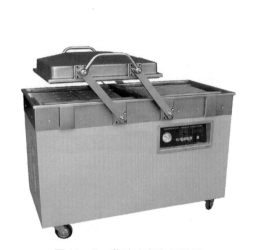

图10-9　落地式真空包装机

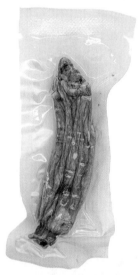

图10-10　落地式真空包装机封口

三、半自动包装机

半自动包装机（见图10-11、图10-12）运行时，操作员于机器两侧将称量好的饮片倒入连接履带的一个托盘上，机器再依次将各个托盘中的饮片翻倒装进包装袋中封装。多用于新产品试制、小规模产品包装或种子类克装饮片包装。除人工称量外，机器可自动完成制袋、填充、充氮气、抽真空、封口等功能。

四、粉剂类自动包装机

粉剂类自动包装机主体（见图10-13、图10-14）由料筒、填充装置、制袋装置三部分组成。根据填充装置不同分为转盘量杯下料、螺杆下料和定量气泵下料3种。可自动完成制袋、计量、填充、封口、分切、计数等功能。可根据产能需求使用单列粉剂包装机或选购4～12列各类粉剂包装机。适用于蒲黄、玄明粉、滑石粉等粉末类饮片的包装。

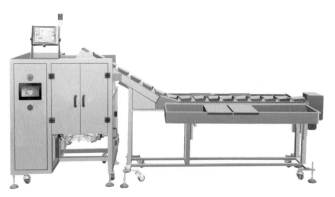

图 10 – 11　广州锐嘉 VPA – 905AB 半自动智能包装机

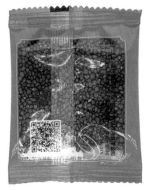

图 10 – 12　半自动包装机封口

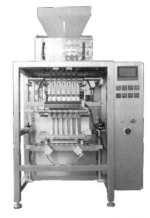

图 10 – 13　广州锐嘉 VPA – P4L 全智能 6 列粉剂包装机

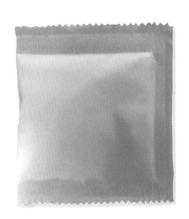

图 10 – 14　全自动粉剂包装机封口

五、全自动包装机

全自动包装机（见图 10 – 15、图 10 – 16）由送料装置、称量填充装置、制袋装置组成。与其他包装设备不同的是，其称量部分采用电脑组合多头秤，从多个称量斗相互组合出与目标重量最接近的组合，再进行自动填充包装。该设备应用范围广、包装效率高，适用于大部分中药饮片包装。但对于均匀性较差的饮片、花粉种子类饮片和流动性差的饮片不适用。草、叶类饮片在大小均匀的情况下其包装可在设备填充装置加装压料装置后进行。可连续完成送料、制袋、计量、填充、封口、分切、计数等功能。

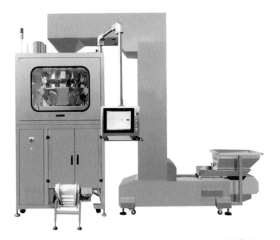

图 10 – 15　广州锐嘉 VPA – 928G 自动包装机

图 10 – 16　自动包装机封口

第二部分

各论

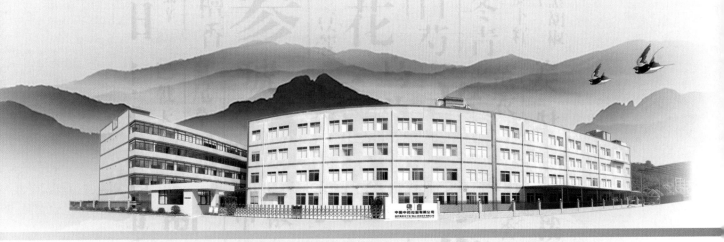

第十一章 切 制 法

丹 参

【药材来源】本品为唇形科植物丹参（*Salvia miltiorrhiza* Bunge）的干燥根和根茎。

【原料性状】本品根茎短粗，顶端有时残留茎基。根数条，长圆柱形，略弯曲，有的分枝并具须状细根，长 10～20 cm，直径 0.3～1.0 cm。表面棕红色或暗棕红色，粗糙，具纵皱纹。老根外皮疏松，多显紫棕色，常呈鳞片状剥落。质硬而脆，断面疏松，有裂隙或略平整而致密，皮部棕红色，木部灰黄色或紫褐色，导管束黄白色，呈放射状排列。气微，味微苦涩。

以条粗壮、外皮紫红色者为佳（见图 11-1）。

【生产依据】《中国药典》（2020 年版一部）。

【炮制流程】炮制流程如图 11-2 所示。

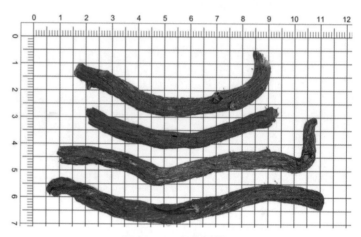

图 11-1 丹参原药材

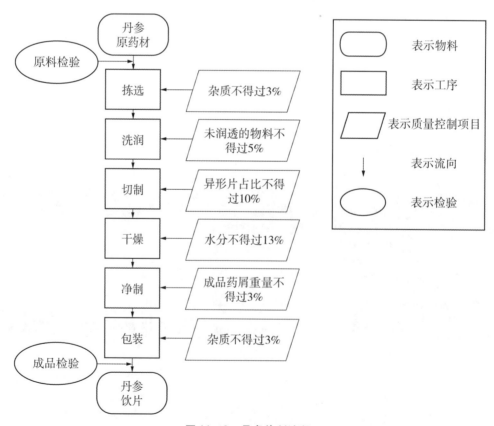

图 11-2 丹参炮制流程

（1）拣选：除去杂质及残留茎基。

（2）洗润：将物料抢水洗后润制。

1）抢水洗：将物料投入清水中，快速搅拌，洗涤，出料。

2）润制：将物料置于底部带孔的容器内开始润制，润制途中适时喷淋清水 1 次，控制条件如下。

润制时间：润制 14 h 后，每小时检查 1 次，润制时间最长不超过 20 h。

软化程度：用手弯曲至 120°，曲而不折，表面无水迹。

（3）切制：按照要求将物料切成厚 2～4 mm 的片，根据使用目的选择相匹配的切药机（见图 11 - 3），控制条件如下。

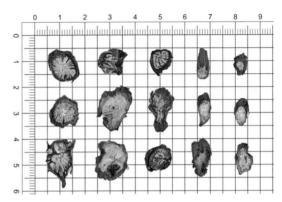

图 11 - 3　丹参饮片

1）设备种类：转盘式。

设备名称：QYJ2 - 100C 转盘式切片机。

链条输送速度档：快。

转盘与出料口距离：4.5 mm。

2）设备种类：柔性带往复式。

设备名称：QWZL - 300D 直线往复式切药机。

频　　　率：50 Hz。

齿轮位置：左外至右内。

导槽直径：4 cm。

（4）干燥：按要求干燥，适时翻动，水分不得过 13%，控制条件如下。

1）干燥方式：烘干。

设备名称：敞开式烘干箱。

投料厚度：不高于 20 cm。

设定温度：75 ℃（允许实际温度在 ±5 ℃ 浮动）。

干燥时间：2 h。

2）干燥方式：晒干。

场　　　地：阳光房。

晾晒厚度：不高于 5 cm。

（5）净制：用 BGS - 800 摆杆式筛选机筛去药屑、碎末，控制条件如下。

频　　　率：40 Hz。

筛网孔径：4 mm。

（6）包装：装入 PE 薄膜袋中，外套白色纤维袋，用手提式缝包机封口。

【贮存条件】常温贮存。

【成品性状】本品呈类圆形或椭圆形的厚片。外表皮棕红色或暗棕红色，粗糙，具纵皱纹。切面有裂隙或略平整而致密，有的呈角质样，皮部棕红色，木部灰黄色或紫褐色，有黄白色放射状纹理。气微，味微苦涩。

【炮制要点】

（1）丹参中指标成分主要集中在表皮[1]，丹参直径越大（大于 15 mm），木栓层相对面积越小，有效成分含量越少。

（2）较粗的丹参闷润过程中需要淋水 2 次。如果丹参大小没有分档，较粗的丹参润透的同时也会导致细小的丹参含量流失。因此，如果丹参药材大小不均时，应严格将药材进行大小分档。

（3）丹参中酮类和酚酸类有效成分易溶于水[2]，因此丹参软化忌水洗，要少浸多润，在软化过程中适时淋水，多翻动。

（4）丹参可用 QYJ2 - 100C 转盘式切片机（转盘式）或 QWZL - 300D 直线往复式切药机（直线切带式）切制：QYJ2 - 100C 转盘式切片机切制产能较高，但异形片多。QWZL - 300D 直线往复式切药机切产能小，但片型相对美观。

【参考文献】

［1］尉广飞，刘谦，李佳，等．丹参根部活性成分分布规律研究［J］．山东科学，2015，28（5）：7-13.

［2］尉广飞，李翠，刘谦，等．干燥前水洗对丹参活性成分的影响［J］．中草药，2015，46（16）：2467-2470.

乌 梢 蛇

【药材来源】本品为游蛇科动物乌梢蛇［*Zaocys dhumnades*（Cantor）］的干燥体。

【原料性状】本品呈圆盘状，盘径约 16 cm。表面黑褐色或绿黑色，密被菱形鳞片；背鳞行数成双，背中央 2～4 行鳞片强烈起棱，形成两条纵贯全体的黑线。头盘在中间，扁圆形，眼大而下凹陷，有光泽。上唇鳞 8 枚，第 4、第 5 枚入眶，颊鳞 1 枚，眼前下鳞 1 枚，较小，眼后鳞 2 枚。脊部高耸成屋脊状。腹部剖开边缘向内卷曲，脊肌肉厚，黄白色或淡棕色，可见排列整齐的肋骨。尾部渐细而长，尾下鳞双行。剥皮者仅留头尾之皮鳞，中段较光滑。气腥，味淡。

以头尾齐全、皮黑肉黄、质坚实者为佳（见图 11-4）。

【生产依据】《中国药典》（2020 年版一部）。

【炮制流程】炮制流程如图 11-5 所示。

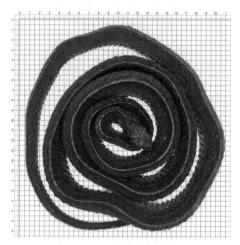

图 11-4　乌梢蛇原药材

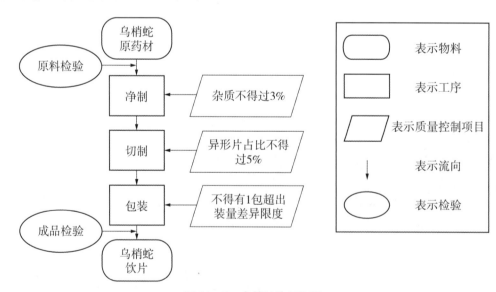

图 11-5　乌梢蛇炮制流程

（1）净制：用刀剁去蛇头，刮去残留内脏。用钢丝刷刮去鳞片。

（2）切制：使用铡刀将物料切成长度 2～3 cm 的长段（见图 11-6）。

（3）包装：装入 PE 薄膜袋后，放入纸箱或周转箱中。

【贮存条件】阴凉贮存。

【成品性状】本品呈半圆筒状或圆槽状的段，长 2～4 cm，背部黑褐色或灰黑色，腹部黄白色或浅棕色，脊部隆起呈屋脊状，脊部两侧各有 2～3 条黑线，肋骨排列整齐，肉淡黄色或浅棕色。有的可见尾部。质坚硬，气腥，味淡。

【炮制要点】

（1）乌梢蛇在净制时可将其剁成半圆筒状的长段，以方便切制时送料。

（2）乌梢蛇价格高，应尽可能地减少生产损耗。先进行软化后再切制可有效减少碎屑的产生。一般软化方法有蒸润和酒润两种：蒸润可将乌梢蛇段置于蒸药箱蒸 5 min，但乌梢蛇肉的颜色会变深。酒润可加入乌梢蛇重量 10% 的白酒进行闷润，但此法成本较高。无论使用哪种软化方法，在切制时应采取一定的保湿措施，如在物料上覆盖透明胶膜、随蒸随切等。切制完成后要及时干燥。

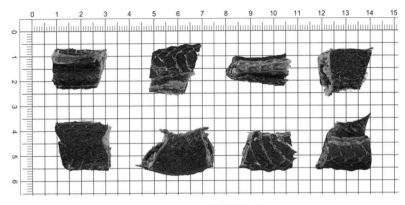

图 11-6　乌梢蛇饮片

【相关资料】

（1）乌梢蛇的二氧化硫残留量常会出现高于药典标准的情况。

（2）现代也有认为乌梢蛇为无毒蛇，头部无毒腺，为了节约药材，头部可考虑不去。[1]

（3）乌梢蛇价高，伪品甚多，验收时应注意。乌梢蛇最主要的特征是"背鳞行数成双"和"背中央 2～4 行鳞片强烈起棱，形成两条纵贯全体的黑线"。

【参考文献】

[1] 马兴民. 新编中药炮制法 [M]. 西安：陕西科学技术出版社，1980：332.

五　加　皮

【药材来源】本品为五加科植物细柱五加（*Acanthoppanax gracilistylus* W. W. Smith.）的干燥根皮。

【原料性状】本品呈不规则卷筒状，长 5～15 cm，直径 0.4～1.4 cm，厚约 0.2 cm。外表面灰褐色，有稍扭曲的纵皱纹和横长皮孔样斑痕；内表面淡黄色或灰黄色，有细纵纹。体轻，质脆，易折断，断面不整齐，灰白色。气微香，味微辣而苦。

以皮厚、粗长、气香、断面色灰白，无木心者为佳（见图 11-7）。

【生产依据】《中国药典》（2020 年版一部）。

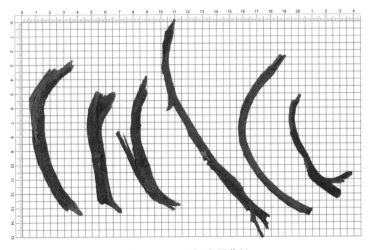

图 11-7　五加皮原药材

【炮制流程】炮制流程如图 11-8 所示。

（1）拣选：除去杂质、虫蛀、霉变及残留木心。

（2）洗润：将物料冲洗后润制。

1）冲洗：将物料整齐堆放或摊开，用清水冲洗干净。

2）润制：将物料置于底部带孔的容器内开始润制，润制途中适时喷淋清水 2 次，控制条件如下。

润制时间：润制 14 h 后，每小时检查 1 次，最长润制时间不超过 24 h。

软化程度：用手弯曲至 120°，曲而不折，表面无水迹。

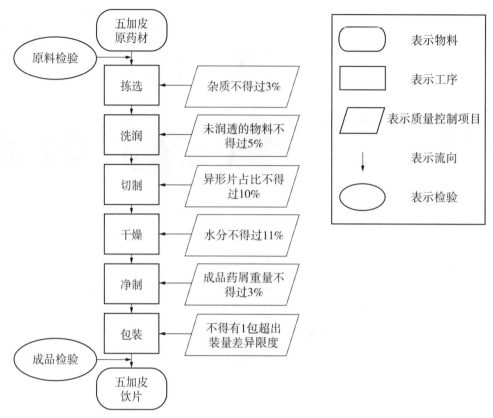

图 11 - 8　五加皮炮制流程

（3）切制：使用切药机将物料切成厚 2 ～ 4 mm 的片
（见图 11 - 9），控制条件如下。

设备种类：直线往复式。

设备名称：SQY - 500 数控直线往复式切药机。

频　　率：280 次/分。

厚　　度：3.5 mm。

导槽直径：4 cm。

（4）干燥：按要求干燥，适时翻动，水分不得过 11%，
控制条件如下。

1）干燥方式：烘干。

设备名称：敞开式烘干箱。

投料厚度：不高于 20 cm。

设定温度：75 ℃（允许实际温度在 ±5 ℃ 浮动）。

干燥时间：2 h。

2）干燥方式：晒干。

场　　地：阳光房。

晾晒厚度：不高于 5 cm。

（5）净制：用 BGS - 800 摆杆式筛选机筛去药屑、碎末，控制条件如下。

频　　率：40 Hz。

筛网孔径：4 mm。

（6）包装：装入 PE 薄膜袋中，外套白色纤维袋，用手提式缝包机封口。

【贮存条件】常温贮存。

【成品性状】本品呈不规则的厚片。外表面灰褐色，有稍扭曲的纵皱纹及横长皮孔样斑痕；内表面淡

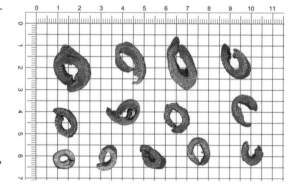

图 11 - 9　五加皮饮片

黄色或灰黄色，有细纵纹，断面不整齐，灰白色。气微香，味微辣而苦。

【炮制要点】每次喷淋清水应间隔0.5 h以上。最后一次喷淋清水后，静置1 h左右，待药材表面干爽再进行切制。

【相关资料】

（1）香加皮为五加皮的常见混淆品，鉴别要点是：香加皮有浓烈的香气，且栓皮松软呈鳞片状。

（2）五加皮浸出物含量容易不合格，在各省级药品监督管理局官网公开的质量不合格批次总数量一直排在前面。其中，2018年排第15，2019年排第5，2020年排第5。

仙　　茅

【药材来源】本品为石蒜科植物仙茅（*Curculigo orchioides* Gaertn.）的干燥根茎。

【原料性状】本品呈圆柱形，略弯曲，长3～10 cm，直径4～12 mm。表面棕色至褐色，粗糙，有细孔状的须根痕和横皱纹。质硬而脆，易折断，断面不平坦，灰白色至棕褐色，近中心处色较深。气微香，味微苦、辛。

以条粗、质坚、表面色黑褐者为佳（见图11-10）。

【生产依据】《中国药典》（2020年版一部）。

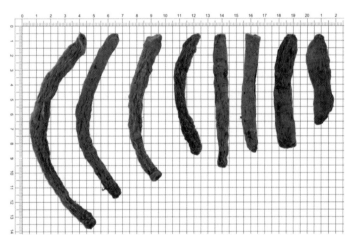

图11-10　仙茅原药材

【炮制流程】炮制流程如图11-11所示。

（1）拣选：除去杂质、根头和须根等非药用部位。

（2）洗润：将物料浸泡后润制。

1）浸泡：将物料置于适宜的容器内，加入清水浸没物料。

浸泡时间：0.5 h。

2）润制：将物料置于底部带孔的容器内开始润制，控制条件如下。

润制时间：润制14 h后，每小时检查1次，润制时间最长不超过24 h。

软化程度：用手弯曲至120°，曲而不折，表面无水迹。

（3）切制：使用切药机将物料切成长度10～15 mm的段（见图11-12），控制条件如下。

设备种类：柔性带往复式。

设备名称：SQY-500数控直线往复式切药机。

频　　率：280次/分。

长　　度：13 mm。

导槽直径：4 cm。

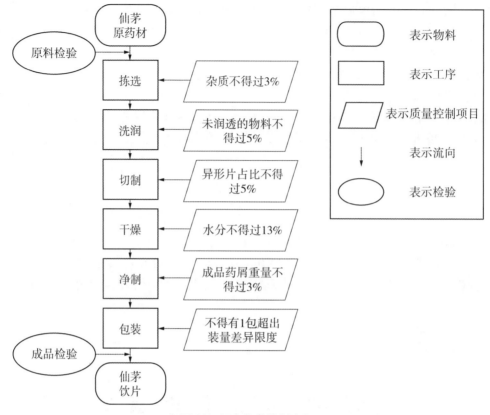

图 11-11 仙茅炮制流程

（4）干燥：按要求干燥，适时翻动，水分不得过 13%，控制条件如下。

1）干燥方式：烘干。

设备名称：敞开式烘干箱。

投料厚度：不高于 20 cm。

设定温度：75 ℃（允许实际温度在 ±5 ℃浮动）。

干燥时间：3 h。

2）干燥方式：晒干。

场　　地：阳光房。

晾晒厚度：不高于 5 cm。

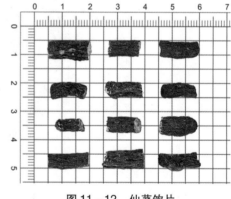

图 11-12　仙茅饮片

（5）净制：用 BGS-800 摆杆式筛选机筛去药屑、碎末，控制条件如下。

频　　率：40 Hz。

筛网孔径：4 mm。

（6）包装：装入 PE 薄膜袋中，外套白色纤维袋，用手提式缝包机封口。

【贮存条件】常温贮存。

【成品性状】本品呈类圆形或不规则形的厚片或段，外表皮棕色至褐色，粗糙，有的可见纵横皱纹和细孔状的须根痕。切面灰白色至棕褐色，有多数棕色小点，中间有深色环纹。气微香，味微苦、辛。

【相关资料】仙茅有小毒，在岭南地区用药时习惯辅以米泔水浸泡，以除去毒性。

党　参　片

【药材来源】本品为桔梗科植物党参 ［*Codonopsis pilosula*（ Franch.） Nannf. ］、素花党参 ［*Codonopsis* pilosula Nannf. var. *modesta*（Nannf.）L. T. Shen］或川党参（*Codonopsis tangshen* Oliv.）的干燥根。

【原料性状】党参呈长圆柱形，稍弯曲，长 10 ～ 35 cm，直径 0.4 ～ 2.0 cm。表面黄棕色至灰棕色，根头部有多数疣状突起的茎痕及芽，每个茎痕的顶端呈凹下的圆点状；根头下有致密的环状横纹，向下渐稀疏，有的达全长的一半，栽培品环状横纹少或无；全体有纵皱纹和散在的横长皮孔样突起，支根断落处常有黑褐色胶状物。质稍硬或略带韧性，断面稍平坦，有裂隙或放射状纹理，皮部淡黄白色至淡棕色，木部淡黄色。有特殊香气，味微甜。

素花党参（西党参）长 10 ～ 35 cm，直径 0.5 ～ 2.5 cm。表面黄白色至灰黄色，根头下致密的环状横纹常达全长的一半以上。断面裂隙较多，皮部灰白色至淡棕色。

川党参长 10 ～ 45 cm，直径 0.5 ～ 2.0 cm。表面灰黄色至黄棕色，有明显不规则的纵沟。质较软而结实，断面裂隙较少，皮部黄白色。

均以条粗壮、质柔软、气味浓、嚼之无渣者为佳（见图 11 - 13）。

【生产依据】《中国药典》（2020 年版一部）。

【炮制流程】炮制流程如图 11 - 14 所示。

（1）拣选：除去铁丝、绳等杂质。

（2）洗润：将物料抢水洗后润制。

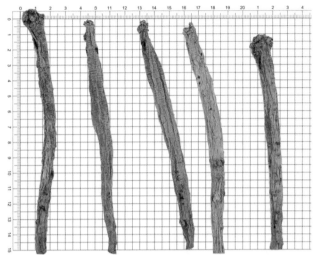

图 11 - 13　党参原药材

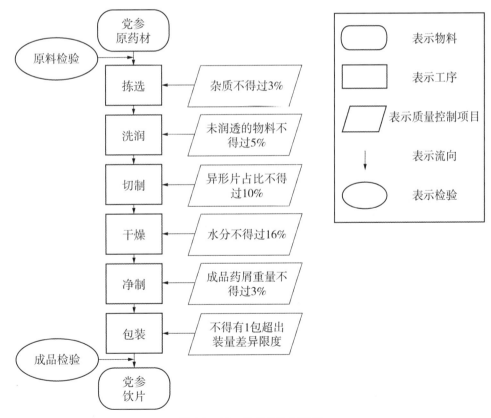

图 11 - 14　党参片炮制流程

1）抢水洗：将物料投入清水中，快速搅拌，洗涤，出料。

2）润制：将物料置于底部带孔的容器内开始润制，控制条件如下。

润制时间：润制 0.5 h 后，每 20 min 检查 1 次，最长润制时间不超过 6 h。

第十一章　切制法

软化程度：用手弯曲，曲而不折，手感柔软，表面无水迹。

（3）切制：使用切药机将物料切成厚 2～4 mm 的片（见图 11-15），控制条件如下。

设备种类：柔性带往复式。

设备名称：QWZL-300D 直线往复式切药机。

频　　率：50 Hz。

齿轮位置：左外—右内。

导槽直径：4 cm。

（4）干燥：按要求干燥，适时翻动，水分不得过 16%，控制条件如下。

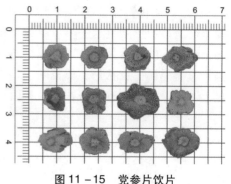

图 11-15　党参片饮片

1）干燥方式：低温烘干。

设备名称：敞开式烘干箱。

投料厚度：不高于 20 cm。

设定温度：55 ℃（允许实际温度在 ±5 ℃浮动）。

干燥时间：2 h。

2）干燥方式：晒干。

场　　地：阳光房。

晾晒厚度：不高于 5 cm。

（5）净制：用 TGF-1200-Ⅱ双级风选机风选除去非药用部分与药屑，控制条件如下。

1#风机频率：25 Hz（±5 Hz）。

2#风机频率：29 Hz（±5 Hz）。

出料情况：1#、2#出料口分离出非药用部分与药屑，主出料口出物料。

挡板高度：下方开口处高 5 cm。

（6）包装：装入 PE 薄膜袋中，外套白色纤维袋，用手提式缝包机封口。

【贮存条件】冷藏贮存。

【成品性状】本品呈类圆形的厚片。外表皮黄棕色至灰棕色，有时可见根头部有多数疣状突起的茎痕和芽。切面皮部淡棕黄色至黄棕色，木部淡黄色至黄色，有裂隙或放射状纹理。有特殊香气，味微甜。

【炮制要点】

（1）在干燥党参时温度不能过高，以低温干燥为宜，防止党参泛糖。干燥水分不宜过低，防止党参颜色变黑，变硬。党参易吸潮，干燥后应及时筛选、包装。

（2）党参极易生虫、走油，一般低温保存，保存温度不超过 10 ℃。日常养护在防虫防蛀方面应多加注意。

化　橘　红

【药材来源】本品为芸香科植物橘红（*Citrus grandis* Tomentosa）或柚［*Citrus grandis*（L.）Osbeck］的未成熟或近成熟的干燥外层果皮。

【原料性状】化州柚呈对折的七角或展平的五角星状，单片呈柳叶形。完整者展平后直径 15～28 cm，厚 0.2～0.5 cm。外表面黄绿色，密布茸毛，有皱纹及小油室；内表面黄白色或淡黄棕色，有脉络纹。质脆，易折断，断面不整齐，外缘有 1 列不整齐的下凹的油室，内侧稍柔而有弹性。气芳香，味苦、微辛。

柚外表面黄绿色至黄棕色，无毛。均以皮薄均匀，气味浓者为佳（见图 11-16）。

【生产依据】《中国药典》（2020 年版一部）。

【炮制流程】炮制流程如图 11-17 所示。

（1）拣选：除去绳子等杂质。

（2）洗润：将物料抢水冲洗干净，排水后闷润，控制条件如下。

润制时间：润制 2 h 后，每小时检查 1 次，润制时间最长不超过 6 h。

软化程度：手握柔软，无硬物感，表面无水迹。

（3）切制：使用切药机将物料切成厚 2～3 mm 的丝（见图 11-18），控制条件如下。

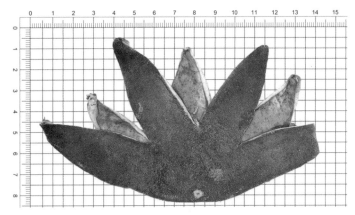

图 11-16 化橘红原药材

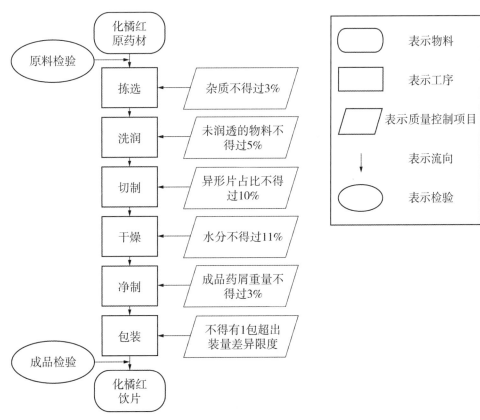

图 11-17 化橘红炮制流程

设备种类：柔性带往复式。

设备名称：QWZL-300D 直线往复式切药机。

频　　率：50 Hz。

齿轮位置：左中—右外。

（4）干燥：按要求干燥，适时翻动，水分不得过 11%，控制条件如下。

1）干燥方式：低温烘干。

设备名称：敞开式烘干箱。

投料厚度：不高于 20 cm。

设定温度：55 ℃（允许实际温度在

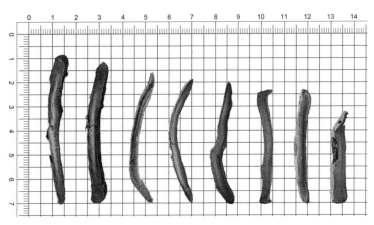

图 11-18 化橘红饮片

±5 ℃浮动）。

干燥时间：3 h。

2）干燥方式：晒干。

场　　地：阳光房。

晾晒厚度：不高于 5 cm。

（5）净制：用 TGF－1200－Ⅱ双级风选机风选除去非药用部分与药屑，控制条件如下。

1#风机频率：30 Hz（±5 Hz）。

2#风机频率：35 Hz（±5 Hz）。

出料情况：1#、2#出料口分离出非药用部分与药屑，主出料口出物料。

挡板高度：下方开口处高 4 cm。

（6）包装：装入 PE 薄膜袋中，外套白色纤维袋，用手提式缝包机封口。

【贮存条件】冷藏贮存。

【成品性状】本品呈长条形，长 4～6 cm。外表面黄绿色至黄棕色，密布茸毛（化州柚）或无毛（柚）。有皱纹及众多凹下的圆形小点。内表面黄白色或淡黄棕色，有脉络纹，稍柔而有弹性。切面黄棕色，外层边缘黄绿色，有小凹点。质脆。气芳香，微苦、味辛。

【炮制要点】化橘红以气味浓者为佳，干燥时温度不能过高，防止气味因温度过高而大量散失。

【相关资料】有研究考证，传统的化橘红特指产于化州的橘红，柚皮、柑皮尽管有消痰作用，仍称其为“伪代之”，不属正品。[1]而现代应用中橘红和化橘红已分为两个不同的品种。《中国药典》（2020 年版）中橘红指芸香科植物橘及其栽培变种的干燥外层果皮；化橘红指芸香科植物化州柚或柚的未成熟或近成熟的干燥外层果皮。习惯上又分别称为橘类橘红和柚类橘红。事实上，现在广泛使用的仍是柚类橘红，橘类橘红则只在某些地区少量使用。有研究认为橘类橘红加工费时费力，产量不高，故生产量逐年递减，自 20 世纪 60 年代逐渐被柚类橘红取代。[2]

【参考文献】

［1］王瑜真，陈立文，张丽娟. 橘皮、橘红及化橘红演变的古籍考证［J］. 实用医药杂志，2014，31（9）：823－824.

［2］谢宗万. 中药品种理论与应用［M］. 北京：人民卫生出版社，2008：768.

地　龙

【药材来源】本品为钜蚓科动物参环毛蚓［*Pheretima aspergillum*（E. Perrier）］、通俗环毛蚓（*Pheretima vulgaris* Chen）、威廉环毛蚓［*Pheretima guillelmi*（Michaelsen）］或栉盲环毛蚓（*Pheretima pectinifera* Michaelsen）的干燥体。

【原料性状】广地龙呈长条状薄片，弯曲，边缘略卷，长 15～20 cm，宽 1～2 cm。全体具环节，背部棕褐色至紫灰色，腹部浅黄棕色；第14—16 环节为生殖带，习称“白颈”，较光亮。体前端稍尖，尾端钝圆，刚毛圈粗糙而硬，色稍浅。雄生殖孔在第 18 环节腹侧刚毛圈一小孔突上，外缘有数环绕的浅皮褶，内侧刚毛圈隆起，前面两边有横排（一排或二排）小乳突，每边 10～20 个。受精囊孔 2 对，位于 7/8 至 8/9 环节间一椭圆形突起上，约占节周 5/11。体轻，略呈革质，不易折断。气腥，味微咸。

沪地龙长 8～15 cm，宽 0.5～1.5 cm。全体具环节，背部棕褐色至黄褐色，腹部浅黄棕色；第14—16 环节为生殖带，较光亮。第18 环节有一对雄生殖孔。通俗环毛蚓的雄交配腔能全部翻出，呈花菜状或阴茎状；威廉环毛蚓的雄交配腔孔呈纵向裂缝状；栉盲环毛蚓的雄生殖孔内侧有 1 个或多个小乳突。受精囊孔 3 对，在 6/7 至 8/9 环节间。

均以条大肥满、肉厚、全开剖腹且泥沙、内脏少者为佳（见图 11－19）。

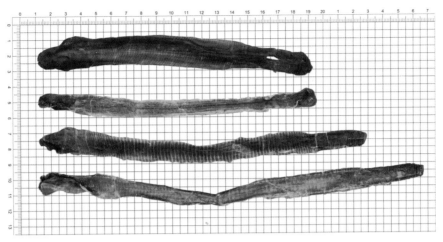

图 11 - 19　地龙原药材

【生产依据】《中国药典》（2020 年版一部）。

【炮制流程】炮制流程如图 11 - 20 所示。

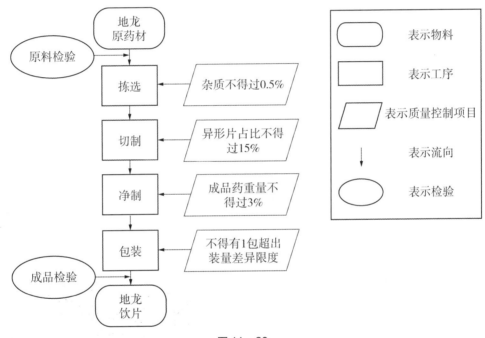

图 11 - 20

（1）拣选：除去未全开剖腹部分及其他杂质与虫蛀、霉变部分。

（2）切制：用切药机将物料切成长度 10 ～ 15 mm 的段（见图 11 - 21），控制条件如下。

设备种类：柔性带往复式。

设备名称：SQY - 500 数控直线往复式切药机。

频　　率：280 次/分。

长　　度：13 mm。

导槽直径：6 cm。

筛网直径：18 mm。

（3）净制：用 BGS - 800 摆杆式筛选机筛去药屑、碎末，控制条件如下。

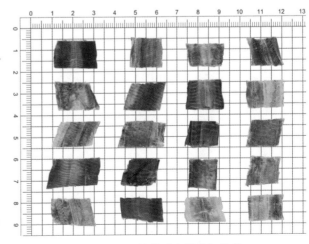

图 11 - 21　地龙（广地龙）饮片

频　　率：40 Hz。

筛网孔径：2 mm。

（4）包装：装入 PE 薄膜袋中，外套白色纤维袋，用手提式缝包机封口。

【贮存条件】冷藏贮存。

【成品性状】广地龙呈不规则的段，具环节，背部棕褐色至紫灰色，腹部浅黄棕色。体轻，略呈革质，不易折断，气腥，味微咸。

沪地龙呈不规则的段，具环节，背部棕褐色至黄褐色，腹部浅黄棕色。

【炮制要点】

（1）因为地龙头尾两端易藏有泥沙，所以要求来货必须要全开剖腹且泥沙、内脏尽可能少。如果来货的泥沙确实过多，可以在切制后再抢水洗净后干燥，但部分碎块与泥沙不能完全分开，收率会降低。

（2）切制时会有少量地龙连刀片产生，需要在出料口放置直径 18 mm 的手工筛将地龙连刀片筛出来返切。

（3）地龙切制喂料时要注意将地龙捋直放入导槽中，可有效减少异形片比例。

【相关资料】

（1）地龙收率跟其来货杂质比例有很大关系，来货泥沙多，则收率低，来货泥沙少则收率高。

（2）地龙的灰分常常不合格，2018 年、2019 年、2020 年连续 3 年在各省级药品监督管理局官网公开的质量不合格批次总数量上排前 10。其中，2018 年排第 2，2019 年排第 10，2020 年排第 8。

威　灵　仙

【药材来源】本品为毛茛科植物威灵仙（*Clematis chinensis* Osbeck）、棉团铁线莲（*Clematis hexapetala* Pall.）或东北铁线莲（*Clematismanshurica* Rupr.）的干燥根和根茎。

【原料性状】威灵仙的根茎呈柱状，长 1.5 ～ 10.0 cm，直径 0.3 ～ 1.5 cm；表面淡棕黄色；顶端残留茎基；质较坚韧，断面纤维性；下侧着生多数细根。根呈细长圆柱形，稍弯曲，长 7 ～ 15 cm，直径 0.1 ～ 0.3 cm；表面黑褐色，有细纵纹，有的皮部脱落，露出黄白色木部；质硬脆，易折断，断面皮部较广，木部淡黄色，略呈方形，皮部与木部间常有裂隙。气微，味淡。

棉团铁线莲的根茎呈短柱状，长 1 ～ 4 cm，直径 0.5 ～ 1.0 cm。根长 4 ～ 20 cm，直径 0.1 ～ 0.2 cm；表面棕褐色至棕黑色；断面木部圆形。味咸。

东北铁线莲的根茎呈柱状，长 1 ～ 11 cm，直径 0.5 ～ 2.5 cm。根较密集，长 5 ～ 23 cm，直径 0.1 ～ 0.4 cm；表面棕黑色；断面木部近圆形。味辛辣。

均以根长、色黑、无地上残基者为佳（见图 11 - 22）。

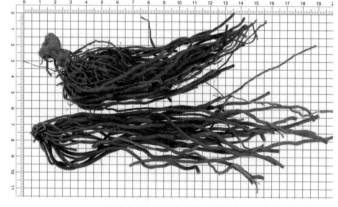

图 11 - 22　威灵仙原药材

【生产依据】《中国药典》（2020 年版一部）。

【炮制流程】炮制流程如图 11 - 23 所示。

（1）拣选：除去残留的地上部分及泥沙、石头、胶丝等杂质。

（2）洗润：将物料抢水洗后润制。

1）抢水洗：将物料投入清水中，快速搅拌，洗涤，出料。手工除去残留沙石。

2）润制：将物料置于底部带孔的容器内开始润制，控制条件如下。

润制时间：润制 1 h 后，每 0.5 h 检查 1 次，润制时间最长不超过 4 h。

软化程度：手握柔软。选粗壮的须根弯曲至 120°，曲而不折。

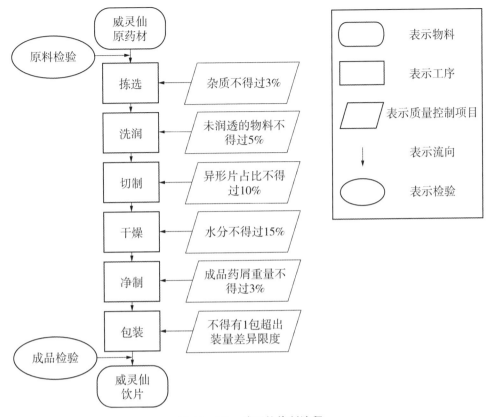

图 11-23　威灵仙炮制流程

（3）切制：使用切药机将物料切成长度 1.0～1.5 cm 的段，切制过程同时过筛，筛出较大的根茎复切，直至片型符合要求（见图 11-24），控制条件如下。

设备种类：柔性带往复式。

设备名称：SQY-500 数控直线往复式切药机。

频　　率：280 次/分。

厚　　度：13 mm。

导槽直径：6 cm。

筛网直径：16 mm。

（4）干燥：按要求干燥，适时翻动，水分不得过 15%，控制条件如下。

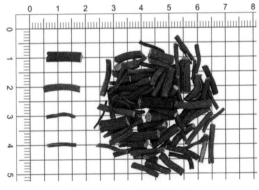

图 11-24　威灵仙饮片

1）干燥方式：烘干。

设备名称：敞开式烘干箱。

投料厚度：不高于 20 cm。

设定温度：75 ℃（允许实际温度在 ±5 ℃ 浮动）。

干燥时间：2 h（根）、2.5 h（根茎）。

2）干燥方式：晒干。

场　　地：阳光房。

晾晒厚度：不高于 5 cm。

（5）净制：用 TGF-1200-Ⅱ双级风选机先风选除去石头、泥沙，再风选除去药屑、胶丝，最后将威灵仙的根和根茎混合均匀，控制条件如下。

1）风选石头、泥沙。

1#风机频率：45 Hz（±5 Hz）。

2#风机频率：45 Hz（±5 Hz）。

出料情况：1#、2#出料口出物料，主出料口出石头、泥沙和少量根茎。

挡板高度：下方开口处高4 cm。

2）风选药屑、胶丝。

1#风机频率：20 Hz（±5 Hz）。

2#风机频率：20 Hz（±5 Hz）。

出料情况：1#、2#出料口出胶丝、药屑和少量根，主出料口出物料。

挡板高度：下方开口处高4 cm。

（6）包装：装入 PE 薄膜袋中，外套白色纤维袋，用手提式缝包机封口。

【贮存条件】常温贮存。

【成品性状】本品呈不规则的段。表面黑褐色、棕褐色或棕黑色，有细纵纹，有的皮部脱落，露出黄白色木部。切面皮部较广，木部淡黄色，略呈方形或近圆形，皮部与木部间常有裂隙。

【炮制要点】

（1）簇根中常夹带大量石子石块，应尽可能将其扒开，将石子抖落。

（2）威灵仙切制后，可筛选出较大的根头重新返切，使饮片大小均匀。

（3）切制完成尽快干燥，避免潮湿状态过夜。晾晒时摊铺厚度不能过厚，当天切制当天晒干，否则极易长霉。

（4）成品收率高低与原料来货中夹杂在根茎的杂质含量（尤其是石头）多少有很大关系。

小 通 草

【药材来源】本品为旌节花科植物喜马山旌节花（*Stachyurus himalaicus* Hook. f. et Thoms.）、中国旌节花（*Stachyurus chinensis* Franch.）或山茱萸科植物青荚叶〔*Helwingia japonica* (Thunb.) Dietr.〕的干燥茎髓。

【原料性状】旌节花呈圆柱形，长30～50 cm，直径5～10 mm。表面白色或淡黄色，无纹理。体轻，质松软，捏之能变形，有弹性，易折断，断面平坦，无空心，显银白色光泽。水浸后有黏滑感。气微，味淡。

青荚叶，表面有浅纵条纹。质较硬，捏之不易变形。水浸后无黏滑感。均以条粗、质轻、色白者为佳（见图11－25）。

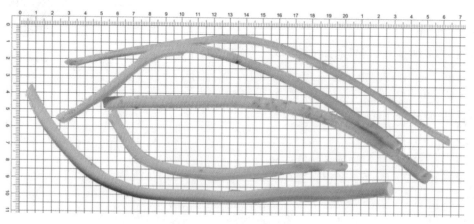

图11－25 小通草原药材

【生产依据】《中国药典》（2020 年版一部）。

【炮制流程】炮制流程如图11－26所示。

（1）拣选：除去杂质及小通草发黄、发黑的部位。

（2）切制：使用切药机将物料切成长度10～15 mm 的段（见图11－27），控制条件如下。

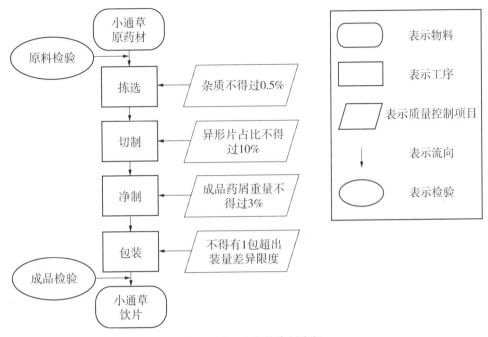

图 11 - 26　小通草炮制流程

1）设备种类：履带往复式。

设备名称：QWJ125D 往复式切片机。

转　　速：600 r/min。

刀口距离：13 mm。

2）设备种类：柔性带往复式。

设备名称：SQY - 500 数控直线往复式切药机。

频　　率：280 次/分。

厚　　度：13 mm。

导槽直径：4 cm。

（3）净制：用 BGS - 800 摆杆式筛选机筛去药屑、碎末，控制条件如下。

频　　率：40 Hz。

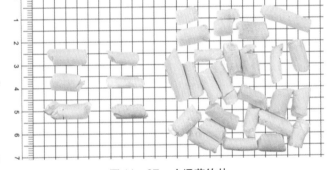

图 11 - 27　小通草饮片

筛网孔径：2 mm。

（4）包装：装入 PE 薄膜袋中，外套白色纤维袋，用手提式缝包机封口。

【贮存条件】常温贮存。

【成品性状】本品呈圆柱形的长段。表面白色或淡黄色，无纹理或有浅纵条纹。体轻，有弹性，无空心，显银白色光泽。气微，味淡。

【炮制要点】

（1）小通草拣选难度大，拣选耗时长。在潮湿天气净选时容易吸潮，导致小通草水分超过《中国药典》（2020 年版）标准。在拣选过程中应留意其水分变化。如果小通草吸潮严重，在最后包装前应对其进行烘干处理。小通草质轻，可将干燥设备进风口风力调小，防止风力过大导致小通草四处飘散。一般不考虑晾晒。

（2）QWJ125D 往复式切片机（履带往复式）切制产能高，但切制成品异形片比例高；QWZL - 300D 直线往复式切药机（直线往复式）切制产能较低，但切制成品异形片比例低。

【相关资料】常有伪品绣球小通草充当正品小通草使用，要注意区分。小通草易折断，而绣球小通草柔韧性好，可绕指而不断。

川 牛 膝

【药材来源】本品为苋科植物川牛膝（*Cyathula officinalis* Kuan）的干燥根。

【原料性状】本品呈近圆柱形，微扭曲，向下略细或有少数分枝，长 30～60 cm，直径 0.5～3.0 cm。表面黄棕色或灰褐色，具纵皱纹、支根痕和多数横长的皮孔样突起。质韧，不易折断，断面浅黄色或棕黄色，维管束点状，排列成数轮同心环。气微，味甜。

以根粗壮、分枝少、无芦头、质柔韧、断面黄色为佳（见图 11-28）。

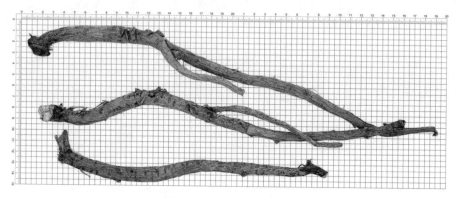

图 11-28 川牛膝原药材

【生产依据】《中国药典》（2020 年版一部）。

【炮制流程】炮制流程如图 11-29 所示。

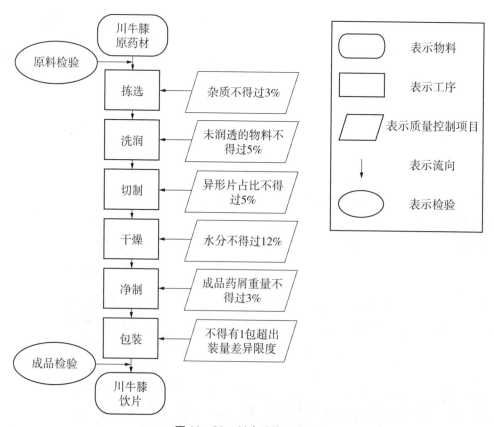

图 11-29 川牛膝炮制流程

（1）拣选：切除残留芦头、剔除黑色油枝和杂质。

（2）洗润：将物料浸泡后润制。

1）浸泡：将物料置于适宜的容器内，加入清水浸没物料。

浸泡时间：1.5 h。

2）润制：将物料置于底部带孔的容器内开始润制，控制条件如下。

润制时间：润制 14 h 后，每小时检查 1 次，润制时间最长不超过 24 h。

软化程度：用手弯曲至 120°，曲而不折，表面无水迹。

（3）切制：使用切药机将物料切成厚 1～2 mm 的片（见图 11-30），控制条件如下。

1）设备种类：履带往复式。

设备名称：QWJ125D 往复式切片机。

转　　速：600 r/min。

刀口距离：2.5 mm。

筛网直径：16 mm。

2）设备种类：直线往复式。

设备名称：QWZL-300D 直线往复式切药机。

频　　率：40 Hz。

齿轮位置：左中—右中。

导槽直径：4 cm。

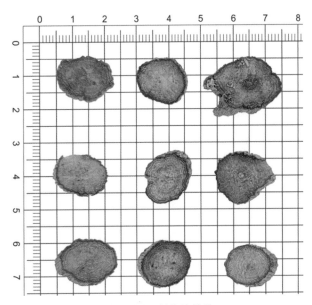

图 1-30　川牛膝饮片

（4）干燥：按要求干燥，适时翻动，水分不得过 12%，控制条件如下。

1）干燥方式：烘干。

设备名称：敞开式烘干箱。

投料厚度：不高于 20 cm。

设定温度：70 ℃（允许实际温度在 ±5 ℃浮动）。

干燥时间：2～3 h。

2）干燥方式：晒干。

场　　地：阳光房。

晾晒厚度：不高于 5 cm。

（5）净制：用 TGF-1200-Ⅱ双级风选机风选除去非药用部分与药屑，控制条件如下。

1#风机频率：26 Hz（±5 Hz）。

2#风机频率：27 Hz（±5 Hz）。

出料情况：1#、2#出料口分离出非药用部分与药屑，主出料口出物料。

挡板高度：下方开口处高 4 cm。

（6）包装装入 PE 薄膜袋中，外套白色纤维袋，用手提式缝包机封口。

【贮存条件】阴凉贮存。

【成品性状】本品呈圆形或椭圆形薄片。外表皮黄棕色或灰褐色。切面浅黄色至棕黄色。可见多数排列成数轮同心环的黄色点状维管束。气微，味甜。

【炮制要点】

（1）润制时间视润制温度和药材质量而定。南方夏季润制 1～2 h 即透，冬季要润制过夜。

（2）QWJ125D 往复式切片机（履带往复式）切制产能高，但切制成品异形片率高，适合用于中药厂提取。如果用于饮片销售，应在切药机出料口放置直径 16 mm 的筛网将长斜片、连刀片筛出返工；QWZL-300D 直线往复式切药机（柔性带往复式）切制产能较低，但切制成品异形片率低，适合用于以饮片销售为目的的药材加工，但对皮带的耗损比较大。另外，因为川牛膝纤维较发达，使用 WH-480 型多功能切

第十一章　切　制　法

片机（转盘立式）切斜片时拖尾情况比较严重，所以不建议川牛膝用转盘立式切药机加工斜片。

（3）《中国药典》（2020年版）要求川牛膝饮片为1～2 mm的薄片。在切制时可将刀口距离调至2.0～2.5 mm，此时饮片在干燥过程中收缩，干燥后可使川牛膝饮片厚度为1～2 mm。这样可以既提高切制速度，又保证饮片片型完成，降低异形片率。

（4）如果切制时粘连在切刀上，在切口下落时被切碎，可通过降低切药机转速或频率来放慢切刀速度。

【相关资料】

（1）在实际生产中，由于川牛膝纤维性强，切制成薄片存在异形片率高，且用薄片炒炙酒川牛膝时浸出物容易不合格。因此，目前有多个省份的炮制规范增加了川牛膝切厚片的规格，如《北京市中药炮制规范》《浙江省中药炮制规范》《安徽省中药饮片炮制规范》等。

（2）川牛膝传统上以四川天全县种植的为佳。但有报道发现，由于长期粗犷式管理，而忽视了品种的选育工作，天全县及周边县（如宝兴县、芦山县等）的川牛膝的根条越来越小，纤维化程度越来越高，原来的"油润、味甜、化渣"等特征几乎丧失殆尽。[1]

【参考文献】

［1］范巧佳，刘帆，高雨荣，等．天全川牛膝生产现状调查［J］．中药研究与信息，2001，3（11）：16－17.

川　芎

【药材来源】本品为伞形科植物川芎（*Ligusticum chuanxiong* Hort.）的干燥根茎。

【原料性状】本品为不规则结节状拳形团块，直径2～7 cm。表面灰褐色或褐色，粗糙皱缩，有多数平行隆起的轮节，顶端有凹陷的类圆形茎痕，下侧及轮节上有多数小瘤状根痕。质坚实，不易折断，断面黄白色或灰黄色，散有黄棕色的油室，形成层环呈波状。气浓香，味苦、辛，稍有麻舌感，微回甜。

以个大、质坚实、断面色黄白、油性大、香气浓者为佳（见图11－31）。

【生产依据】《中国药典》（2020年版一部）。

【炮制流程】炮制流程如图11－32所示。

（1）拣选：除去残留茎叶和泥土，大小档次分开。

分档标准：直径4 cm以下的为小档，直径4 cm以上的为大档。

（2）洗润：将物料浸泡后润制。

1）浸泡：将物料置于适宜的容器内，加入清水浸没物料。

浸泡时间：1 h（小档），3 h（大档）。

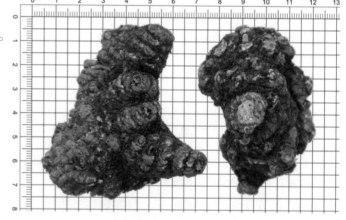

图11－31　川芎原药材

2）润制：将物料置于底部带孔的容器内开始润制，控制条件如下。

润制时间：润制14 h后，每小时检查1次，润制时间最长不超过36 h。

软化程度：物料表面无水迹，用针刺法能刺入物料中心，无硬心感。用刀切开无白心。

（3）切制：使用切药机将物料切成厚2～4 mm的片（见图11－33），控制条件如下。

1）设备种类：转盘式。

设备名称：QYJ2－100C转盘式切片机。

链条输送速度档：快。

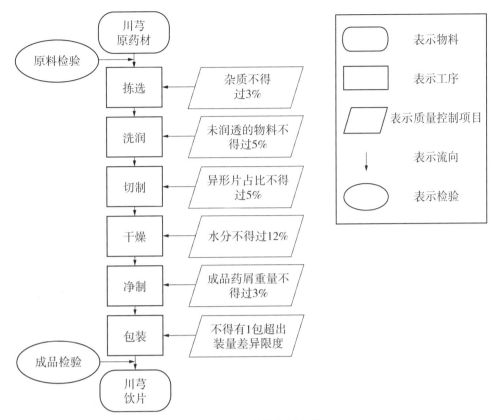

图 11 -32　川芎炮制流程

转盘与出料口距离：3 mm。

2）设备种类：往复式。

设备名称：BP－200B 型刨片机。

水枪压力：0.3 Mpa。

气缸压力：0.5 Mpa。

频　　率：32 Hz。

调整板厚度：2 mm。

（4）干燥：按要求干燥，适时翻动，水分不得过 15%，控制条件如下。

干燥方式：低温烘干。

设备名称：敞开式烘干箱。

投料厚度：不高于 20 cm。

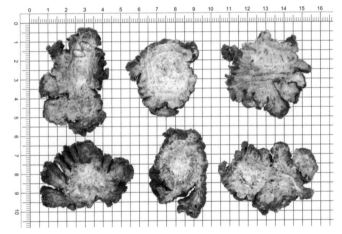

图 11 -33　川芎饮片

设定温度：55 ℃（允许实际温度在 ±5 ℃ 浮动）。

干燥时间：1.5～3.0 h。

（5）净制：用 BGS－800 摆杆式筛选机筛去药屑、碎末，控制条件如下。

频　　率：40 Hz。

筛网孔径：4 mm。

（6）包装：装入 PE 薄膜袋中，外套白色纤维袋，用手提式缝包机封口。

【贮存条件】阴凉贮存。

【成品性状】本品为不规则厚片，外表皮灰褐色或褐色，有皱缩纹。切面黄白色或灰黄色，具有明显波状环纹或多角形纹理，散生黄棕色油点。质坚实。气浓香，味苦、辛，微甜。

【炮制要点】

（1）川芎浸泡前要进行大小分档，直径小于 4 cm 以下的浸泡 1 h，大于 4 cm 的浸泡 3 h。要注意的是浸泡时间要综合考虑季节因素，如直径 4 cm 以下的川芎在室温 15 ℃ 以下浸泡时，浸泡时间要延长至 1.5 h。枯心或木质化较严重的川芎在浸泡过程中会漂浮于水面，这些可挑选出来另行处理。

（2）川芎有芳香性味道，干燥时温度不宜过高，防止气味散失。

广 升 麻

【药材来源】本品为菊科植物华麻花头（*Serratula chinensis* S. Moore）的干燥块根。

【原料性状】本品呈长纺锤形，稍扭曲，两端稍细、中部稍粗，长 10 ～ 30 cm，直径 3 ～ 15 mm。表面灰黄色、灰褐色或绿褐色，有粗纵皱纹和少数残留的须根。质坚硬而脆，易折断。断面略呈角质状，黄白至灰褐色（或蓝绿色），有的可见放射状纹理和裂隙。气香特异，味淡，微涩。

以根条粗长，表面黑褐色，断面蓝紫色，质坚实，不带芦头，无须根者为佳（见图 11 - 34）。

【生产依据】《广东省中药材标准》（第三册）。

【炮制流程】炮制流程如图 11 - 35 所示。

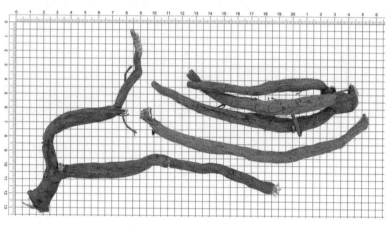

图 11 - 34 广升麻原药材

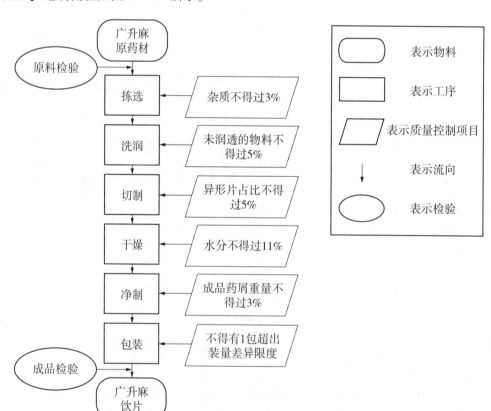

图 11 - 35 广升麻炮制流程

（1）拣选：除去杂质及残留芦头和须根。

（2）洗润：将物料冲洗干净，浸泡，排水后开始润药，控制条件如下。

浸泡时间：2 h。

润制时间：润制2 h后，每小时检查1次，最长润制时间不超过6 h。

软化程度：用手弯曲至120°，曲而不折，表面无水迹。

（3）切制：使用切药机将物料切成厚2～4 mm的片（见图11-36），控制条件如下。

设备种类：柔性带往复式。

设备名称：SQY-500数控直线往复式切药机。

频　　率：280次/分。

厚　　度：3.5 mm。

导槽直径：4 cm。

（4）干燥：按要求干燥，适时翻动，水分不得过11%，控制条件如下。

1）干燥方式：烘干。

设备名称：敞开式烘干箱。

投料厚度：不高于20 cm。

设定温度：75 ℃（允许实际温度在±5 ℃浮动）。

干燥时间：2 h。

2）干燥方式：晒干。

场　　地：阳光房。

晾晒厚度：不高于5 cm。

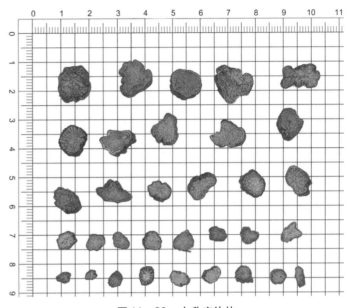

图11-36　广升麻饮片

（5）净制：用BGS-800摆杆式筛选机筛去药屑、碎末，控制条件如下。

频　　率：40 Hz。

筛网孔径：4 mm。

（6）包装：装入PE薄膜袋中，外套白色纤维袋，用手提式缝包机封口。

【贮存条件】常温贮存。

【成品性状】本品为横切或斜切片，呈类圆形或不规则形，外表皮灰黄色、灰褐色或绿褐色，有纵皱纹或纵沟。切面呈略角质状，黄白色至灰褐色，偶见蓝绿色，木部宽广，皮部与木部分界明显，有的可见放射状纹理和裂隙。气香特异，味淡，微涩。

【相关资料】广升麻为广东习用品种。

救　必　应

【药材来源】本品为冬青科植物铁冬青（*Ilex rotunda* Thunb.）的干燥树皮。

【原料性状】本品呈卷筒状、半卷筒状或略卷曲的板状，长短不一，厚1～15 mm。外表面灰白色至浅褐色，较粗糙，有皱纹。内表面黄绿色、黄棕色或黑褐色，有细纵纹。质硬而脆，断面略平坦。气微香，味苦、微涩。

以皮厚、苦味浓者为佳（见图11-37）。

【生产依据】《中国药典》（2020年版一部）。

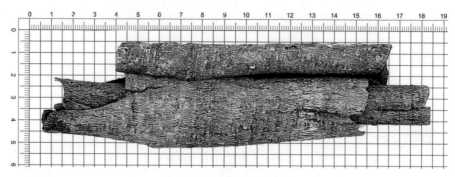

图 11 - 37　救必应原药材

【炮制流程】炮制流程如图 11 - 38 所示。

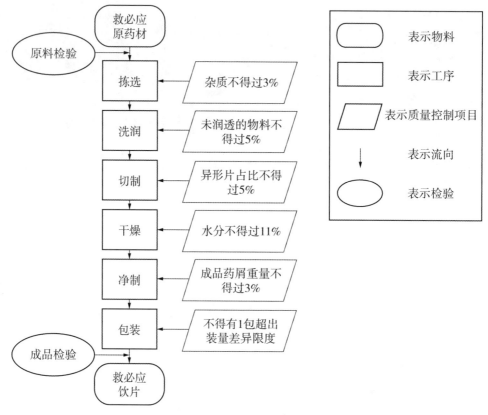

图 11 - 38　救必应炮制流程

（1）拣选：除去杂质。

（2）洗润：将物料浸泡后润制。

1）浸泡：将物料置于适宜的容器内，加入清水浸没物料。

浸泡时间：浸没物料后立即排水。

2）润制：将物料置于底部带孔的容器内开始润制，控制条件如下。

润制时间：润制 14 h 后，每小时检查 1 次，最长润制时间不超过 20 h。

软化程度：用手弯曲至 120°，曲而不折，表面无水迹。

（3）切制：使用切药机将物料切成宽度 5 ~ 15 mm 的片块（见图 11 - 39），控制条件如下。

1）设备种类：履带往复式。

设备名称：QWJ125D 往复式切片机。

转　　速：700 r/min。

刀口距离：15 mm。

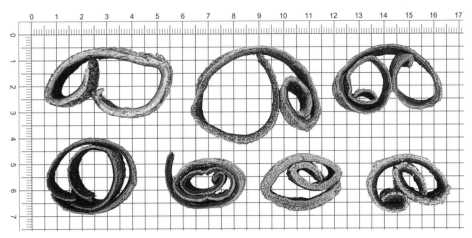

图 11 - 39　救必应饮片

2）设备种类：柔性带往复式。

设备名称：SQY - 500 数控直线往复式切药机。

频　　率：280 次/分。

长　　度：10 mm。

（4）干燥：按要求干燥，适时翻动，水分不得过 11%，控制条件如下。

1）干燥方式：烘干。

设备名称：敞开式烘干箱。

投料厚度：不高于 30 cm。

设定温度：75 ℃ （允许实际温度在 ±5 ℃浮动）。

干燥时间：2 h。

2）干燥方式：晒干。

场　　地：阳光房。

晾晒厚度：不高于 5 cm。

（5）净制：用 BGS - 800 摆杆式筛选机筛去药屑、碎末，控制条件如下。

频　　率：40 Hz。

筛网孔径：4 mm。

（6）包装：装入 PE 薄膜袋中，外套白色纤维袋，用手提式缝包机封口。

【贮存条件】常温贮存。

【成品性状】本品为卷筒状、半卷筒状或略卷曲的板状的横切片，切片宽 0.5 ～ 1.5 cm。外表面灰白色至浅褐色，较粗糙，有细纵裂纹及横向纹理，有的可见白色斑点状皮孔。内表面黄绿色、黄棕色或黑褐色，有细纵纹。质硬而脆，切面略平坦。气微香，味苦、微涩。

【炮制要点】

（1）救必应多自然卷曲呈筒状，单纯通过喷淋的方式，水分较难浸润到药材内侧。为使药材能内外均匀软化，应采用浸润的方式。但应注意浸泡时间，减少药材成分溶出。

（2）《中国药典》（2015 年版）中救必应要求切片，没有明确片的大小，通常是按块的标准（8 ～ 12 mm）去生产。在《中国药典》（2020 年版）中明确了救必应的规格为片宽 5 ～ 15 mm，因此在实际生产中要注意更新工艺。企业可根据不同的需求，在符合规定的片宽范围内切制不同的规格。但须注意的是，由于救必应质硬而脆，易碎，故饮片宽度越小，药碎越多。

（3）因为《中国药典》（2020 年版）中救必应的规格范围比较大，用 SQY - 500 数控直线往复式切药机（柔性带往复式）或 QWJ125D 往复式切片机（履带往复式）都能较容易达到《中国药典》（2020 年版）要求，但使用 SQY - 500 数控直线往复式切药机切制的饮片整体较均匀，而 QWJ125D 往复式切片机的切制产能较大。

枳　　壳

【药材来源】本品为芸香科植物酸橙（*Citrus aurantium* L.）及其栽培变种的干燥未成熟果实。

【原料性状】本品呈半球形，直径3～5 cm。外果皮棕褐色至褐色，有颗粒状突起，突起的顶端有凹点状油室；有明显的花柱残迹或果梗痕。切面中果皮黄白色，光滑而稍隆起，厚0.4～1.3 cm，边缘散有1～2列油室，瓤囊7～12瓣，少数至15瓣，汁囊干缩呈棕色至棕褐色，内藏种子。质坚硬，不易折断。气清香，味苦、微酸。

以外皮色绿褐、果肉厚、质坚硬、香气浓者为佳（见图11 –40）。

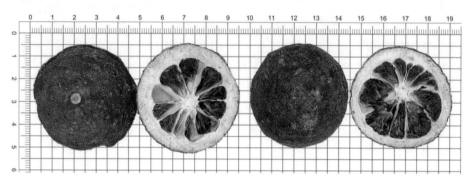

图11 –40　枳壳原药材

【生产依据】《中国药典》（2020 年版一部）。

【炮制流程】炮制流程如图11 –41 所示。

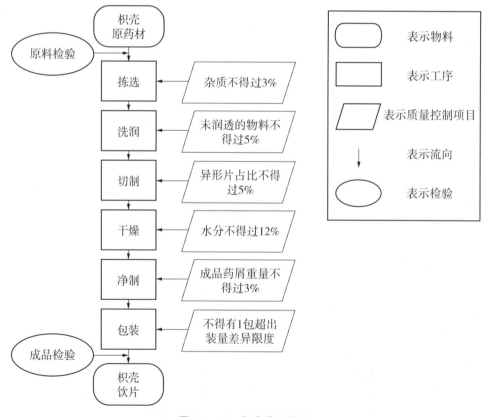

图11 –41　枳壳炮制流程

（1）拣选：除去杂质。

（2）洗润：将物料浸泡后润制。

1）浸泡：将物料置于适宜的容器内，加入清水浸没物料。

浸泡时间：1 h。

2）润制：将物料置于底部带孔的容器内开始润制，控制条件如下。

润制时间：润制 14 h 后，每小时检查 1 次，润制时间最长不超过 24 h。

软化程度：手握柔软，无硬物感，表面无水迹。

（3）切制：使用切药机将物料切成厚 1～2 mm 的片（见图 11 - 42），控制条件如下。

设备种类：柔性带往复式。

设备名称：SQY - 500 数控直线往复式切药机。

频　　率：280 次/分。

厚　　度：2 mm。

（4）干燥：按要求干燥，适时翻动，水分不得过 12%，控制条件如下。

干燥方式：低温烘干。

设备名称：敞开式烘干箱。

投料厚度：不高于 20 cm。

设定温度：55 ℃（允许实际温度在 ±5 ℃浮动）。

干燥时间：2 h。

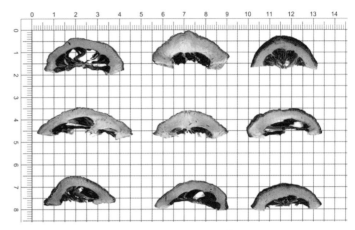

图 11 - 42　枳壳饮片

（5）净制：用 BGS - 800 摆杆式筛选机筛去药屑、碎末和掉落的瓤核，控制条件如下。

频　　率：40 Hz。

筛网孔径：6 mm。

（6）包装：装入 PE 薄膜袋中，外套白色纤维袋，用手提式缝包机封口。

【贮存条件】阴凉贮存。

【成品性状】本品呈不规则弧状条形薄片。切面外果皮棕褐色至褐色，中果皮黄白色至黄棕色，近外缘有 1～2 列点状油室，内侧有的有少量紫褐色瓤囊。

【炮制要点】

（1）浸泡过程中于枳壳上方压上重物，以免枳壳在水中漂起。润制过程中应注意有无发热情况出现，如果有发热即代表枳壳开始发霉变质，应及时进行切制并干燥。

（2）枳壳喂料时将剖面朝下，可避免切药机切制时其滚动移位导致异形片增多。

（3）枳壳含有挥发油，在干燥时宜低温干燥，以防味道散失。不建议晒晒，有研究认为，高温和紫外线照射共同作用会显著降低枳壳挥发油中各成分的含量。[1]

【相关资料】

（1）枳壳挥发油主要存在果皮、果肉里。而枳壳瓤约占整个药材重量的 20%，并极易发霉变质和虫蛀，水煎液味极苦酸涩，不堪入口，因此传统的炮制方法在润制时需要将瓤核清除。[2]但考虑到操作麻烦，工作量大，现在《中国药典》（2020 年版）只要求在干燥后筛去掉落的瓤核即可，允许有少量瓤囊存在。

（2）樟树地区切制枳壳丝（凤眼片）的操作方法：取原药材挖去内瓤，洗净泥沙，捞起，用水浸泡 1 h，捞起，润制过夜，用铁锚压扁，使枳壳对折成扁半圆形，再上木架压 3～4 天，稍见霉点，切人字片或凤眼片，晒干。[3]

（3）枳壳为"六陈"之一，传统认为陈久者为佳，《本草图经》言："完大者为壳，……须陈久者为胜。"但现有研究表明，枳壳如果陈放过久，以挥发油为主的有效成分大量减少，药物的临床疗效降低。[4]

【参考文献】

[1] 何英杰，王靖，刘东波，等. 不同环境条件对枳壳挥发油主要成分的影响 [J]. 中成药，2017，39（10）：2200 - 2203.

[2] 杨书斌，王琦. 从化学成分看枳壳去瓤的意义 [J]. 中成药，1989，11（10）：20 - 21.

[3] 谌瑞林，等. 樟树药帮中药传统炮制法经验集成及饮片图鉴 [M]. 上海：上海科学技术出版社，2016：287 - 288.

[4] 陶乃贵，张振英. 中药"六陈"并非陈者良 [J]. 时珍国医国药，2004，15（10）：714.

枳　　实

【药材来源】本品为芸香科植物酸橙（*Citrus aurantium* L.）及其栽培变种或甜橙（*Citrus sinensis* Osbeck）的干燥幼果。

【原料性状】本品呈半球形，少数为球形，直径 0.5 ～ 2.5 cm。外果皮黑绿色或棕褐色，具颗粒状突起和皱纹，有明显的花柱残迹或果梗痕。切面中果皮略隆起，厚 0.3 ～ 1.2 cm，黄白色或黄褐色，边缘有 1 ～ 2 列油室，瓤囊棕褐色。质坚硬。气清香，味苦、微酸（见图 11 - 43）。

【生产依据】《中国药典》（2020 年版一部）。

【炮制流程】炮制流程如图 11 - 44 所示。

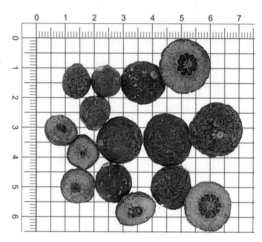

图 11 - 43　枳实原药材

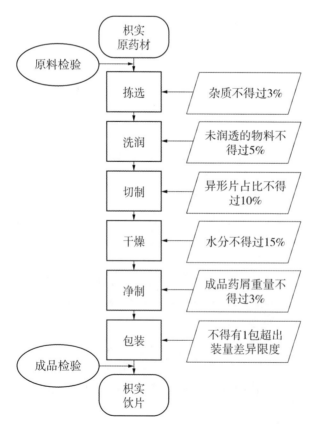

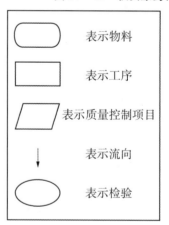

图 11 - 44　枳实炮制流程

（1）拣选：除去杂质。

（2）洗润：将物料浸泡后润制。

1）浸泡：将物料置于适宜的容器内，加入清水浸没物料。

浸泡时间：1 h。

2）润制：将物料置于底部带孔的容器内开始润制，控制条件如下。

润制时间：润制 14 h 后，每小时检查 1 次，润制时间最长不超过 24 h。

软化程度：手握无坚硬感，表面无水迹。

（3）切制：使用切药机将物料切成厚 1～2 mm 的片（见图 11 -45、图 11 -46），控制条件如下。

1）设备种类：转盘式。

设备名称：QYJ2 -100C 转盘式切片机。

链条输送速度档：快。

转盘与出料口距离：2.5 mm。

2）设备种类：柔性带往复式。

设备名称：SQY -500 数控直线往复式切药机。

频　　率：280 次/分。

厚　　度：1.8 mm。

导槽直径：4 cm。

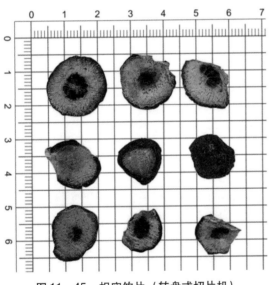

图 11 -45　枳实饮片（转盘式切片机）

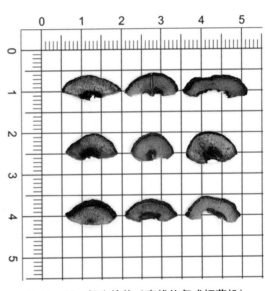

图 11 -46　枳实饮片（直线往复式切药机）

（4）干燥：按要求干燥，适时翻动，水分不得过 15%，控制条件如下。

干燥方式：低温烘干。

设备名称：敞开式烘干箱。

投料厚度：不高于 20 cm。

设定温度：55 ℃（允许实际温度在 ±5 ℃浮动）。

干燥时间：4 h。

（5）净制：用 TGF -1200 -Ⅱ双级风选机风选除去非药用部分与药屑，控制条件如下。

1#风机频率：28 Hz（±5 Hz）。

2#风机频率：32 Hz（±5 Hz）。

出料情况：1#、2#出料口分离出非药用部分与药屑，主出料口出物料。

挡板高度：下方开口处高 4 cm。

（6）包装：装入 PE 薄膜袋中，外套白色纤维袋，用手提式缝包机封口。

【贮存条件】阴凉贮存。

【成品性状】本品呈不规则弧状条形或圆形薄片。切面外果皮黑绿色至暗棕绿色，中果皮部分黄白色至黄棕色，近外缘有1～2列点状油室，条片内侧或圆片中央具棕褐色瓤囊。气清香，味苦、微酸。

【炮制要点】

（1）枳实有效成分辛弗林易溶于水[1]，在软化时要注意加水量，水尽药透即可。以防辛弗林溶出，影响疗效。润制过程中应注意有无发热情况，如果有发热即代表枳实开始发霉变质，应及时进行切制与干燥。

（2）QYJ2-100C转盘式切片机（转盘式）切制速度快，切制出来的饮片比较碎，且切面弯曲不够平直，片型多为圆片。使用SQY-500数控直线往复式切药机（柔性带往复式）的切制产能较低，但切制出来的饮片比较完整，外观性状好，片型多为半圆片。但整体来说，因为枳实体积较小且大小不均，比较难切出片型均匀、完整的薄片。

（3）枳实需要使用设备快速干燥而不能用自然干燥。自然干燥时间长，干燥过程中枳实内部成分随水分蒸发迁移到饮片表面后结晶析出白霜，会被误认为发霉。

【相关资料】

（1）枳实在古法中要求去瓤，但考虑到枳实的瓤太小，炮制难度大，且切制干燥后大部分的瓤会脱落。因此，现在的枳实都不去瓤了。

（2）枳实为六陈之一，传统认为陈久者为佳，《本草图经》言："医家以皮厚而小者为枳实，……须陈久者为胜。"但现有研究表明，枳实如果陈放过久，以挥发油为主的有效成分大量减少，药物的临床疗效降低。[2]

【参考文献】

[1] 王淳，刘振丽，宋志前，等. 中药枳实提取工艺研究 [J]. 中国实验方剂学杂志，2008，14（9）：23-25.

[2] 陶乃贵，张振英. 中药"六陈"并非陈者良 [J]. 时珍国医国药，2004，15（10）：714.

桔　梗

【药材来源】本品为桔梗科植物桔梗 ［*Platycodon grandiflorum*（Jacq.）A. DC.］ 的干燥根。

【原料性状】本品呈圆柱形或略呈纺锤形，下部渐细，有的有分支，略扭曲，长7～20 cm，直径0.7～2 cm。表面白色或淡黄白色，不去外皮者表面黄棕色至灰棕色，具纵扭皱沟，并有横长的皮孔样斑痕及支根痕，上部有横纹。有的顶端有较短的根茎或不明显，其上有数个半月形茎痕。质脆，断面不平坦，形成层环棕色，皮部类白色，有裂隙，木部淡黄白色。气微，味微甜后苦。

以根肥大、色白、质坚实、味苦者为佳（见图11-47）。

【生产依据】《中国药典》（2020年版一部）。

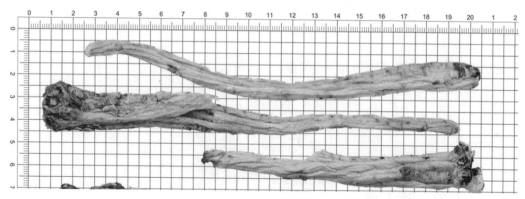

图11-47　桔梗原药材

【炮制流程】炮制流程如图 11 -48 所示。

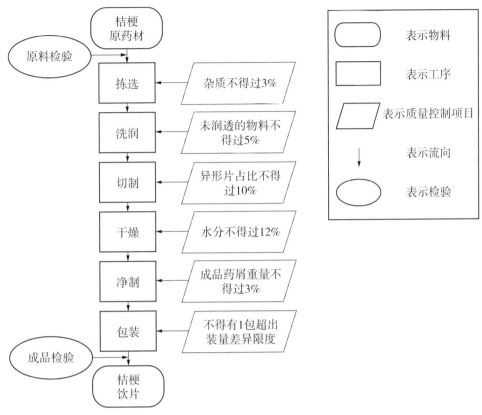

图 11 -48 桔便炮制流程

（1）拣选：除去杂质及残茎。大小分档。

分档标准：直径 1 cm 以下的为小档，直径 1 cm 以上的为大档。

（2）洗润：将物料冲洗干净，排水后开始润制，控制条件如下。

润制时间：润制 2 h 后，每小时检查 1 次，润制时间最长不超过 24 h。

软化程度：用手弯曲至120°，曲而不折，表面无水迹。

（3）切制：使用切药机将物料切成厚 2～4 mm 的片（见图 11 -49、图 11 -50），控制条件如下。

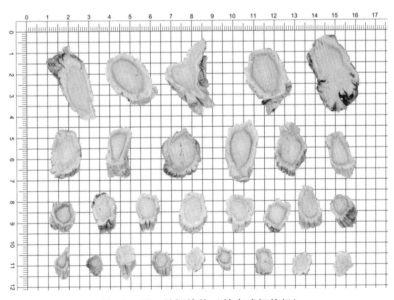

图 11 -49 桔梗饮片（转盘式切片机）

第十一章 切 制 法

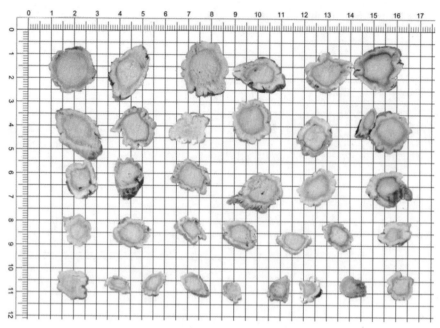

图 11 -50　桔梗饮片（直线往复式切药机）

1）设备种类：转盘式。

设备名称：QYJ2 -100C 转盘式切片机。

链条输送速度档：快。

转盘与出料口距离：4 mm。

2）设备种类：柔性带往复式

设备名称：QWZL -300D 直线往复式切药机。

频　　　率：50 Hz。

齿轮位置：左外—右内。

导槽直径：4 cm。

（4）干燥：按要求干燥，适时翻动，水分不得过12%，控制条件如下。

1）干燥方式：烘干。

设备名称：敞开式烘干箱。

投料厚度：不高于 20 cm。

设定温度：65 ℃（允许实际温度在 ±5 ℃浮动）。

干燥时间：1.5 h。

2）干燥方式：晒干。

场　　　地：阳光房。

晾晒厚度：不高于 5 cm。

（5）净制：用 TGF -1200 - Ⅱ双级风选机风选除去非药用部分与药屑，控制条件如下。

1#风机频率：30 Hz（ ±5 Hz）。

2#风机频率：35 Hz（ ±5 Hz）。

出料情况：1#、2#出料口分离出非药用部分与药屑，主出料口出物料。

挡板高度：下方开口处高 4 cm。

（6）包装：装入 PE 薄膜袋中，外套白色纤维袋，用手提式缝包机封口。

【贮存条件】阴凉贮存。

【成品性状】本品呈椭圆形或不规则厚片。外皮多已除去或偶有残留。切面皮部黄白色，较窄；形成层环纹明显，棕色；木部宽，有较多裂隙。气微，味微甜后苦。

【炮制要点】

（1）润制时间视润制温度和药材直径而定。在夏季或者桔梗根头部直径 1 cm 左右的润制 2 h 即透，在冬季或者根头部接近 2 cm 的需要润制过夜。润制时间过长，桔梗会出现伤水的现象，切制出来的饮片颜色偏黑。

（2）QYJ2 - 100C 转盘式切片机（转盘式）切制产能高，但切制成品异形片多，损耗相对较大，切出来的饮片大多是瓜子片，片型较大。适合直接用于投料或者是经过分级后销售；QWZL - 300D 直线往复式切药机（柔性带往复式）切制产能较低，但切制成品异形片少，片型较均匀，适合于以饮片销售为目的的药材加工。如果桔梗根头部较大（接近 2 cm），呈纺锤形时，使用转盘式切药机进行加工会导致饮片厚薄差异大，根头部较粗的部分加工出来的饮片厚，根部细端加工出来的饮片薄。

（3）桔梗头尾直径差异大，喂料时注意将桔梗整理后喂送，粗细大小搭配，夹并切制。

（4）桔梗干燥温度不宜高过，以防颜色变黑。

【相关资料】传统用药多主张桔梗去芦、去皮后入药。一方面，可去除腐殖质等杂质，清洁药物。另一方面，刮去浮皮后桔梗色显洁白，能改善饮片性状。现代有研究认为，桔梗皮含总皂苷含量相对较少，因此产地加工去皮有一定的道理。[1] 但也有认为桔梗皮可以入药，桔梗不去外皮为宜。[2] 所以，现行《中国药典》（2020 年版）对桔梗是否需要去皮不做硬性要求，但是医院饮片用的桔梗一般都去外皮。

【参考文献】

［1］石俊英，王颖，巩丽丽，等 . HPLC 法测定桔梗不同部位、不同产地药材中桔梗皂苷 D 含量［J］. 山东中医药大学学报，2007，31（6）：501 - 503.

［2］张玲，郭宣宣，朱丽丽 . 桔梗中苦味物质的分布与动态积累研究［J］. 中药新药与临床药理，2019，30（5）：586 - 591.

漏　芦

【药材来源】本品为菊科植物祁州漏芦［*Rhaponticum uniflorum*（L.）DC.］的干燥根。

【原料性状】本品呈圆锥形或扁片块状，多扭曲，长短不一，直径 1.0～2.5 cm。表面暗棕色、灰褐色或黑褐色，粗糙，具纵沟及菱形的网状裂隙。外层易剥落，根头部膨大，有残茎和鳞片状叶基，顶端有灰白色绒毛。体轻，质脆，易折断，断面不整齐，灰黄色，有裂隙，中心有的呈星状裂隙，灰黑色或棕黑色。气特异，味微苦。

以条粗、色灰褐、不裂者为佳（见图 11 - 51）。

【生产依据】《中国药典》（2020 年版一部）。

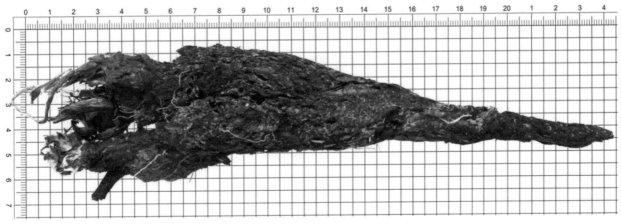

图 11 - 51　漏芦原药材

【炮制流程】炮制流程如图 11 - 52 所示。

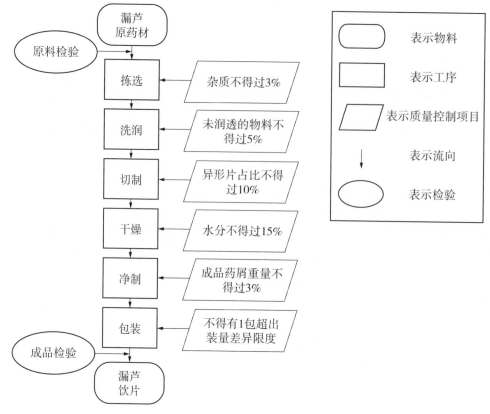

图 11 - 52　漏芦炮制流程

（1）拣选：除去杂质、泥沙及须根。

（2）洗润：将物料冲洗干净后开始润制，控制条件如下。

润制时间：润制 4 h 后，每小时检查 1 次，最长润制时间不超过 8 h。

软化程度：针刺法能穿透物料粗大端，且用手弯曲至 120°，物料曲而不折，表面无水迹。

（3）切制：使用切药机将物料切成厚 2～4 mm 的片（见图 11 - 53），控制条件如下。

设备种类：柔性带往复式。

设备名称：QWZL - 300D 直线往复式切药机。

频　　率：50 Hz。

齿轮位置：左外—右内。

导槽直径：6 cm。

（4）干燥：按要求干燥，适时翻动，水分不得过 15%，控制条件如下。

1）干燥方式：烘干。

设备名称：敞开式烘干箱。

投料厚度：不高于 20 cm。

设定温度：75 ℃（允许实际温度在 ±5 ℃ 浮动）。

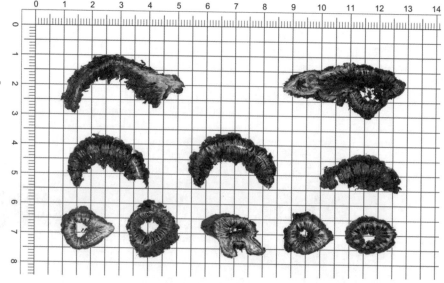

图 11 - 53　漏芦饮片

干燥时间：2 h。

2）干燥方式：晒干。

场　　　地：阳光房。

晾晒厚度：不高于 5 cm。

（5）净制：用 BGS–800 摆杆式筛选机筛去药屑、碎末，控制条件如下。

频　　　率：40 Hz。

筛网孔径：4 mm。

（6）包装：装入 PE 薄膜袋后，放入纸箱或周转箱中。

【贮存条件】常温贮存。

【成品性状】本品呈类圆形或不规则的厚片。外表皮暗棕色至黑褐色，粗糙，有网状裂纹。切面黄白色至灰黄色，有放射状裂隙。气特异，味微苦。

【炮制要点】

（1）漏芦泥沙较多，应注意物料冲洗效果。软化时要注意润制时间，不能润制过夜，避免堆放，否则容易长出白霉。

（2）切制时注意物料应粗细大小夹并，给料速度要均匀。

（3）漏芦质脆，干燥翻动时应注意翻动力度和频率，减少因翻动力度过大、翻动过频导致饮片破碎。存储时使用纸箱或周转箱，在一定程度上可防止漏芦饮片在运输和储存过程中受挤压和碰撞导致破碎。

玄　参

【药材来源】本品为玄参科植物玄参（*Scrophularia ningpoensis* Hemsl.）的干燥根。

【原料性状】本品呈类圆柱形，中间略粗或上粗下细，有的微弯曲，长 6～20 cm，直径 1～3 cm。表面灰黄色或灰褐色，有不规则的缴沟、横长皮孔样突起和稀疏的横裂纹和须根痕。质坚实，不易折断，断面黑色，微有光泽。气特异似焦糖，味甘、微苦。

以条粗壮、质坚实、断面乌黑色者为佳（见图 11–54）。

【生产依据】《中国药典》（2020 年版一部）。

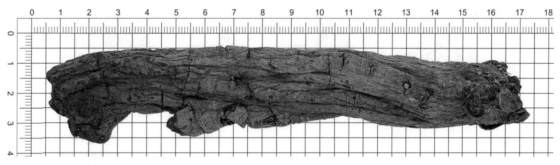

图 11–54　玄参原药材

【炮制流程】炮制流程如图 11–55 所示。

（1）拣选：除去杂质及残留根茎。

（2）洗润：将物料冲洗后润制。

1）冲洗：将物料整齐堆放或摊开，用清水冲洗干净。

2）润制：将物料置于底部带孔的容器内开始润制，润制途中适时喷淋清水 1 次，控制条件如下。

润制时间：润制 14 h 后，每小时检查 1 次，润制时间最长不超过 24 h。

软化程度：用手弯曲至 120°，曲而不折，表面无水迹。

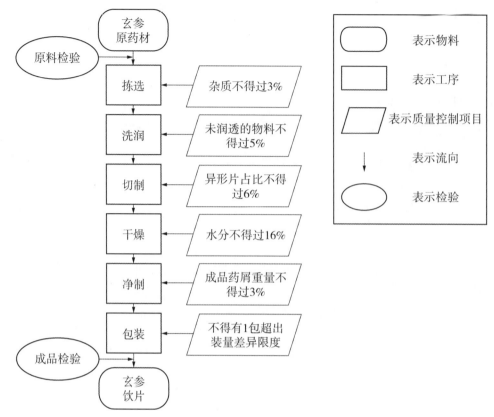

图 11 - 55　玄参炮制流程

（3）切制：使用切药机将物料切成厚 1 ～ 2 mm 的片（见图 11 - 56），控制条件如下。

设备种类：柔性带往复式。

设备名称：QWZL - 300D 直线往复式切药机。

频　　率：50 Hz。

齿轮位置：左中—右中。

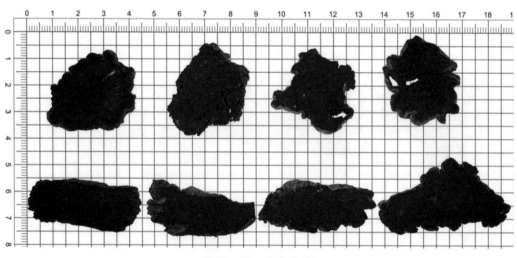

图 11 - 56　玄参饮片

（4）干燥：按要求干燥，适时翻动，水分不得过 16%，控制条件如下。

1）干燥方式：烘干。

设备名称：敞开式烘干箱。

投料厚度：不高于 20 cm。

设定温度：75 ℃（允许实际温度在 ±5 ℃浮动）。

干燥时间：2 h。

2）干燥方式：晒干。

场　　地：阳光房。

晾晒厚度：不高于 5 cm。

（5）净制：用 TGF – 1200 – Ⅱ 双级风选机风选除去非药用部分与药屑，控制条件如下。

1#风机频率：30 Hz（±5 Hz）。

2#风机频率：30 Hz（±5 Hz）。

出料情况：1#、2#出料口分离出非药用部分与药屑，主出料口出物料。

挡板高度：下方开口处高 4 cm。

（6）包装：装入 PE 薄膜袋中，外套白色纤维袋，用手提式缝包机封口。

【贮存条件】常温贮存。

【成品性状】本品呈类圆形或椭圆形的薄片。外表皮灰黄色或灰褐色。切面黑色，微有光泽，有的具裂隙。气特异似焦糖，味甘、微苦。

【炮制要点】玄参质黏，干燥到表面稍硬时应及时翻动，揉散。防止玄参粘连导致烘干后难以分离。玄参饮片为薄片，干度不宜太干，水分稍低于 16% 即可，防止过干而变硬易碎。玄参味甜，易生虫、发霉，易吸潮。干燥后应及时筛选、摊凉、包装。

【相关资料】玄参断面偶尔有部分青白色，这是玄参在鲜货加工过程中发汗不彻底或玄参本身木质化程度高导致的。在切制、干燥、筛选过程中发现应挑选出来。

玉　竹

【药材来源】本品为百合科植物玉竹 ［Polygonatum odoratum（Mill.）Druce］的干燥根茎。

【原料性状】本品呈长圆柱形，略扁，少有分枝，长 4～18 cm，直径 0.3～1.6 cm。表面黄白色或淡黄棕色，半透明，具纵皱纹和微隆起的环节，有白色圆点状的须根痕和圆盘状茎痕。质硬而脆或稍软，易折断，断面角质样或显颗粒性。气微，味甘，嚼之发黏。

以条长、肥壮、色黄白者为佳（见图 11 –57）。

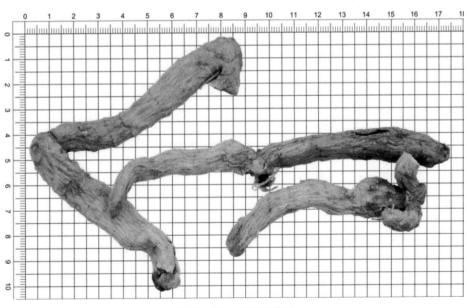

图 11 –57　玉竹原药材

【生产依据】《中国药典》（2020年版一部）。

【炮制流程】炮制流程如图11-58所示。

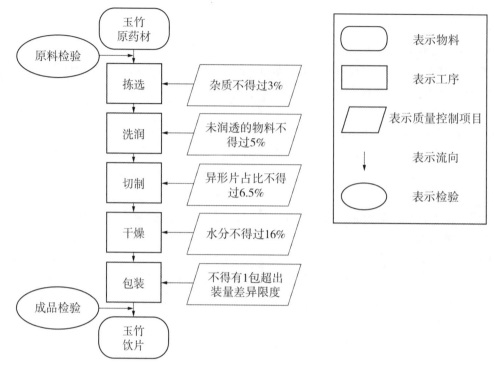

图11-58 玉竹炮制流程

（1）拣选：除去杂质。

（2）洗润：喷淋物料后润制。

1）冲洗：将物料摊开，喷淋清水。

2）润制：将物料置于底部带孔的容器内开始润制，控制条件如下。

润制时间：润制14 h后，每小时检查1次，最长润制时间不得超过24 h。

软化程度：用手弯曲至120°，曲而不折，表面无水迹。

（3）切制：使用切药机或手切架将物料切成厚2～4 mm的片（见图11-59、图11-60），控制条件如下。

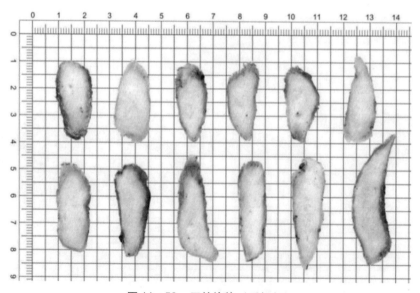

图11-59 玉竹饮片（手切架）

1）工具名称：手切架。

物料与刀床间角度：30°。

2）设备种类：柔性带往复式。

设备名称：SQY－500 数控直线往复式切药机。

频　　率：280 次/分。

厚　　度：3.5 mm。

导槽直径：4 cm。

（4）干燥：按要求干燥，适时翻动，水分不得
过 16%，控制条件如下。

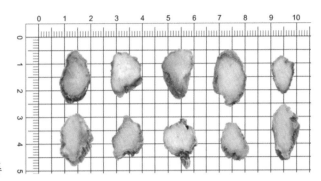

图 11-60　玉竹饮片（直线往复式切药机）

1）干燥方式：低温烘干。

设备名称：敞开式烘干箱。

投料厚度：不高于 20 cm。

设定温度：65 ℃（允许实际温度在 ±5 ℃ 浮动）。

干燥时间：4～5 h。

2）干燥方式：晒干。

场　　地：阳光房。

晾晒厚度：不高于 5 cm。

（5）包装：装入 PE 薄膜袋中，外套白色纤维袋，用手提式缝包机封口。

【贮存条件】冷藏贮存。

【成品性状】本品呈不规则厚片或段。外表皮黄白色至淡黄棕色，半透明，有时可见环节。切面角质
样或显颗粒性。气微，味甘，嚼之发黏。

【炮制要点】

（1）玉竹中含有皂苷、黄酮苷及大量的多糖、聚糖类成分，易溶于水，润制过程中应控制加水量，
防止有效成分的流失，以保证其质量。[1] 使用手切架切制玉竹时可将润制时间适当延长，使玉竹更柔软，
切制时更省力。但是玉竹软化后易发黏变质，故在夏季软化的玉竹应及时切完，不能堆放过夜。

（2）切制可选用机械切制或手切架手工切制，使用 QWZL－300D 直线往复式切药机切制出来的片型
多为圆片，整体片型较小，但切制产能高。使用手切架切制，片型较大，收率略高，但切制产能小。一
般使用手切架切制的玉竹多用于汤料包装。

（3）玉竹含糖，遇水易发黏。若物料发黏粘刀时，可用适量清水润洗刀刃处。

（4）玉竹以黄白色为佳，干燥时首选晒干，烘干也可。但干燥温度过高或水分过低都会导致玉竹颜
色变深。当手摸玉竹不粘手时应随时监控水分，以防烘黑或烘成老黄色，一般以外皮干爽，用手抓时仍
有柔软之感为限。此外，玉竹储存时间长也会导致颜色加深（见图 11-61）。

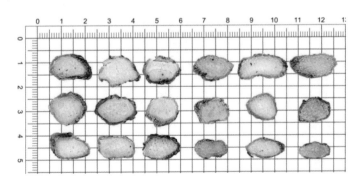

图 11-61　正常玉竹饮片（左）与干燥过度的玉竹饮片（右）对比

【参考文献】

[1] 张世臣，叶定江，等. 中药炮制学 [M]. 北京：人民卫生出版社，1999：248-250.

甘　松

【药材来源】本品为败酱科植物甘松（*Nardostachys jatamansi* DC.）的干燥根及根茎。

【原料性状】本品略呈圆锥形，多弯曲，长 5～18 cm。根茎短小，上端有茎、叶残基，呈狭长的膜质片状或纤维状。外层黑棕色，内层棕色或黄色。根单一或数条交结、分枝或并列，直径 0.3～1.0 cm。表面棕褐色，皱缩，有细根和须根。质松脆，易折断，断面粗糙，皮部深棕色，常成裂片状，木部黄白色。气特异，味苦而辛，有清凉感。

以身干、主根肥壮、气味芳香而浓郁、条长、无碎末及泥沙者为佳（见图 11－62）。

【生产依据】《中国药典》（2020 年版一部）。

【炮制流程】炮制流程如图 11－63 所示。

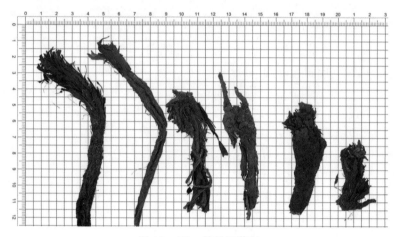

图 11－62　甘松原药材

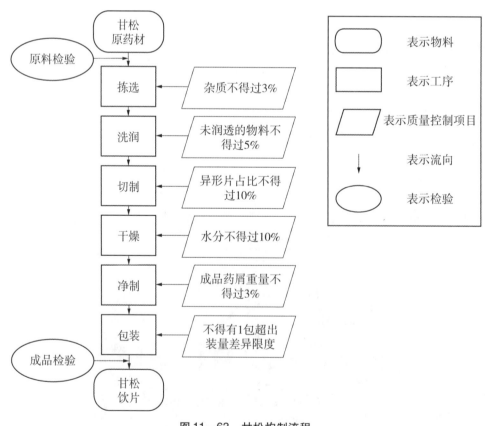

图 11－63　甘松炮制流程

（1）拣选：除去杂质、泥沙及地上茎叶等非药用部位。

（2）洗润：将物料喷淋清水后润制。

1）喷淋：将物料整齐堆放或摊开，喷淋清水。

2）润制：将物料置于底部带孔的容器内开始润制，控制条件如下。

润制时间：润制 2 h 后，每小时检查 1 次，最长润制时间不得超过 8 h。

软化程度：用手弯曲至 120°，曲而不折，表面无水迹。

（3）切制：使用切药机将物料切成长度为 10～15 mm 的段（见图 11-64），控制条件如下。

设备名称：SQY-500 数控直线往复式切药机。

频　　率：280 次/分。

长　　度：13 mm。

导槽直径：4 cm。

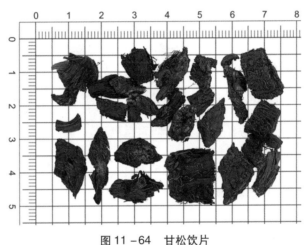

图 11-64　甘松饮片

（4）干燥：按要求干燥，适时翻动，水分不得过 10%，控制条件如下。

1）干燥方式：低温烘干。

设备名称：敞开式烘干箱。

投料厚度：不高于 20 cm。

设定温度：55 ℃（允许实际温度在 ±5 ℃浮动）。

干燥时间：2 h。

2）干燥方式：晒干。

场　　地：阳光房。

晾晒厚度：不高于 5 cm。

（5）净制：用 BGS-800 摆杆式筛选机筛去药屑、碎末，控制条件如下。

频　　率：40 Hz。

筛网孔径：4 mm。

（6）包装：装入套有内膜袋的纸箱或周转箱中。

【贮存条件】阴凉贮存。

【成品性状】本品呈不规则的长段。根呈圆柱形，表面棕褐色。质松脆。切面皮部深棕色，常成裂片状，木部黄白色。气特异，味苦而辛。

【炮制要点】

（1）甘松含有挥发油，干燥时注意温度不能过高，防止气味散失。甘松质地松脆，翻动时要注意力度。

（2）甘松质脆，存储时使用纸箱或周转箱，能在一定程度上防止甘松受挤压和碰撞而破碎。

【相关资料】甘松常出现地上茎叶未去干净或含泥沙杂质过多的情况。验收时应注意杂质与非药用部位是否符合要求。

生 地 黄

【药材来源】本品为玄参科植物地黄（*Rehjnannia glutinosa* Libosch.）的干燥块根。

【原料性状】本品多呈不规则的团块状或长圆形，中间膨大，两端稍细，有的细小，长条状，稍扁而扭曲，长 6 ～ 12 cm，直径 2 ～ 6 cm。表面棕黑色或棕灰色，极皱缩，具不规则的横曲纹。体重，质较软而韧，不易折断，断面棕黑色或乌黑色，有光泽，具黏性。气微，味微甜。

以块大、体重、断面乌黑色者为佳（见图 11 −65）。

【生产依据】《中国药典》（2020 年版一部）。

【炮制流程】炮制流程如图 11 −66 所示。

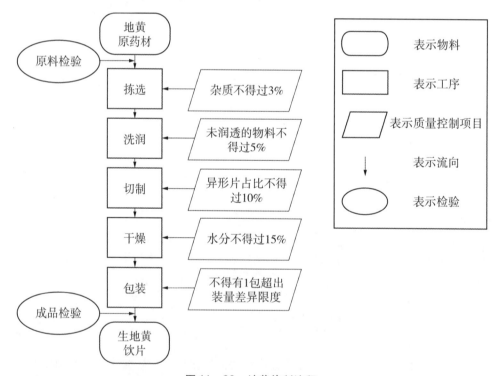

图 11 −65　地黄原药材

图 11 −66　地黄炮制流程

（1）拣选：除去胶丝、石头等杂质与腐、焦枯者。

（2）洗润：将物料快速冲洗后润制。

1）冲洗：将物料整齐堆放，用清水冲洗干净。

2）润制：将物料置于底部带孔的容器内开始润制（润制途中适时喷淋清水 2 次），控制条件如下。

润制时间：润制 1.5 h 后，每小时检查 1 次，最长润制时间不超过 6 h。

软化程度：用手捏粗端，柔软无坚硬感，表面无水迹。

（3）切制：使用切药机将物料切成厚 2 ～ 4 mm 的片（见图 11 - 67），控制条件如下。

1）设备种类：转盘式。

设备名称：QYJ2 - 100C 转盘式切片机。

链条输送速度档：快。

转盘与出料口距离：3 mm。

2）设备种类：多功能。

设备名称：XP - 380 多功能切片机。

转盘与出料口距离：3 mm。

给料模式：气动给料。

（4）干燥：按要求干燥，适时翻动，水分不得过 15%，控制条件如下。

1）干燥方式：烘干。

设备名称：敞开式烘干箱。

投料厚度：不高于 20 cm。

设定温度：65 ℃（允许实际温度在 ±5 ℃ 浮动）。

干燥时间：1. 5 ～ 3. 0 h。

2）干燥方式：晒干。

场　　地：阳光房。

晾晒厚度：不高于 5 cm。

（5）包装：装入 PE 薄膜袋后，放入纸箱或周转箱中。

【贮存条件】常温贮存。

【成品性状】本品呈类圆形或不规则的厚片。外表皮棕黑色或棕灰色，极皱缩，具不规则的横曲纹。切面棕黄色至黑色或乌黑色，有光泽，具黏性。气微，味微甜。

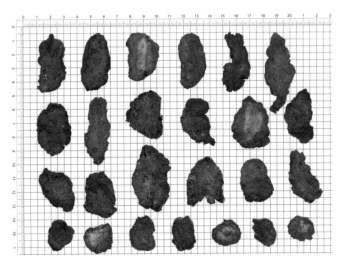

图 11 - 67　生地黄饮片

【炮制要点】

（1）《中国药典》（2015 年版）地黄的指标成分为毛蕊花糖苷和梓醇，其中毛蕊花糖苷不稳定，易溶于水且受热因分解[1]，导致地黄的加工品容易不合格。故在《中国药典》（2020 年版）中将地黄的指标成分毛蕊花糖苷改为地黄苷 D，地黄苷 D 比毛蕊花糖苷稳定，但还是易溶于水[2]，因此在加工生地黄时应抢水洗净，少泡多润，防止地黄苷 D 流失。

（2）润制时间视润制温度和药材质量而定。南方一般润制 4 h 即透。

（3）QYJ2 - 100C 转盘式切片机切制产能高，切制成品片型也好，一般优先考虑该设备。如果客户特殊要求要片型大的生地黄，可以使用 XP - 380 多功能切片机并安装气缸进行气动给料，在气缸推动压板时会将生黄均匀挤压进转盘，从而得到片型美观的生地黄纵切片。

（4）地黄质黏，在生产过程中（尤其是干燥过程）应注意防尘，必要时可覆盖麻布袋。定时翻动，防止干燥不均匀。此外，当生地黄干燥到表面不粘手时，在翻料的途中用手将大块的生地黄搓散，防止干燥后的生地黄水分不均。摊凉后应及时包装，防止吸潮。

（5）长时间储存或挤压后，生地黄会相互结粘连成团，不利于再次分装。可通过用烘床加热，趁热打散。

（6）为减轻生地黄因挤压而出现粘连成团的程度，可使用有一定承重能力的纸箱和周转箱包装。

【相关资料】地黄在采收后完成产地初加工的时候，心部发黄或者黄白，达不到《中国药典》规定的"断面棕黄色至黑色或乌黑色，有光泽"的特性。需要放置 1 ～ 2 年后，方可符合《中国药典》（2020 年版）标准。

【参考文献】

[1] 郭梦环，甘露，司婧，等. 毛蕊花糖苷的药理作用及作用机制研究进展［J］. 中成药，2020，42

（8）：2119－2125.

［2］岳超，高杰，石上梅，等. HPLC 测定地黄炮制前后 3 种苷类物质的含量［J］. 中国实验方剂学杂志，2015，21（4）：71－74.

白　前

【药材来源】本品为萝藦科植物柳叶白前 ［*Cynanchum stauntonii*（Decne.）Schltr. ex Lévl.］或芫花叶白前 ［*Cynanchum glaucescens*（Decne.）Hand. -Mazz.］的干燥根茎和根。

【原料性状】柳叶白前，根茎呈细长圆柱形，有分枝，稍弯曲，长 4 ～ 15 cm，直径 1.5 ～ 4.0 mm。表面黄白色或黄棕色，节明显，节间长 1.5～4.5 cm，顶端有残茎。质脆，断面中空。节处簇生纤细弯曲的根，长可达 10 cm，直径不及 1 mm，有多次分枝呈毛须状，常盘曲成团。气微，味微甜。

芫花叶白前，根茎较短小或略呈块状；表面灰绿色或灰黄色，节间长 1 ～ 2 cm。质较硬。根稍弯曲，直径约 1 mm，分枝少。

均以根茎粗、须根长、无泥土者为佳（见图 11－68）。

【生产依据】《中国药典》（2020 年版一部）。

【炮制流程】炮制流程如图 11－69 所示。

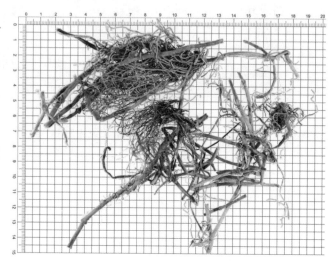

图 11－68　白前原药材

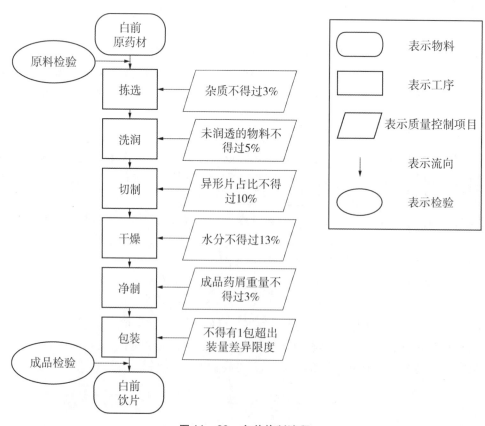

图 11－69　白前炮制流程

（1）拣选：除去石头、泥沙、胶丝等杂质及地上非药用部分。

（2）洗润：将物料抢水洗后润制。

1）抢水洗：将物料投入清水中，快速搅拌，洗涤，出料。手工除去残留砂石。

2）润制：将物料置于底部带孔的容器内开始润制，控制条件如下。

润制时间：润制 0.5 h 后，每小时检查 1 次，最长润制时间不得超过 12 h。

软化程度：手握柔软且须根不断，无坚硬感，表面无水迹。

（3）切制：使用切药机将物料切成长度 10～15 mm 的段（见图 11-70），控制条件如下。

设备种类：柔性带往复式。

设备名称：QWZL-300D 直线往复式切药机。

频　　率：50 Hz。

滑块偏心距：调节至切制长度 15 mm。

导槽直径：4 cm。

（4）干燥：按照要求将物料及时干燥，适时翻动，水分不得过 13%，控制条件如下。

1）干燥方式：烘干。

设备名称：敞开式烘干箱。

投料厚度：不高于 20 cm。

设定温度：75 ℃（允许实际温度在 ±5 ℃ 浮动）。

干燥时间：3～5 h。

2）干燥方式：晒干。

场　　地：阳光房。

晾晒厚度：不高于 5 cm。

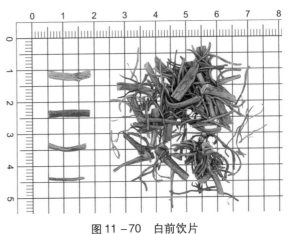

图 11-70　白前饮片

（5）净制：用 TGF-1200-Ⅱ双级风选机先风选除去石头、泥沙，再风选除去药屑、胶丝，控制条件如下。

1）风选石头、泥沙。

1#风机频率：45 Hz（±5 Hz）。

2#风机频率：45 Hz（±5 Hz）。

出料情况：1#、2#出料口出物料，主出料口出石头、泥沙和少量根茎。

挡板高度：下方开口处高度略高于物料 2 cm。

2）风选药屑、胶丝。

1#风机频率：20 Hz（±5 Hz）。

2#风机频率：20 Hz（±5 Hz）。

出料情况：1#、2#出料口出胶丝、药屑和少量根，主出料口出物料。

挡板高度：下方开口处高度略高于物料 2 cm。

（6）包装：装入 PE 薄膜袋中，外套白色纤维袋，用手提式缝包机封口。

【贮存条件】常温贮存。

【成品外观】本品呈不规则的段。表面黄白色或黄棕色，质脆，断面中空。气微，味微甜。

【炮制要点】

（1）白前原药材常有残留的地上部分，在拣选的过程中要注意将其除去。

（2）白前的根和根茎之间往往包裹了石头和胶丝，拣选比较难完全除去，在洗润的过程中要将泥沙、石头尽可能洗净。残留的石头、泥沙在干燥后通过风选机将其分离，缠绕在绒根里面的胶丝可通过手工拣净。

（3）虽然在《中国药典》（2020 年版）中没有对白前的含量进行检查，但有研究认为白前的主要有效成分为皂苷，而白前泡水后皂苷水解成皂苷元，疗效减少。因此，白前在软化时不可久泡。[1]

（4）给料时需要将白前方向理顺。理顺方法：抓一把白前，前后捋顺，抽去前后端乱料，放入导槽中。

（5）白前湿润后极易发霉，生产时应注意要随切随干。

【相关资料】自宋代开始，白前的基源出现混乱，将柳叶白前误为白薇。直至明清时期对白薇叶的形态描述逐渐准确，才将"白薇"和"柳叶白前"区分开。[2]

【参考文献】

[1] 张炳鑫. 中药饮片切制工艺学［M］. 北京：中国医药科技出版社，1998：391-392.

[2] 雷咪，柳佚雯，陈科力，等. 白前的本草考证［J］. 中国药房，2021，32（8）：1014-1019.

白 头 翁

【药材来源】本品为毛茛科植物白头翁［*Pulsatilla chinensis*（Bge.）Regel］的干燥根。

【原料性状】本品呈类圆柱形或圆锥形，稍扭曲，长6~20 cm，直径0.5~2.0 cm。表面黄棕色或棕褐色，具不规则纵皱纹或纵沟，皮部易脱落，露出黄色的木部，有的有网状裂纹或裂隙，近根头处常有朽状凹洞。根头部稍膨大，有白色绒毛，有的可见鞘状叶柄残基。质硬而脆，断面皮部黄白色或淡黄棕色，木部淡黄色。气微，味微苦涩。

以根粗长、整齐不碎、质坚实、外表灰黄色、头部有白毛者为佳（见图11-71）。

【生产依据】《中国药典》（2020年版一部）。

【炮制流程】炮制流程如图11-72所示。

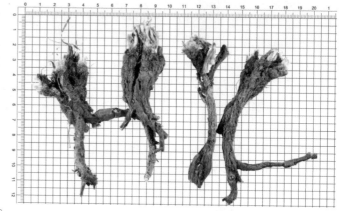

图11-71　白头翁原药材

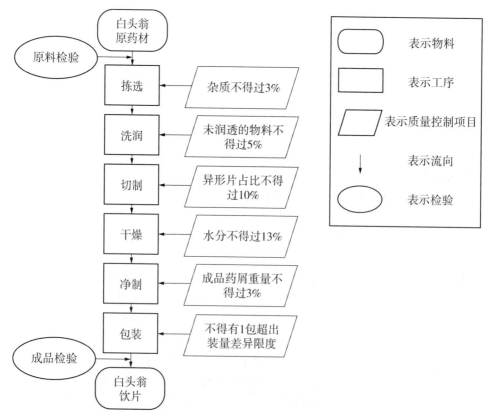

图11-72　白头翁炮制流程

（1）拣选：除去泥沙、杂草等杂质及黄芩、北柴胡等混杂的物料。

（2）洗润：将物料冲洗后润制。

1）冲洗：将物料整齐堆放或摊开，用清水冲洗干净。

2）润制：将物料置于底部带孔的容器内开始润制，润制途中适时喷淋清水两次，控制条件如下。

润制时间：润制 14 h 后，每小时检查 1 次，最长润制时间不超过 12 h。

软化程度：用手弯曲至 120°，曲而不折，表面无水迹。

（3）切制：使用切药机将物料切成厚 1～2 mm 的片（见图 11 - 73），控制条件如下。

设备种类：直线切带式。

设备名称：QWZL - 300D 直线往复式切药机。

频　　率：50 Hz。

齿轮位置：左中—右中。

导槽直径：4 cm。

（4）干燥：按要求干燥，适时翻动，水分不得过 13%，控制条件如下。

1）干燥方式：烘干。

设备名称：敞开式烘干箱。

投料厚度：不高于 20 cm。

设定温度：75 ℃（允许实际温度在 ±5 ℃浮动）。

干燥时间：1～3 h。

2）干燥方式：晒干。

场　　地：阳光房。

晾晒厚度：不高于 5 cm。

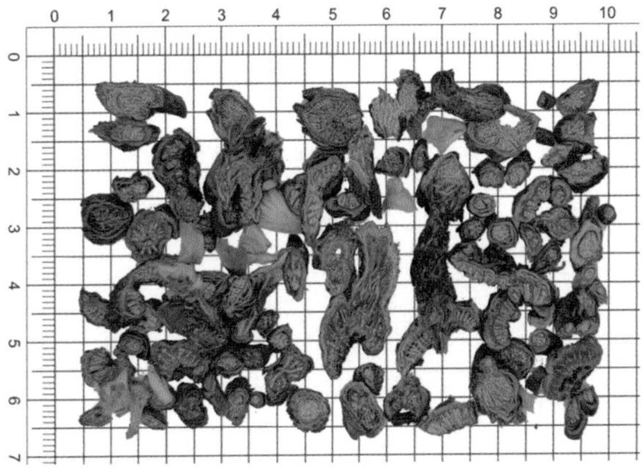

图 11 - 73　白头翁饮片

（5）净制：用 BGS - 800 摆杆式筛选机筛去药屑、碎末，控制条件如下。

频　　率：40 Hz。

筛网孔径：4 mm。

（6）包装：装入 PE 薄膜袋后，放入纸箱或周转箱中。

【贮存条件】常温贮存。

【成品性状】本品呈类圆形的片。外表皮黄棕色或棕褐色，具不规则纵皱纹或纵沟，近根头部有白色绒毛。切面皮部黄白色或淡黄棕色，木部淡黄色。气微，味微苦涩。

【炮制要点】

（1）白头翁为野生品种，采收时常混有黄芩、北柴胡等其他药材，净选须认真仔细。对有疑问的药材可通过其折断面帮助判定。白头翁的成品收率与其含有的杂质比例有很大的关系。混有的黄芩苗、北柴胡越多，最后白头翁的收率越低。

（2）由于黄芩湿润后显黄色，可以在药材湿润后再一次挑选，以保证药材净度。

（3）白头翁头端和尾端直径差异较大，切制时应注意搭配药材的粗细大小，输料速度要均匀。

（4）白头翁质脆，干燥翻动时应注意翻动力度和频率。避免因翻动力度过大、翻动过频而导致饮片破碎。存储时使用纸箱或周转箱，在一定程度上可防止白头翁饮片在运输和储存过程中受挤压和碰撞导致破碎。

白　术

【药材来源】本品为菊科植物白术（*Atractylodes macrocephala* Koidz.）的干燥根茎。

【原料性状】本品为不规则的肥厚团块，长 3～13 cm，直径 1.5～7.0 cm。表面灰黄色或灰棕色，有瘤状突起及断续的纵皱和沟纹，并有须根痕，顶端有残留茎基和芽痕。质坚硬不易折断，断面不平坦，黄白色至淡棕色，有棕黄色的点状油室散在；烘干者断面角质样，色较深或有裂隙。气清香，味甘、微辛，嚼之略带黏性。

以个大、质坚实、断面色黄白、香气浓者为佳（见图 11 - 74）。

【生产依据】《中国药典》（2020 年版一部）。

【炮制流程】炮制流程如图 11 - 75 所示。

（1）拣选：除去泥土、须根、残留芦头，大小档次分开。

分档标准：直径 10 mm 以下的为小档，直径 10 mm 以上的为大档。

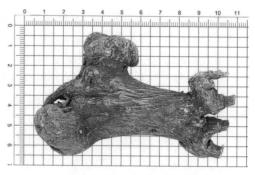

图 11 - 74　白术原药材

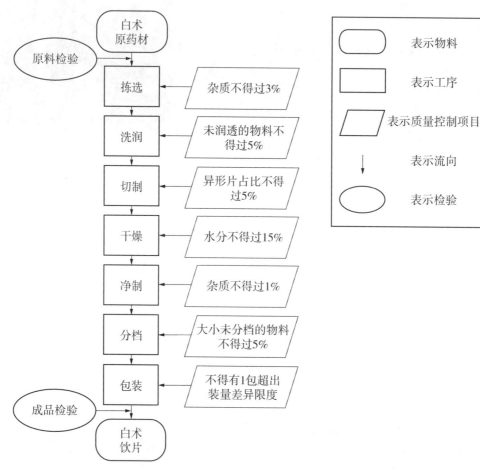

图 11 - 75　白术炮制流程

（2）洗润：将物料浸泡后润制。

1）将物料置于适宜的容器内，加入清水浸没物料。浸泡时间：3 h（小档），6 h（大档）。

2）润制：将物料置于底部带孔的容器内开始润制，控制条件如下。

润制时间：润制 14 h 后，每小时检查 1 次，最长不超过 24 h。

软化程度：表面无水迹，切开物料检查，内无干心。

（3）切制：使用切药机将物料切成厚 2 ～ 4 mm 的片（见图 11 - 76），控制条件如下。

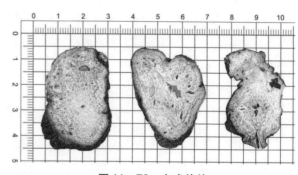

图 11 - 76　白术饮片

设备种类：转盘式。

设备名称：QYJ2 – 100C 转盘式切片机。

链条输送速度档：快。

转盘与出料口距离：4.5 mm。

导槽直径：4 cm。

（4）干燥：按要求干燥，适时翻动，水分不得过15%，控制条件如下。

1）干燥方式：低温烘干。

设备名称：敞开式烘干箱。

投料厚度：不高于20 cm。

设定温度：55 ℃（允许实际温度在±5 ℃浮动）。

干燥时间：2～3 h。

2）干燥方式：晒干。

场　　地：阳光房。

晾晒厚度：不高于5 cm。

（5）净选：用 BGS – 800 摆杆式筛选机筛去药屑、碎末，控制条件如下。

频　　率：40 Hz。

筛网孔径：4 mm。

（6）分档：使用 BGS – 800 摆杆式筛选机大小分档，控制条件如下。

频　　率：40 Hz。

筛网孔径：12 mm。

（7）包装：装入 PE 薄膜袋后，放入纸箱或周转箱中。

【贮存条件】阴凉贮存。

【成品性状】本品呈不规则的厚片。外表皮灰黄色或灰棕色。切面黄白色至淡棕色，散生棕黄色的点状油室，木部具放射状纹理；烘干者切面角质样，色较深或有裂隙。气清香，味甘、微辛，嚼之略带黏性。

【炮制要点】

（1）对于一些个头特别大的白术来说，浸泡6 h 也不能完全润透，可以使用复润的软化方式。在浸泡后捞出，晾晒，每天翻动数次，并晒水2～3 次，至润透为度。

（2）白术以香气浓为佳，其香气的主要成分为苍术酮和苍术醇组成的挥发油，高温易挥发。因此干燥时温度不能过高，以50～60 ℃为宜，温度过高，容易焦糊。另外，因为白术含油脂较多，也不宜阴干，以防药材变质，避免变色、变味。

（3）白术在切制过程中有大于4 mm、小于12 mm 的小片产生，在作为饮片销售时一般会将其筛选出来另外处理。从而使整批白术的片型更加大而完整。

【相关资料】

（1）白术产地加工有晒干和烘干两种。晒干的白术称之为生晒术，烘干的白术称之为炕术。生晒术断面裂隙小或无，香气浓。炕术断面裂隙大，香味较淡。市面上流通的白术以炕术为主。

（2）古时无白术、苍术之分，两者统称术。苍术、白术形态之分，始于《本草经集注》，该书有白术与赤术之名，赤术即今之苍术。苍术、白术在药性、功能上的区分，始于宋代。从宋代之后，苍术、白术才开始分门别类。[1]

（3）安徽药品监督管理局允许白术趁鲜切制，减少二次润药有效成分的损失。

（4）有厂家使用蒸润的方式软化白术，以减少浸泡的时间，确保产品质量。但蒸制温度超过60 ℃时，白术饮片颜色变深，挥发油损失多。因此除了使用浸润法与蒸润法软化之外，还有使用砂润法软化的报道。[2]

【参考文献】

［1］于彩娜，窦德强. 白术性味的历史沿革［J］. 世界中医药，2013（9）：1098 – 1100.

[2] 孙华芳，姚伟生，黄江红，等. 白术炮制工艺的改进 [J]. 中药材，2002，25（6）：403-404.

白 芍

【药材来源】本品为毛茛科植物芍药（*Paeonia lactiflora* Pall.）的干燥根。

【原料性状】本品呈圆柱形，平直或稍弯曲，两端平截，长 5～18 cm，直径 1.0～2.5 cm。表面类白色或淡棕红色，光洁或有纵皱纹及细根痕，偶有残存的棕褐色外皮。质坚实，不易折断，断面较平坦，类白色或微带棕红色，形成层环明显，射线放射状。气微，味微苦、酸。

以根粗、坚实、粉性足、无白心或裂隙者为佳（见图 11-77）。

【生产依据】《中国药典》（2020 年版一部）。

【炮制流程】炮制流程如图 11-78 所示。

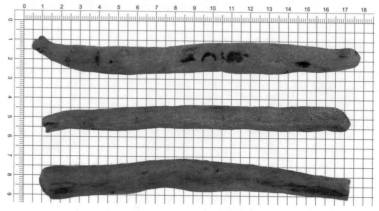

图 11-77 白芍原药材

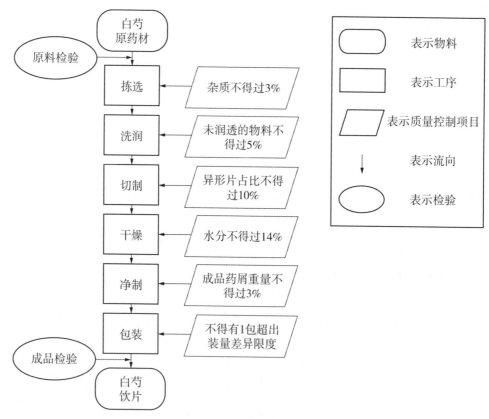

图 11-78 白芍炮制流程

（1）拣选：除去杂质，大小档次分开。

分档标准：直径 13 mm 以下的为小档，直径 13 mm 及以上的为大档。

（2）洗润：将物料浸泡后润制。

1）浸泡：将物料置于适宜的容器内，加入清水浸没物料。

浸泡时间：3 h（小档），5 h（大档）。

2）润制：将物料置于底部带孔的容器内开始润制，控制条件如下。

润制时间：润制 3 h 后，每小时检查 1 次，润制时间最长不超过 12 h。

软化程度：用手弯曲至 120°，曲而不折，表面无水迹。

（3）切制：使用切药机将物料切成厚 1～2 mm 的片（见图 11-79），控制条件如下。

1）设备种类：转盘式。

设备名称：QYJ2-100C 转盘式切片机。

链条输送速度档：快。

转盘与出料口距离：2.5 mm。

2）设备种类：柔性带往复式。

设备名称：QWZL-300D 直线往复式切药机。

频　　率：50 Hz。

齿轮位置：左中—右中。

导槽直径：4 cm。

（4）干燥：按要求干燥，适时翻动，水分不得过 14%，控制条件如下。

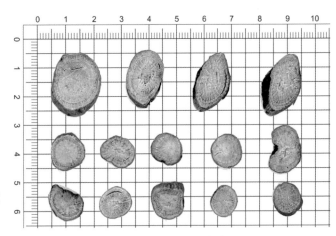

图 11-79　白芍饮片

干燥方式：低温烘干。

设备名称：敞开式烘干箱。

投料厚度：不高于 20 cm。

设定温度：55 ℃（允许实际温度在 ±5 ℃ 浮动）。

干燥时间：2～3 h。

（5）净制：用 BGS-800 摆杆式筛选机筛去药屑、碎末，控制条件如下。

频　　率：40 Hz。

筛网孔径：5 mm。

（6）包装：装入 PE 薄膜袋中，外套白色纤维袋，用手提式缝包机封口。

【贮存条件】常温贮存。

【成品性状】本品呈类圆形的薄片。表面淡棕红色或类白色，平滑。切面类白色或微带棕红色，形成层环明显，可见稍隆起的筋脉纹呈放射状排列。气微，味微苦、酸。

【炮制要点】

（1）白芍粉性足，在润制时要注意环境的温、湿度，温、湿度太高白芍表面易发黏和生霉变黑。一旦白芍表面发黏，应及时用水洗净，摊开晾晒至表面微干。此外，闷润时间过长会导致白芍断面颜色发黑。

（2）白芍质地坚硬而片型较薄，干燥温度不能过高，防止干燥速度过快导致物料收缩变形而出现翘片。同时，过高的温度也会导致白芍变色。宜阴干或低温烘干。

【相关资料】

（1）在传统产地加工中，杭白芍是先刮皮后煮，成品表面粗糙有刮痕，可见星星点点的残留外皮。亳白芍是先煮，后刮皮。历版《中华人民共和国药典》都记载了这两种加工方法，但实际上各地白芍都是将煮好的芍药根置电动滚筒中，用粗砂摩擦去皮，从制法上已经没有杭白芍、亳白芍之分了。

（2）白芍始载于《神农本草经》，原名芍药，至南梁陶弘景的《本草经集注》始将芍药分为赤芍、白芍两种。赤芍与白芍均为毛茛科植物芍药的干燥根，野生芍药根为赤芍，栽培品芍药根经水煮后去根皮后为白芍。[1]

（3）因白芍长时间浸泡容易导致浸出物含量不合格，安徽药品监督管理局已经允许此品种趁鲜切制，减少了浸泡软化的工序，保证了白芍片的质量。

（4）有厂家使用气相置换式润药机对浸泡后的白芍进行减压加温软化，能有效缩短浸泡的时间，确保产品质量。[2]

【参考文献】

[1] 陈勇, 杨敏, 王飞. 赤、白芍功效主治异同的本草学研究 [J]. 四川中医, 2006, 24 (11): 42 - 43.

[2] 黄晓丹, 韦军, 周凤娇. 白芍炮制工艺参数优化 [J]. 饮食保健, 2018, 5 (24): 87 - 88.

白 鲜 皮

【药材来源】本品为芸香科植物白鲜 (*Dictamnus dasycarpus* Turcz.) 的干燥根皮。

【原料性状】本品呈卷筒状, 长 5 ~ 15 cm, 直径 1 ~ 2 cm, 厚 0.2 ~ 0.5 cm。外表面灰白色或淡灰黄色, 具细纵皱纹和细根痕, 常有突起的颗粒状小点; 内表面类白色, 有细纵纹。质脆, 折断时有粉尘飞扬, 断面不平坦, 略呈层片状, 剥去外层, 迎光可见闪烁的小亮点。有羊膻气, 味微苦。

以条大、皮厚、色灰白者为佳 (见图 11 - 80)。

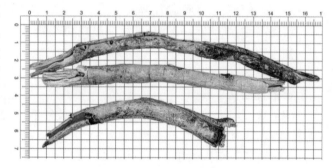

图 11 - 80 白鲜皮原药材

【生产依据】《中国药典》(2020 年版一部)。

【炮制流程】炮制流程如图 11 - 81 所示。

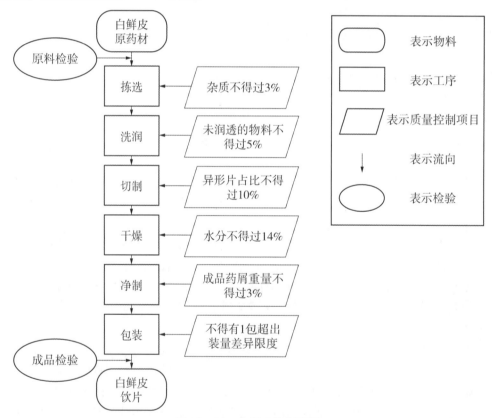

图 11 - 81 白鲜皮炮制流程

(1) 拣选: 除去杂质及残留粗皮和木心。

(2) 洗润: 将物料冲洗后润制。

1) 冲洗: 将物料整齐堆放或摊开, 用清水冲洗干净。

2) 润制: 将物料置于底部带孔的容器内开始润制, 润制途中适时喷淋清水 2 次, 控制条件如下。

润制时间: 润制 14 h 后, 每小时检查 1 次, 最长润制时间不超过 24 h。

软化程度：用手弯曲至 120°，曲而不折，表面无水迹。

（3）切制：使用切药机将物料切成厚 2～4 mm 的片（见图 11－82），控制条件如下。

设备种类：柔性带往复式。

设备名称：SQY－500 数控直线往复式切药机。

频　　率：280 次/分。

厚　　度：3.5 mm。

导槽直径：4 cm。

（4）干燥：按要求干燥，适时翻动，水分不得过 14%，控制条件如下。

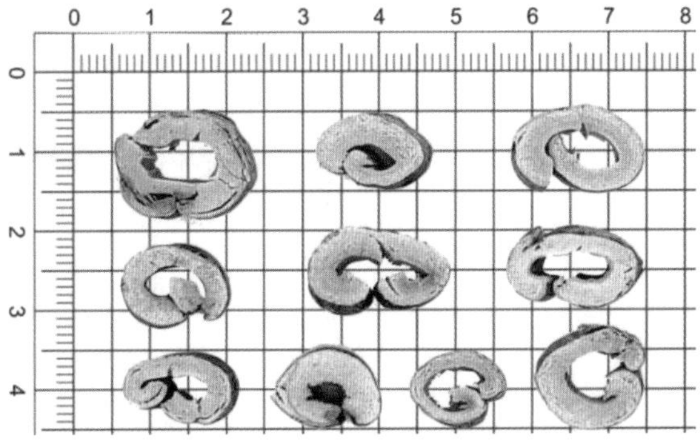

1）干燥方式：烘干。

设备名称：敞开式烘干箱。

投料厚度：不高于 20 cm。

设定温度：75 ℃（允许实际温度在 ±5 ℃浮动）。

干燥时间：2 h。

2）干燥方式：晒干。

场　　地：阳光房。

晾晒厚度：不高于 5 cm。

（5）净制：用 BGS－800 摆杆式筛选机筛去药屑、碎末，控制条件如下。

频　　率：40 Hz。

筛网孔径：3 mm。

（6）包装：装入 PE 薄膜袋中，外套白色纤维袋，用手提式缝包机封口。

【贮存条件】常温贮存。

【成品性状】本品呈不规则的厚片。外表皮灰白色或淡灰黄色，具细纵皱纹及细根痕，常有突起的颗粒状小点；内表面类白色，有细纵纹。切面类白色，略呈层片状。有羊膻气，味微苦。

【炮制要点】每次喷淋清水应间隔 30 min 以上。最后一次喷淋清水后，静置 1 h 左右，待药材表面干爽再进行切制。

【相关资料】白鲜皮容易出现浸出物不合格、细根难以抽心导致木心过多、使用白矾增重的情况。在 2018 年、2019 年、2020 年连续 3 年在各省级药品监督管理局官网公开的质量不合格批次总数量上排前 20。其中，2018 年排第 4、2020 年排第 3。《中国药典》（2020 年版）在白鲜皮的检查项下增加了对镁盐和铝盐的检查，以加强监控在生产过程中添加白矾的情况。

百　部

【药材来源】本品为百部科植物直立百部 ［*Stemona sessilifolia*（Miq.）Miq.］、蔓生百部 ［*Stemona japonica*（Bl.）Miq.］或对叶百部（*Stemona tuberosa* Lour.）的干燥块根。

【原料性状】直立百部呈纺锤形，上端较细长，皱缩弯曲，长 5～12 cm，直径 0.5～1.0 cm。表面黄白色或淡棕黄色，有不规则深纵沟，间或有横皱纹。质脆，易折断，断面平坦，角质样，淡黄棕色或黄白色，皮部较宽，中柱扁缩。气微，味甘、苦。

蔓生百部的两端稍狭细，表面多不规则皱褶和横皱纹。

对叶百部呈长纺锤形或长条形，长 8～24 cm，直径 0.8～2.0 cm。表面浅黄棕色至灰棕色，具浅纵皱纹或不规则纵槽。质坚实，断面黄白色至暗棕色，中柱较大，髓部类白色。

均以根粗壮、质坚实、色黄白为佳（见图 11－83）。

【生产依据】《中国药典》（2020 年版一部）。

图 11－82　白鲜皮饮片

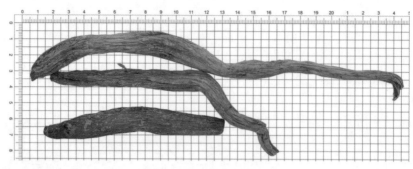

图 11 -83　百部原药材

【炮制流程】炮制流程如图 11 - 84 所示。

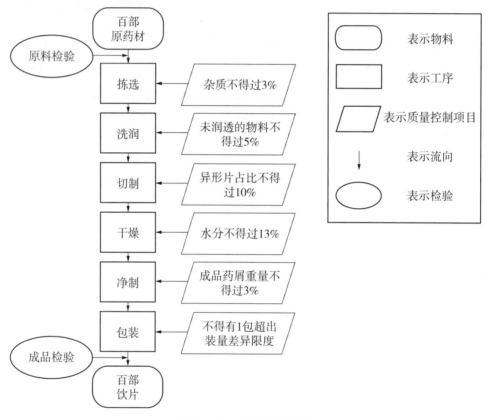

图 11 -84　百部炮制流程

（1）拣选：除去杂质及非药用部位。

（2）洗润：将物料冲洗后润制。

1）冲洗：将物料整齐堆放或摊开，用清水冲洗干净。

2）润制：将物料置于底部带孔的容器内开始润制，控制条件如下。

润制时间：润制 2 h 后，每小时检查 1 次，最长润制时间不得超过 8 h。

软化程度：用手弯曲至 120°，曲而不折，表面无水迹。

（3）切制：使用切药机将物料切成厚 2～4 mm 的片（见图 11 - 85），控制

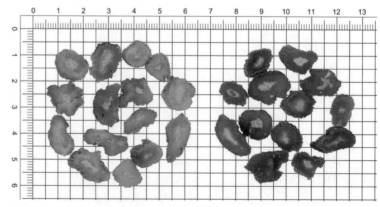

图 11 -85　正常百部饮片（左）与干燥过度的百部饮片（右）对比

条件如下。

设备种类：柔性带往复式。

设备名称：QWZL－300D 直线往复式切药机。

频　　率：50 Hz。

齿轮位置：左外—右内。

（4）干燥：按要求干燥，适时翻动，水分不得过 13%，控制条件如下。

1）干燥方式：烘干。

设备名称：敞开式烘干箱。

投料厚度：不高于 20 cm。

设定温度：75 ℃（允许实际温度在 ±5 ℃浮动）。

干燥时间：1～2 h。

2）干燥方式：晒干。

场　　地：阳光房。

晾晒厚度：不高于 5 cm。

（5）净制：用 TGF－1200－Ⅱ双级风选机风选除去非药用部分与药屑，控制条件如下。

1#风机频率：27 Hz（±5 Hz）。

2#风机频率：30 Hz（±5 Hz）。

出料情况：1#、2#出料口分离出非药用部分与药屑，主出料口出物料。

挡板高度：下方开口处高 4 cm。

（6）包装：装入 PE 薄膜袋中，外套白色纤维袋，用手提式缝包机封口。

【贮存条件】冷藏贮存。

【成品性状】本品呈不规则厚片或不规则条形斜片；表面灰白色、棕黄色，有深纵皱纹；切面灰白色、淡黄棕色或黄白色，角质样；皮部较厚，中柱扁缩。质韧软。气微，味甘、苦。

【炮制要点】

（1）若物料发黏粘刀时，可用小型喷雾器装入清水，边切边喷在刀口上，以保持刀口清洁，改善饮片片型。

（2）百部以色黄白为佳，干燥时首选晒干，烘干也可。但干燥温度过高或水分过低都会导致百部颜色变深。当手摸百部不粘手时应随时监控水分，以防烘黑或烘成老黄色，一般以外皮干爽，用手抓时仍有柔软之感为限。

（3）风选机口可连接传送带，用于挑选斜片、连刀片等异形片。

【相关资料】

（1）百部的颜色会随着储存时间延长而加深。

（2）百部洗润环境须干净、无杂菌，否则百部会受杂菌感染而变绿。

秦　艽

【药材来源】本品为龙胆科植物秦艽（*Gentiana macrophylla* Pall.）、麻花秦艽（*Gentiana straminea* Maxim.）、粗茎秦艽（*Gentiana crassicaulis* Duthie ex Burk.）或小秦艽（*Gentiana dahurica* Fisch.）的干燥根。

【原料性状】秦艽呈类圆柱形，上粗下细，扭曲不直，长 10～30 cm，直径 1～3 cm。表面黄棕色或灰黄色，有纵向或扭曲的纵皱纹，顶端有残存茎基及纤维状叶鞘。质硬而脆，易折断，断面略显油性，皮部黄色或棕黄色，木部黄色。气特异，味苦、微涩。

麻花艽呈类圆锥形，多由数个小根纠聚而膨大，直径可达 7 cm。表面棕褐色，粗糙，有裂隙呈网状孔纹。质松脆，易折断，断面多呈枯朽状。

小秦艽呈类圆锥形或类圆柱形，长 8 ～ 15 cm，直径 0.2 ～ 1.0 cm。表面棕黄色。主根通常 1 个，残存的茎基有纤维状叶鞘，下部多分枝。断面黄白色。

均以质实、色棕黄、气味浓厚者为佳（见图 11 – 86）。

【生产依据】《中国药典》（2020 年版一部）。

【炮制流程】炮制流程如图 11 – 87 所示。

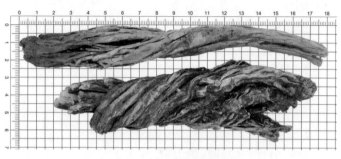

图 11 – 86　秦艽原药材

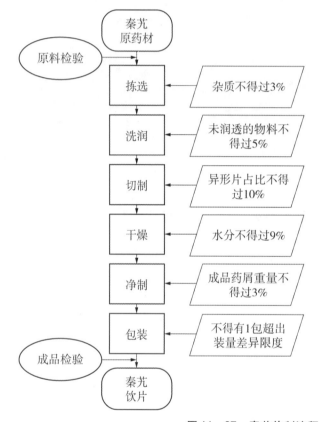

图 11 – 87　秦艽炮制流程

（1）拣选：除去砂石等杂质及芦头等非药用部位。

（2）洗润：将物料冲洗后润制。

1）冲洗：将物料整齐堆放，用清水冲洗干净。

2）润制：将物料置于底部带孔的容器内开始润制，控制条件如下。

润制时间：润制 4 h 后，每小时检查 1 次，最长润制时间不超过 8 h。

软化程度：用手弯曲至 120°，曲而不折，表面无水迹。

（3）切制：使用切药机将物料切成厚 2 ～ 4 mm 的片（见图 11 – 88），控制条件如下。

设备种类：柔性带往复式。

设备名称：QWZL – 300D 直线往复式切药机。

频　　率：50 Hz。

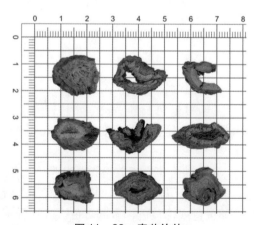

图 11 – 88　秦艽饮片

齿轮位置：左外—右内。

导槽直径：4 cm。

（4）干燥：按要求干燥，适时翻动，水分不得过9%，控制条件如下。

1）干燥方式：烘干。

设备名称：敞开式烘干箱。

投料厚度：不高于20 cm。

设定温度：75 ℃（允许实际温度在±5 ℃浮动）。

干燥时间：2～3 h。

2）干燥方式：晒干。

场　　　地：阳光房。

晾晒厚度：不高于5 cm。

（5）净制：用BGS－800摆杆式筛选机筛去药屑、碎末，控制条件如下。

频　　率：40 Hz。

筛网孔径：4 mm。

（6）包装：装入PE薄膜袋中，外套白色纤维袋，用手提式缝包机封口。

【贮存条件】常温贮存。

【成品性状】本品呈类圆形的厚片。外表皮黄棕色、灰黄色或棕褐色，粗糙，有扭曲纵纹或网状孔纹。切面皮部黄色或棕黄色，木部黄色，有的中心呈枯朽状。气特异，味苦、微涩。

【炮制要点】

（1）麻花芁要掰开小根除去夹杂的砂石泥土。

（2）因麻花芁直径差异大，润制时可将麻花芁垂直倒置于底部不带孔的润药容器内，在润药容器下留少量水，润制时间可适当延长，使麻花芁膨大处可吸收水分，充分软化至使用针刺法能穿透麻花秦芁粗大端。

（3）切制时注意物料应粗细大小夹并，给料速度要均匀。

竹　茹

【药材来源】本品为禾本科植物青秆竹（*Bambusa tuldoides* Munro）、大头典竹［*Sinocalamus beecheyanus*（Munro）McClure var. *pubescens* P. F. Li］或淡竹［*Phyllostachys nigra*（Lodd.）Munro var. *henonis*（Mitf.）Stapf ex Rendle］的茎秆的干燥中间层。

【原料性状】本品为卷曲成团的不规则丝条（散竹茹）。宽窄厚薄不等，浅绿色、黄绿色或黄白色。纤维性，体轻松，质柔韧，有弹性。气微，味淡。

以丝细均匀、干燥、质柔软，有弹性者为佳（见图11－89）。

【生产依据】《中国药典》（2020年版一部）。

【炮制流程】炮制流程如图11－90所示。

（1）拣选：除去杂质及残留

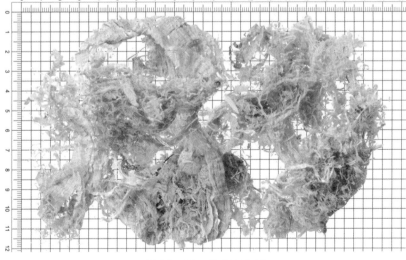

图11－89　竹茹原药材

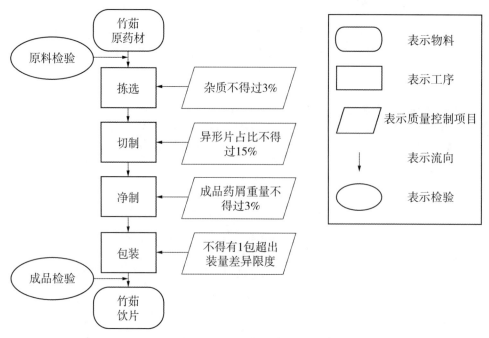

图 11 - 90　竹茹炮制流程

茎秆外皮。

（2）切制：用切药机将物料切成长度 10 ~ 15 mm 的段（见图 11 - 91），控制条件如下。

设备种类：履带往复式。

设备名称：QWJ125D 往复式切片机。

转　　速：600 r/min。

刀口距离：10 mm。

（3）净制：用 BGS - 800 摆杆式筛选机筛去药屑、碎末，控制条件如下。

频　　率：40 Hz。

筛网孔径：2 mm。

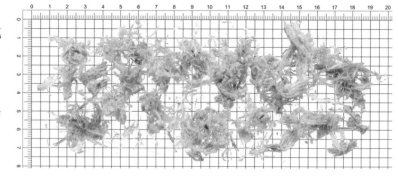

图 11 - 91　竹茹（散竹茹）饮片

（4）包装：装入 PE 薄膜袋中，外套白色纤维袋，用手提式缝包机封口。

【贮存条件】常温贮存。

【成品性状】本品为卷曲成团的不规则丝条。宽窄厚薄不等，浅绿色、黄绿色或黄白色。纤维性，体轻松，质柔韧，有弹性。气微，味淡。

【炮制要点】

（1）生产过程所产生的粉尘接触皮肤或眼部会引起不适。应注意做好防护措施。

（2）《中国药典》（2020 年版）要求竹茹原料水分要在 7% 以下，但丝条状的散竹茹极易吸潮，在自然状态下难以达到要求，因此在包装前需要进行一次烘干。竹茹质轻，药屑易飞扬，干燥时应注意做好隔离措施，防止出现混药事件。

【相关资料】将稍带绿色的竹竿中间层刮成丝条者称为散竹茹，而将中间层削成薄片，捆扎成束者称为齐竹茹。本书工艺为"散竹茹"的切制工艺。

紫 苏 叶

【药材来源】本品为唇形科植物紫苏［*Perilla frutescens*（L.）Britt.］的干燥叶（或带嫩枝）。

【原料性状】本品叶片多皱缩卷曲、破碎，完整者展平后呈卵圆形，长 4～11 cm，宽 2.5～9.0 cm。先端长尖或急尖，基部圆形或宽楔形，边缘具圆锯齿。两面紫色或上表面绿色，下表面紫色，疏生灰白色毛，下表面有多数凹点状的腺鳞。叶柄长 2～7 cm，紫色或紫绿色。质脆。带嫩枝者，枝的直径 2～5 mm，紫绿色，断面中部有髓。气清香，味微辛（见图 11-92）。

【炮制流程】炮制流程如图 11-93 所示。

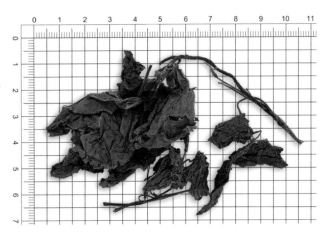

图 11-92　紫苏叶原药材

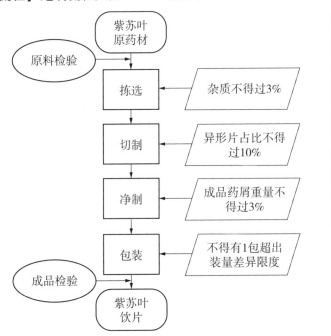

图 11-93　紫苏叶炮制流程

（1）拣选：除去塑料薄膜、布条等杂质、老梗及两面均为绿色的叶子。

（2）切制：使用切药机将物料切成宽度 10～15 mm 的丝（见图 11-94），控制条件如下。

设备种类：履带往复式。

设备名称：SQY-500 数控直线往复式切药机。

频　　率：280 次/分。

厚　　度：13 mm。

（3）净制：用 BGS-800 摆杆式筛选机筛去药屑、碎末，控制条件如下。

频　　率：40 Hz。

筛网孔径：2 mm。

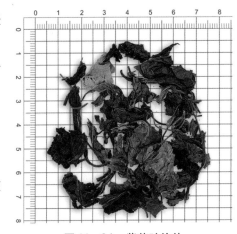

图 11-94　紫苏叶饮片

（4）包装：装入 PE 薄膜袋后，放入纸箱或周转箱中。

【贮存条件】阴凉贮存。

【成品性状】本品呈不规则的丝。叶多皱缩卷曲、破碎，完整者展平后呈卵圆形，边缘具圆锯齿。两面紫色或上表面绿色，下表面紫色，疏生灰白色毛。叶柄紫色或紫绿色。带嫩枝者，枝的直径 2～5 mm，紫绿色，切面中部有髓。气清香，味微辛。

【炮制要点】《中国药典》（2020 年版）［炮制］项下为除去杂质和老梗；或喷淋清水，切碎，干燥。考虑到紫苏叶本来质地较脆，容易压碎，且切制后方便包装和调剂，因此将紫苏叶切成宽丝。将紫苏叶直接干切和使用周转箱进行贮存是考虑到紫苏叶易碎，采取以上措施可尽可能减少生产和贮存过程中碎屑的产生。

【相关资料】紫苏叶中容易混有近似种白苏叶，二者区别在于白苏叶正反两面均为绿色。净制时应注意将其挑选出来。

紫　菀

【药材来源】本品为菊科植物紫菀（*Aster tataricus* L. f.）的干燥根和根茎。

【原料性状】本品根茎呈不规则块状，大小不一，顶端有茎、叶的残基；质稍硬。根茎簇生多数细根，长 3～15 cm，直径 0.1～0.3 cm，多编成辫状；表面紫红色或灰红色，有纵皱纹；质较柔韧。气微香，味甜、微苦。

根长、色紫红、质柔韧者为佳（见图 11-95）。

【生产依据】《中国药典》（2020 年版一部）。

【炮制流程】炮制流程如图 11-96 所示。

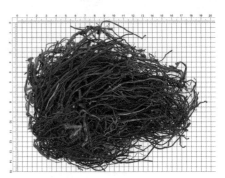

图 11-95　紫菀原药材

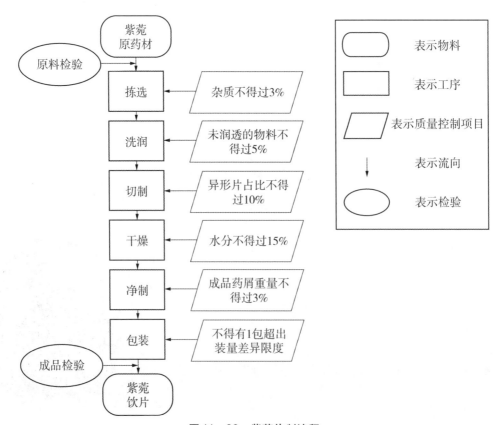

图 11-96　紫菀炮制流程

（1）拣选：除去残留的地上茎及泥沙、石头、胶丝等杂质。

（2）洗润：将物料抢水洗后润制。

1）抢水洗：将物料投入清水中，快速搅拌，洗涤，出料。

2）润制：将物料置于底部带孔的容器内开始润制，控制条件如下。

润制时间：润制3 h后，每小时检查1次，润制时间最长不超过4 h。

软化程度：手握柔软，表面无水迹。

（3）切制：使用切药机将紫菀根切成1.0～1.5 cm的段、紫菀根茎切成0.2～0.4 cm的片（见图11－97），控制条件如下。

设备种类：柔性带往复式。

设备名称：QWZL－300D直线往复式切药机。

频　　率：50 Hz。

齿轮位置：左中—右中。

导槽直径：6 cm。

筛网直径：16 mm。

（4）干燥：按要求干燥，适时翻动，水分不得过15%，控制条件如下。

1）干燥方式：烘干。

设备名称：敞开式烘干箱。

投料厚度：不高于20 cm。

设定温度：75 ℃（允许实际温度在±5 ℃浮动）。

干燥时间：2 h（根）、2.5 h（根茎）。

2）干燥方式：晒干。

场　　地：阳光房。

晾晒厚度：不高于5 cm。

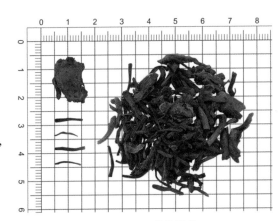

图11－97　紫菀饮片

（5）净制：用TGF－1200－Ⅱ双级风选机先风选除去石头、泥沙，再除去药屑、胶丝，最后将紫菀的根和根茎混合均匀，控制条件如下。

1）风选石头、泥沙。

1#风机频率：45 Hz（±5 Hz）。

2#风机频率：45 Hz（±5 Hz）。

出料情况：1#、2#出料口出物料，主出料口出石头、泥沙和少量根茎。

挡板高度：下方开口处高度略高于物料2 cm。

2）风选药屑、胶丝。

1#风机频率：20 Hz（±5 Hz）。

2#风机频率：20 Hz（±5 Hz）。

出料情况：1#、2#出料口出胶丝、药屑和少量根，主出料口出物料。

挡板高度：下方开口处高度略高于物料2 cm。

（6）包装：装入PE薄膜袋中，外套白色纤维袋，用手提式缝包机封口。

【贮存条件】阴凉贮存。

【成品性状】本品呈不规则的厚片或段。根外表皮紫红色或灰红色，有纵皱纹。切面淡棕色，中心具棕黄色的木心。气微香，味甜，微苦。

【炮制要点】

（1）紫菀浸出物易溶于水，应尽量缩短浸泡时间，防止浸出物溶出过多导致紫菀饮片不合格。

（2）切药时会有少量紫菀异形片出现，可在切药机出料口放置直径16 mm的手工筛将未能切断的紫菀和片型较大的紫菀根茎筛出返切。

（3）紫菀根系较多，切制完成后尽快干燥，避免潮湿状态过夜，否则极易长霉。

细　辛

【药材来源】本品为马兜铃科植物北细辛 ［*Asarum heterotropoides* Fr. Schmidt var. *mandshuricum* （Maxim.）Kitag.］、汉城细辛 （*Asarum sieboldii* Miq. var. *seoulense* Nakai）或华细辛 （*Asarum sieboldii* Miq.）的干燥根和根茎。

【原料性状】北细辛常卷曲成团。根茎横生呈不规则圆柱状，具短分枝，长 1 ～ 10 cm，直径 0.2 ～ 0.4 cm；表面灰棕色，粗糙，有环形的节，节间长 0.2 ～ 0.3 cm，分枝顶端有碗状的茎痕。根细长，密生节上，长 10 ～ 20 cm，直径 0.1 cm；表面灰黄色，平滑或具纵皱纹；有须根和须根痕；质脆，易折断，断面平坦，黄白色或白色。气辛香，味辛辣、麻舌。

汉城细辛的根茎直径 0.1 ～ 0.5 cm，节间长 0.1 ～ 1.0 cm。

华细辛的根茎长 5 ～ 20 cm，直径 0.1 ～ 0.2 cm，节间长 0.2 ～ 1.0 cm。气味较弱。

均以根灰黄、味辛辣而麻舌者为佳（见图 11 - 98）。

【生产依据】《中国药典》（2020 年版一部）。

【炮制流程】炮制流程如图 11 - 99 所示。

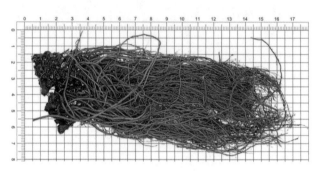

图 11 - 98　细辛原药材

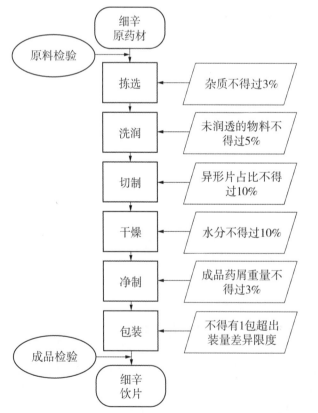

图 11 - 99　细辛炮制流程

（1）拣选：除去泥沙等杂质及地上部分。

（2）洗润：将物料喷淋清水，稍润，控制条件如下。

润制时间：润制0.5 h后，每0.5 h检查1次，润制时间最长不超过8 h。

软化程度：手握柔软且须根不断，无坚硬感，表面无水迹。

（3）切制：使用切药机将物料切成长度10～15 mm的段（见图11－100），控制条件如下。

设备种类：柔性带往复式。

设备名称：SQY－500数控直线往复式切药机。

频　　率：280次/分。

厚　　度：13 mm。

导槽直径：4 cm。

（4）干燥：按要求干燥，适时翻动，水分不得过10%，控制条件如下。

1）干燥方式：低温烘干。

设备名称：敞开式烘干箱。

投料厚度：不高于20 cm。

设定温度：55 ℃（允许实际温度在±5 ℃浮动）。

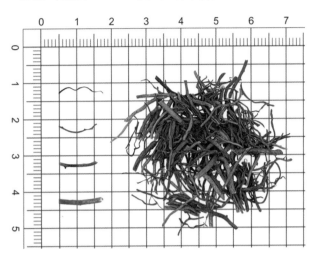

图11－100　细辛饮片

干燥时间：2.5 h。

2）干燥方式：晒干。

场　　地：阳光房。

晾晒厚度：不高于5 cm。

（5）净制：用TGF－1200－Ⅱ双级风选机先风选除去石头、泥沙，再风选除去药屑、胶丝，控制条件如下。

1）风选石头、泥沙。

1#风机频率：35 Hz（±5 Hz）。

2#风机频率：35 Hz（±5 Hz）。

出料情况：1#、2#出料口出物料，主出料口出石头、泥沙和少量根茎。

挡板高度：下方开口处高6 cm。

2）风选药屑、胶丝。

1#风机频率：18 Hz（±5 Hz）。

2#风机频率：20 Hz（±5 Hz）。

出料情况：1#、2#出料口出胶丝、药屑和少量根，主出料口出物料。

挡板高度：下方开口处高4.5 cm。

（6）包装：装入PE薄膜袋中，外套白色纤维袋，用手提式缝包机封口。

【贮存条件】阴凉贮存。

【成品性状】本品呈不规则的段。根茎呈不规则圆形，外表皮灰棕色，有时可见环形的节。根细，表面灰黄色，平滑或具纵皱纹。切面黄白色或白色。气辛香，味辛辣、麻舌。

【炮制要点】

（1）细辛软化时喷淋清水即可，不可洗，洗后气味减弱。润制时注意水量，不可过多。

（2）细辛在切制时会有较多异形片产生，可在传送带上将其归整理齐，加上导槽，以防止物料斜送或横送，能有效减少异形片出现。整理方法：抓一把细辛，前后捋顺，抽去前后端乱料，放入导槽中。

（3）细辛洗润干燥后颜色会有所加深。干燥时应低温干燥或阴干。高温干燥或晾晒会使细辛气味散失更严重、颜色加深程度更高。

（4）细辛切制后，可筛选出较大的根头重新切制，使饮片大小均匀。

（5）细辛为须根系的药材，在根和根茎之间往往包裹了石头和胶丝，净选比较难除去，且在软化的时候没有冲洗的步骤，往往导致切制后饮片中杂质过多。可以从两方面解决，首先是药材采购时要保证一定的净度，其次是干燥后经过风选工序，将胶丝、石头等杂质风选出来。如果胶丝过多，必要时可在风选后进行人工拣选。

（6）风选时细辛容易堵塞在风选机进料口，需要降低投料速度或安排专人在进料口布料。

续 断 片

【药材来源】本品为川续断科植物川续断（*Dipsacus asper* Wall. ex Henry）的干燥根。

【原料性状】本品呈圆柱形，略扁，有的微弯曲，长 5～15 cm，直径 0.5～2.0 cm。表面灰褐色或黄褐色，有稍扭曲或明显扭曲的纵皱及沟纹，可见横列的皮孔样斑痕和少数须根痕。质软，久置后变硬，易折断，断面不平坦，皮部墨绿色或棕色，外缘褐色或淡褐色，木部黄褐色，导管束呈放射状排列。气微香，味苦、微甜而后涩。

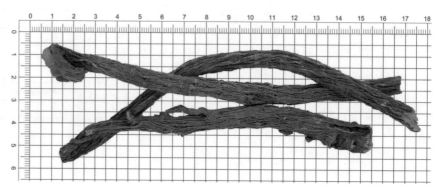

图 11－101　续断原药材

以条粗壮、质软、内呈黑绿色者为佳（见图 11－101）。

【生产依据】《中国药典》（2020 年版一部）。

【炮制流程】炮制流程如图 11－102 所示。

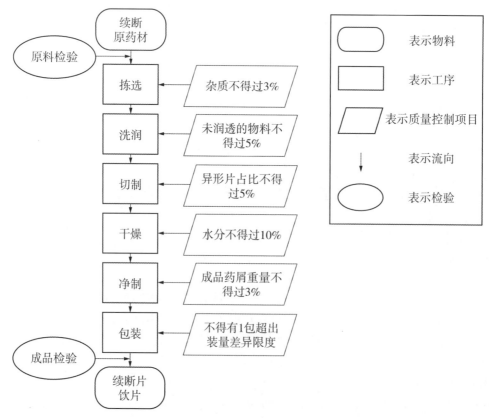

图 11－102　续断片炮制流程

（1）拣选：除去杂质、残留根头及须根。

（2）洗润：将物料冲洗后润制。

1）冲洗：将物料整齐堆放或摊开，用清水冲洗干净。

2）润制：将物料置于底部带孔的容器内开始润制，控制条件如下。

润制时间：润制 14 h 后，每小时检查 1 次，最长不超过 20 h。

软化程度：用手弯曲至 120°，曲而不折。

（3）切制：按照要求将物料切成厚度为 2～4 mm 的片（见图 11-103），根据使用目的选择相匹配的切药机，控制条件如下。

1）设备种类：转盘式。

设备名称：QYJ2-100C 转盘式切片机。

链条输送速度档：快。

转盘与出料口距离：4 mm。

2）设备种类：柔性带往复式。

设备名称：SQY-500 数控直线往复式切药机。

频　　率：280 次/分。

厚　　度：4 mm。

导槽直径：4 cm。

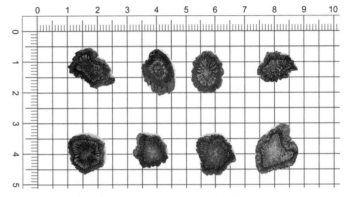

图 11-103　续断片饮片

（4）干燥：按要求干燥，适时翻动，水分不得过 10%，控制条件如下。

1）干燥方式：烘干。

设备名称：敞开式烘干箱。

投料厚度：不高于 20 cm。

设定温度：60 ℃（允许实际温度在 ±5 ℃ 浮动）。

干燥时间：2 h。

2）干燥方式：晒干。

场　　地：阳光房。

晾晒厚度：不高于 5 cm。

（5）净制：用 TGF-1200-Ⅱ双级风选机风选除去非药用部分与药屑，控制条件如下。

1#风机频率：27 Hz（±5 Hz）。

2#风机频率：29 Hz（±5 Hz）。

出料情况：1#、2#出料口分离出非药用部分与药屑，主出料口出物料。

挡板高度：下方开口处高度略高于物料 4 cm。

（6）包装：装入 PE 薄膜袋中，外套白色纤维袋，用手提式缝包机封口。

【贮存条件】常温贮存。

【成品性状】本品呈类圆形或椭圆形的厚片。外表皮灰褐色至黄褐色，有纵皱。切面皮部墨绿色或棕褐色，木部灰黄色或黄褐色，可见放射状排列的导管束纹，形成层部位多有深色环。气微，味苦、微甜而涩。

【炮制要点】续断片以 75 ℃ 以上的温度烘干时，水分流失速度快，萎缩严重，故烘干温度不宜过高。一般以 60 ℃ 为宜。使用晒干的方式干燥获得的续断片片型较好。

【相关资料】

（1）续断以发汗后断面绿色者为佳，但实际市场上续断条的断面颜色各不相同。续断断面白色的是没有经过发汗，有些断面颜色发黑则是发汗过火，断面墨绿色的较少。

（2）古法传统炮制要求去芦、去筋，《雷公炮制论》谓："去向里硬筋"，《奇效良方》谓："洗净，捶碎，去筋脉"。[1]而目前炮制续断是不去筋脉的。

【参考文献】

[1] 王秋红，张世臣，等. 历代中药炮制沿革［M］. 北京：中国中医药出版社，2018：149.

肉　桂

【药材来源】本品为樟科植物肉桂（*Cinnamomum cassia* Presl）的干燥树皮。

【原料性状】本品呈槽状或卷筒状，长 30 ～ 40 cm，宽或直径 3 ～ 10 cm，厚 2 ～ 8 mm。外表面灰棕色，稍粗糙，有不规则的细皱纹和横向突起的皮孔，有的可见灰白色的斑纹；内表面红棕色，略平坦，有细纵纹，划之显油痕。质硬而脆，易折断，断面不平坦，外层棕色而较粗糙，内层红棕色而油润，两层间有 1 条黄棕色的线纹。气香浓烈，味甜、辣。

以不破碎、体重、外皮细、肉厚、油性大、香气浓厚、味甜辣、嚼之渣少者为佳（见图 11 – 104）。

【生产依据】《浙江省中药炮制规范》（2005 年版）。

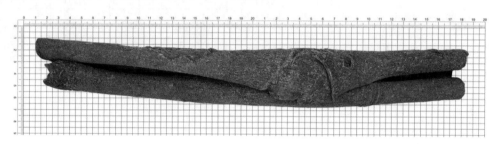

图 11 – 104　肉桂原药材

【炮制流程】炮制流程如图 11 – 105 所示。

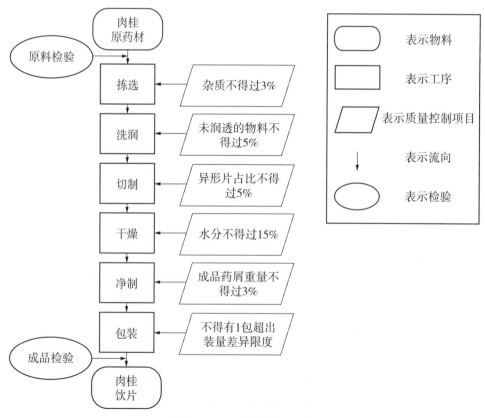

图 11 – 105　肉桂炮制流程

（1）拣选：除去杂质与粗皮。

（2）洗润：将物料浸泡后润制。

1）浸泡：将物料置于适宜的容器内，加入清水浸没物料。

浸泡时间：浸没物料后立即排水。

2）润制：将物料置于底部带孔的容器内开始润制，控制条件如下。

润制时间：润制 14 h 后，每小时检查 1 次，最长润制时间不超过 20 h。

软化程度：用手弯曲至 150°，曲而不折，表面无水迹。

（3）切制：使用切药机将物料切成宽度 5～10 mm 的丝或刨片（见图 11－106、图 11－107），控制条件如下。

1）设备种类：履带往复式。

设备名称：QWJ125D 往复式切片机。

转　　速：700 r/min。

刀口距离：10 mm。

2）设备种类：直线切带式。

设备名称：SQY－500 数控直线往复式切药机。

频　　率：280 次/分。

长　　度：10 mm。

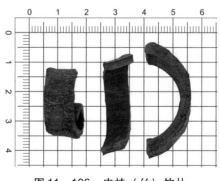

图 11－106　肉桂（丝）饮片

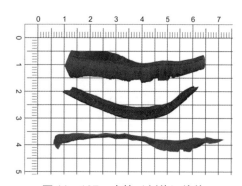

图 11－107　肉桂（刨片）饮片

（4）干燥：按要求干燥，适时翻动，水分不得过 15%，控制条件如下。

1）干燥方式：低温烘干。

设备名称：敞开式烘干箱。

投料厚度：不高于 30 cm。

设定温度：55 ℃（允许实际温度在 ±5 ℃浮动）。

干燥时间：3 h。

2）干燥方式：晒干。

场　　地：阳光房。

晾晒厚度：不高于 5 cm。

（5）净制：用 BGS－800 摆杆式筛选机筛去药屑、碎末，控制条件如下。

频　　率：40 Hz。

筛网孔径：4 mm。

（6）包装：装入 PE 薄膜袋中，外套白色纤维袋，用手提式缝包机封口。

【贮存条件】阴凉贮存。

【成品性状】本品呈丝条状，外表面灰棕色，稍粗糙，有不规则的细皱纹和横向突起的皮孔，有的可见灰白色的斑纹；内表面红棕色，略平坦，有细纵纹，划之显油痕。质硬而脆，易折断，断面不平坦，外层棕色而较粗糙，内层红棕色而油润，两层间有 1 条黄棕色的线纹。气香浓烈，味甜、辣。

【炮制要点】

（1）《中国药典》（2020 年版）中描述的肉桂制法为除去杂质及粗皮，用时捣碎。但捣碎的肉桂片型不如切丝的美观，也不便于调配。故目前多个炮制规范皆收载了肉桂切制的制法。

（2）肉桂皮厚且多自然卷曲呈筒状，单纯通过喷淋的方式，水分较难浸润到药材内侧。为使药材能内外均匀软化，应采用浸润的方式。但应注意浸泡时间，减少药材成分溶出。

（3）用 SQY－500 数控直线往复式切药机（柔性带往复式）或 QWJ125D 往复式切片机（履带往复式）都能达到切丝的效果。使用 SQY－500 数控直线往复式切药机切制的饮片整体较均匀，但产能较小，且肉桂易受压料辊轴挤压破碎。QWJ125D 往复式切片机的切制产能较大，但丝的宽度不均匀。（板桂除外，板桂可用往复式切药机横竖切 2 次成丁）。也可使用转盘式切药机切制肉桂刨片，该片型外观优于肉桂丝。

（4）肉桂以香味浓郁者为佳，在干燥时温度不能过高，以防气味散失，降低肉桂饮片质量。

肉 苁 蓉

【药材来源】本品为列当科植物肉苁蓉（*Cistanche deserticola* Y. C. Ma）或管花肉苁蓉［*Cistanche tuhulosa*（Schenk）Wight］的干燥带鳞叶的肉质茎。

【原料性状】肉苁蓉呈扁圆柱形，稍弯曲，长 3 ～ 15 cm，直径 2 ～ 8 cm。表面棕褐色或灰棕色，密被覆瓦状排列的肉质鳞叶，通常鳞叶先端已断。体重，质硬，微有柔性，不易折断，断面棕褐色，有淡棕色点状维管束，排列成波状环纹。气微，味甜、微苦。

管花肉苁蓉呈类纺锤形、扁纺锤形或扁柱形，稍弯曲，长 5 ～ 25 cm，直径 2.5 ～ 9.0 cm。表面棕褐色至黑褐色。断面颗粒状，灰棕色至灰褐色，散生点状维管束。

以条粗壮、密被鳞片、色棕褐、质柔润者为佳（见图 11 - 108）。

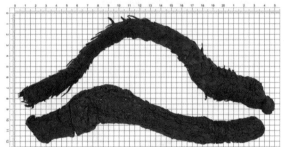

图 11 - 108　肉苁蓉原药材

【生产依据】《中国药典》（2020 年版一部）。

【炮制流程】炮制流程如图 11 - 109 所示。

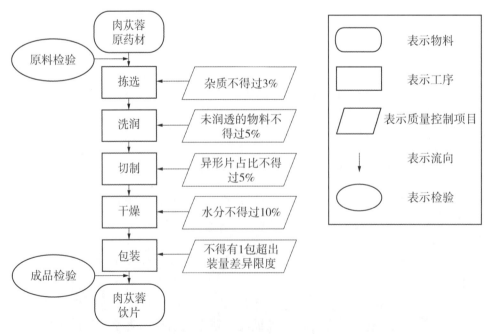

图 11 - 109　肉苁蓉炮制流程

（1）拣选：除去杂质、残留花序及木质化部位。

（2）洗润：将物料冲洗后润制。

1）冲洗：将物料整齐堆放，用清水冲洗干净。

2）润制：将物料置于底部带孔的容器内开始润制，控制条件如下。

润制时间：润制 1 h 后，每小时检查 1 次，最长润制时间不超过 4 h。

软化程度：用手弯曲至120°，曲而不折，表面无水迹。

（3）切制：使用切药机将物料切成厚 2～4 mm 的片（见图 11 –110），控制条件如下。

设备种类：柔性带往复式。

设备名称：QWZL – 300D 直线往复式切药机。

频　　率：50 Hz。

齿轮位置：左外—右内。

（4）干燥：按要求干燥，适时翻动，水分不得过 10%，控制条件如下。

干燥方式：烘干。

设备名称：敞开式烘干箱。

投料厚度：不高于 20 cm。

设定温度：75 ℃（允许实际温度在 ±5 ℃ 浮动）。

干燥时间：2 h。

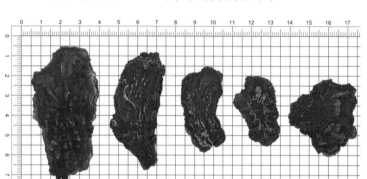

图 11 –110　肉苁蓉饮片

（5）筛选：用 BGS – 800 摆杆式筛选机筛去药屑、碎末，控制条件如下。

频　　率：40 Hz。

筛网孔径：6 mm。

（6）包装：装入 PE 薄膜袋中，外套白色纤维袋，用手提式缝包机封口。

【贮存条件】阴凉贮存。

【成品性状】肉苁蓉片呈不规则形的厚片。表面棕褐色或灰棕色。有的可见肉质鳞叶。切面有淡棕色或棕黄色点状维管束，排列成波状环纹。气微，味甜、微苦。

管花肉苁蓉片切面散生点状维管束。

【炮制要点】

（1）肉苁蓉中的毛蕊花糖苷易溶于水，软化时要注意不能浸泡。

（2）干燥方式对肉苁蓉中苯乙醇苷类成分含量影响较大。因为肉苁蓉植物体内含有苯乙醇苷的水解酶，若干燥时间长，苯乙醇苷在干燥过程中被水解，含量大大降低，[1] 所以，肉苁蓉干燥时一般不考虑自然晾晒。现在也有产地采收时直接高温蒸透，通过杀酶保苷的原理将苯乙醇苷水解酶变性，以保存苯乙醇苷。[2] 另外，肉苁蓉易吸潮，干燥摊凉后应及时装袋。

【相关资料】肉苁蓉有一品规为盐大芸，为秋季采收的肉苁蓉置于盐湖中腌渍而成。药用时须浸泡一两天，以漂去盐分，但该操作会导致毛蕊花糖苷流失，影响疗效。所以，现在比较少用盐大芸。

【参考文献】

［1］王立民，郭晔红，贺斌，等 . 干燥方式对肉苁蓉有效成分保留量的影响［J］. 资源开发与市场，2017，33（4）：477 – 480.

［2］彭芳，徐荣，王夏，等 . 肉苁蓉属药材加工炮制研究进展［J］. 中国现代中药，2015，17（4）：406 – 412.

胡 黄 连

【药材来源】本品为玄参科植物胡黄连（*Picrorhiza scrophulariiflora* Pennell）的干燥根茎。

【原料性状】本品呈圆柱形，略弯曲，偶有分枝，长 3～12 cm，直径 0.3～1.0 cm。表面灰棕色至暗棕色，粗糙，有较密的环状节，具稍隆起的芽痕或根痕，上端密被暗棕色鳞片状的叶柄残基。体轻，质硬而脆，易折断，断面略平坦，淡棕色至暗棕色，木部有 4～10 个类白色点状维管束排列成环。气微，味极苦。

以条粗、体轻、质脆、味苦者为佳（见图 11－111）。

【生产依据】《中国药典》（2020 年版一部）。

【炮制流程】炮制流程如图 11－112 所示。

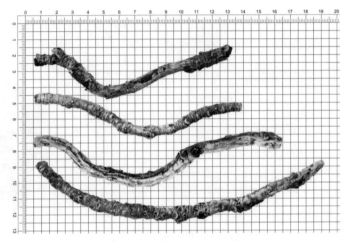

图 11－111　胡黄连原药材

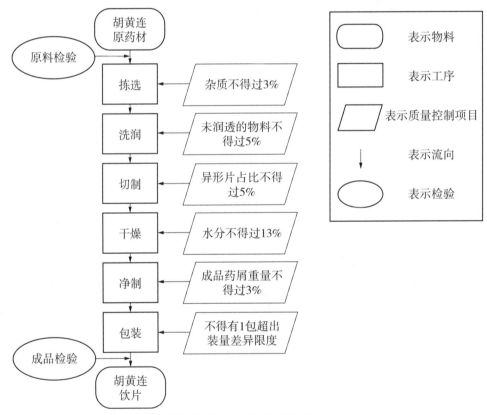

图 11－112　胡黄连炮制流程

（1）拣选：除去泥土等杂质及残余地上部分。

（2）洗润：将物料冲洗后润制。

1）冲洗：将物料整齐堆放或摊开，用清水冲洗干净。

2）润制：将物料置于底部带孔的容器内开始润制，润制途中适时喷淋清水 3 次，控制条件如下。

润制时间：润制 14 h 后，每小时检查 1 次，润制时间最长不超过 24 h。

软化程度：用手弯曲至120°，曲而不折，表面无水迹。

（3）切制：使用切药机将物料切成厚1～2 mm的片（见图11-113），控制条件如下。

设备种类：柔性带往复式。

设备名称：SQY-500数控直线往复式切药机。

频　　率：280次/分。

厚　　度：2 mm。

（4）干燥：按要求干燥，适时翻动，水分不得过13%，控制条件如下。

1）干燥方式：烘干。

设备名称：敞开式烘干箱。

投料厚度：不高于20 cm。

设定温度：75 ℃（允许实际温度在±5 ℃浮动）。

干燥时间：2 h。

2）干燥方式：晒干。

场　　地：阳光房。

晾晒厚度：不高于5 cm。

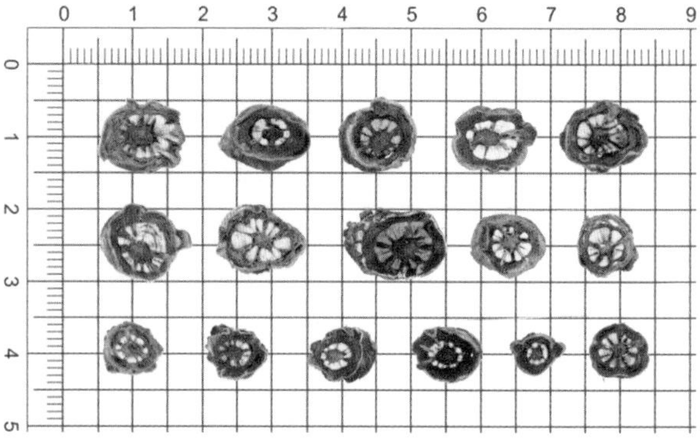

（5）净制：用BGS-800摆杆式筛选机筛去药屑、碎末，控制条件如下。

频　　率：40 Hz。

筛网孔径：2 mm。

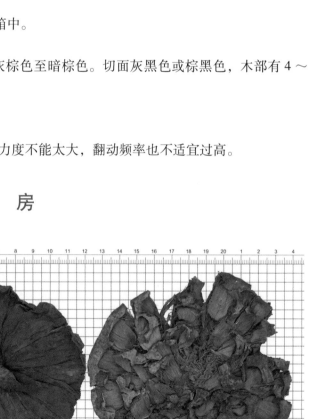

图11-113　胡黄连饮片

（6）包装：装入PE薄膜袋后，放入纸箱或周转箱中。

【贮存条件】常温贮存。

【成品性状】本品呈不规则的圆形薄片。外表皮灰棕色至暗棕色。切面灰黑色或棕黑色，木部有4～10个类白色点状维管束排列成环，气微，味极苦。

【炮制要点】

（1）胡黄连中容易混有黄连，拣选时应注意。

（2）胡黄连质地硬脆、易碎，烘干翻动时应注意力度不能太大，翻动频率也不适宜过高。

莲　房

【药材来源】本品为睡莲科植物莲（*Nelumbo nucifera* Gaertn.）的干燥花托。

【原料性状】本品呈倒圆锥状或漏斗状，多撕裂，直径5～8 cm，高4.5～6.0 cm。表面灰棕色至紫棕色，具细纵纹和皱纹。顶面有多数圆形孔穴，基部有花梗残基。质疏松，破碎面海绵样，棕色。气微，味微涩。

以个大、完整、色紫棕者为佳（见图11-114）。

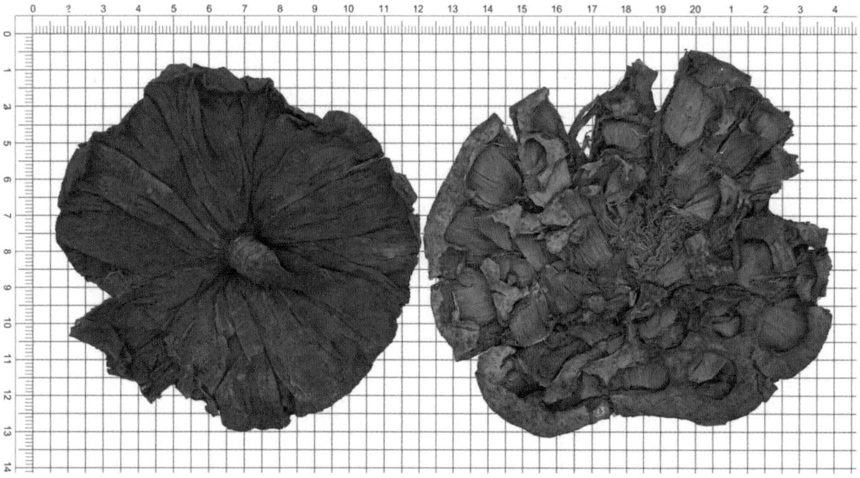

图11-114　莲房原药材

【生产依据】《全国中药炮制规范》（1988 年版）。

【炮制流程】炮制流程如图 11 – 115 所示。

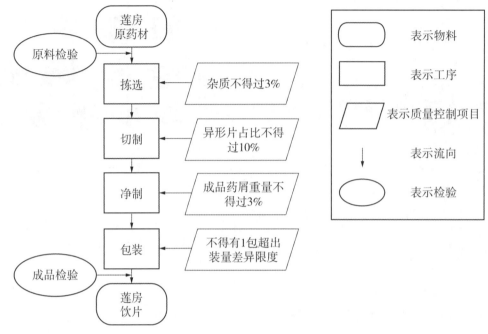

图 11 –115　莲房炮制流程

（1）拣选：除去残留花托柄、莲子等非药用部位与杂质。

（2）切制：使用切药机将物料切成宽度 5 ～ 12 mm 的碎块（见图 11 –116），控制条件如下。

设备种类：履带往复式。

设备名称：QWJ125D 往复式切片机。

转　　速：700 r/min。

刀口距离：12 mm。

（3）净制：用 BGS – 800 摆杆式筛选机筛去药屑、碎末，控制条件如下。

频　　率：40 Hz。

筛网孔径：2 mm。

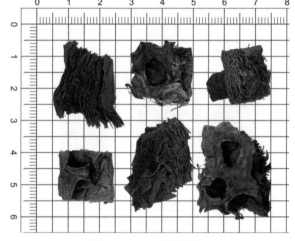

图 11 –116　莲房饮片

（4）包装：装入 PE 薄膜袋中，外套白色纤维袋，用手提式缝包机封口。

【贮存条件】常温贮存。

【成品性状】本品呈宽度 5 ～ 12 mm 的碎块，表面灰棕色至紫棕色具细纵纹及皱纹，有的可见圆形孔洞。质疏松。气散，味微涩。

【炮制要点】莲房原材料的孔穴内常藏有石子或玻璃珠以增加重量，拣选时须注意。

蕲　蛇

【药材来源】本品为蝰科动物五步蛇 ［*Agkistrodon acutus*（Güenther）］的干燥体。

【原料性状】本品卷呈圆盘状，盘径 17 ～ 34 cm，体长可达 2 m。头在中间稍向上，呈三角形而扁平，吻端向上，习称"翘鼻头"。上腭有管状毒牙，中空尖锐。背部两侧各有黑褐色与浅棕色组成的"V"形斑纹17～25个，其"V"形的两上端在背中线上相接，习称"方胜纹"，有的左右不相接，呈交错排列。腹部撑开或不撑开，灰白色，鳞片较大，有黑色类圆形的斑点，习称"连珠斑"；腹内壁黄白色，脊椎骨的棘突较高，呈刀片状上突，前后椎体下突基本同形，多为弯刀状，向后倾斜，尖端明显超过椎体后隆面。尾部骤细，末端有三角形深灰色的角质鳞片1枚。气腥，味微咸。

以头尾齐全、条大、花纹明显、内部洁净者为佳（见图11-117）。

【生产依据】《中国药典》（2020年版一部）。

【炮制流程】炮制流程如图11-118所示。

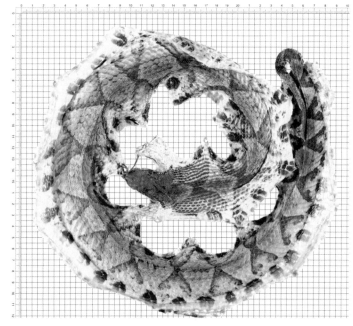

图11-117 蕲蛇原药材

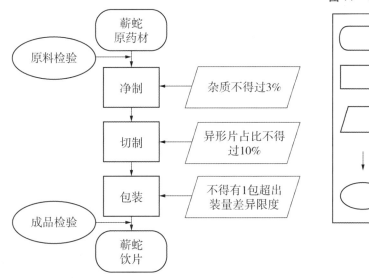

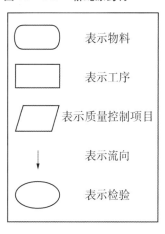

图11-118 蕲蛇炮制流程

（1）净制：用刀剁去蛇头，刮去残留内脏。用钢丝刷刮去鳞片。

（2）切制：使用铡刀将物料切成长度2～3 cm的长段（见图11-119）。

（3）包装：装入PE薄膜袋后，放入纸箱或周转箱中。

【贮存条件】阴凉贮存。

【成品性状】本品呈段状，长2～3 cm，背部呈黑褐色，表皮光滑，有明显的鳞斑，可见不完整的方胜纹。腹部可见白色的肋骨，呈黄白色、淡黄色或黄色。断面中间可见白色菱形的脊椎骨，脊椎骨的棘突较高，棘突两侧可见

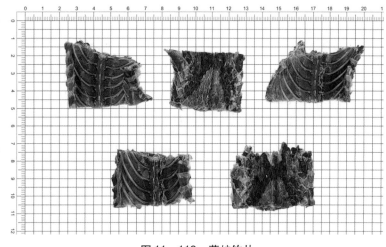

图11-119 蕲蛇饮片

淡黄色的肉块，棘突呈刀片状上突，前后椎体下突基本同形，多为弯刀状。肉质松散，轻捏易碎。气腥，味微咸。

【炮制要点】

（1）蕲蛇在净制时可将其剁成半圆筒状的长段，以方便切制时送料。

（2）蕲蛇价格高，应尽可能地减少生产损耗。蕲蛇切制时先进行软化后再切制可有效减少碎屑的产生。一般软化方法有蒸润和酒润两种：蒸润可将蕲蛇段置于蒸药箱蒸 5 min，但蕲蛇肉的颜色会变深。酒润可加入蕲蛇重量 10% 的白酒进行闷润，但此法成本较高。无论使用哪种软化方法，在切制时应采取一定的保湿措施，如在物料上覆盖透明胶膜、随蒸随切等。切制完成后要及时干燥。

【相关资料】

（1）蕲蛇的二氧化硫残留量常会出现高于《中国药典》（2020 年版）标准的情况。

（2）蕲蛇价高，市场常有伪品冒充，应注意蕲蛇的 4 个特征：翘鼻头、方胜纹、念珠斑、佛指甲。

（3）蕲蛇传统认为头、尾有大毒，使用习惯去头去尾。例如，《本草求真》谓"头尾有毒，各去三寸"；《本草纲目》载"头尾各一尺，有大毒，不可用，只用中段干者"。[1]

（4）现行《中国药典》（2020 年版）规定蕲蛇去头入药，而不要求去尾，是因为蕲蛇头部的毒腺中含有很多出血性的毒素和一些神经性的毒素，人在服用之后会引起内脏的大量出血，进而导致死亡。蕲蛇去头，就是为了去除蕲蛇的毒性。[2]

【参考文献】

[1] 王秋红，张世臣，等．历代中药炮制沿革［M］．北京：中国中医药出版社，2018：489-490.

[2] 卢启立．有毒中药饮片炮制存在问题分析及对策［J］．当代医学，2011，17（23）：154-155.

薄　荷

【药材来源】本品为唇形科植物薄荷（*Mentha haplocalyx* Briq.）的干燥地上部分。

【原料性状】本品茎呈方柱形，有对生分枝，长 15～40 cm，直径 0.2～0.4 cm；表面紫棕色或淡绿色，棱角处具茸毛，节间长 2～5 cm；质脆，断面白色，髓部中空。叶对生，有短柄；叶片皱缩卷曲，完整者展平后呈宽披针形、长椭圆形或卵形，长 2～7 cm，宽 1～3 cm；上表面深绿色，下表面灰绿色，稀被茸毛，有凹点状腺鳞。轮伞花序腋生，花萼钟状，先端 5 齿裂，花冠淡紫色。揉搓后有特殊清凉香气，味辛凉。

以叶多、色深绿、气味浓者为佳（见图 11-120）。

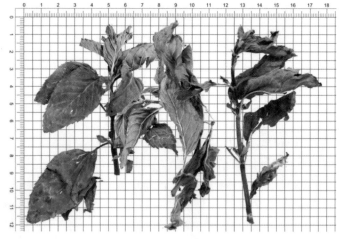

图 11-120　薄荷原药材

【生产依据】《中国药典》（2020 年版一部）。

【炮制流程】炮制流程如图 11-121 所示。

（1）拣选：除去老梗、老茎及残根等非药用部位和灰屑杂质。

（2）切制：使用切药机将物料切成长度 10～15 mm 的段（见图 11-122），控制条件如下。

设备种类：履带往复式。

设备名称：QWJ125D 往复式切片机。

转　　速：600 r/min。

刀口距离：15 mm。

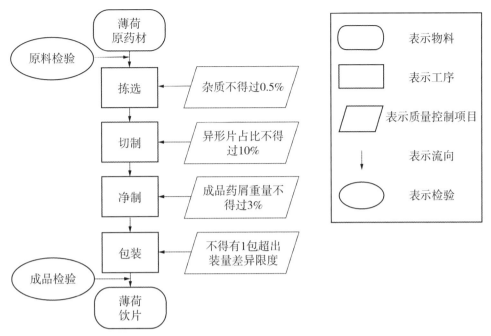

图 11 -121　薄荷炮制流程

（3）净制：用 BGS - 800 摆杆式筛选机筛去药屑、碎末，控制条件如下。

频　　率：40 Hz。

筛网孔径：2 mm。

（4）包装：装入 PE 薄膜袋后，放入纸箱或周转箱中。

【贮存条件】阴凉贮存。

【成品性状】本品呈不规则的段。茎方柱形，表面紫棕色或淡绿色，具纵棱线，棱角处具茸毛。切面白色，中空。叶多破碎，上表面深绿色，下表面灰绿色，稀被茸毛。轮伞花序

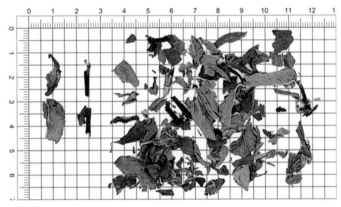

图 11 -122　薄荷饮片

腋生，花萼钟状，先端 5 齿裂，花冠淡紫色。揉搓后有特殊清凉香气，味辛凉。

【炮制要点】

（1）薄荷挥发油主要在叶子和嫩茎上[1]，老茎和根基本不含挥发油，净选时应除去。

（2）薄荷切制如果进行软化和干燥处理，会使薄荷色泽灰暗、气味散失，建议以干切为宜。如果需要软化则往药材上稍稍喷潮即可，避免堆积。由于薄荷含有挥发油，如果需要干燥应尽量使用阴干的方式，避免干燥温度高于 65 ℃。[2]

（3）薄荷叶挤压易破碎，应使用纸箱或周转箱包装。

【相关资料】

（1）薄荷叶子越多，质量越好。《中国药典》（2020 年版）规定，薄荷原药材中薄荷叶占比不得少于 30%。

（2）《中国药典》（2020 版）中对薄荷新增薄荷脑的含量测定。

【参考文献】

［1］平晟，朱才会，晏婷，等．薄荷不同部位挥发油成分比较研究［J］．武汉轻工大学学报，2015（2）：31－35.

［2］张超，卢江长美，王宇滨，等．干燥温度对脱水薄荷品质的影响［J］．食品工业科技，2016，37（1）：61－65.

谷 精 草

【药材来源】本品为谷精草科植物谷精草（*Eriocaulon buergerianum* Koern.）的干燥带花茎的头状花序。

【原料性状】本品头状花序呈半球形，直径 4～5 mm。底部有苞片层层紧密排列，苞片淡黄绿色，有光泽，上部边缘密生白色短毛；花序顶部灰白色。揉碎花序，可见多数黑色花药和细小黄绿色未成熟的果实。花茎纤细，长短不一，直径不及 1 mm，淡黄绿色，有数条扭曲的棱线。质柔软。气微，味淡。

以珠大而紧、色灰白、花茎色淡黄者为佳（见图 11–123）。

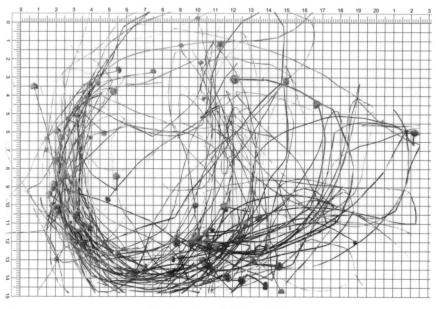

图 11–123　谷精草原药材

【生产依据】《中国药典》（2020 年版一部）。

【炮制流程】炮制流程如图 11–124 所示。

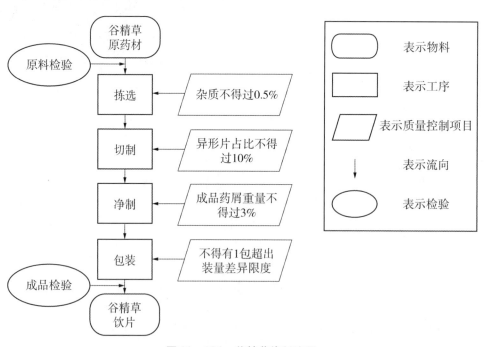

图 11–124　谷精草炮制流程

（1）拣选：除去叶鞘等杂质。

（2）切制：使用切药机将物料切成长度 10～15 mm 的段（见图 11–125），控制条件如下。

设备种类：履带往复式。

设备名称：QWJ125D 往复式切片机。

转　　速：700 r/min。

刀口距离：15 mm。

（3）净制：用 BGS - 800 摆杆式筛选机筛去药屑、碎末，控制条件如下。

频　　率：40 Hz。

筛网孔径：2 mm。

（4）包装：装入 PE 薄膜袋中，外套白色纤维袋，用手提式缝包机封口。

【贮存条件】常温贮存。

【成品性状】本品呈不规则的段，头状花序呈半

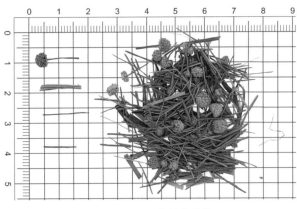

图 11 -125　谷精草饮片

球形，直径 4～5 mm。底部有苞片层层紧密排列，苞片淡黄绿色，有光泽，上部边缘密生白色短毛；花序顶部灰白色。揉碎花序，可见多数黑色花药和细小黄绿色未成熟的果实。花茎纤细，长短不一，直径不及 1 mm，淡黄绿色，有数条扭曲的棱线。质柔软。气微，味淡。

【相关资料】

（1）注意与常见伪品华南谷精草（谷精珠）区分。

（2）谷精草比较纤细且杂乱，切出来的饮片多为不规则的段。

赤　芍

【药材来源】本品为毛茛科植物芍药（*Paeonia ladiflora* Pall.）或川赤芍（*Paeonia veitchii* Lynch）的干燥根。

【原料性状】本品呈圆柱形，稍弯曲，长 5～40 cm，直径 0.5～3.0 cm。表面棕褐色，粗糙，有纵沟和皱纹，并有须根痕和横长的皮孔样突起，有的外皮易脱落。质硬而脆，易折断，断面粉白色或粉红色，皮部窄，木部放射状纹理明显，有的有裂隙。气微香，味微苦、酸涩。

以根粗壮，断面粉白色，粉性大者为佳（见图 11 - 126）。

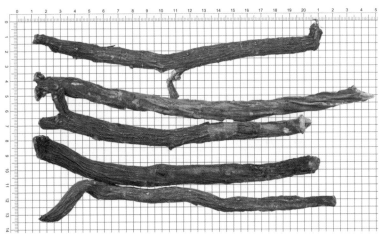

图 11 -126　赤芍原药材

【生产依据】《中国药典》（2020 年版一部）。

【炮制流程】炮制流程如图 11 - 127 所示。

（1）拣选：除去胶丝等杂质。

（2）洗润：将物料浸泡后润制。

1）浸泡：将物料置于适宜的容器内，加入清水浸没物料。

浸泡时间：1.5 h。

2）润制：将物料置于底部带孔的容器内开始润制，润制途中适时喷淋清水 1 次，控制条件如下。

润制时间：润制 14 h 后，每小时检查 1 次，润制时间最长不超过 24 h。

软化程度：用手弯曲至 120°，曲而不折，表面无水迹。

（3）切制：使用切药机将物料切成厚 2～4 mm 的片（见图 11 - 128），控制条件如下。

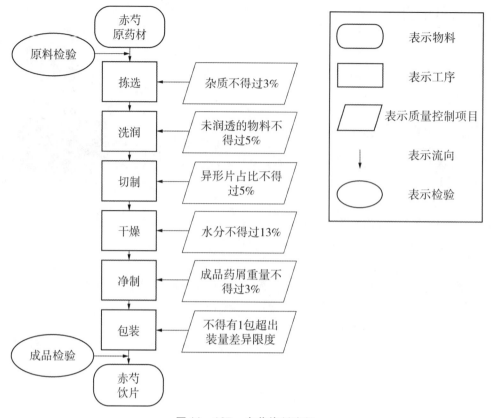

图 11 -127 赤芍炮制流程

1）设备种类：转盘式。

设备名称：QYJ2 - 100C 转盘式切片机。

链条输送速度档：快。

转盘与出料口距离：4.5 mm。

2）设备种类：柔性带往复式。

设备名称：SQY - 500 数控直线往复式切药机。

频　　率：280 次/分。

厚　　度：3.5 mm。

导槽直径：4 cm。

（4）干燥：按要求干燥，适时翻动，水分不得过 13%，控制条件如下。

1）干燥方式：烘干。

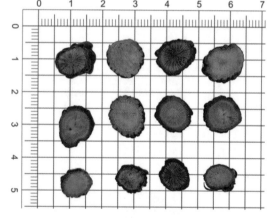

图 11 -128 赤芍饮片

设备名称：敞开式烘干箱。

投料厚度：不高于 20 cm。

设定温度：75 ℃（允许实际温度在 ±5 ℃浮动）。

干燥时间：2 ～ 3 h。

2）干燥方式：晒干。

场　　地：阳光房。

晾晒厚度：不高于 5 cm。

（5）净制：用 BGS - 800 摆杆式筛选机筛去药屑、碎末，控制条件如下。

频　　率：40 Hz。

筛网孔径：5 mm。

（6）包装：装入 PE 薄膜袋中，外套白色纤维袋，用手提式缝包机封口。

【贮存条件】常温贮存。

【成品性状】本品为类圆形切片，外表皮棕褐色。切面粉白色或粉红色，皮部窄，木部放射状纹理明显，有的有裂隙。

【炮制要点】QYJ2－100C 转盘式切片机切制速度快，但切制成品异形片率比柔性带往复式类切药机略高，适合用于中药厂提取时粗碎或饮片厂大批量生产后分档销售；SQY－500 数控直线往复式切药机切制产能较低，但切制品异形片率略低，加工后可直接作为饮片销售。

【相关资料】

（1）上等赤芍最著名的特征就是"糟皮粉茬"。断面粉白色或粉红色的赤芍，芍药苷含量高于断面呈红色的赤芍。有的饮片厂为了让赤芍符合木部放射状纹理明显的特征，闷润时将赤芍久闷，导致皮下含量较高的芍药苷少量往木部渗透，使赤芍断面变红，大部分溶解在水里。这样的饮片芍药苷往往会不合格。

（2）市面上有俗称"狗头片"的芍药根茎，因其芍药苷含量高，常被充当白芍或赤芍用于投料使用。

（3）赤芍与白芍的加工方式、来源（野生或栽培）、生长环境、采收年限和采收期等存在很大差异，2 种药材的性状与临床作用也有很大的区别。但因为赤芍的价格远远高于白芍，市场上出现了用白芍冒充赤芍的情况，即白芍鲜药材采收后不蒸煮、不去皮，直接干燥。该类药材在市场上称为"黑白芍"。黑白芍与赤芍最大的区别是赤芍质地疏松，放射状纹理明显；而黑白芍质地致密，放射状纹理不明显。

走 马 胎

【药材来源】本品为紫金牛科植物走马胎（*Ardisia gigantifolia* Stapf.）的干燥根。

【原料性状】本品呈不规则圆柱形，长短粗细不一，有分枝，弯曲不直，常膨大呈结节状或念珠状，直径 1～5 cm。表面灰褐色或棕褐色，有细密而明显或粗大的纵向皱缩纹，有的有较规则的节状横断纹（习称"蛤蟆皮"）。用刀轻刮去外表皮可见红色小窝点（习称"血腥点"）。皮部较厚，易剥离，内表面淡黄色或淡棕色，现棕紫色网状或条纹状花纹。质坚硬，不易折断，断面皮部淡紫红色，木部宽广，带粉性，黄白色或白中带微红色，射线细密而清晰，有的中央可见细小淡红色的髓。气微，味微苦。

以根条粗大、有较大的结节、无茎枝、表面"蛤蟆皮"明显、断面白色带粉性及纹理清晰者为佳（见图 11－129）。

【生产依据】《广西壮族自治区中药饮片炮制规范》（2007 年版）。

【炮制流程】炮制流程如图 11－130 所示。

（1）拣选：除去杂质与地上部分，劈成直径 5 cm 左右的段。

（2）洗润：将药材冲洗干净后浸泡，排水后开始润药，控制条件如下。

浸泡时间：8 h。

润制时间：润制 14 h 后，每小时检查 1 次，润制时间最长不超过 24 h。

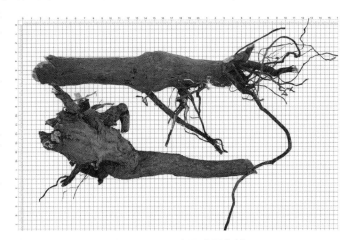

图 11－129　走马胎原药材

软化程度：用手弯曲，感到一定的柔韧性。

（3）切制：使用切药机将药材切成厚 2～4 mm 的片（见图 11－131），控制条件如下。

设备种类：履带往复式。

设备名称：QWJ125D 往复式切片机。

转　　速：700 r/min。

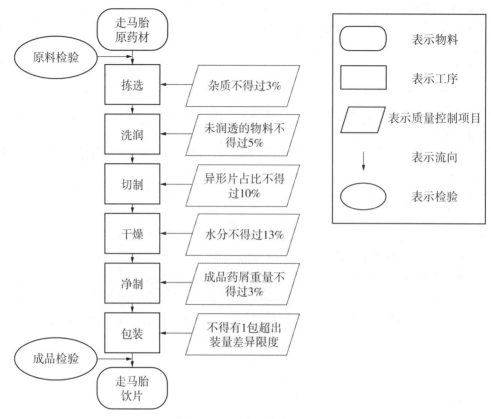

图 11 - 130　走马胎炮制流程

刀口距离：4 mm。

（4）干燥：按要求干燥，适时翻动，水分不得过 13%，控制条件如下。

1）干燥方式：烘干。

设备名称：敞开式烘干箱。

投料厚度：不高于 20 cm。

设定温度：75 ℃（允许实际温度在 ±5 ℃浮动）。

干燥时间：1.5 h。

2）干燥方式：晒干。

场　　地：阳光房。

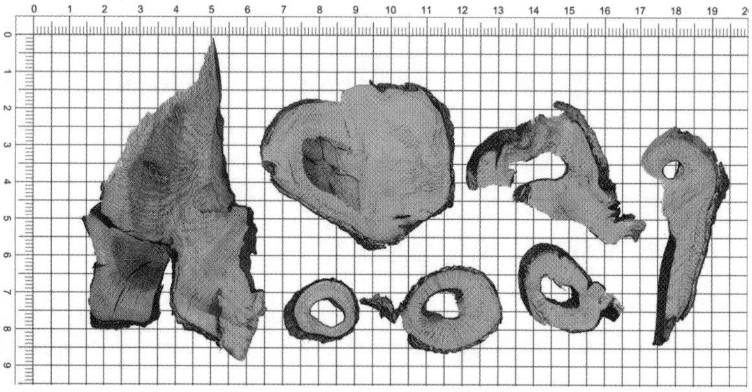

图 11 - 131　走马胎饮片

晾晒厚度：不高于 5 cm。

（5）净制：用 BGS - 800 摆杆式筛选机筛去药屑、碎末，控制条件如下。

频　　率：40 Hz。

筛网孔径：4 mm。

（6）包装：装入 PE 薄膜袋后，放入纸箱或周转箱中。

【贮存条件】常温贮存。

【成品性状】本品呈不规则的片型。表面灰褐色或棕褐色，有细密而明显或粗大的纵向皱缩纹，有的有较规则的节状横断纹（习称"蛤蟆皮"）。用刀轻刮去外表皮可见红色小窝点（习称"血腥点"）。皮部较厚，易剥离，内表面淡黄色或淡棕色，现棕紫色网状或条纹状花纹。质坚硬，不易折断，断面皮部淡紫红色，木部宽广，带粉性，黄白色或白中带微红色，射线细密而清晰，有的中央可见细小淡红色的髓。气微，味微苦。

【炮制要点】

（1）走马胎体积较大，切制前可先劈开，再进行切制。

（2）走马胎切片后易破碎，在干燥时注意翻动力度和翻动频率。

【相关资料】走马胎药用部位为根，验收时需要注意是否含地上部分等非药用部分。

远　志

【药材来源】本品为远志科植物远志（*Polygala tenuifolia* Willd.）或卵叶远志（*Polygala sibirica* L.）的干燥根或去除木心的根。

【原料性状】本品呈圆柱形，略弯曲，长3～15 cm。直径0.3～0.8 cm。表面灰黄色至灰棕色，有较密并深陷的横皱纹、纵皱纹及裂纹，老根的横皱纹较密更深陷，略呈结节状。质硬而脆，易折断，断面皮部棕黄色，木部黄白色，皮部易与木部剥离，抽取木心者中空。气微，味苦、微辛，嚼之有刺喉感。

以条粗、皮厚、取净木心者为佳（见图11-132）。

【生产依据】《中国药典》（2020年版一部）。

【炮制流程】炮制流程如图11-133所示。

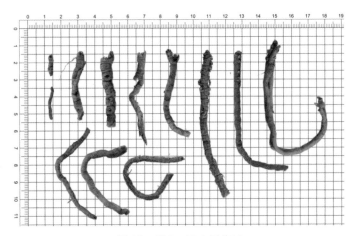

图 11-132　远志原药材

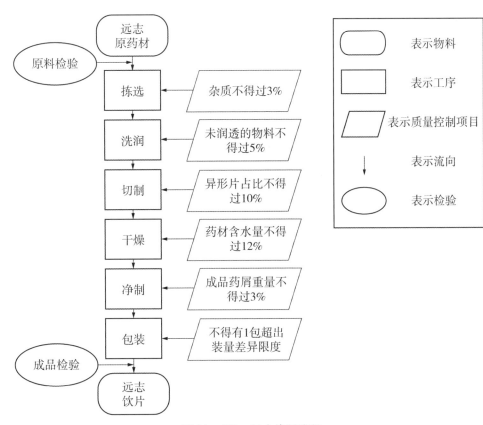

图 11-133　远志炮制流程

（1）拣选：除去杂质、虫蛀、霉变及残茎、木心、须根等非药用部位。

（2）洗润：将物料冲洗后润制。

1）冲洗：将物料整齐堆放，用清水冲洗干净。

2）润制：将物料置于底部带孔的容器内开始润制，控制条件如下。

润制时间：润制 1 h 后，每 0.5 h 检查 1 次，润制时间最长不超过 6 h。

软化程度：用手弯曲至 120°，曲而不折。

（3）切制：用切药机将物料切成长度 10～15 mm 的段（见图 11-134），控制条件如下。

设备种类：柔性带往复式。

设备名称：SQY-500 数控直线往复式切药机。

频　　率：280 次/分。

长　　度：13 mm。

导槽直径：4 cm。

（4）干燥：按要求干燥，适时翻动，水分不得过 12%，控制条件如下。

1）干燥方式：烘干。

设备名称：敞开式烘干箱。

投料厚度：不高于 20 cm。

设定温度：75 ℃（允许实际温度在 ±5 ℃ 浮动）。

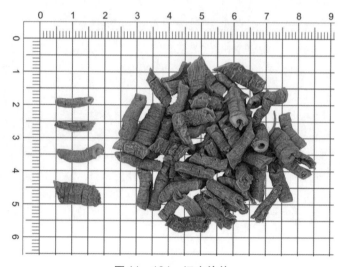

图 11-134　远志饮片

干燥时间：2 h。

2）干燥方式：晒干。

场　　地：阳光房。

晾晒厚度：不高于 5 cm。

（5）净制：用 BGS-800 摆杆式筛选机筛去药屑、碎末，控制条件如下。

频　　率：40 Hz。

筛网孔径：4 mm。

（6）包装：装入 PE 薄膜袋中，外套白色纤维袋，用手提式缝包机封口。

【贮存条件】常温贮存。

【成品性状】本品呈圆柱形的段。外表皮灰黄色至灰棕色，有横皱纹。切面棕黄色，中空。气微，味苦、微辛，嚼之有刺喉感。

【相关资料】

（1）传统工艺远志加工要求去木心以除烦，取根皮入药。今有研究认为，远志皮部皂苷含量比木心部高 25 倍[1]，远志去心主要目的在于增效而非减毒。也有人认为，去心远志和全远志疗效相近，但鉴于目前远志药源的紧缺下，提倡远志连心入药。[2]因此，从《中国药典》（2015 年版）开始，远志原料加工可抽取木心后晒干，也可直接晒干。但现时远志作为饮品流通还是以去心远志为主。

（2）远志黄曲霉素检查项不容易合格，这和产地加工时没有及时干燥、产地加工方式不恰当或储存不当有关，远志长时间存放容易霉变产生黄曲霉素。[3]

【参考文献】

［1］郭一敏. 远志的薄层分离和分光光度测定［J］. 中草药通讯，1975，4（3）：19.

［2］刘晓文，冯艳. 远志的炮制沿革及现代研究［J］. 基层中药杂志，1996（2）：17-18.

［3］张西梅，毕艳孟，张继培，等. 远志加工过程中黄曲霉毒素和污染真菌的分析研究［J］. 中草药，2020，51（10）：2851-2856.

重　楼

【药材来源】本品为百合科植物云南重楼〔*Paris polyphylla* Smith var. *yunnanensis*（Franch.）Hand. - Mazz.〕或七叶一枝花〔*Paris polyphylla* Smith var. *chinensis*（Franch.）Hara〕的干燥根茎。

【原料性状】本品呈结节状扁圆柱形，略弯曲，长 5～12 cm，直径 1.0～4.5 cm。表面黄棕色或灰棕色，外皮脱落处呈白色；密具层状突起的粗环纹，一面结节明显，结节上具椭圆形凹陷茎痕，另一面有疏生的须根或疣状须根痕。顶端具鳞叶和茎的残基。质坚实，断面平坦，白色至浅棕色，粉性或角质。气微，味微苦、麻。

以粗壮、质坚实、断面色白者、粉性足者为佳（见图 11 - 135）。

【生产依据】《中国药典》（2020 年版一部）。

【炮制流程】炮制流程如图 11 - 136 所示。

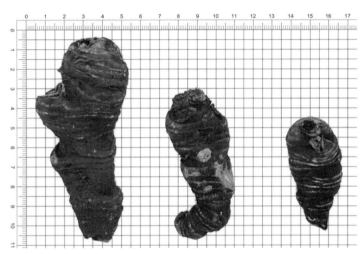

图 11 - 135　重楼原药材

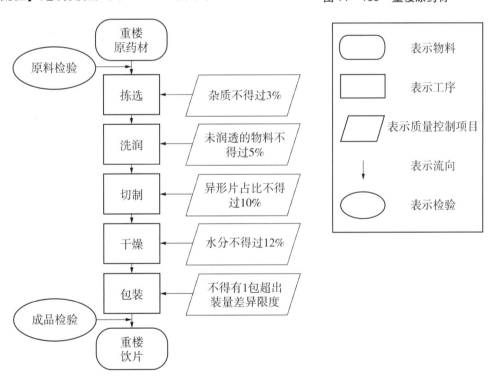

图 11 - 136　重楼炮制流程

（1）净制：除去残留须根和泥土，大中小档次分开。

分档标准：直径 1.5 cm 以下的为小档，直径 1.5～3.0 cm 的为中档，直径 3 cm 以上的为大档。

（2）洗润：将物料浸泡后润制。

1）浸泡：将物料置于适宜的容器内，加入清水浸没物料，每日换水 1 次。

浸泡时间：1 天（小档），2 天（中档），3 天（大档）。

2）润制：将物料置于底部带孔的容器内开始润制，控制条件如下。

润制时间：润制 6 h 后，每小时检查 1 次，润制时间最长不超过 12 h。

软化程度：用针刺法能刺入物料中心，表面无水迹。

（3）切制：使用切药机将物料切成厚 1～2 mm 的片（见图 11 –137），控制条件如下。

设备种类：转盘式。

设备名称：QYJ2 –100C 转盘式切片机。

链条输送速度档：快。

转盘与出料口距离：2 mm。

（4）干燥：按要求干燥，适时翻动，水分不得过 12%，控制条件如下。

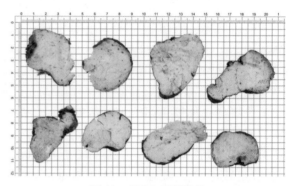

图 11 –137　重楼饮片

干燥方式：低温烘干。

设备名称：敞开式烘干箱。

投料厚度：不高于 20 cm。

设定温度：55 ℃（允许实际温度在 ±5 ℃浮动）。

干燥时间：4 h。

（5）包装：装入 PE 薄膜袋后，放入纸箱或周转箱中。

【贮存条件】阴凉贮存。

【成品性状】本品为近圆形、椭圆形或不规则片状。厚度 1～2 mm，表面白色、黄白色或浅棕色，周边表皮黄棕色或棕褐色，粉性或角质。气微，味微苦、麻。

【炮制要点】

（1）重楼含有丰富的淀粉，软化时应尽量通过浸泡减少闷润的时间，以防止长时间闷润导致物料发黏、发臭。浸泡时水平面应高于重楼上沿，保证重楼能隔绝空气。但浸泡的时间也不宜过长，否则重楼断面伤水变黑。对于中档和大档的重楼，如果浸泡闷润后发现未透心，可将其摊开晾 2 h 至表面干燥后再浸泡。如果发现重楼长时间闷润后出现发黏、发馊等情况，应及时用清水洗涤，然后摊开晾晒再适当闷润。

（2）夏天天气炎热的时候要相应缩短闷润的时间，防止重楼变质、发黏。

（3）重楼干燥应随切随干，摊薄干燥，翻动时要放轻力度，以防饮片破碎。要注意干燥温度，若温度过高，会导致颜色焦黄。

（4）可使用周转箱的存储包装重楼饮片，防止存储过程的挤压导致重楼破碎。

【相关资料】

（1）重楼价高，常有将伪品五指莲、头顶一颗珠等掺入正品重楼的情况，在生产过程中要注意。重楼的主要特征是一面有半圆形凹陷痕，一面疏生须根或有根痕。

（2）重楼以断面粉性足为佳，但不可避免地有部分断面呈角质状，非加工因素导致。

（3）重楼皂苷Ⅵ在法定基原品种云南重楼和七叶一枝花中含量很低，致使大部分正品来源的重楼样品薄层检查不合格，而该指标在其近缘的易混淆植物延陵草中含量较高。[1] 因此，《中国药典》（2020 年版）删除了重楼皂苷Ⅵ的含量测定。

【参考文献】

［1］巨博雅，朱厚达，李燕敏，等．重楼药材和混伪品中 5 种皂苷的含量及对《中国药典》2015 年版重楼含量测定修订的探讨［J］．中国中药杂志，2020，45（8）：1745 –1755．

锁　阳

【药材来源】本品为锁阳科植物锁阳（*Cynomorium songaricum* Rupr.）的干燥肉质茎。

【原料性状】本品呈扁圆柱形，微弯曲，长 5～15 cm，直径 1.5～5.0 cm。表面棕色或棕褐色，粗糙，具明显纵沟和不规则凹陷，有的残存三角形的黑棕色鳞片。体重，质硬，难折断，断面浅棕色或棕褐色，有黄色三角状维管束。气微，味甘而涩。

以条粗壮、体重、质硬、断面显油润者为佳（见图 11-138）。

【生产依据】《中国药典》（2020 年版一部）。

【炮制流程】炮制流程如图 11-139 所示。

（1）拣选：除去杂质、泥土。

（2）洗润：将物料冲洗后润制。

1）冲洗：将物料整齐堆放，用清水冲洗干净。

2）润制：将物料置于底部带孔的容器内开始润制，润制途中适时喷淋清水 1 次，控制条件如下。

润制时间：润制 8 h 后，每小时检查 1 次，最长润制时间不超过 24 h。

软化程度：用手弯曲至 120°，曲而不折，表面无水迹。

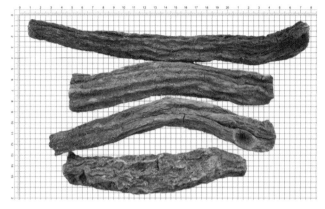

图 11-138　锁阳原药材

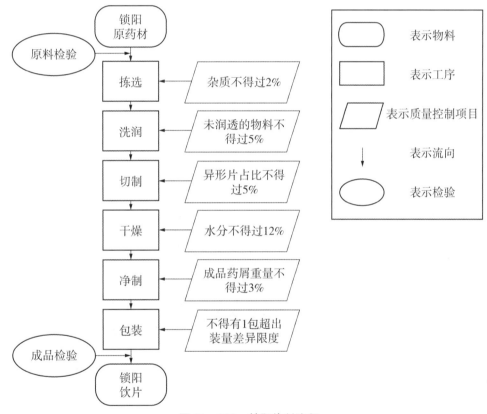

图 11-139　锁阳炮制流程

（3）切制：使用切药机将物料切成厚 1～2 mm 的片（见图 11-140），控制条件如下。

设备种类：柔性带往复式。

设备名称：QWZL-300D 直线往复式切药机。

频　　率：50 Hz。

齿轮位置：左中—右中。

（4）干燥：按要求干燥，适时翻动，水分不得过 12%，控制条件如下。

1）干燥方式：烘干。

设备名称：敞开式烘干箱。

投料厚度：不高于 20 cm。

设定温度：75 ℃（允许实际温度在 ±5 ℃ 浮动）。

干燥时间：3 h。

2）干燥方式：晒干。

场　　地：阳光房。

晾晒厚度：不高于 5 cm。

（5）净制：用 BGS - 800 摆杆式筛选机筛去药屑、碎末，控制条件如下。

频　　率：40 Hz。

筛网孔径：6 mm。

（6）包装：装入 PE 薄膜袋中，外套白色纤维袋，用手提式缝包机封口。

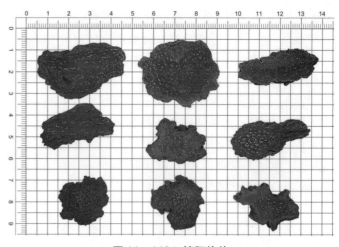

图 11 - 140　锁阳饮片

【贮存条件】常温贮存。

【成品性状】本品为不规则形或类圆形的片。外表皮棕色或棕褐色，粗糙，具明显纵沟及不规则凹陷。切面浅棕色或棕褐色，散在黄色三角状维管束。气微，味甘而涩。

【炮制要点】切制时若出现粘刀，可喷少量水湿润刀片。

陈　　皮

【药材来源】本品为芸香科植物橘（*Citrus reticulata* Blanco）及其栽培变种的干燥成熟果皮。

【原料性状】陈皮常剥成数瓣，基部相连，有的呈不规则的片状，厚 1～4 mm。外表面橙红色或红棕色，有细皱纹和凹下的点状油室；内表面浅黄白色，粗糙，附黄白色或黄棕色筋络状维管束。质稍硬而脆。气香，味辛、苦。

广陈皮常 3 瓣相连，形状整齐，厚度均匀，约 1 mm。点状油室较大，对光照视，透明清晰。质较柔软。

均以瓣大、完整、油润、质柔软、气浓、辛香、味稍甜后感苦辛者为佳（见图 11 - 141）。

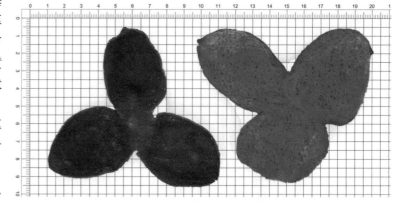

图 11 - 141　陈皮原药材

【生产依据】《中国药典》（2020 年版一部）。

【炮制流程】炮制流程如图 11 - 142 所示。

（1）拣选：除去绳子等杂质。

（2）洗润：将净选好的物料喷淋清水后开始润药，控制条件如下。

润制时间：润制 20 min 后，每 10 min 检查 1 次，润制时间最长不超过 6 h。

软化程度：手握柔软，无硬物感，表面无水迹。

（3）切制：使用切药机将物料切成厚 2～3 mm 的丝（见图 11 - 143），控制条件如下。

设备种类：柔性带往复式。

设备名称：QWZL - 300D 直线往复式切药机。

频　　率：50 Hz。

齿轮位置：左中—右外。

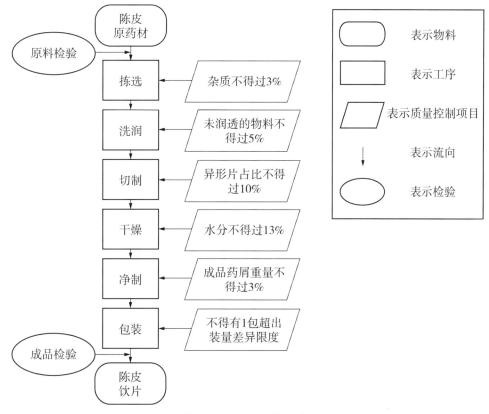

图 11 - 142 陈皮炮制流程

（4）干燥：按要求干燥，适时翻动，水分不得过 13% 以下，控制条件如下。

1）干燥方式：低温烘干。

设备名称：敞开式烘干箱。

投料厚度：不高于 20 cm。

设定温度：55 ℃（允许实际温度在 ±5 ℃浮动）。

干燥时间：1 h。

2）干燥方式：晒干。

场　　地：阳光房。

晾晒厚度：不高于 5 cm。

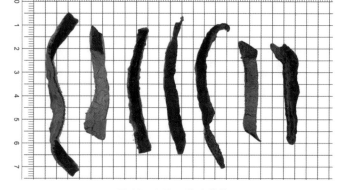

图 11 - 143 陈皮饮片

（5）净制：用 BGS - 800 摆杆式筛选机筛去药屑、碎末，控制条件如下。

频　　率：40 Hz。

筛网孔径：4 mm。

（6）包装：装入 PE 薄膜袋中，外套白色纤维袋，用手提式缝包机封口。

【贮存条件】阴凉贮存。

【成品性状】本品呈不规则的条状或丝状。外表面橙红色或红棕色，有细皱纹和凹下的点状油室。内表面浅黄白色，粗糙，附黄白色或黄棕色筋络状维管束。气香，味辛、苦。

【炮制要点】陈皮有独特的香味，在干燥时宜低温干燥，以防味道散失。在天气条件允许的情况下建议晾晒干燥。

【相关资料】

（1）有使用面条机切制陈皮的报道：将面条机刀口间隙调整至 3 mm 后，可得粗细、大小均匀的陈皮丝，损耗少，效果好。[1]

（2）《中国药典》（2015年版）要求陈皮原药材的橙皮苷不得低于3.5%，但作为广东道地品种的广陈皮往往难以达到这个标准，导致市面上难以见到合格的广陈皮饮片。《中国药典》（2020年版）重新修订了广陈皮的原料质量标准，将广陈皮原药材的橙皮苷标准降低至2.0%，并增加了川陈皮素和橘皮素（$C_{20}H_{20}O_7$）的总量要求。[2]

（3）陈皮为"六陈"之一，作为广泛使用的药食同源品种，市场的广陈皮多保存三瓣为佳，而且时间越长价格越高。广东流传的谚语为"一两陈皮一两金，百年陈皮胜黄金"，可见上好的广陈皮价值之高。

（4）现在研究认为，陈皮药材入汤剂用于祛痰，以贮存期较短者为好；用于理气，则以陈久者良。[3]

【参考文献】

［1］张炳鑫．中药饮片切制工艺学［M］．北京：中国医药科技出版社，1998：474－475.

［2］国家药典委员会．中国药典［M］．北京：化学工业出版社，2020：199－200.

［3］黄章倍，何厚罗，辛海量．中药"六陈"现代研究进展［J］．湖南中医杂志，2009，25（5）：117－119.

香 加 皮

【药材来源】本品为萝藦科植物杠柳（*Periploca sepium* Bge.）的干燥根皮。

【原料性状】本品呈卷筒状或槽状，少数呈不规则的块片状，长3～10 cm，直径1～2 cm，厚0.2～0.4 cm。外表面灰棕色或黄棕色，栓皮松软常呈鳞片状，易剥落。内表面淡黄色或淡黄棕色，较平滑，有细纵纹。体轻，质脆，易折断，断面不整齐，黄白色。有特异香气，味苦。

以块大、皮厚、香气浓、无木心者为佳（见图11－144）。

【生产依据】《中国药典》（2020年版一部）。

【炮制流程】炮制流程如图11－145所示。

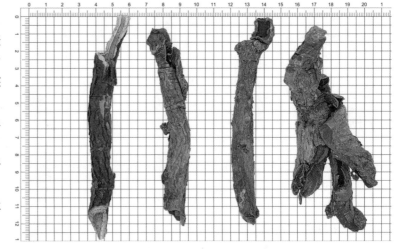

图11－144 香加皮原药材

（1）拣选：除去杂质及残留木心。

（2）洗润：将物料冲洗后润制。

1）冲洗：将物料整齐堆放或摊开，用清水冲洗干净。

2）润制：将物料置于底部带孔的容器内开始润制，润制途中适时喷淋清水两次，控制条件如下。

润制时间：润制14 h后，每小时检查1次，最长润制时间不超过24 h。

软化程度：用手弯曲至120°，曲而不折，表面无水迹。

（3）切制：按照要求将物料切成厚2～4 mm的片（见图11－146），根据使用目的选择相匹配的切药机，控制条件如下。

设备种类：柔性带往复式。

设备名称：SQY－500数控直线往复式切药机。

频　　率：280次/分。

厚　　度：3.5 mm。

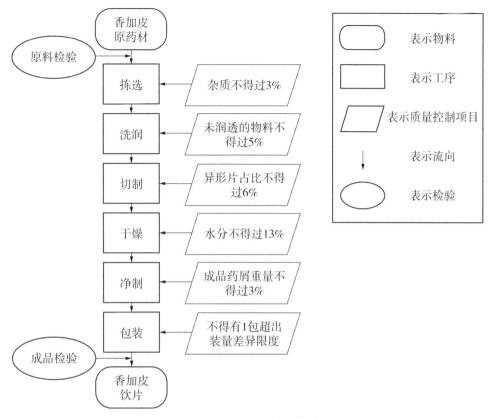

图 11 - 145 香加皮炮制流程

导槽直径：4 cm。

（4）干燥：按要求干燥，适时翻动，水分不得过 13%，控制条件如下。

1）干燥方式：低温烘干。

设备名称：敞开式烘干箱。

投料厚度：不高于 20 cm。

设定温度：55 ℃（允许实际温度在 ± 5 ℃浮动）。

干燥时间：2 h。

2）干燥方式：晒干。

场　　地：阳光房。

晾晒厚度：不高于 5 cm。

（5）净制：用 BGS - 800 摆杆式筛选机筛去药屑、碎末，控制条件如下。

频　　率：40 Hz。

筛网孔径：4 mm。

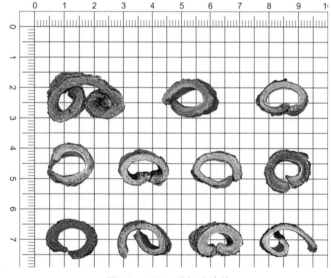

图 11 - 146 香加皮饮片

（6）包装：装入 PE 薄膜袋中，外套白色纤维袋，用手提式缝包机封口。

【贮存条件】阴凉贮存。

【成品性状】本品呈不规则的厚片。外表面灰棕色或黄棕色，栓皮常呈鳞片状。内表面淡黄色或淡黄棕色，有细纵纹。切面黄白色。有特异香气，味苦。

【炮制要点】

（1）香加皮洗润时，软化场地应保持干净无杂菌，否则会导致香加皮受污染变绿。

（2）香加皮有香味，宜阴干或晒干，以防温度过高导致气味散失。

高 良 姜

【药材来源】本品为姜科植物高良姜（*Alpinia galanga* Hance）的干燥根茎。

【原料性状】本品呈圆柱形，多弯曲，有分枝，长5～9 cm，直径1.0～1.5 cm。表面棕红色至暗褐色，有细密的纵皱纹和灰棕色的波状环节，节间长0.2～1.0 cm，一面有圆形的根痕。质坚韧，不易折断，断面灰棕色或红棕色，纤维性，中柱约占1/3。气香，味辛辣。

以色红棕、分枝少、气味浓者为佳（见图11-147）。

【生产依据】《中国药典》（2020年版一部）。

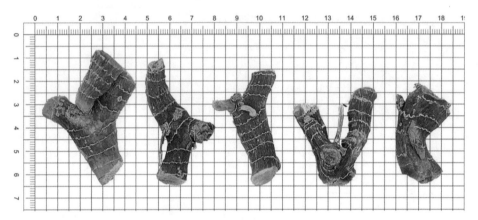

图11-147　高良姜原药材

【炮制流程】炮制流程如图11-148所示。

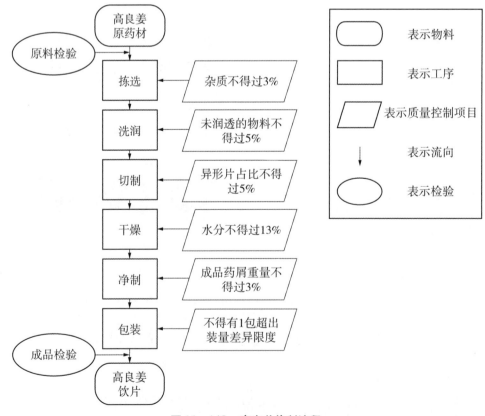

图11-148　高良姜炮制流程

（1）拣选：除去杂质、残余须根及鳞片，大小档次分开。

分档标准：直径1.3 cm以下的为小档，直径1.3 cm以上的为大档。

（2）洗润：将物料浸泡后润制。

1）浸泡：将物料置于适宜的容器内，加入清水浸没物料。

浸泡时间：0.5 h（小档），2 h（大档）。

2）润制：将物料置于底部带孔的容器内开始润制，控制条件如下。

润制时间：润制4 h后，每小时检查1次，润制时间最长不超过12 h。

软化程度：用针刺法能刺入物料中心，无硬心感，表面无水迹。

（3）切制：使用切药机将物料切成厚1～2 mm的片（见图11-149、图11-150），控制条件如下。

1）设备种类：转盘式。

设备名称：QYJ2-100C转盘式切片机。

链条输送速度档：快。

转盘与出料口距离：2 mm。

2）设备种类：往复式。

设备名称：BP-200B型刨片机。

水枪压力：0.3 Mpa。

气缸压力：0.5 Mpa。

频　　率：30 Hz。

调整板厚度：2 mm。

（4）干燥：按要求干燥，适时翻动，水分不得过13%，控制条件如下。

1）干燥方式：低温烘干。

设备名称：敞开式烘干箱。

投料厚度：不高于20 cm。

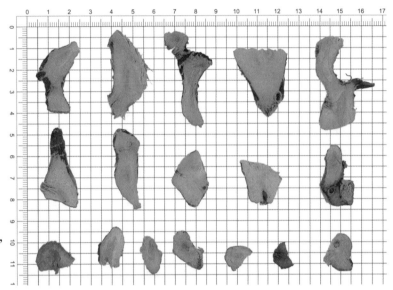

图11-149　高良姜饮片（QYJ2-100C转盘式切片机）

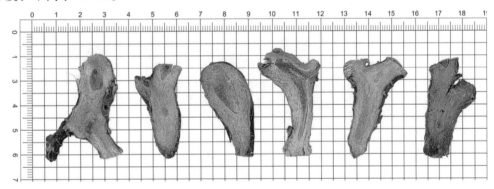

图11-150　高良姜饮片（BP-200B型刨片机）

设定温度：55 ℃（允许实际温度在±5 ℃浮动）。

干燥时间：2 h。

2）干燥方式：晒干。

场　　地：阳光房。

晾晒厚度：不高于5 cm。

（5）净制：用BGS-800摆杆式筛选机筛去药屑、碎末，控制条件如下。

频　　率：40 Hz。

筛网孔径：4 mm。

（6）包装：装入PE薄膜袋中，外套白色纤维袋，用手提式缝包机封口。

【贮存条件】阴凉贮存。

【成品性状】本品呈类圆形或不规则形的薄片。外表皮棕红色至暗棕色，有的可见环节和须根痕。切面灰棕色至红棕色，外周色较淡，具多数散在的筋脉小点，中心圆形，约占1/3。气香，味辛辣。

【炮制要点】

（1）润制时间视润制温度和药材质量而定。南方一般润制4 h即透。

（2）使用BP－200B型刨片机（往复式）进行切制，成品多为纵切片，整体片型看上去较大而美观，但每次给料量少，产能小。QYJ2－100C转盘式切片机（转盘式）切制产能高，但成品片型不规则，各种片型都有。

（3）高良姜有芳香味，干燥温度不能过高，以防香味散失。

鸡 骨 草

【药材来源】本品为豆科植物广州相思子（*Abrus cantoniensis* Hance）的干燥全株。

【原料性状】本品根多呈圆锥形，上粗下细，有分枝，长短不一，直径0.5～1.5 cm；表面灰棕色，粗糙，有细纵纹，支根极细，有的断落或留有残基；质硬，茎丛生，长50～100 cm，直径约0.2 cm；灰棕色至紫褐色，小枝纤细，疏被短柔毛。羽状复叶互生，小叶8～11对，多脱落，小叶矩圆形，长0.8～1.2 cm；先端平截，有小突尖，下表面被伏毛。气微香，味微苦。

以茎红褐色、叶青绿者为佳（见图11－151）。

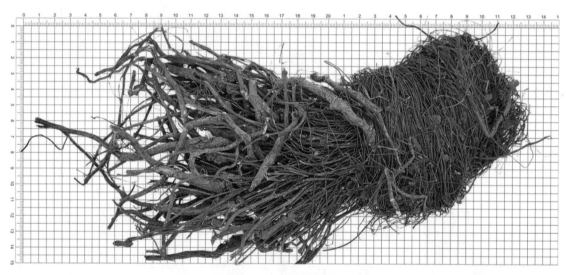

图11－151 鸡骨草原药材

【生产依据】《中国药典》（2020年版一部）。

【炮制流程】炮制流程如图11－152所示。

（1）拣选：将物料打散，除去杂质和荚果。

（2）切制：使用切药机将物料切成长度10～15 mm的段（见图11－153），控制条件如下。

设备种类：履带往复式。

设备名称：QWJ125D往复式切片机。

转　　速：700 r/min。

刀口距离：15 mm。

（3）净制：用BGS－800摆杆式筛选机筛去药屑、碎末，控制条件如下。

频　　率：40 Hz。

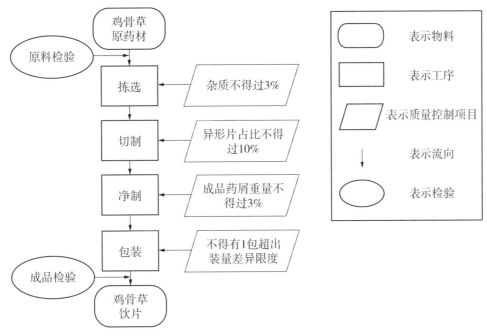

图 11-152　鸡骨草炮制流程

筛网孔径：2 mm。

（4）包装：装入 PE 薄膜袋中，外套白色纤维袋，用手提式缝包机封口。

【贮存条件】常温贮存。

【成品性状】本品长度 0.5～1.5 cm，表面灰棕色，粗糙，有细纵纹，质硬。茎直径约 0.2 cm；灰棕色至紫褐色，小枝纤细，疏被短柔毛。气微香，味微苦。

【相关资料】

（1）鸡骨草来源为豆科植物广州相思子的干燥全草，原材料免不了有豆荚在里面，而豆荚中的种子含有相思子毒蛋白，有大毒，因此《中国药典》（2020 年版）、《广西中药材标准》、《中药志》等均将豆荚定为非药用部位，在切制前的拣选时要注意将荚果挑选干净。但近年来有研究结果表明，鸡骨草的豆荚经过煎煮后，毒性明显降低，其水煎液未见明显毒性反应。[1]

（2）常有伪品毛鸡骨草充当正品鸡骨草用。正品鸡骨草疏被短柔毛，下表面被伏毛。而伪品毛鸡骨草小枝密被茸毛，小叶两面被毛。

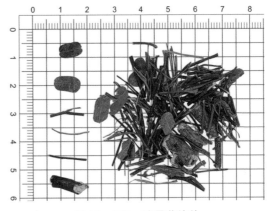

图 11-153　鸡骨草饮片

【参考文献】

［1］李爱媛，周芳，陈坤凤，等 . 鸡骨草与毛鸡骨草及其种子的急性毒性实验［J］. 时珍国医国药，2008，19（7）：1720-1721.

鹿 衔 草

【药材来源】本品鹿蹄草科植物鹿蹄草（*Pyrola calliantha* H. Andres）或普通鹿蹄草（*Pyrola decorata* H. Andres）的干燥全草。

【原料性状】本品根茎细长。茎圆柱形或具纵棱，长 10～30 cm。叶基生，长卵圆形或近圆形，长 2～8 cm，暗绿色或紫褐色，先端圆或稍尖，全缘或有稀疏的小锯齿，边缘略反卷，上表面有时沿脉具白

色的斑纹，下表面有时具白粉。总状花序有花 4～10
朵；花半下垂，萼片 5，舌形或卵状长圆形；花瓣 5，
早落，雄蕊 10，花药基部有小角，顶孔开裂；花柱外
露，有环状突起的柱头盘。蒴果扁球形，直径
7～10 mm，5 纵裂，裂瓣边缘有蛛丝状毛。气微，味
淡、微苦。

以叶多、色紫褐者为佳（见图 11-154）。

【生产依据】《中国药典》（2020 年版一部）。

【炮制流程】炮制流程如图 11-155 所示。

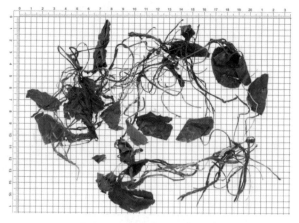

图 11-154　鹿衔草原药材

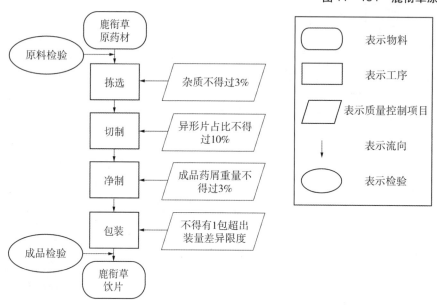

图 11-155　鹿衔草炮制流程

（1）拣选：除去杂质。

（2）切制：使用切药机将物料切成长度 10～15 mm 的段（见图 11-156），控制条件如下。

设备种类：履带往复式。

设备名称：QWJ125D 往复式切片机。

转　　速：700 r/min。

刀口距离：15 mm。

（3）净制：用 BGS-800 摆杆式筛选机筛去药屑、碎末，控制条件如下。

频　　率：40 Hz。

筛网孔径：2 mm。

（4）包装：装入 PE 薄膜袋中，外套白色纤维袋，用手提式缝包机封口。

【贮存条件】常温贮存。

【成品性状】本品呈不规则的段。茎圆柱形或具纵棱，长 1.0～1.5 cm。叶多破碎，完整者呈长卵圆形或近圆形，

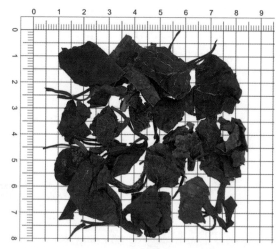

图 11-156　鹿衔草饮片

长 2～8 cm，暗绿色或紫褐色，先端圆或稍尖，全缘或有稀疏的小锯齿，边缘略反卷，上表面有时沿脉具白色的斑纹，下表面有时具白粉。气微，味淡、微苦。

【炮制要点】鹿衔草中的有效成分水晶兰苷易溶于水,《中国药典》(2020 年版)中的鹿衔草供试品溶液可直接使用水来配制。因此,《中国药典》(2020 年版)规定鹿衔草的切制方式为干切,在生产时应禁止物料接触水。

麦 冬

【药材来源】本品为百合科植物麦冬［*Ophiopogon japonicus*(L. f)Ker-Gawl］的干燥块根。

【原料性状】本品呈纺锤形,两端略尖,长 15 ~ 30 mm,直径 3 ~ 6 mm。表面淡黄色或灰黄色,有细纵纹。质柔韧,断面黄白色,半透明,中柱细小。气微香,味甘、微苦。

以肥大、色黄白者为佳(见图 11 - 157)。

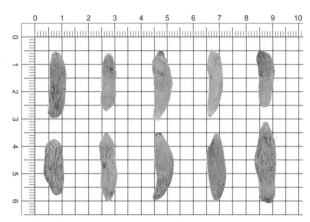

图 11 - 157　麦冬原药材

【炮制流程】炮制流程如图 11 - 158 所示。

(1)拣选:除去杂质、带乌花的麦冬、油粒及残留须根。

(2)加热:按照要求将物料加热,使物料表面干爽,内部柔软,控制条件如下。

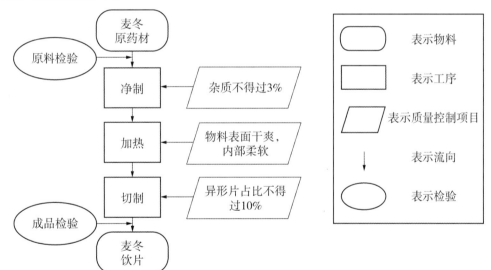

图 11 - 158　麦冬炮制流程

加热方式:低温烘干。

设备名称:敞开式烘干箱。

投料厚度:不高于 20 cm。

设定温度:55 ℃(允许实际温度在 ±5 ℃浮动)。

加热时间:15 min。

(3)切制:使用 ZYJ - 160 轧扁机将物料轧扁(见图 11 - 159),控制条件如下。

辊轴间距:3 mm。

(4)包装:装入 PE 薄膜袋后,放入纸箱或周转箱中。

【贮存条件】冷藏贮存。

【成品性状】本品呈纺锤形,或为轧扁的纺锤形块片。表面淡黄色或灰黄色,有细纵纹。质柔韧,断面黄白色，半透明，中柱细小。气微香，味甘、微苦。

【炮制要点】

（1）乌花是指在采收过程中被硬器碰伤而留下的痕迹。油粒是指表面出现泛糖现象的麦冬。

（2）《中国药典》（2020 年版）方法为润透后轧扁，但麦冬质黏，遇水有大量黏液渗出，轧扁时极容易相互黏成一团。而加热软化能很好地避免该问题出现[1]，要注意的是加热软化要注意加热的程度。加热到麦冬外表干爽、内部仍柔软即可。每次软化的量不宜过多，随热随轧。轧扁过程中注意麦冬要保持一定温度。

（3）辊轴间隔不宜太大，也不宜太小。太大则麦冬压痕不明显，太小则麦冬易相互粘连。给料要匀速少量地投料，防止投料过多堆积在辊轴上方。

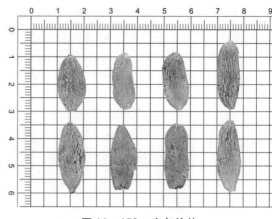

图 11 - 159　麦冬饮片

（4）麦冬轧扁后易因泛糖而颜色变深，因此每次轧扁不宜过多。应储存于冷库，以减缓麦冬泛糖的速度。使用有一定承重能力的纸箱和周转箱包装，以防止在冷库堆放挤压导致麦冬相互板结。

【相关资料】

（1）麦冬又名"寸冬"，意思是麦冬的长度约为 1 寸（33 mm）。超过 1 寸的有山麦冬的嫌疑。

（2）麦冬是"浙八味"之一，但市场上多为川麦冬，浙麦冬量少、价高，多自产自销或出口。

（3）古时麦冬炮制多去心使用，现代普遍认为麦冬去心费工费时，故市面上少有去心麦冬。传统的去心方法是：将麦冬原药材置水中浸润，待其膨胀后，左手抓住其中部，右手用钳子夹住一端尖处，缓缓运动，抽出木心，用小头圆的小刀在麦冬长度的三分之一处切制，下切深度三分之一，均匀的纵切长度三分之一，拔出小刀，用双手慢慢翻开麦冬，可见中间一条肉梗，再用中指轻顶麦冬中部，使其微凸至船形片。

【参考文献】

[1] 李晓芳，徐媛，张管亮，等．麦冬的炮制研究进展 [J]．江西中医药大学学报，2021，33（1）：121 - 124．

麻　黄

【药材来源】本品为麻黄科植物草麻黄（*Ephedra sinica* Stapf）、中麻黄（*Ephedra intermedia* Schrenk et C. A. Mey.）或木贼麻黄（*Ephedra equisetina* Bge.）的干燥草质茎。

【原料性状】草麻黄呈细长圆柱形，少分枝，直径 1～2 mm。有的带少量棕色木质茎。表面淡绿色至黄绿色，有细纵脊线，触之微有粗糙感。节明显，节间长 2～6 cm。节上有膜质鳞叶，长 3～4 mm；裂片 2（稀 3），锐三角形，先端灰白色，反曲，基部联合成筒状，红棕色。体轻，质脆，易折断，断面略呈纤维性，周边绿黄色，髓部红棕色，近圆形。气微香，味涩、微苦。

中麻黄，多分枝，直径 1.5～3.0 mm，有粗糙感。节上膜质鳞叶长 2～3 mm，裂片 3（稀 2），先端锐尖。断面髓部呈三角状圆形。

木贼麻黄，较多分枝，直径 1.0～1.5 mm，无粗糙感。节间长 1.5～3.0 cm。膜质鳞叶长 1～2 mm；裂片 2（稀 3），上部为短三角形，灰白色，先端多不反曲，基部棕红色至棕黑色。

以干燥，茎粗、色淡绿，内心充实，味苦涩者为佳。颜色变黄脱节者不可药用（见图 11 - 160）。

【生产依据】《中国药典》（2020 年版一部）。

【炮制流程】炮制流程如图 11 - 161 所示。

（1）拣选：除去木质茎和根等非药用部位及其他杂质。

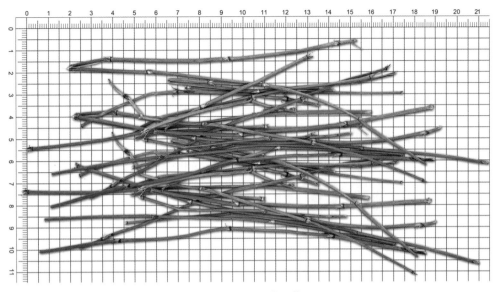

图 11 –160　麻黄原药材

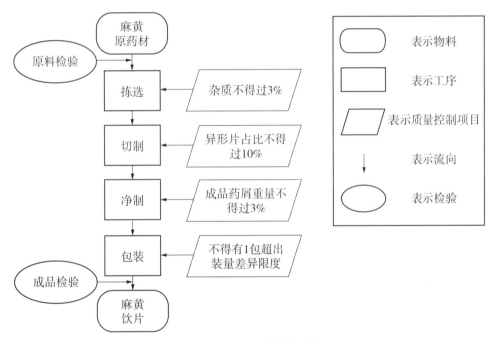

图 11 –161　麻黄炮制流程

（2）切制：先用 QWJ125D 往复式切片机将物料切成长度 50 mm 左右的段（见图 11 – 162），再用往复式切药机将物料切成长度 10 ～ 15 mm 的段（见图11 –163），控制条件如下。

1）设备种类：履带往复式。

设备名称：QWJ125D 往复式切片机。

转　　速：700 r/min。

刀口距离：50 mm。

2）设备种类：柔性带往复式。

设备名称：SQY –500 数控直线往复式切药机。

频　　率：280 次/分。

长　　度：15 mm。

导槽直径：4 cm。

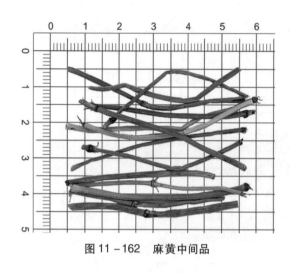

图 11 -162 麻黄中间品

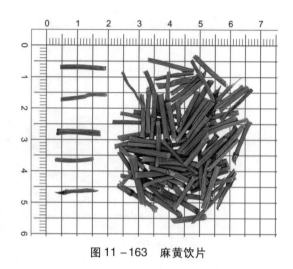

图 11 -163 麻黄饮片

（3）净制：用 TGF -1200 -Ⅱ双级风选机风选除去非药用部分与药屑，控制条件如下。

1#风机频率：15 Hz（±5 Hz）。

2#风机频率：20 Hz（±5 Hz）。

出料情况：1#、2#出料口出非药用部分与药屑，主出料口出物料。

挡板高度：下方开口处高 4 cm。

（4）包装：装入 PE 薄膜袋中，外套白色纤维袋，用手提式缝包机封口。

【贮存条件】常温贮存。

【成品性状】本品呈圆柱形的段。表面淡黄绿色至黄绿色，粗糙，有细纵脊线，节上有细小鳞叶。切面中心显红黄色。气微香，味涩、微苦。

【炮制要点】

（1）麻黄木质茎有效成分含量低[1]，麻黄根作用与麻黄相反，具止汗作用。[2]因此，净制时注意将木质茎和根拣选干净。

（2）麻黄细、长。使用 QWJ125D 往复式切片机切制时，料槽空间大，物料容易发生位移，异形片比例大。使用 QWZL -300D 直线往复式切药机又难以将物料理顺，产能低。可将麻黄先用 QWJ125D 往复式切片机切成 50 mm 的长度，再用 QWZL -300D 直线往复式切药机切成 10 ~ 15 mm 的段。两次切制的收率会比 1 次切制的收率低，但可以平衡产能和片型之间的矛盾。

【相关资料】

（1）麻黄切制时会产生较多的粉尘，应注意做好防尘保护。

（2）麻黄含有挥发油及可溶性的麻黄碱，因此直接干切而不进行软化处理。此外，麻黄饮片水分过高需要干燥养护时也不可使用过高的温度或暴晒。

（3）麻黄传统炮制有三个特色，分别是去节、去上沫、制绒。[3]麻黄古有去节一说，认为"麻黄折去节、令通理"。但因为麻黄节间占比很少，且去节工序产能少，现已基本看不到麻黄去节了。去上沫是指将麻黄"先煮两三沸，掠去上沫"，麻黄去沫能消除其副作用。在岭南还存在这方面的应用，收载于《广东省中药炮制规范》（1984 年版）。麻黄捣绒的应用较前两者广，在四川、湖北、陕西等地均有使用。

（4）作为传统"六陈"药物之一，古人认为"麻黄三载始刊行"，其辛温宣散之气极易耗气伤正，故宜采用陈放的办法使其辛散耗气之性略缓。但现今研究普遍认为陈货的麻黄临床疗效低于新货。[4]

【参考文献】

［1］贾元印.麻黄不同部位中挥发油的比较［J］.中药通报，1987（2）：12 -13.

［2］顾美云.麻黄节间和节共用，茎和根分用的依据：麻黄的成分和药理作用［J］.中成药研究，1985（10）：20.

［3］王秋红，张世臣，等.历代中药炮制沿革［M］.北京：中国中医药出版社，2018：385 -387.

［4］陶乃贵，张振英．中药"六陈"并非陈者良［J］．时珍国医国药，2004，15（10）：714．

黄　柏

【药材来源】本品为芸香科植物黄皮树（*Phellodendron chinense* Schneid.）的干燥树皮。习称"川黄柏"。

【原料性状】本品呈板片状或浅槽状，长宽不一，厚 1～6 mm。外表面黄褐色或黄棕色，平坦或具纵沟纹，有的可见皮孔痕及残存的灰褐色粗皮；内表面暗黄色或淡棕色，具细密的纵棱纹。体轻，质硬，断面纤维性，呈裂片状分层，深黄色。气微，味极苦，嚼之有黏性。

以皮厚、断面色黄者为佳（见图 11-164）。

【生产依据】《中国药典》（2020 年版一部）。

【炮制流程】炮制流程如图 11-165 所示。

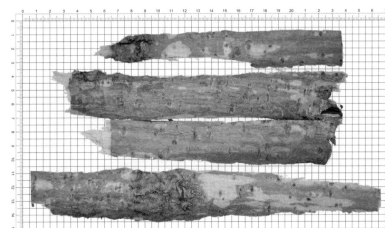

图 11-164　黄柏原药材

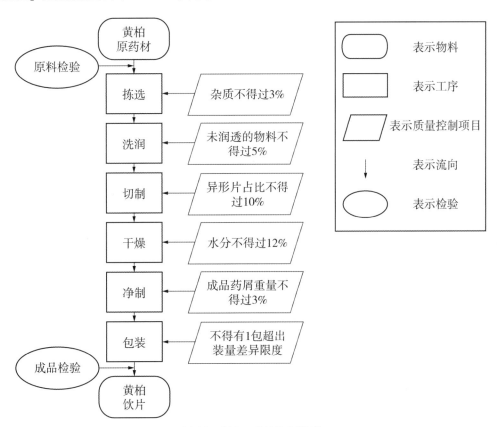

图 11-165　黄柏炮制流程

（1）拣选：除去杂质、虫蛀、霉变及非药用部位，刮去残留栓皮和青苔。

（2）洗润：将物料浸泡后润制。

1）浸泡：将物料置于适宜的容器内，加入清水浸没物料。

浸泡时间：浸没物料后立即排水。

2）润制：将物料置于底部带孔的容器内开始润制，控制条件如下。

润制时间：润制 1.5 h 后，每小时检查 1 次，最长润制时间不超过 24 h。

软化程度：用手弯曲至 120°，曲而不折，表面无水迹。

（3）切制　按照要求将药材切成宽度 5～10 mm 的丝（见图 11 - 166），控制条件如下。

设备种类：履带往复式。

设备名称：QWJ125D 往复式切片机。

转　　速：750 r/min。

刀口距离：10 mm。

（4）干燥：按要求干燥，适时翻动，水分不得过 12%，控制条件如下。

干燥方式：烘干。

设备名称：敞开式烘干箱。

投料厚度：不高于 30 cm。

设定温度：75 ℃（允许实际温度在 ±5 ℃浮动）。

干燥时间：1.5 h。

（5）净制：用 BGS - 800 摆杆式筛选机筛去药屑、碎末，控制条件如下。

频　　率：40 Hz。

筛网孔径：5 mm。

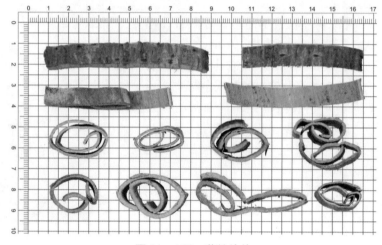

图 11 - 166　黄柏饮片

（6）包装：装入 PE 薄膜袋中，外套白色纤维袋，用手提式缝包机封口。

【贮存条件】常温贮存。

【成品性状】本品呈丝条状。外表面黄褐色或黄棕色。内表面暗黄色或淡棕色，具纵棱纹。切面纤维性，呈裂片状分层，深黄色。味极苦。

【炮制要点】

（1）黄柏多自然卷曲呈筒状，单纯通过喷淋的方式，水分较难浸润到药材内侧。为使药材能内外均匀软化，应采用浸润的方式。但因黄柏中的小檗碱易溶于水，特别是热水中，故应避免药材长时间浸泡在水中。在软化过程应以润为主，也可通过真空加温润药的方式缩短药材的浸泡时间。[1]切制前后小檗碱折损率应控制在 12% 以内。润制过程中黄柏应直立放置，使黄柏之间多余的水分流出，减少小檗碱的溶出。

（2）润制时间视润制温度和药材质量而定。南方一般润制 4 h 即透。

（3）黄柏原料较长，在料槽内不易走位，切制时可选用 QWJ125D 往复式切片机等履带往复式的切药机，在兼顾片型的情况下可提高产量。切制时先折成狭条，大小以不超过输送带横沟为宜，然后上机切丝。

（4）黄柏不宜晾晒，以防颜色变淡。且有报道认为黄柏晾晒后小檗碱含量显著降低。[2,3]综合考虑，干燥黄柏应以烘干或阴干为宜。

【相关资料】黄柏常与关黄柏混用，应注意。关黄柏的栓皮比黄柏厚。

【参考文献】

［1］蒋孟良，李红，尹志芳，等. 不同软化与切制方法对黄柏中小檗碱含量的影响［J］. 中药材，2001，24（4）：265 - 266.

［2］吕海云，陈国锋. 谈不同干燥方法对黄柏质量的影响［J］. 中国医疗前沿，2007，2（14）：122.

［3］陈绍勇. 不同干燥法对黄柏中小檗碱含量的影响［J］. 中国药师，2005，8（12）：1054 - 1055.

黄　精

【药材来源】本品为百合科植物滇黄精（*Polygonatum kingianum* Coll. et Hemsl.）、黄精（*Polygonatum sibiricum* Red.）或多花黄精（*Polygonatum cyrtonema* Hua）的干燥根茎。按形状不同，习称"大黄精""鸡头黄精""姜形黄精"。

【原料性状】大黄精呈肥厚肉质的结节块状，结节长可达 10 cm 以上，宽 3～6 cm，厚 2～3 cm。表面淡黄色至黄棕色，具环节，有皱纹及须根痕，结节上侧茎痕呈圆盘状，圆周凹入，中部突出。质硬而韧，不易折断，断面角质，淡黄色至黄棕色。气微，味甜，嚼之有黏性。

鸡头黄精呈结节状弯柱形，长 3～10 cm，直径 0.5～1.5 cm。结节长 2～4 cm，略呈圆锥形，常有分枝。表面黄白色或灰黄色，半透明，有纵皱纹，茎痕圆形，直径 5～8 mm。

姜形黄精呈长条结节块状，长短不等，常数个块状结节相连。表面灰黄色或黄褐色，粗糙，结节上侧有突出的圆盘状茎痕，直径 0.8～1.5 cm。

以块大、肥润、色黄、断面透明者为佳。味苦者不可药用（见图 11 - 167）。

【生产依据】《中国药典》（2020 年版一部）。

【炮制流程】炮制流程如图 11 - 168 所示。

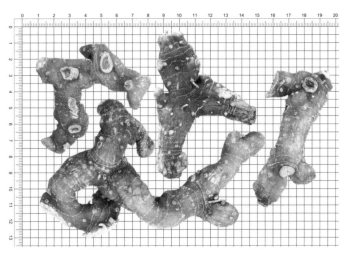

图 11 - 167　黄精原药材

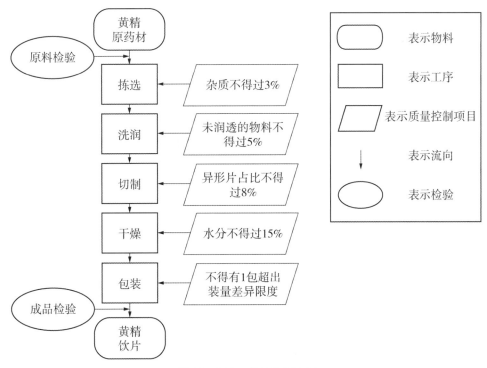

图 11 - 168　黄精炮制流程

（1）拣选：除去杂质。

（2）洗润：将物料冲洗后润制。

1）冲洗：将物料整齐堆放，用清水冲洗干净。

2）润制：将物料置于底部带孔的容器内开始润制，润制途中适时喷淋清水 3 次，控制条件如下。

润制时间：润制 14 h 后，每小时检查 1 次，润制时间最长不超过 24 h。

软化程度：用手捏粗端，柔软无坚硬感，表面无水迹。切开后，断面无白心。

（3）切制：按照要求将物料切成厚 2～4 mm 的片（见图 11 - 169），根据使用目的选择相匹配的切药机，控制条件如下。

设备种类：往复式。

设备名称：BP - 200B 型刨片机。

水枪压力：0.3 Mpa。

气缸压力：0.5 Mpa。

频　　率：32 Hz。

调整板厚度：2 mm。

（4）干燥：按要求干燥，适时翻动，水分不得过 15%，控制条件如下。

1）干燥方式：烘干。

设备名称：敞开式烘干箱。

投料厚度：不高于 20 cm。

设定温度：65 ℃（允许实际温度在 ±5 ℃ 浮动）。

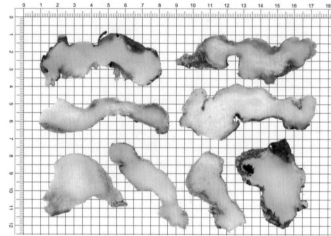

图 11 - 169　黄精饮片

干燥时间：1.5～3.0 h。

2）干燥方式：晒干。

场　　地：阳光房。

晾晒厚度：不高于 5 cm。

（5）包装：装入 PE 薄膜袋中，外套白色纤维袋，用手提式缝包机封口。

【贮存条件】阴凉贮存。

【成品性状】本品呈不规则的厚片，外表皮淡黄色至黄棕色。切面略呈角质样，淡黄色至黄棕色，可见多数淡黄色筋脉小点。质稍硬而韧。气微，味甜，嚼之有黏性。

【炮制要点】

（1）黄精多糖易溶于水，洗净时应快速洗净。以防水溶性多糖流失。

（2）饮片干燥时，如果烘干温度高且时间长，干燥后饮片颜色会偏红。

【相关资料】

（1）在《中国药典》（2020 年版）中新增了对黄精重金属及有害元素的检查。

（2）从各地用药情况来看，黄精常与玉竹相互混淆，或仅以粗壮者作为黄精，细瘦者作玉竹。

（3）市面上有多种伪品冒充黄精使用，如湖北黄精、卷叶黄精、轮叶黄精、垂叶黄精、万年青等，伪品与正品黄精的区别是正品黄精味甜，而伪品味苦。

（4）由于不同基源黄精药材各主产地的气候及地理环境不同，各地区的黄精产地加工方法也不一样。对主产于中国北部地区的黄精多采用采挖后直接晒干的产地加工方法，对难以直接晒干的肉质肥厚者才采用蒸煮后再晒干的方法；对主产于中国南部的滇黄精多采用采挖后直接烘干的方法；对主产于浙江、湖南、贵州等地的多花黄精，为达到黄精药材透明色黄的传统品质要求，采用采挖后滚筒机反复揉搓后晒干的方法。[1]

【参考文献】

［1］曲寿河，程喜乐，潘英妮，等. 黄精产地加工及炮制方法的历史沿革［J］. 沈阳药科大学学报，2020，37（4）：379 - 384.

黑 老 虎

【药材来源】本品为五味子科植物黑老虎［*Kadsura coccinea*（Lem.）A. C. Smith］的干燥根。

【原料性状】本品呈圆柱形，略弯曲，长短不一，直径1～4 cm。表面深褐色或黑褐色，具纵皱纹及横向深裂，弯曲处深裂成横向沟纹。皮部多横向断裂呈串珠状，易与木部剥离。质坚韧，不易折断，断面纤维性。皮部厚，浅蓝灰色，有密集的小白点和放射状的细纹；木部黄白色或浅棕色，可见多数小孔。气微香，味微辛。

以根条大小均匀、皮厚、表面黑褐色、无须根且香气浓者为佳（见图11－170）。

【生产依据】《广东省中药材标准》（第一册）。

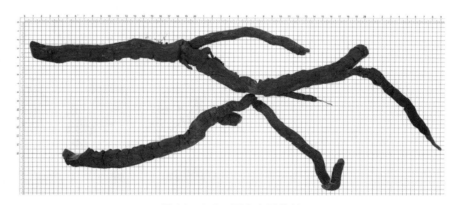

图11－170　黑老虎原药材

【炮制流程】炮制流程如图11－171所示。

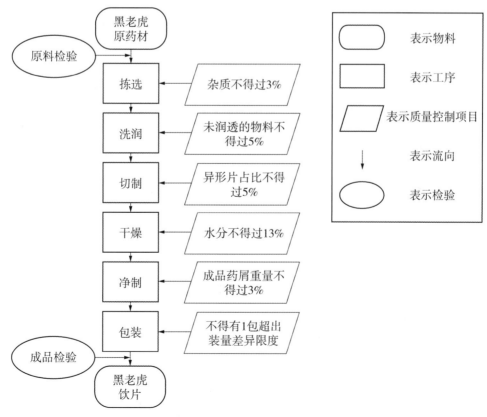

图11－171　黑老虎炮制流程

（1）拣选：除去杂质。

（2）洗润：将物料浸泡后润制。

1）浸泡：将物料置于适宜的容器内，加入清水浸没物料。

浸泡时间：3.5 h。

2）润制：将物料置于底部带孔的容器内开始润制，控制条件如下。

润制时间：润制14 h后，每小时检查1次，润制时间最长不超过24 h。

软化程度：用手弯曲，感到一定的柔韧性，表面无水迹。

（3）切制：使用切药机将物料切成长度5～10 mm的段（见图11-172），控制条件如下。

设备种类：履带往复式。

设备名称：QWJ125D往复式切片机。

转　　速：700 r/min。

刀口距离：10 mm。

（4）干燥：按要求干燥，适时翻动，水分不得过13%，控制条件如下。

1）干燥方式：烘干。

设备名称：敞开式烘干箱。

投料厚度：不高于20 cm。

设定温度：75 ℃（允许实际温度在±5 ℃浮动）。

干燥时间：1.5 h。

2）干燥方式：晒干。

场　　地：阳光房。

晾晒厚度：不高于5 cm。

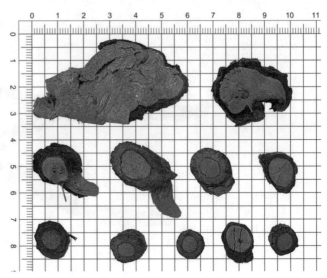

图11-172　黑老虎饮片

（5）净制：用BGS-800摆杆式筛选机筛去药屑、碎末，控制条件如下。

频　　率：40 Hz。

筛网孔径：4 mm。

（6）包装：装入PE薄膜袋中，外套白色纤维袋，用手提式缝包机封口。

【贮存条件】常温贮存。

【成品性状】本品呈不规则的段。表面深褐色或黑褐色，具纵皱纹及横向深裂，弯曲处深裂成横向沟纹。皮部多横向断裂呈串珠状，易与木部剥离。质坚韧，不易折断，断面纤维性。皮部厚，浅蓝灰色，有密集的小白点和放射状的细纹；木部黄白色或浅棕色，可见多数小孔。气微香，味微辛。

【炮制要点】

（1）黑老虎药材统货直径大小不一，切制后的饮片片型大小和厚薄差异较大。若要片型均匀，可以购买去掉根头，大小均匀的选货。

（2）黑老虎皮部易脱落，干燥时注意翻动力度不要太大，防止造成皮部与木部剥离。

龙　胆

【药材来源】本品为龙胆科植物条叶龙胆（*Gentiana manshurica* Kitag.）、龙胆（*Gentiana scabra* Bge.）、三花龙胆（*Gentiana triflora* Pall.）或坚龙胆（*Gentiana rigescens* Franch.）的干燥根和根茎。前三种习称"龙胆"，后一种习称"坚龙胆"。

【原料性状】龙胆根茎呈不规则的块状，长1～3 cm，直径0.3～1.0 cm；表面暗灰棕色或深棕色，上端有茎痕或残留茎基，周围和下端着生多数细长的根。根圆柱形，略扭曲，长10～20 cm，直径0.2～

0.5 cm；表面淡黄色或黄棕色，上部多有显著的横皱纹，下部较细，有纵皱纹及支根痕。质脆，易折断，断面略平坦，皮部黄白色或淡黄棕色，木部色较浅，呈点状环列。气微，味甚苦。

坚龙胆，表面无横皱纹，外皮膜质，易脱落，木部黄白色，易与皮部分离。

均以条粗长、色黄或黄棕色为佳（见图 11 - 173）。

【生产依据】《中国药典》（2020 年版一部）。

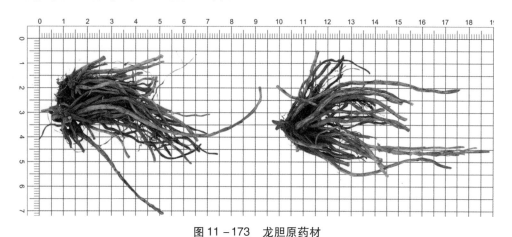

图 11 - 173　龙胆原药材

【炮制流程】炮制流程如图 11 - 174 所示。

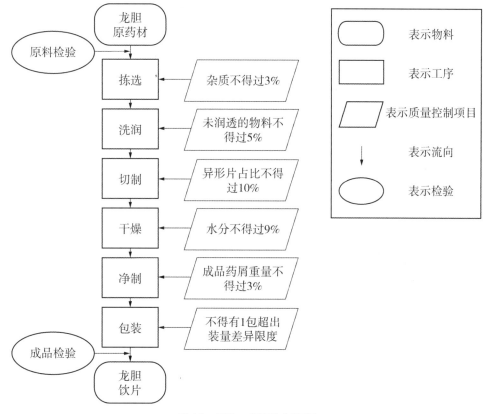

图 11 - 174　龙胆炮制流程

（1）拣选：除去泥沙、杂草、胶丝等杂质及残茎。

（2）洗润：将物料抢水洗后润制。

1）抢水洗：将物料投入清水中，快速搅拌，洗涤，出料。手工除去残留砂石。

2）润制：将物料置于底部带孔的容器内开始润制，控制条件如下。

润制时间：润制 0.5 h 后，每小时检查 1 次，最长润制时间不超过 12 h。

软化程度：手握柔软且须根不断，无坚硬感，表面无水迹。

（3）切制：使用切药机将物料切成长度 10～15 mm 的段（见图 11-175），控制条件如下。

设备种类：柔性带往复式。

设备名称：SQY-500 数控直线往复式切药机。

频　　率：280 次/分。

长　　度：13 mm。

导槽直径：4 cm。

（4）干燥：按要求干燥，适时翻动，水分不得过 9%，控制条件如下。

1）干燥方式：烘干。

设备名称：敞开式烘干箱。

投料厚度：不高于 20 cm。

设定温度：75 ℃（允许实际温度在 ±5 ℃浮动）。

干燥时间：2 h。

2）干燥方式：晒干。

场　　地：阳光房。

晾晒厚度：不高于 5 cm。

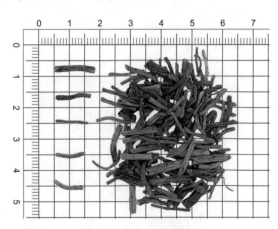

图 11-175　龙胆饮片

（5）净制：用 TGF-1200-Ⅱ 双级风选机先风选除去石头、泥沙，再风选除去药屑、胶丝，最后将龙胆的根和根茎混合均匀，控制条件如下。

1）风选石头、泥沙。

1#风机频率：45 Hz（±5 Hz）。

2#风机频率：45 Hz（±5 Hz）。

出料情况：1#、2#出料口出物料，主出料口出石头、泥沙和少量根茎。

挡板高度：下方开口处高度略高于物料 2 cm。

2）风选药屑、胶丝。

1#风机频率：20 Hz（±5 Hz）。

2#风机频率：20 Hz（±5 Hz）。

出料情况：1#、2#出料口出胶丝、药屑和少量根，主出料口出物料。

挡板高度：下方开口处高度略高于物料 4 cm。

（6）包装：装入 PE 薄膜袋中，外套白色纤维袋，用手提式缝包机封口。

【贮存条件】常温贮存。

【成品性状】龙胆呈不规则形的段。根茎呈不规则块片，表面暗灰棕色或深棕色。根圆柱形，表面淡黄色至黄棕色，有的有横皱纹，具纵皱纹。切面皮部黄白色至棕黄色，木部色较浅。气微，味甚苦。

坚龙胆呈不规则形的段。根表面无横皱纹，膜质外皮已脱落，表面黄棕色至深棕色。切面皮部黄棕色，木部色较浅。

【炮制要点】

（1）在切制时需要将龙胆捋直，在输送带上铺平压紧，以防止物料斜送或横送。加上导槽也可以进一步减少异形片。

（2）龙胆根须常包裹着石头、泥沙、薄膜，使用风选机可以比较好地将杂质分离出来。风选后可根据杂质情况，进行人工拣选。

（3）龙胆切制后，可筛选出较大的根头重新切制，使饮片大小均匀。

北　柴　胡

【药材来源】本品为伞形科植物柴胡（*Bupleurum chinense* DC.）的干燥根。

【原料性状】本品呈圆柱形或长圆锥形，长 6～15 cm，直径 0.3～0.8 cm。根头膨大，顶端残留 3～15 个茎基或短纤维状叶基，下部分枝。表面黑褐色或浅棕色，具纵皱纹、支根痕及皮孔。质硬而韧，不易折断，断面显纤维性，皮部浅棕色，木部黄白色。气微香，味微苦。

以条粗长、须根少者为佳（见图 11 – 176）。

【生产依据】《中国药典》（2020 年版一部）。

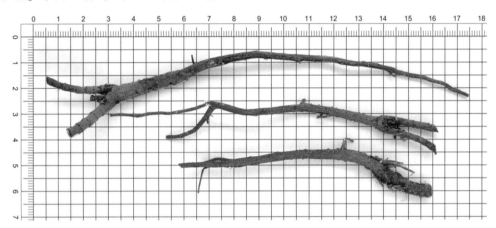

图 11 – 176　北柴胡原药材

【炮制流程】炮制流程如图 11 – 177 所示。

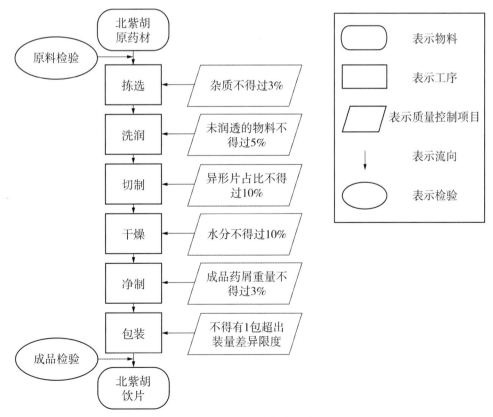

图 11 – 177　北柴胡炮制流程

第十一章　切制法

（1）拣选：剪去残茎、除去混杂其中的黄芩。

（2）洗润：将物料抢水洗后润制。

1）抢水洗：将物料投入清水中，快速搅拌，洗涤，出料。

2）润制：将物料置于底部带孔的容器内开始润制，在润制过程中挑选混杂其中的黄芩，控制条件如下。

润制时间：润制1 h后，每0.5 h检查1次，润制时间最长不超过24 h。

软化程度：手握柔软，无坚硬感。

（3）切制：使用切药机将物料切成厚2～4 mm的片（见图11-178），控制条件如下。

设备种类：柔性带往复式。

设备名称：QWZL-300D直线往复式切药机。

频　　率：50 Hz。

齿轮位置：左外—右内。

导槽直径：4 cm。

（4）干燥：按要求干燥，适时翻动，水分不得过10%，控制条件如下。

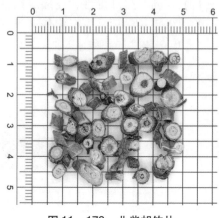

图11-178　北柴胡饮片

1）干燥方式：烘干。

设备名称：敞开式烘干箱。

投料厚度：不高于15 cm。

设定温度：80 ℃（允许实际温度在±5 ℃浮动）。

干燥时间：2 h。

2）干燥方式：晒干。

场　　地：阳光房。

晾晒厚度：不高于5 cm。

（5）净制：用TGF-1200-Ⅱ双级风选机风选除去非药用部分与药屑，控制条件如下。

1#风机频率：20 Hz（±5 Hz）。

2#风机频率：33 Hz（±5 Hz）。

出料情况：1#、2#出料口出非药用部分与药屑，主出料口出物料。

挡板高度：下方开口处高4 cm。

（6）包装：装入PE薄膜袋后，放入纸箱或周转箱中。

【贮存条件】常温贮存。

【成品性状】本品呈不规则厚片。外表皮黑褐色或浅棕色，具纵皱纹和支根痕。切面淡黄白色，纤维性。质硬。气微香，味微苦。

【炮制要点】北柴胡原药材中常混有黄芩，洗润后黄芩的黄绿色更为明显，可洗润后通过二者断面颜色的差异将黄芩挑选出来。

北　沙　参

【药材来源】本品为伞形科植物珊瑚菜（*Glehnia littoralis* Fr. Schmidt ex Miq.）的干燥根。

【原料性状】本品呈细长圆柱形，偶有分枝，长15～45 cm，直径0.4～1.2 cm。表面淡黄白色，略粗糙，偶有残存外皮，不去外皮的表面黄棕色。全体有细纵皱纹和纵沟，并有棕黄色点状细根痕；顶端常留有黄棕色根茎残基；上端稍细，中部略粗，下部渐细。质脆，易折断，断面皮部浅黄白色，木部黄色。气特异，味微甘。

以质坚密、色白者为佳（见图11-179）。

【生产依据】《中国药典》（2020年版一部）。

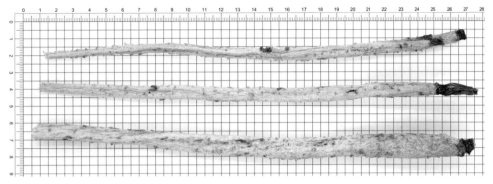

图 11 −179　北沙参原药材

【炮制流程】炮制流程如图 11 −180 所示。

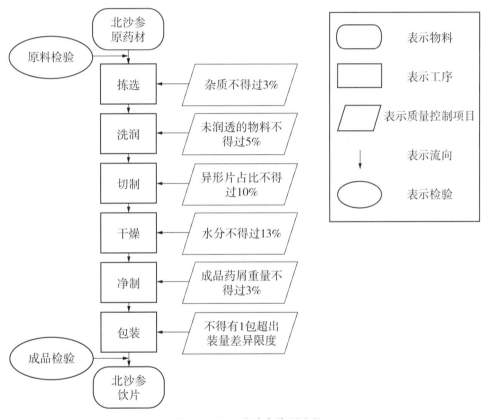

图 11 −180　北沙参炮制流程

（1）拣选：除去残茎和杂质。

（2）洗润：将物料冲洗后润制。

1）冲洗：将物料整齐堆放，用清水冲洗干净。

2）润制：将物料置于底部带孔的容器内开始润制，润制途中适时喷淋清水 1 次，控制条件如下。

润制时间：润制 12 h 后，每小时检查 1 次，润制时间最长不超过 24 h。

软化程度：用手弯曲至 120°，曲而不折。

（3）切制：用切药机将物料切成长度 10 ～ 15 mm 的段（见图 11 −181），控制条件如下。

设备种类：柔性带往复式。

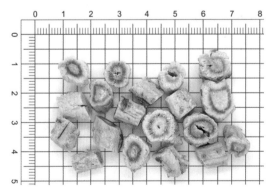

图 11 −181　北沙参饮片

设备名称：SQY - 500 数控直线往复式切药机。

频　　率：280 次/分。

长　　度：13 mm。

导槽直径：4 cm。

（4）干燥：按要求干燥，适时翻动，水分不得过 13%，控制条件如下。

1）干燥方式：烘干。

设备名称：敞开式烘干箱。

投料厚度：不高于 15 cm。

设定温度：80 ℃（允许实际温度在 ±5 ℃浮动）。

干燥时间：2 h。

2）干燥方式：晒干。

场　　地：阳光房。

晾晒厚度：不高于 5 cm。

（5）净制：用 BGS - 800 摆杆式筛选机筛去药屑、碎末，控制条件如下。

频　　率：40 Hz。

筛网孔径：2 mm。

（6）包装：装入 PE 薄膜袋后，放入纸箱或周转箱中。

【贮存条件】冷藏贮存。

【成品性状】本品呈圆形的长段。表面淡黄白色，略粗糙，偶有残存外皮，不去外皮的表面黄棕色。全体有细纵皱纹和纵沟，并有棕黄色点状细根痕；切面皮部浅黄白色或类白色，木部黄色。角质，质脆。气特异，味微甘。

【相关资料】

（1）宋代开始用作沙参的植物来源已有两种，而明确提出南沙参、北沙参并区别使用是在清代以后。[1]

（2）传统的药材加工方法是秋季采挖后，除去须根，洗净，稍晾，置沸水中烫后除去外皮。但有研究认为北沙参沸水烫后剥皮的加工方法，费工费时，而且损失了药材大部分有效成分，显著降低了疗效。[2]《中国药典》（2010 年版）收录的北沙参项下既保留了这种传统的加工方法，又收录了不去外皮的产地加工方法，即洗净直接干燥后使用。[3]现市场上常用的北沙参饮片仍多以除去外皮者为主。

（3）传统产地加工还会经过硫磺熏蒸，以改善其外观性状，便于保存。但有研究发现北沙参经过硫磺熏蒸后，尽管其外观质量有所改善，但会产生酸味，化学成分也会改变，且 SO_2 和 As、Hg 等重金属残留污染严重。故现市场上多以无硫货为主。[4]

（4）北沙参以山东莱阳最为道地，但目前已少有种植，市场较为少见。

（5）北沙参储存不当容易受潮，暴露在空气中易氧化及走油，外观颜色加深呈褐色。

【参考文献】

［1］陈苇，李玉丽，文维农，等. 沙参本草沿革及其临床应用 ［J］. 中医学报，2020，35（8）：1656 - 1659.

［2］李逢菊，王芝春，孙萌. 北沙参采收与产地加工研究概况 ［J］. 时珍国医国药，2015，26（8）：1994 - 1995.

［3］于得才，王晓琴，李彩峰. 北沙参种植技术与药材品质研究现状 ［J］. 中国民族医药杂志，2014（10）.

［4］牛韬. HPLC 法测定硫磺熏蒸与未熏蒸北沙参中 5 种香豆素类成分的含量 ［J］. 中国药房，2015（27）：3836 - 3838.

升　麻

【药材来源】本品为毛茛科植物大三叶升麻（*Cimicifuga heracleifolia* Kom.）、兴安升麻［*Cimicifuga dahurica*（Turcz.）Maxim.］或升麻（*Cimicifuga foetida* L.）的干燥根茎。

【原料性状】本品为不规则的长形块状，多分枝，呈结节状，长 10 ～ 20 cm，直径 2 ～ 4 cm。表面黑褐色或棕褐色，粗糙不平，有坚硬的细须根残留，上面有数个圆形空洞的茎基痕，洞内壁显网状沟纹；下面凹凸不平，具须根痕。体轻，质坚硬，不易折断，断面不平坦，有裂隙，纤维性，黄绿色或淡黄白色。气微，味微苦而涩。

以个大、质坚、表面色黑褐者为佳（见图 11 - 182）。

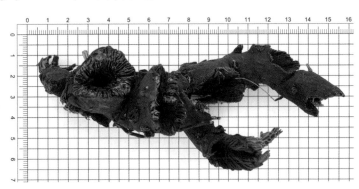

图 11 -182　升麻原药材

【生产依据】《中国药典》（2020 年版一部）。

【炮制流程】炮制流程如图 11 - 183 所示。

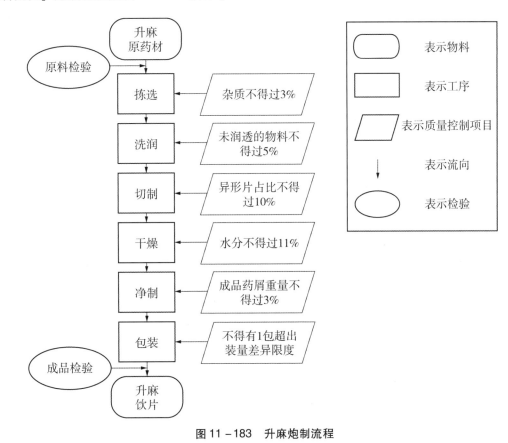

图 11 -183　升麻炮制流程

（1）拣选：除去杂质。

（2）洗润：将物料清洗后置于润药机内闷润。

1）浸泡：将物料置于适宜的容器内，加入清水快速洗净。

2）闷润：将物料置于润药机内开始闷润，控制条件如下。

设备名称：RY-2000 润药机。

投料量：200～400 kg。

闷润温度：85～95 ℃。

闷润时间：0.5 h。

软化程度：用手弯曲，质地稍软。

（3）切制：使用切药机将物料切成厚 2～4 mm 的片（见图 11-184），控制条件如下。

设备种类：柔性带往复式。

设备名称：QWZL-300D 直线往复式切药机。

频　率：50 Hz。

齿轮位置：左外—右内。

导槽直径：6 cm。

（4）干燥：按要求干燥，适时翻动，水分不得过 11%，控制条件如下。

1）干燥方式：烘干。

设备名称：敞开式烘干箱。

投料厚度：不高于 10 cm。

设定温度：80 ℃（允许实际温度在 ±5 ℃浮动）。

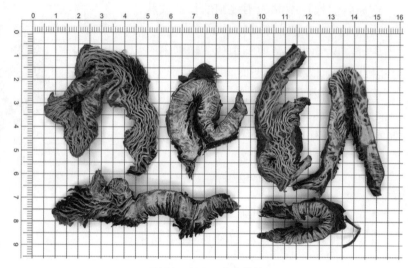

图 11-184　升麻饮片

干燥时间：3～4 h。

2）干燥方式：晒干。

场　地：阳光房。

晾晒厚度：不高于 5 cm。

（5）净制：用 BGS-800 摆杆式筛选机筛去药屑、碎末，控制条件如下。

频　率：40 Hz。

筛网孔径：2 mm。

（6）包装：装入 PE 薄膜袋后，放入纸箱或周转箱中。

【贮存条件】常温贮存。

【成品性状】本品为不规则的厚片，厚 2～4 mm。外表面黑褐色或棕褐色，粗糙不平，有的可见须根痕或坚硬的细须根残留，切面黄绿色或淡黄白色，具有网状或放射状纹理。体轻，质硬，纤维性。气微，味微苦而涩。

【炮制要点】升麻含异阿魏酸等有机酸[1]，软化时，应尽量缩短与水接触的时间，采用少泡多润的方法，减少有机酸的损失。

【参考文献】

［1］吴江，张兆瑞，葛莉. 升麻及其加工前后总有机酸的含量变化［J］. 中成药，1998（12）.

大　黄

【药材来源】本品为蓼科植物掌叶大黄（*Rheum palmatum* L.）、唐古特大黄（*Rheum tanguticum* Maxim. ex Balf.）或药用大黄（*Rheum officinale* Baill.）的干燥根和根茎。

【原料性状】本品呈类圆柱形、圆锥形、卵圆形或不规则块状，长 3～17 cm，直径 3～10 cm。除尽外皮者表面黄棕色至红棕色，有的可见类白色网状纹理及星点（异型维管束）散在，残留的外皮棕褐色，多具绳孔及粗皱纹。质坚实，有的中心稍松软，断面淡红棕色或黄棕色，显颗粒性；根茎髓部宽广，有星点环列或散在；根木部发达，具放射状纹理，形成层环明显，无星点。气清香，味苦而微涩，嚼之粘牙，有沙粒感。

以质坚实、气清香、味苦而微涩者为佳（见图11-185）。

【生产依据】《中国药典》（2020年版一部）。

【炮制流程】炮制流程如图11-186所示。

（1）拣选：除去砂石等杂质，将直径大于8 cm的大黄对半刨开。

（2）洗润：将物料浸泡后润制。

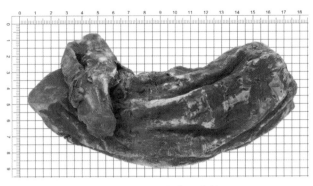

图11-185　大黄原药材

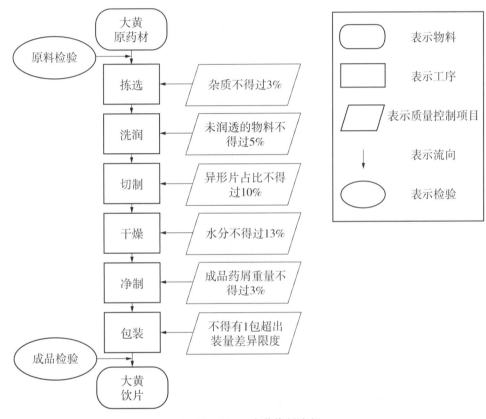

图11-186　大黄炮制流程

1）浸泡：将物料置于适宜的容器内，加入清水浸没物料，每天换水1次。

浸泡时间：2天。

2）润制：将物料置于底部带孔的容器内开始润制，控制条件如下。

润制时间：润制3 h后，每小时检查1次，润制时间最长不超过6 h。

软化程度：用刀劈开，内无干心，表面无水迹。

（3）切制：使用切药机将物料切成厚2～4 mm的片（见图11-187），控制条件如下。

设备种类：履带往复式。

设备名称：QWJ125D往复式切片机。

转　　速：750 r/min。

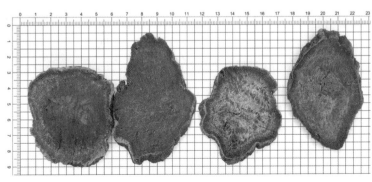

图11-187　大黄饮片

刀口距离：10 mm。

（4）干燥：按要求干燥，水分不得过 13%，控制条件如下。

1）干燥方式：烘干。

设备名称：敞开式烘干箱。

投料厚度：不高于 15 cm。

设定温度：80 ℃（允许实际温度在 ±5 ℃ 浮动）。

干燥时间：2～3 h。

2）干燥方式：晒干。

场　　地：阳光房。

晾晒厚度：不高于 5 cm。

（5）净制：用 BGS－800 摆杆式筛选机筛去药屑、碎末，控制条件如下。

频　　率：40 Hz。

筛网孔径：5 mm。

（6）包装：装入 PE 薄膜袋后，放入纸箱或周转箱中。

【贮存条件】冷藏贮存。

【成品性状】本品呈不规则类圆形厚片或块，大小不等。外表皮黄棕色或棕褐色，有纵皱纹及疙瘩状隆起。切面黄棕色至淡红棕色，较平坦，有明显散在或排列成环的星点，有空隙。

【炮制要点】如果大黄太大，放不进切药机时，可用手工辅助将大黄砍切小块。

【相关资料】

（1）传统上大黄产地加工还常用硫磺熏蒸，熏蒸后的大黄切片洁白且不易生虫。但有大量研究发现，硫蒸后的大黄香豆素含量显著降低。现无硫大黄已成为市场上的主流品种。

（2）大黄分为掌叶大黄、唐古特大黄和药用大黄。市场流通以掌叶大黄为主。

（3）3 cm 以下的主根尾部及支根称为水根，多去掉，不入药用。

（4）大黄个头过大，不易干燥，如果受冻易出现糠心的情况。这种大黄中心发黑、腐烂，药效降低。故大黄有"十大九糠"的说法。

天　花　粉

【药材来源】本品为葫芦科植物栝楼（*Trichosanthes kirilowii* Maxim.）或双边栝楼（*Trichosanthes rosthornii* Harms）的干燥根。

【原料性状】本品呈不规则圆柱形、纺锤形或瓣块状，长 8～16 cm，直径 1.5～5.5 cm。表面黄白色或淡棕黄色，有纵皱纹、细根痕及略凹陷的横长皮孔，有的有黄棕色外皮残留。质坚实，断面白色或淡黄色，富粉性，横切面可见黄色木质部，略呈放射状排列，纵切面可见黄色条纹状木质部。气微，味微苦。

以色白、质坚实、粉性足、筋脉少、无角质样者为佳（见图 11－188）。

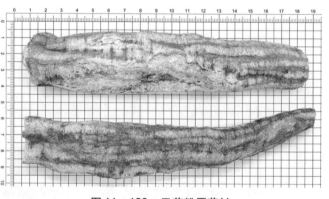

图 11－188　天花粉原药材

【生产依据】《中国药典》（2020 年版一部）。

【炮制流程】炮制流程如图 11－189 所示。

（1）拣选：除去杂质。

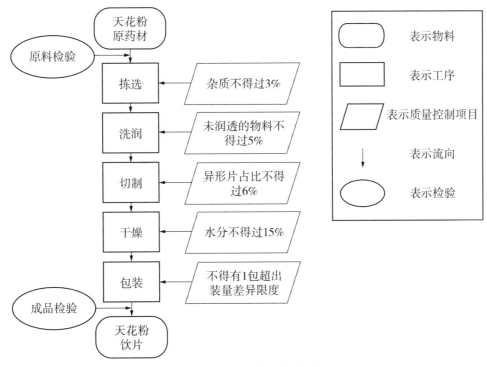

图 11 - 189　天花粉炮制流程

（2）洗润：将物料浸泡后置于润药机内闷润。

1）浸泡：将物料置于适宜的容器内，加入清水浸没物料。

浸泡时间：3～4 h。

2）闷润：将物料置于润药机内开始闷润，控制条件如下。

设备名称：RY - 2000 润药机。

投　料　量：200～400 kg。

闷润温度：95～100 ℃。

闷润时间：30 min。

软化程度：用手弯曲至120°，曲而不折。

（3）切制：使用切药机将物料切成厚 2～4 mm 的片（见图 11 - 190），控制条件如下。

设备种类：柔性带往复式。

设备名称：QWZL - 300D 直线往复式切药机。

频　　率：50 Hz。

齿轮位置：左外—右内。

导槽直径：4 cm。

（4）干燥：按要求干燥，适时翻动，水分不得过 15%，控制条件如下。

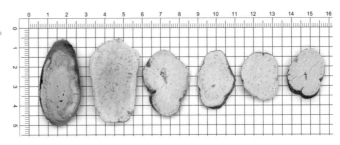

图 11 - 190　天花粉饮片

1）干燥方式：烘干。

设备名称：敞开式烘干箱。

投料厚度：不高于 10 cm。

设定温度：55 ℃（允许实际温度在 ±5 ℃浮动）。

干燥时间：4～5 h。

2）干燥方式：晒干。

场　　地：阳光房。

晾晒厚度：不高于 5 cm。

（5）包装：装入 PE 薄膜袋后，放入纸箱或周转箱中。

【贮存条件】阴凉贮存。

【成品性状】本品呈类圆形、半圆形或不规则形的厚片。外表皮黄白色或淡棕黄色。切面可见黄色木质部小孔，略呈放射状排列。气微，味微苦。

【相关资料】

（1）天花粉的名称由来，主要是根据其炮制方法而得。在南北朝至汉代之间，栝楼根的炮制方法仅对其净制与切制有简单要求，如去皮、细捣、薄切、细切、寸切、切片等；唐代至清朝期间，栝楼根多采用澄粉法炮制。例如，《救荒本草》所载，"将根晒干，捣为面，水浸澄滤二十余遍，使极细腻如粉"。其炮制品"洁白如雪，故谓之天花粉"。清代晚期至今，多以栝楼根直接切片作为饮片使用，但仍沿用天花粉之名。[1]

（2）有研究尝试用澄粉法炮制天花粉后对其含量进行检查，发现天花粉炮制后与炮制前相比，水浸出物总量降低约 65%，可溶性蛋白含量降低约 50%，可溶性多糖含量降低约 75%。[2]

【参考文献】

［1］孙启美，徐敏友．天花粉古代炮制方法的研究［J］．中药材，1998（4）：183－184.

［2］王莹，王静．天花粉炮制方法及炮制前后成分变化研究［J］．临沂大学学报，2019，41（6）：65－68.

天　麻

【药材来源】本品为兰科植物天麻（*Gastrodia elata* Bl.）的干燥块茎。

【原料性状】本品呈椭圆形或长条形，略扁，皱缩而稍弯曲，长 3～15 cm，宽 1.5～6.0 cm，厚 0.5～2.0 cm。表面黄白色至黄棕色，有纵皱纹及由潜伏芽排列而成的横环纹多轮，有时可见棕褐色菌索。顶端有红棕色至深棕色鹦嘴状的芽或残留茎基；另端有圆脐形疤痕。质坚硬，不易折断，断面较平坦，黄白色至淡棕色，角质样。气微，味甘。

以个大、质坚实、色黄白、断面半透明、无空心者为佳（见图 11－191）。

【生产依据】《中国药典》（2020 年版一部）。

【炮制流程】炮制流程如图 11－192 所示。

（1）拣选：除去杂质。

（2）洗润：将物料浸泡后润制。

1）浸泡：将物料置于适宜的容器内，加入清水浸没物料，每天换水 1 次。

浸泡时间：2～3 天。

2）润制：将物料置于底部带孔的容器内开始润制，控制条件如下。

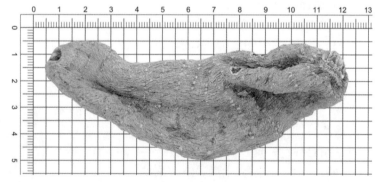

图 11－191　天麻原药材

润制时间：润制 3 h 后，每小时检查 1 次，润制时间最长不超过 6 h。

软化程度：用刀切开，内无干心。

（3）切制：使用切药机将物料切成厚 1～2 mm 的片（见图 11－193），控制条件如下。

设备种类：柔性带往复式。

设备名称：QWZL－300D 直线往复式切药机。

频　率：50 Hz。

齿轮位置：左中一右中。

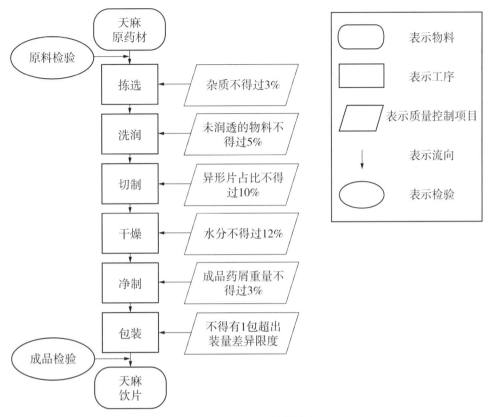

图 11 -192　天麻炮制流程

导槽直径：6 cm。

（4）干燥：按要求干燥，水分不得过12%，控制条件如下。

1）干燥方式：烘干。

设备名称：敞开式烘干箱。

投料厚度：不高于 10 cm。

设定温度：65 ℃（允许实际温度在 ±5 ℃浮动）。

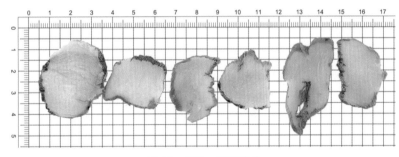

图 11 -193　天麻饮片

干燥时间：3～4 h。

2）干燥方式：晒干。

场　　地：阳光房。

晾晒厚度：不高于 5 cm。

（5）净制：用 BGS -800 摆杆式筛选机筛去药屑、碎末，控制条件如下。

频　　率：40 Hz。

筛网孔径：2 mm。

（6）包装：装入 PE 薄膜袋后，放入纸箱或周转箱中。

【贮存条件】常温贮存。

【成品性状】本品呈不规则的薄片。外表皮淡黄色至黄棕色，有时可见点状排成的横环纹。切面黄白色至淡棕色。角质样，半透明。气微，味甘。

【炮制要点】

（1）切制天麻时容易粘刀，可向刀口喷适量清水，以减少粘刀的情况。

（2）天麻饮片干燥温度不宜过高，若烘干温度过高，会使饮片颜色加深，影响饮片的外观性状。

【相关资料】

（1）天麻原为野生。随着家种技术越来越成熟，家种天麻已培养成功，在药材市场中成为主流。

（2）传统的产地加工方法会用硫磺熏蒸天麻，以达到增白、防腐、防虫的目的。但随着近几年的中药材集中整治，严控天麻的硫磺含量，因此现在市面上用硫磺熏过的天麻越来越少。

（3）天麻按采收季节不同还分为"春麻"和"冬麻"两种。第2年冬或第3年初春收获的天麻称为冬麻，其表面稍光滑，鹦哥嘴较短。第2年春季收获的天麻称为春麻，其表皮多皱缩，鹦哥嘴较长。因为天麻初冬进入休眠期后，或者早春没萌发前，营养积累充足，所以一般冬麻品质较春麻好。

（4）天麻切片中常混有伪品芭蕉芋的切片。两者的外形较为相似，但天麻片纹理较粗，方向一致。芭蕉芋片纹理短细而乱。

姜　黄

【药材来源】本品为姜科植物姜黄（*Curcuma longa* L.）的干燥根茎。

【原料性状】本品呈不规则卵圆形、圆柱形或纺锤形，常弯曲，有的具短叉状分枝，长 2～5 cm，直径 1～3 cm。表面深黄色，粗糙，有皱缩纹理和明显环节，并有圆形分枝痕及须根痕。质坚实，不易折断，断面棕黄色至金黄色，角质样，有蜡样光泽，内皮层环纹明显，维管束呈点状散在。气香特异，味苦、辛。

以质坚实、断面色金黄、气味浓者为佳（见图 11-194）。

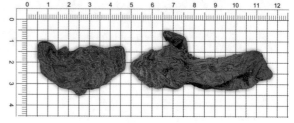

图 11-194　姜黄原药材

【生产依据】《中国药典》（2020 年版一部）。

【炮制流程】炮制流程如图 11-195 所示。

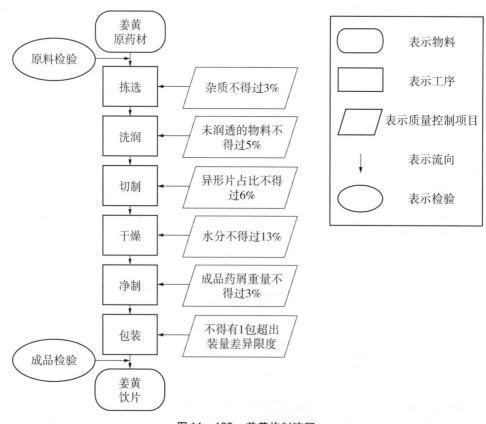

图 11-195　姜黄炮制流程

（1）拣选：除去砂石等杂质，大小档次分开。

分档标准：直径小于 2 cm 的为小档，直径大于 2 cm 的为大档。

（2）洗润：将物料浸泡后润制。

1）浸泡：将物料置于适宜的容器内，加入清水浸没物料。

浸泡时间：2 h（小档），10 h（大档）。

2）润制：将物料置于底部带孔的容器内开始润制，控制条件如下。

润制时间：润制 10 h 后，每小时检查 1 次，润制时间最长不超过 24 h。

软化程度：用针刺法能刺入物料中心，无硬心感，表面无水迹。

（3）切制：使用切药机将物料切成厚 2～4 mm 的片（见图 11-196），控制条件如下。

设备种类：往复式。

设备名称：BP-200B 型刨片机。

水枪压力：0.3 Mpa。

气缸压力：0.5 Mpa。

频　　率：30 Hz。

调整板厚度：2 mm。

（4）干燥：按要求干燥，适时翻动，水分不得过 13%，控制条件如下。

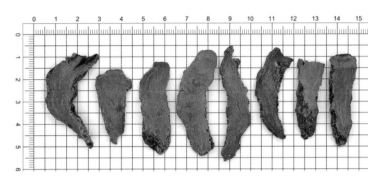

图 11-196　姜黄饮片

干燥方式：低温烘干。

设备名称：敞开式烘干箱。

投料厚度：不高于 15 cm。

设定温度：55 ℃（允许实际温度在 ±5 ℃ 浮动）。

干燥时间：6～8 h。

（5）包装：装入 PE 薄膜袋后，放入纸箱或周转箱中。

【贮存条件】阴凉贮存。

【成品性状】本品为不规则或类圆形的厚片。外表皮深黄色，有时可见环节。切面棕黄色至金黄色，角质样，内皮层环纹明显，维管束呈点状散在。气香特异，味苦、辛。

【炮制要点】因姜黄富含挥发油，干燥温度不宜过高，可考虑使用低温干燥法。

【相关资料】姜黄有两种商品规格，分别为蝉肚姜黄和长形姜黄两种。蚕肚姜黄为主根茎，呈卵圆形、圆柱形或纺锤形，上有明显环节，形如蝉肚。长形姜黄为侧生根茎，呈圆柱形而稍扁，带有分支。

山　药

【药材来源】本品为薯蓣科植物薯蓣（*Dioscorea opposita* Thunb.）的干燥根茎。

【原料性状】本品呈圆柱形，两端平齐，长 9～28 cm，直径 1.5～3.0 cm。表面光滑，白色或黄白色。有纵沟、纵皱纹及须根痕，偶有浅棕色外皮残留。体重，质坚实，不易折断，断面白色，粉性。气微，味淡、微酸，嚼之发黏。

以条粗、质坚实、粉性足、色白者为佳（见图 11-197）。

【生产依据】《中国药典》（2020 年版一部）。

【炮制流程】炮制流程如图 11-198 所示。

（1）拣选：除去杂质，大小档次分开。

分档标准：直径小于 2 cm 的为小档，直径大于或等于 2 cm 的为大档。

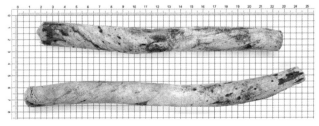

图 11-197　山药原药材

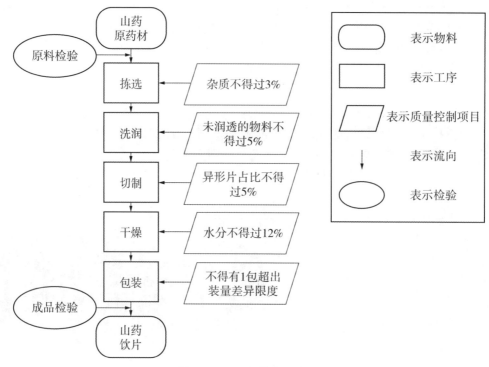

图 11 -198　山药炮制流程

（2）洗润：将物料浸泡后闷润。

1）浸泡：将物料置于适宜的容器内，加入清水浸没物料。

浸泡时间：3 h（小档），4 h（大档）。

2）闷润：将物料置于润药机内开始闷润，控制条件如下。

设备名称：RY - 2000 润药机。

投 料 量：200～400 kg。

闷润温度：60～65 ℃。

闷润时间：3 h。

软化程度：用刀切开，内无干心，外部无水迹。

（3）切制：使用切药机将物料切成厚 2～4 mm 的片（见图 11 - 199），控制条件如下。

设备种类：柔性带往复式。

设备名称：QWZL - 300D 直线往复式切药机。

频　　　率：50 Hz。

齿轮位置：左外—右内。

导槽直径：4 cm。

（4）干燥：按要求干燥，水分不得过 12%，控制条件如下。

1）干燥方式：低温烘干。

设备名称：敞开式烘干箱。

投料厚度：不高于 10 cm。

设定温度：55 ℃（允许实际温度在 ±5 ℃浮动）。

干燥时间：6～8 h。

2）干燥方式：晒干。

场　　　地：阳光房。

晾晒厚度：不高于 5 cm。

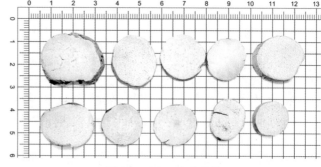

图 11 -199　山药饮片

（5）包装：装入 PE 薄膜袋后，放入纸箱或周转箱中。

【贮存条件】阴凉贮存。

【成品性状】本品为类圆形、椭圆形或不规则的厚片。表面类白色或淡黄白色，质脆，易折断，切面类白色，富粉性。气微，味淡、微酸，嚼之发黏。

【炮制要点】

（1）为使切制后的山药饮片大小均匀，建议使用"光山药"进行切制。

（2）山药内含有多糖、黏液蛋白、淀粉酶、游离氨基酸等水溶性物质。[1]因此，山药在软化时不宜浸泡时间过长。

（3）山药软化后应及时切片干燥，否则容易霉烂，在夏天尤甚。干燥温度不可过高，以免山药烤黄易碎。

【相关资料】

（1）山药原名薯蓣，因避讳唐代宗李预，改"蓣"为"药"，避讳宋英宗赵曙，改"薯"为"山"，遂名山药。

（2）采挖后，切去根头，洗净，除去外皮和须根，干燥，习称"毛山药"；除去外皮，趁鲜切厚片，干燥，称为山药片；选择肥大顺直的干燥山药，置清水中，浸至无干心，闷透，切齐两端，用木板或辊轴机搓成圆柱状，晒干，打光，习称"光山药"。

（3）山药传统在去外皮后多使用硫磺熏蒸，以达到便于干燥、防霉增白的效果。随着近几年的中药材集中整治，严控山药的硫磺含量，现在市面上以无硫或低硫山药为主流。

【参考文献】

[1] 张华锋，李晓坤，杨云，等．正交设计法优选怀山药软化切制工艺［J］．中成药，2013（2）．

延 胡 索

【药材来源】本品为罂粟科植物延胡索（*Corydalis yanhusuo* W. T. Wang）的干燥块茎。

【原料性状】本品呈不规则的扁球形，直径 0.5～1.5 cm。表面黄色或黄褐色，有不规则网状皱纹。顶端有略凹陷的茎痕，底部常有疙瘩状突起。质硬而脆，断面黄色，角质样，有蜡样光泽。气微，味苦。

以个大、饱满、质坚实、断面色黄发亮者为佳（见图 11－200）。

【生产依据】《中国药典》（2020 年版一部）。

【炮制流程】炮制流程如图 11－201 所示。

（1）拣选：除去砂石等杂质，大小档次分开。

分档标准：直径小于 1 cm 的为小档，直径大于或等于 1 cm 的为大档。

（2）洗润：将物料浸泡后闷润。

1）浸泡：将物料置于适宜的容器内，加入清水浸没物料。

浸泡时间：4 h（小档），5 h（大档）。

2）闷润：将物料置于润药机内开始闷润，控制条件如下。

设备名称：RY－2000 润药机。

投 料 量：200～400 kg。

闷润温度：90～95 ℃。

闷润时间：3 h。

软化程度：手握无坚硬感，表面无水迹。

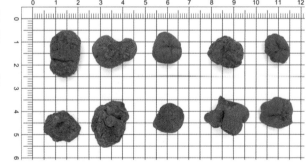

图 11－200　延胡索原药材

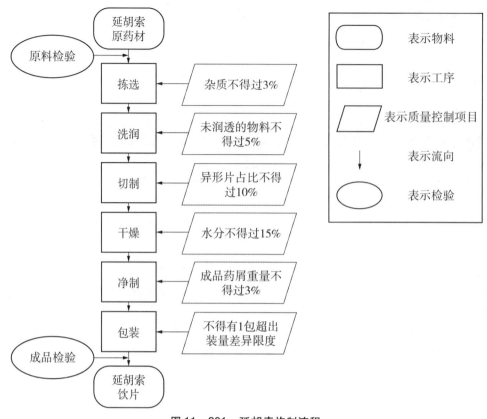

图 11 - 201 延胡索炮制流程

（3）切制：使用切药机将物料切成厚 2～4 mm 的片（见图 11 - 202），控制条件如下。

设备种类：往复式。

设备名称：BP - 200B 型刨片机。

水枪压力：0. 3 Mpa。

气缸压力：0. 5 Mpa。

频　　率：30 Hz。

调整板厚度：2 mm。

（4）干燥：按要求干燥，适时翻动，水分不得过 15%，控制条件如下。

1）干燥方式：烘干。

设备名称：敞开式烘干箱。

投料厚度：不高于 10 cm。

设定温度：80 ℃（允许实际温度在 ±5 ℃浮动）。

干燥时间：2 h。

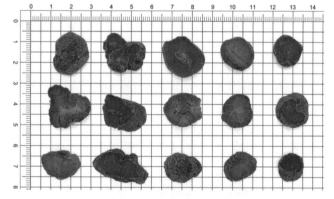

图 11 - 202 延胡索饮片

2）干燥方式：晒干。

场　　地：阳光房。

晾晒厚度：不高于 5 cm。

（5）净制：用 BGS - 800 摆杆式筛选机筛去药屑、碎末，控制条件如下。

频　　率：40 Hz。

筛网孔径：2 mm。

（6）包装：装入 PE 薄膜袋后，放入纸箱或周转箱中。

【贮存条件】阴凉贮存。

【成品性状】本品呈不规则的圆形厚片。外表皮黄色或黄褐色，有不规则细皱纹。切面或断面黄色，角质样，具蜡样光泽。气微，味苦。

【相关资料】

（1）在产地加工过程中，延胡索的干燥时间较长，若遇上雨天则容易发霉。因此，在《中国药典》（2020年版）中新增了黄曲霉毒素的检查项。

（2）市面上有用山药茎上长的珠芽（俗称"零余子""山药蛋"）加工后冒充延胡索。伪品零余子与正品延胡索最大的区别是延胡索味苦而零余子味淡。

（3）延胡索传统产地加工为煮透后干燥，但有研究认为蒸制法加工的延胡索中所含的延胡索乙素高于水煮法。[1] 在《中国药典》（2020年版）中也新增了蒸制的产地加工方式。

【参考文献】

［1］游修琪，顾雪竹，毛淑杰，等．延胡索产地不同加工品HPLC指纹图谱研究［J］．中成药，2009，31（10）：1481－1484.

当　归

【药材来源】本品为伞形科植物当归［*Angelica sinensis*（Oliv.）Diels］的干燥根。

【原料性状】本品略呈圆柱形，下部有支根3～5条或更多，长15～25 cm。表面浅棕色至棕褐色，具纵皱纹和横长皮孔样突起。根头（归头）直径1.5～4.0 cm，具环纹，上端圆钝，或具数个明显突出的根茎痕，有紫色或黄绿色的茎和叶鞘的残基；主根（归身）表面凹凸不平；支根（归尾）直径0.3～1.0 cm，上粗下细，多扭曲，有少数须根痕。质柔韧，断面黄白色或淡黄棕色，皮部厚，有裂隙和多数棕色点状分泌腔，木部色较淡，形成层黄棕色。有浓郁的香气，味甘、辛、微苦。

以主根粗长、油润，外皮色棕黄、断面色黄白、香气浓厚者为佳。柴性大、干枯无油或断面呈绿褐色者不可供药用（见图11-203）。

【生产依据】《中国药典》（2020年版一部）。

【炮制流程】炮制流程如图11-204所示。

（1）拣选：除去柴性、泡松、干枯无油、断面呈绿褐品及砂石等杂质。

（2）洗润：将物料冲洗后闷润。

1）冲洗：将物料整齐堆放，用清水冲洗干净。

2）闷润：将物料置于润药机内开始闷润，控制条件如下。

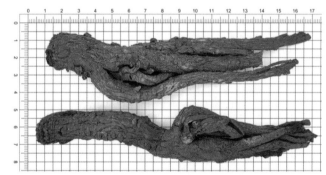

图11-203　当归原药材

设备名称：RY-2000润药机。

投 料 量：200～400 kg。

闷润温度：60～65 ℃。

闷润时间：0.5 h。

软化程度：用手捏粗端柔软，无坚硬感，外部无水迹。

（3）切制：使用切药机将物料切成厚1～2 mm的片（见图11-205、图11-206），控制条件如下。

1）设备种类：往复式。

设备名称：BP-200B型刨片机。

水枪压力：0.3 Mpa。

气缸压力：0.5 Mpa。

频　率：30 Hz。

调整板厚度：2 mm。

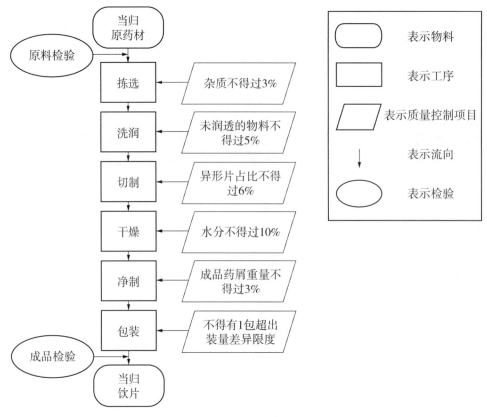

图 11 - 204　当归炮制流程

2）设备种类：柔性带往复式。

设备名称：QWZL - 300D 直线往复式切药机。

频　率：50 Hz。

齿轮位置：左中—右中。

导槽直径：4 cm。

（4）干燥：按要求干燥，适时翻动，水分不得过 10%，控制条件如下。

1）干燥方式：低温烘干。

设备名称：敞开式烘干箱。

投料厚度：不高于 10 cm。

设定温度：55 ℃（允许实际温度在 ±5 ℃浮动）。

干燥时间：2～3 h。

2）干燥方式：晒干。

场　地：阳光房。

晾晒厚度：不高于 5 cm。

（5）净制：用 TGF - 1200 - Ⅱ双级风选机风选除去非药用部分与药屑，控制条件如下。

1#风机频率：24 Hz（±5 Hz）。

2#风机频率：24 Hz（±5 Hz）。

出料情况：1#、2#出料口出非药用部分与药屑，主出料口出物料。

挡板高度：下方开口处高 4.5 cm。

（6）包装：装入 PE 薄膜袋后，放入纸箱或周转箱中。

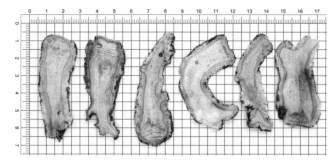

图 11 - 205　当归饮片（BP - 200B 型刨片机）

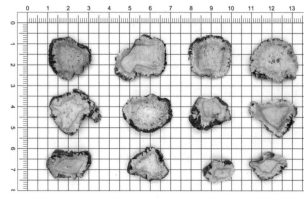

图 11 - 206　当归饮片（QWZL - 300D 直线往复式切药机）

【贮存条件】冷藏贮存。

【成品性状】本品呈类圆形、椭圆形或不规则薄片。外表皮浅棕色至棕褐色。切面浅棕黄色或黄白色，平坦，有裂隙，中间有浅棕色的形成层环，并有多数棕色的油点，香气浓郁，味甘、辛、微苦。

【炮制要点】

（1）当归经 QWZL-300D 直线往复式切药机（柔性带往复式）切制后多为圆片，经 BP-200B 型刨片机往复式切制后多为纵切片。

（2）当归以香气浓为佳，富含挥发油。干燥温度越高，挥发油的含量损失越大。故当归生产、贮存过程中应尽量避免高温环境。

【相关资料】

（1）当归受潮、受热时色泽易由浅黄棕色变成黑色，贮存时应注意。

（2）全国各地的当归以甘肃当归质量为好，甘肃当归又以岷县为佳。岷县当归主根长、归尾少、气味浓，故有"前山（甘肃陇南地区）腿子后山（甘肃定西地区）王"的说法。

（3）传统中医理论认为归头止血上行、归身补血守中、归尾破血下流、全归补血活血。现当归入药已不分头、身、尾，多以全归入药。

（4）常见欧当归和熏硫独活混入当归中冒充当归使用。可从味道上进行区分，当归入口辛甘、后麻舌，麻舌力弱；欧当归入口麻舌、后苦辛，麻舌力强；独活气味浓烈、味苦而麻舌。

徐 长 卿

【药材来源】本品为萝藦科植物徐长卿 [*Cynanchum paniculatum*（Bge.）Kitag.] 的干燥根和根茎。

【原料性状】本品根茎呈不规则柱状，有盘节，长 0.5～3.5 cm，直径 2～4 mm。有的顶端带有残茎，细圆柱形，长约 2 cm，直径 1～2 mm，断面中空；根茎节处周围着生多数根。根呈细长圆柱形，弯曲，长 10～16 cm，直径 1.0～1.5 mm。表面淡黄白色至淡棕黄色或棕色，具微细的纵皱纹，并有纤细的须根。质脆，易折断，断面粉性，皮部类白色或黄白色，形成层环淡棕色，木部细小。气香，味微辛凉（见图 11-207）。

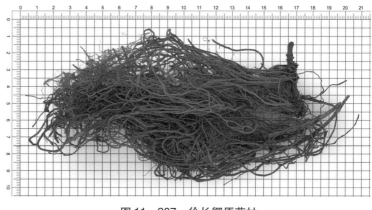

图 11-207 徐长卿原药材

【生产依据】《中国药典》（2020 年版一部）。

【炮制流程】炮制流程如图 11-208 所示。

（1）拣选：除去泥沙等杂质及地上部分。

（2）洗润：将物料抢水洗净，稍润，控制条件如下。

润制时间：润制 0.5 h 后，每 0.5 h 检查 1 次，润制时间最长不超过 8 h。

软化程度：手握柔软且须根不断，无坚硬感，表面无水迹。

（3）切制：使用切药机将物料切成长度 10～15 mm 的段（见图 11-209），控制条件如下。

设备种类：柔性带往复式。

设备名称：SQY-500 数控直线往复式切药机。

频　　率：280 次/分。

厚　　度：13 mm。

导槽直径：4 cm。

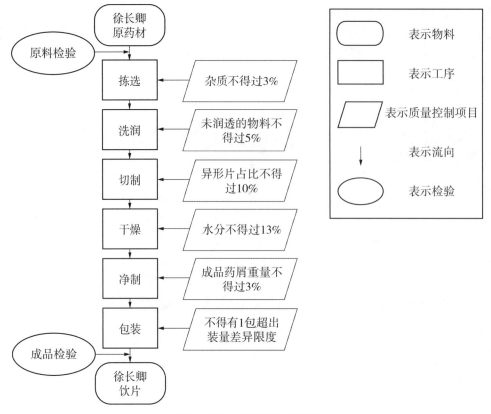

图 11-208 徐长卿炮制流程

（4）干燥：按要求干燥，适时翻动，水分不得过13%，控制条件如下。

1）干燥方式：低温烘干。

设备名称：敞开式烘干箱。

投料厚度：不高于 20 cm。

设定温度：55 ℃（允许实际温度在 ±5 ℃浮动）。

干燥时间：2.5 h。

2）干燥方式：晒干。

场　　地：阳光房。

晾晒厚度：不高于 5 cm。

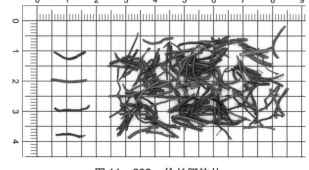

图 11-209 徐长卿饮片

（5）净制：用 TGF-1200-Ⅱ双级风选机先风选除去石头、泥沙，再风选除去药屑、胶丝，控制条件如下。

1）风选石头、泥沙。

1#风机频率：45 Hz（±5 Hz）。

2#风机频率：45 Hz（±5 Hz）。

出料情况：1#、2#出料口出物料，主出料口出石头、泥沙和少量根茎。

挡板高度：下方开口处高度略高于物料 2 cm。

2）风选药屑、胶丝。

1#风机频率：15 Hz（±5 Hz）。

2#风机频率：16 Hz（±5 Hz）。

出料情况：1#、2#出料口出胶丝、药屑和少量根，主出料口出物料。

挡板高度：下方开口处高 4.5 cm。

（6）包装：装入 PE 薄膜袋中，外套白色纤维袋，用手提式缝包机封口。

【贮存条件】阴凉贮存。

【成品性状】本品呈不规则的段。根茎有节，四周着生多数根。根圆柱形，表面淡黄白色至淡棕黄色或棕色，有细纵皱纹。切面粉性，皮部类白色或黄白色，形成层环淡棕色，木部细小。气香，味微辛凉。

【炮制要点】

（1）徐长卿软化时应抢水洗净泥沙，浸洗时间过长后，丹皮酚及多糖含量均会减少。[1]

（2）徐长卿在切制时会有较多异形片产生，可通过在传送带上将其归整理齐，加上导槽，以防止物料斜送或横送，能有效减少异形片出现。整理方法：抓一把徐长卿，前后捋顺，抽去前后端乱料，放入导槽中。

（3）因徐长卿指标成分丹皮酚在高温卜易挥发，含量明显减少。故徐长卿干燥时应低温干燥或晒干。[1]

（4）徐长卿切制后，可筛选出较大的根头重新切制，使饮片大小均匀。

（5）徐长卿为须根系的药材，在根和根茎之间往往包裹了石头和胶丝，净选比较难除去，且在软化的时候没有冲洗的步骤，往往导致切制后饮片中杂质过多。可以从两方面解决：首先，药材采购时要保证一定的净度；其次，是干燥后可以经过风选工序，将胶丝、石头的杂质风选出来。如果胶丝过多，必要时可在风选后进行人工拣选。

【参考文献】

[1] 严军，路俊仙，王萌，等. 徐长卿产地加工工艺优化研究 [J]. 山东农业科学，2014（3）：49 – 50.

木　香

【药材来源】本品为菊科植物木香（*Aucklandia lappa* Decne.）的干燥根。

【原料性状】本品呈圆柱形或半圆柱形，长 5～10 cm，直径 0.5～5.0 cm。表面黄棕色至灰褐色，有明显的皱纹、纵沟及侧根痕。质坚，不易折断，断面灰褐色至暗褐色，周边灰黄色或浅棕黄色，形成层环棕色，有放射状纹理及散在的褐色点状油室。气香特异，味微苦。

以形如枯骨、肉色发青、质坚实、油性足、香气浓者为佳（见图 11 – 210）。

【生产依据】《中国药典》（2020 年版一部）。

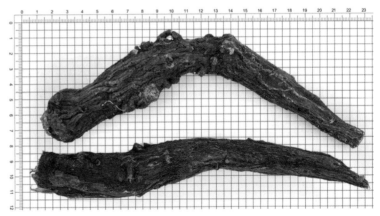

图 11 – 210　木香原药材

【炮制流程】炮制流程如图 11 – 211 所示。

（1）拣选：除去杂质及霉变者。

（2）洗润：将物料抢水洗后润制。

1）抢水洗：将物料投入清水中，快速搅拌，洗涤，出料。

2）润制。将物料置于底部带孔的容器内开始润制，润制途中每 2 h 喷淋清水 1 次，控制条件如下。

润制时间：润制 12 h 后，每小时检查 1 次，润制时间最长不超过 24 h。

软化程度：针刺法能穿透物料粗大端，且用手弯曲至 120°，物料曲而不折，表面无水迹。

（3）切制：使用切药机将物料切成厚 2～4mm 的片（见图 11 – 212），控制条件如下。

设备种类：柔性带往复式。

设备名称：QWZL – 300D 直线往复式切药机。

频　　率：50 Hz。

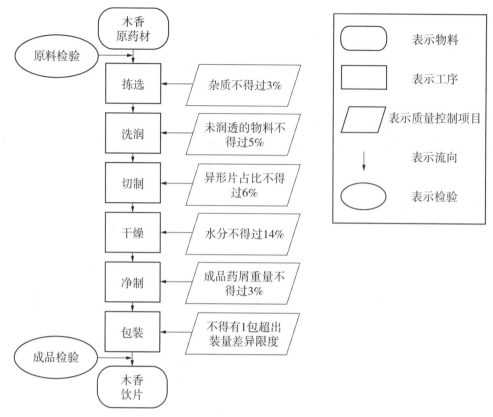

图 11 –211　木香炮制流程

齿轮位置：左外—右内。

导槽直径：6 cm。

（4）干燥：按要求干燥，适时翻动，水分不得过 14％，控制条件如下。

1）干燥方式：低温烘干。

设备名称：敞开式烘干箱。

投料厚度：不高于 10 cm。

设定温度：55 ℃（允许实际温度在 ±5 ℃浮动）。

干燥时间：2 ～3 h。

2）干燥方式：晒干。

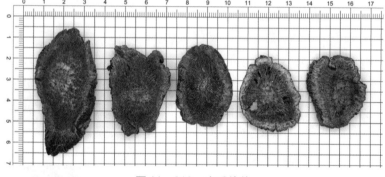

图 11 –212　木香饮片

场　　地：阳光房。

晾晒厚度：不高于 5 cm。

（5）净制：用 BGS –800 摆杆式筛选机筛去药屑、碎末，控制条件如下。

频　　率：40 Hz。

筛网孔径：2 mm。

（6）包装：装入 PE 薄膜袋后，放入纸箱或周转箱中。

【贮存条件】常温贮存。

【成品性状】本品呈类圆形或不规则的厚片。外表皮黄棕色至灰褐色，有纵皱纹。切面棕黄色至棕褐色，中部有明显菊花心状的放射纹理，形成层环棕色，褐色油点（油室）散在。气香特异，味微苦。

【炮制要点】木香指标成分木香烃内酯和去氢木香内酯易挥发，如果高温干燥会导致木香的有效成分快速流失。干燥温度为 40 ～60 ℃时，木香烃内酯和去氢木香内酯含量基本没有变化。[1] 因此，干燥温度不宜高于 60 ℃。

【相关资料】川木香为木香的易混淆品，两者的区别是木香坚实，体重，不易折断，气强烈芳香，味苦辛；川木香体较轻，质脆易折断，气微香，味苦，嚼之粘牙。

【参考文献】

[1] 李翔，王丽，马媛，等. 木香的炮制工艺研究 [J]. 海峡药学，2021，33（10）：26 - 28.

杜　仲

【药材来源】本品为杜仲科植物杜仲（*Eucommia ulmoides* Oliv.）的干燥树皮。

【原料性状】本品呈板片状或两边稍向内卷，大小不一，厚 3 ～ 7 mm。外表面淡棕色或灰褐色，有明显的皱纹或纵裂槽纹，有的树皮较薄，未去粗皮，可见明显的皮孔。内表面暗紫色，光滑。质脆，易折断，断面有细密、银白色、富弹性的橡胶丝相连。气微，味稍苦。

以皮厚、内表面色暗紫者为佳（见图 11 - 213）。

【生产依据】《中国药典》（2020年版一部）。

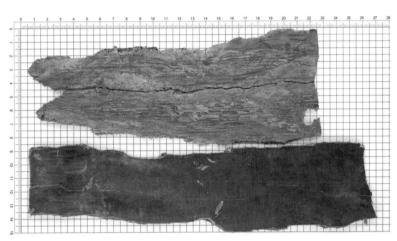

图 11 - 213　杜仲原药材

【炮制流程】炮制流程如图 11 - 214 所示。

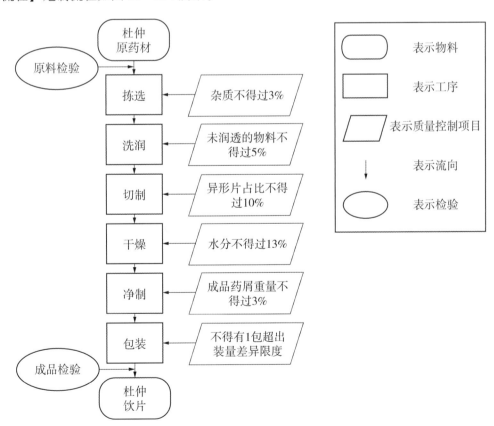

图 11 - 214　杜仲炮制流程

（1）拣选：除去杂质，手工刮去残余粗皮。

1）浸泡：将物料置于适宜的容器内，加入清水浸没物料。

浸泡时间：浸没物料后立即排水。

2）润制：将物料置于底部带孔的容器内开始润制，控制条件如下。

润制时间：润制 3 h 后，每小时检查 1 次，最长润制时间不超过 6 h。

软化程度：用手弯曲至 150°，曲而不折，表面无水迹。

（3）切制：使用切药机切两遍，将物料切成宽度 8～12 mm 的块（见图 11-215），控制条件如下。

设备种类：柔性带往复式。

设备名称：SQY-500 数控直线往复式切药机。

频　　率：280 次/分。

长　　度：12 mm。

（4）干燥：按要求干燥，适时翻动，水分不得过 13%，控制条件如下。

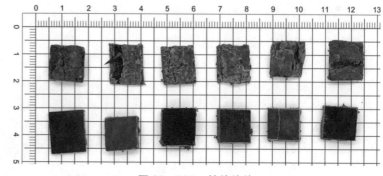

图 11-215　杜仲饮片

1）干燥方式：烘干。

设备名称：敞开式烘干箱。

投料厚度：不高于 30 cm。

设定温度：75 ℃（允许实际温度在 ±5 ℃浮动）。

干燥时间：2～3 h。

2）干燥方式：晒干。

场　　地：阳光房。

晾晒厚度：不高于 5 cm。

（5）净制：用 BGS-800 摆杆式筛选机筛去药屑、碎末，控制条件如下。

频　　率：40 Hz。

筛网孔径：4 mm。

（6）包装：装入 PE 薄膜袋中，外套白色纤维袋，用手提式缝包机封口。

【贮存条件】常温贮存。

【成品性状】本品呈小方块状。外表面淡棕色或灰褐色，有明显的皱纹。内表面暗紫色，光滑。断面有细密、银白色、富弹性的橡胶丝相连。气微，味稍苦。

【炮制要点】

（1）杜仲传统上去粗皮后入药。现代研究发现，含有粗皮的杜仲水溶成分比去粗皮的杜仲低且重金属含量比去粗皮的高。因此为了提高饮片质量、纯净药物、保证临床疗效，杜仲切制前的净制处理是必要的。[1,2]

（2）使用直线往复式切药机不能将杜仲丝完全切段，需要人工辅助撕开。在杜仲初加工产地有专门的杜仲切片机，与普通的直线往复式切药机不同之处在于，直线往复式切药机刀片是上下往复切割，而产地的杜仲切片机刀片除了上下切割外，还采用模拟人工划刀式左右来回切割，使物料切制更彻底。

【参考文献】

［1］罗定强，李青，刘嘉澍，等. 杜仲饮片去粗皮合理性的探讨［J］. 安徽医药，2018，22（8）.

［2］刘圣金，吴德康，狄留庆，等. 杜仲不同加工方法对其质量的影响［J］. 中国中医药信息杂志，2007（12）.

板 蓝 根

【药材来源】本品为十字花科植物菘蓝（*Isatis indigotica* Fort.）的干燥根。

【原料性状】本品呈圆柱形，稍扭曲，长10～20 cm，直径0.5～1.0 cm。表面淡灰黄色或淡棕黄色，有纵皱纹、横长皮孔样突起及支根痕。根头略膨大，可见暗绿色或暗棕色轮状排列的叶柄残基和密集的疣状突起。体实，质略软，断面皮部黄白色，木部黄色。气微，味微甜后苦涩。

以条长、粗细均匀者为佳（见图11-216）。

【生产依据】《中国药典》（2020年版一部）。

【炮制流程】炮制流程如图11-217所示。

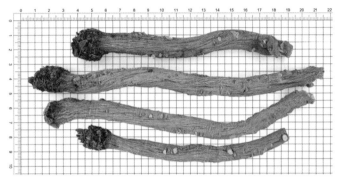

图11-216 板蓝根原药材

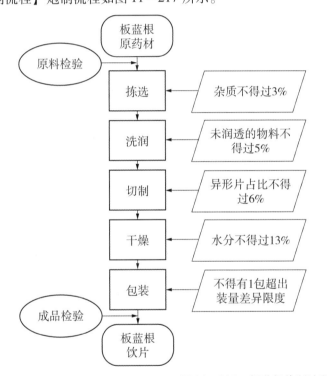

图11-217 板蓝根炮制流程

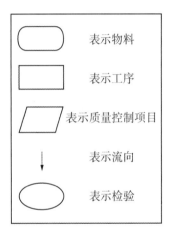

（1）拣选：除去杂质。

（2）洗润：将物料抢水洗后润制。

1）抢水洗：将物料投入清水中，快速搅拌，洗涤，出料。

2）润制：将物料置于底部带孔的容器内开始润制，控制条件如下。

润制时间：润制8 h后，每小时检查1次，润制时间最长不超过24 h。

软化程度：用手弯曲至120°，曲而不折，表面无水迹。

（3）切制：使用切药机将物料切成厚度为2～4 mm的片（见图11-218），控制条件如下。

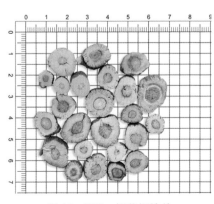

图11-218 板蓝根饮片

设备种类：柔性带往复式。

设备名称：QWZL－300D 直线往复式切药机。

频　　率：50 Hz。

齿轮位置：左外—右内。

导槽直径：4 cm。

（4）干燥：按要求干燥，适时翻动，水分不得过 13%，控制条件如下。

1）干燥方式：烘干。

设备名称：敞开式烘干箱。

投料厚度：不高于 15 cm。

设定温度：80 ℃（允许实际温度在 ±5 ℃ 浮动）。

干燥时间：2 h。

2）干燥方式：晒干。

场　　地：阳光房。

晾晒厚度：不高于 5 cm。

（5）净制：用 TGF－1200－Ⅱ双级风选机风选除去药屑，控制条件如下。

1#风机频率：29 Hz（±5 Hz）。

2#风机频率：33 Hz（±5 Hz）。

出料情况：1#、2#出料口分离出非药用部分与药屑，主出料口出物料。

挡板高度：下方开口处高 3.5 cm。

（6）包装：装入 PE 薄膜袋后，放入纸箱或周转箱中。

【贮存条件】阴凉贮存。

【成品性状】本品呈圆形的厚片。外表皮淡灰黄色至淡棕黄色，有纵皱纹。切面皮部黄白色，木部黄色。气微，味微甜后苦涩。

【炮制要点】板蓝根指标成分（R, S）－告依春（C_5H_7NOS）易溶于水，冲洗时要抢水洗净，尽量避免药材与水接触。

桑　白　皮

【药材来源】本品为桑科植物桑（*Morus alba* L.）的干燥根皮。

【原料性状】本品呈扭曲的卷筒状、槽状或板片状，长短宽窄不一，厚 1～4 mm。外表面白色或淡黄白色，较平坦，有的残留橙黄色或棕黄色鳞片状粗皮；内表面黄白色或灰黄色，有细纵纹。体轻，质韧，纤维性强，难折断，易纵向撕裂，撕裂时有粉尘飞扬。气微，味微甘。

以色白、无粗皮、粉性足者为佳（见图 11－219）。

【生产依据】《中国药典》（2020 年版）。

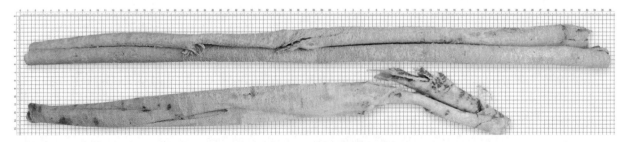

图 11－219　桑白皮原药材

【炮制流程】炮制流程如图 11 - 220 所示。

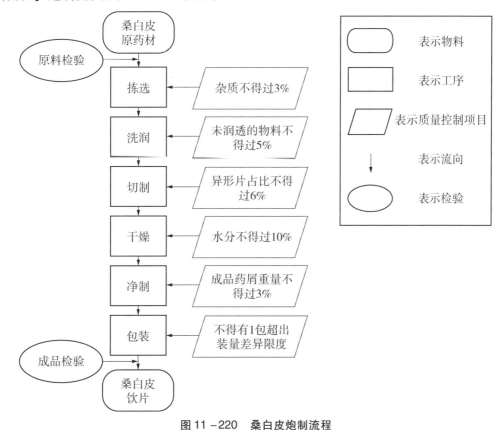

图 11 -220　桑白皮炮制流程

（1）拣选：除去杂质、刮去残留粗皮。

（2）洗润：将物料浸泡后润制。

1）浸泡：将物料置于适宜的容器内，加入清水浸没物料。

浸泡时间：浸没物料后立即排水。

2）润制：将物料置于底部带孔的容器内开始润制，控制条件如下。

润制时间：润制 4 h 后，每小时检查 1 次，润制时间最长不超过 10 h。

软化程度：用手弯曲至 120°，曲而不折，表面无水迹。

（3）切制：使用切药机将物料切成厚 5 ～ 10 mm 的丝（见图 11 -221），控制条件如下。

设备种类：柔性带往复式。

设备名称：SQY - 500 数控直线往复式切药机。

频　　率：280 次/分。

长　　度：13 mm。

导槽直径：4 cm。

（4）干燥：按要求干燥，适时翻动，水分不得
过 10%，控制条件如下。

1）干燥方式：烘干。

设备名称：敞开式烘干箱。

投料厚度：不高于 15 cm。

设定温度：75 ℃（允许实际温度在 ±5 ℃ 浮动）。

干燥时间：2 ～ 3 h。

2）干燥方式：晒干。

场　　地：阳光房。

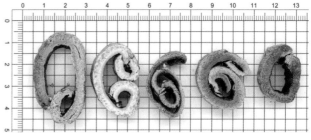

图 11 -221　桑白皮饮片

晾晒厚度：不高于 5 cm。

（5）净制：用 BGS-800 摆杆式筛选机筛去药屑、碎末，控制条件如下。

频　　率：40 Hz。

筛网孔径：4 mm。

（6）包装：装入 PE 薄膜袋后，放入纸箱或周转箱中。

【贮存条件】常温贮存。

【成品性状】本品呈丝条状，外表面白色或淡黄白色，有的残留橙黄色或棕黄色鳞片状粗皮；内表面黄白色或灰黄色，有细纵纹。体轻，质韧，纤维性强。气微，味微甘。

【炮制要点】桑白皮纤维较多，不宜长时间浸泡，也不宜长时间软化，否则药材变韧，不易切断。

泽　泻

【药材来源】本品为泽泻科植物东方泽泻 ［*Alisma orientale*（Sam.）Juzep.］ 或泽泻（*Alisma plantago-aquatica* Linn.）的干燥块茎。

【原料性状】本品呈类球形、椭圆形或卵圆形，长 2～7 cm，直径 2～6 cm。表面淡黄色至淡黄棕色，有不规则的横向环状浅沟纹和多数细小突起的须根痕，底部有的有瘤状芽痕。质坚实，断面黄白色，粉性，有多数细孔。气微，味微苦。

以个大、质坚、色白、粉性足者为佳（见图 11-222）。

【生产依据】《中国药典》（2020 年版一部）。

【炮制流程】炮制流程如图 11-223 所示。

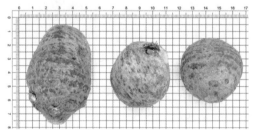

图 11-222　泽泻原药材

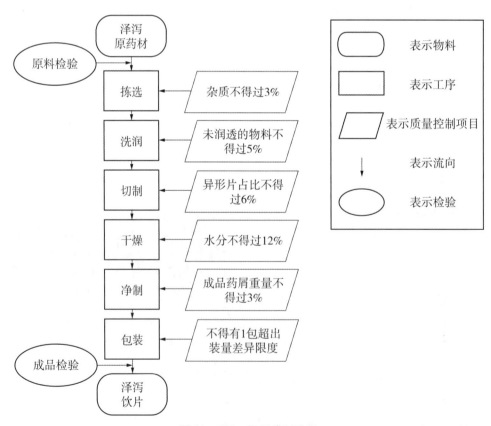

图 11-223　泽泻炮制流程

（1）拣选：除去杂质，大小档次分开。

分档标准：直径小于 4 cm 的为小档，直径大于或等于 4 cm 的为大档。

（2）洗润：将物料冲洗干净后闷润。

1）浸泡：将物料冲洗干净，排水。

2）闷润：将物料置于润药机内开始闷润，控制条件如下。

设备名称：RY－2000 润药机。

投 料 量：300～400 kg。

闷润温度：85～90 ℃。

闷润时间：15～20 min（小档）；25～30 min（大档）。

软化程度：用刀劈开，内无干心。

（3）切制：使用切药机将物料切成厚 2～4 mm 的片（见图 11－224），控制条件如下。

设备种类：往复式。

设备名称：BP－200B 型刨片机。

水枪压力：0.3 Mpa。

气缸压力：0.5 Mpa。

频　　率：32 Hz。

调整板厚度：4 mm。

（4）干燥：按要求干燥，适时翻动，水分不得过 12%，控制条件如下。

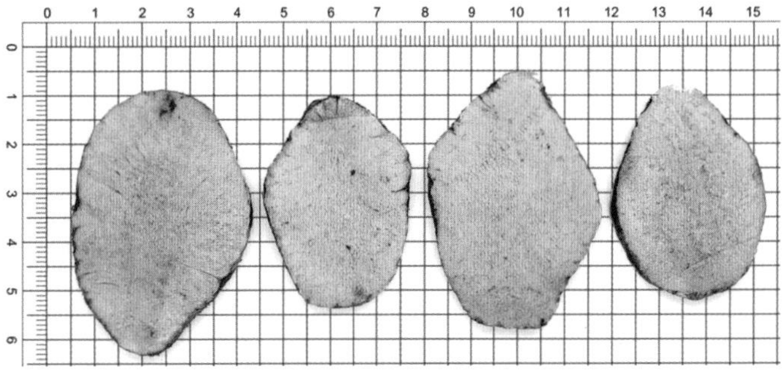

图 11－224　泽泻饮片

干燥方式：烘干。

设备名称：敞开式烘干箱。

投料厚度：不高于 15 cm。

设定温度：先以 55 ℃ 低温干燥，然后逐渐升温至 80 ℃（允许实际温度在 ±5 ℃ 浮动）。

干燥时间：3～4 h。

（5）净制：用 TGF－1200－Ⅱ 双级风选机风选除去药屑，控制条件如下。

1#风机频率：28 Hz（±5 Hz）。

2#风机频率：32 Hz（±5 Hz）。

出料情况：1#、2#出料口分离出非药用部分与药屑，主出料口出物料。

挡板高度：下方开口处高 5.5 cm。

（6）包装：装入 PE 薄膜袋后，放入纸箱或周转箱中。

【贮存条件】阴凉贮存。

【成品性状】本品呈圆形或椭圆形厚片。外表皮淡黄色至淡黄棕色，可见细小突起的须根痕。切面黄白色至淡黄色，粉性，有多数细孔。气微，味微苦。

【炮制要点】

（1）泽泻软化时建议采用减压蒸润的方式软化，尽量避免用水浸泡。泽泻浸泡后切面颜色较深，饮片外观较差。

（2）泽泻干燥宜采用分段干燥法，先低温烘干泽泻表面水分，再逐步升温。以减少泽泻饮片因干燥速度不一致所造成的开裂、弯曲现象。

牛　　膝

【药材来源】本品为苋科植物牛膝（*Achyranthes bidentata* Bl.）的干燥根。

【原料性状】本品呈细长圆柱形，挺直或稍弯曲，长 15～70 cm，直径 0.4～1.0 cm。表面灰黄色或淡棕色，有微扭曲的细纵皱纹、排列稀疏的侧根痕和横长皮孔样的突起。质硬脆，易折断，受潮后变软，断面平坦，淡棕色，略呈角质样而油润，中心维管束木质部较大，黄白色，其外周散有多数黄白色点状维管束，断续排列成2～4轮。气微，味微甜而稍苦涩。

以条粗长、皮细、色灰黄者为佳（见图11－225）。

【生产依据】《中国药典》（2020年版一部）。

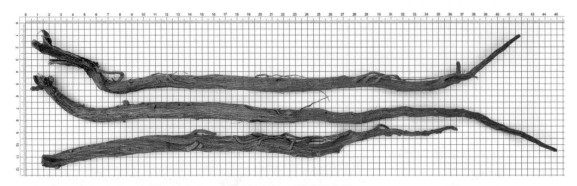

图11－225　牛膝原药材

【炮制流程】炮制流程如图11－226所示。

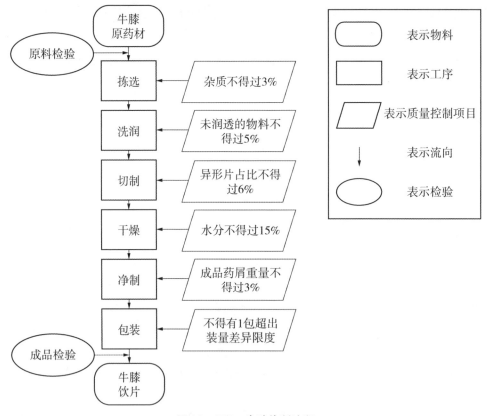

图11－226　牛膝炮制流程

（1）拣选：除去杂质及走油变色者。

（2）洗润：将物料冲洗后润制。

1）冲洗：将物料整齐堆放，用清水冲洗干净。

2）润制：将物料置于底部带孔的容器内开始润制，控制条件如下。

润制时间：润制4 h后，每小时检查1次，最长润制时间不得超过18 h。

软化程度：用手弯曲至120°，曲而不折，表面无水迹。

（3）切制：使用切药机将物料切成厚 10～15 mm 的段（见图 11-227），控制条件如下。

设备种类：柔性带往复式。

设备名称：SQY-500 数控直线往复式切药机。

频　　率：280 次/分。

长　　度：13 mm。

导槽直径：4 cm。

（4）干燥：按要求干燥，适时翻动，水分不得过 15%，控制条件如下。

1）干燥方式：烘干。

设备名称：敞开式烘干箱。

投料厚度：不高于 15 cm。

设定温度：80 ℃（允许实际温度在 ±5 ℃ 浮动）。

干燥时间：2～3 h。

2）干燥方式：晒干。

场　　地：阳光房。

晾晒厚度：不高于 5 cm。

（5）净制：用 TGF-1200-Ⅱ 双级风选机风选除去药屑，控制条件如下。

1#风机频率：20 Hz（±5 Hz）。

2#风机频率：20 Hz（±5 Hz）。

出料情况：1#、2#出料口分离出非药用部分与药屑，主出料口出物料。

挡板高度：下方开口处高 3～4 cm。

（6）包装：装入 PE 薄膜袋后，放入纸箱或周转箱中。

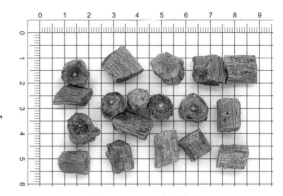

图 11-227　牛膝饮片

【贮存条件】冷藏贮存。

【成品性状】本品呈圆柱形的段。外表皮灰黄色或淡棕色，有微细的纵皱纹及横长皮孔。质硬脆，易折断，受潮变软。切面平坦，淡棕色或棕色，略呈角质样而油润，中心维管束木部较大，黄白色，其外围散有多数黄白色点状维管束，断续排列成 2～4 轮。气微，味微甜而稍苦涩。

【炮制要点】牛膝软化后质黏，易粘刀。切制时可向刀口喷少量水，使刀口保持湿润，减少粘刀的情况。

牡　丹　皮

【药材来源】本品为毛茛科植物牡丹（*Paeonia suffruticosa* Andr.）的干燥根皮。

【原料性状】连丹皮呈筒状或半筒状，有纵剖开的裂缝，略向内卷曲或张开，长约 20 cm，直径 0.5～1.2 cm，厚 0.1～0.4 cm。外表面灰褐色或黄褐色，有多数横长皮孔样突起和细根痕，栓皮脱落处粉红色；内表面淡灰黄色或浅棕色，有明显的细纵纹，常见发亮的结晶。质硬而脆，易折断，断面较平坦，淡粉红色，粉性。气芳香，味微苦而涩。

刮丹皮，外表面有刮刀削痕，外表面红棕色或淡灰黄色，有时可见灰褐色斑点状残存外皮。

以条粗、肉厚、断面色白、粉性足、香气浓者为佳（见图 11-228）。

【生产依据】《中国药典》（2020 年版一部）。

【炮制流程】炮制流程如图 11-229 所示。

（1）拣选：除去杂质及残留木心。

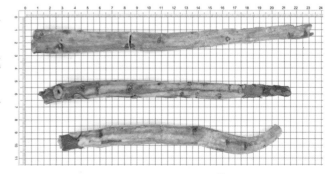

图 11-228　牡丹皮原药材

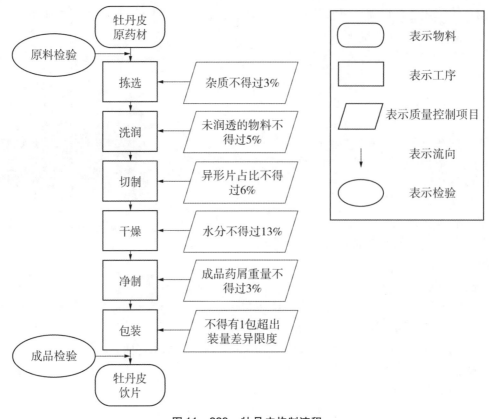

图 11-229 牡丹皮炮制流程

（2）洗润：将物料冲洗后润制。

1）冲洗：将物料整齐堆放，用清水冲洗干净。

2）润制：将物料置于底部带孔的容器内开始润制，控制条件如下。

润制时间：润制 2 h 后，每小时检查 1 次，润制时间最长不超过 10 h。

软化程度：用手弯曲至 120°，曲而不折，表面无水迹。

（3）切制：使用切药机将物料切成厚 1～2 mm 的片（见图 11-230），控制条件如下。

设备种类：柔性带往复式。

设备名称：QWZL-300D 直线往复式切药机。

频　　率：50 Hz。

齿轮位置：左中—右中。

导槽直径：4 cm。

（4）干燥：按要求干燥，适时翻动，水分不得过 13%，控制条件如下。

1）干燥方式：烘干。

设备名称：敞开式烘干箱。

投料厚度：不高于 15 cm。

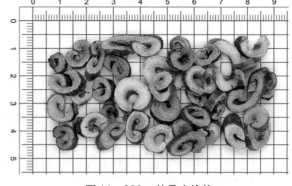

图 11-230 牡丹皮饮片

设定温度：50 ℃（允许实际温度在 ±5 ℃浮动）。

干燥时间：2～3 h。

2）干燥方式：晒干。

场　　地：阳光房。

晾晒厚度：不高于 5 cm。

（5）净制：用 TGF-1200-Ⅱ双级风选机风选除去药屑，控制条件如下。

1#风机频率：27 Hz（±5 Hz）。

2#风机频率：29 Hz（±5 Hz）。

出料情况：1#、2#出料口分离出非药用部分与药屑，主出料口出物料。

挡板高度：下方开口处高3～4 cm。

（6）包装：装入PE薄膜袋后，放入纸箱或周转箱中。

【贮存条件】阴凉贮存。

【成品性状】本品呈圆形或卷曲形的薄片。连丹皮外表面灰褐色或黄褐色，栓皮脱落处粉红色；刮丹皮外表面红棕色或淡灰黄色。内表面有时可见发亮的结晶。切面淡粉红色，粉性。气芳香，味微苦而涩。

【炮制要点】

（1）牡丹皮含有芍药苷等易水解成分[1]，在水中浸泡时间越长，丹皮酚损失越多，故加工时避免浸泡。[1]

（2）牡丹皮指标成分丹皮酚的沸点约为50 ℃。当干燥温度过高时，丹皮酚大量挥发损失较大。因此，以日晒法或50 ℃以下烘干为宜。[2]

【相关资料】

（1）去木心后不再做特殊处理的牡丹皮称"原丹皮"或"连丹皮"。为了进一步纯净药物，也有将外粗皮刮去的，此炮制品名"刮丹皮"，又名"粉丹皮"。但现在有研究认为，牡丹皮根外表皮是醇溶性成分和丹皮酚含量最高的部位，不宜去除。留皮的牡丹皮质量整体优于去皮品。为降低人力成本、提高药材质量，建议牡丹皮不需要去皮入药。[3,4]

（2）牡丹皮传统以色白为佳，故产地有用硫磺熏蒸刮丹皮，以改善药材外观，这种牡丹皮被称之为"熏丹皮"。[4]这种牡丹皮的二氧化硫残留量往往超过《中国药典》（2020年版）标准。

【参考文献】

［1］龙全江，徐雪琴. 牡丹皮采收加工及切制研究文献分析［J］. 甘肃中医学院学报，2012，29（1）：50－51，55.

［2］周立艳，王淑美，梁生旺，等. 牡丹皮产地加工方法的研究［J］. 时珍国医国药，2008，19（4）：842－843.

［3］张洪坤，王其丰，郭长达，等. 不同加工方法牡丹皮中7种指标性成分的含量测定及质量评价［J］. 中国药房，2018，29（22）：3063－3068.

［4］吕文海，张欣，宋磊，等. 山东菏泽牡丹皮产地加工品的定量分析［J］. 中成药，2005，27（10）：1162－1165.

独　活

【药材来源】本品为伞形科植物重齿毛当归（*Angelica pubescens* Maxim. f. *biserrata* Shan et Yuan）的干燥根。

【原料性状】本品根略呈圆柱形，下部2～3分枝或更多，长10～30 cm。根头部膨大，圆锥状，多横皱纹，直径1.5～3.0 cm，顶端有茎、叶的残基或凹陷。表面灰褐色或棕褐色，具纵皱纹，有横长皮孔样突起及稍突起的细根痕。质较硬，受潮则变软，断面皮部灰白色，有多数散在的棕色油室，木部灰黄色至黄棕色，形成层环棕色。有特异香气，味苦、辛、微麻舌。

以条粗壮、油润、香气浓者为佳（见图11－231）。

【生产依据】《中国药典》（2020年版一部）。

【炮制流程】炮制流程如图11－232所示。

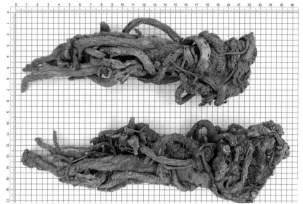

图11－231　独活原药材

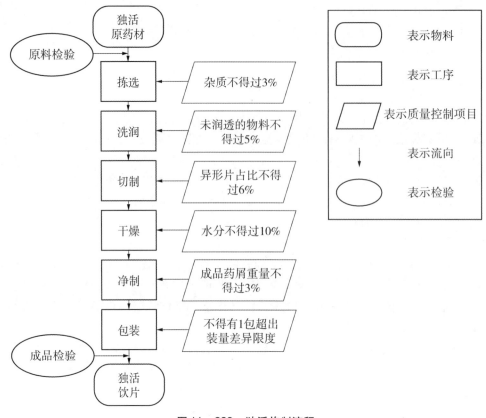

图 11 -232　独活炮制流程

（1）拣选：除去杂质及断面走油变黑者。

（2）洗润：将物料冲洗后闷润。

1）浸泡：将物料整齐堆放，用清水冲洗干净。

2）闷润：将物料置于润药机内开始闷润，控制条件如下。

设备名称：RY - 2000 润药机。

投 料 量：200 ～ 400 kg。

闷润温度：50 ～ 60 ℃。

闷润时间：0. 5 h。

软化程度：用手捏粗端柔软，无坚硬感，表面无水迹。

（3）切制：使用切药机将物料切成厚 1 ～ 2 mm 的片（见图 11 -233），控制条件如下。

设备种类：柔性带往复式。

设备名称：QWZL - 300D 直线往复式切药机。

频　　率：50 Hz。

齿轮位置：左中—右中。

导槽直径：4 cm。

（4）干燥：按要求干燥，适时翻动，水分不得过 10%，控制条件如下。

1）干燥方式：低温烘干。

设备名称：敞开式烘干箱。

投料厚度：不高于 10 cm。

设定温度：55 ℃（允许实际温度在 ±5 ℃浮动）。

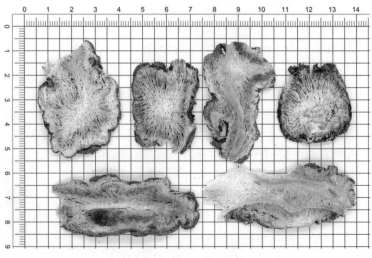

图 11 -233　独活饮片

干燥时间：3～4 h。

2）干燥方式：晒干。

场　　　地：阳光房。

晾晒厚度：不高于5 cm。

（5）净制：用TGF－1200－Ⅱ双级风选机风选除去药屑，控制条件如下。

1#风机频率：29 Hz（±5 Hz）。

2#风机频率：32 Hz（±5 Hz）。

出料情况：1#、2#出料口分离出非药用部分与药屑，主出料口出物料。

挡板高度：下方开口处高5.5 cm。

（6）包装：装入PE薄膜袋后，放入纸箱或周转箱中。

【贮存条件】阴凉贮存。

【成品性状】本品呈类圆形薄片。外表皮灰褐色或棕褐色，具皱纹。切面皮部灰白色至灰褐色，有多数散在棕色油点，木部灰黄色至黄棕色，形成层环棕色。有特异香气。味苦、辛、微麻舌。

【炮制要点】

（1）切制过程可向刀口喷淋少许清水，保持刀口湿润，以防止出现粘刀的情况。

（2）考虑到独活挥发油成分的药效作用，《中国药典》（2020年版）规定"洗净、润透、切薄片、低温干燥或晒干"，避免高温烘干造成挥发性、芳香性成分的损失。

【相关资料】独活传统上多与淫羊藿拌蒸，可增强其治疗下半身风湿痹痛的疗效，又能抑制其副作用。[1]

【参考文献】

[1] 王秋红，张世臣，等．历代中药炮制沿革［M］．北京：中国中医药出版社，2018：123－124.

猪　苓

【药材来源】本品为多孔菌科真菌猪苓［*Polyporus umbellatus*（Pers.）Fries］的干燥菌核。

【原料性状】本品呈条形、类圆形或扁块状，有的有分枝，长5～25 cm，直径2～6 cm。表面黑色、灰黑色或棕黑色，皱缩或有瘤状突起。体轻，质硬，断面类白色或黄白色，略呈颗粒状。气微，味淡。

以个大、外皮色黑、断面色白、体较重者为佳（见图11－234）。

【生产依据】《中国药典》（2020年版一部）。

【炮制流程】炮制流程如图11－235所示。

（1）拣选：除去砂石等杂质。

（2）洗润：将物料浸泡后润制。

1）浸泡：将物料置于适宜的容器内，加入清水浸没物料。

浸泡时间：12 h。

2）润制：将物料置于底部带孔的容器内开始润制，控制条件如下。

润制时间：润制3 h后，每小时检查1次，润制时间最长不超过12 h。

软化程度：用针刺法能刺入物料中心，表面无水迹。

（3）切制：使用切药机将物料切成厚2～4 mm的片（见图11－236），控制条件如下。

设备种类：往复式。

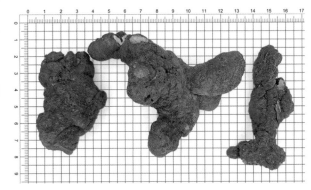

图11－234　猪苓原药材

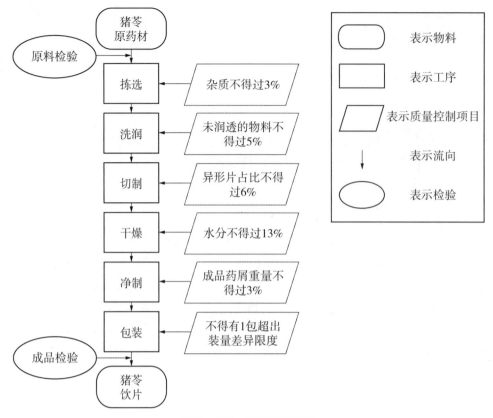

图 11 - 235　猪苓炮制流程

设备名称：BP - 200B 型刨片机。

水枪压力：0.3 Mpa。

气缸压力：0.5 Mpa。

频　　率：32 Hz。

调整板厚度：3 mm。

（4）干燥：按要求干燥，适时翻动，水分不得过

13%，控制条件如下。

1）干燥方式：烘干。

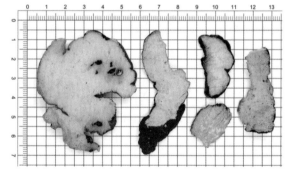

图 11 - 236　猪苓饮片

设备名称：敞开式烘干箱。

投料厚度：不高于 10 cm。

设定温度：80 ℃（允许实际温度在 ±5 ℃浮动）。

干燥时间：2 h。

2）干燥方式：晒干。

场　　地：阳光房。

晾晒厚度：不高于 5 cm。

（5）净制：用 BGS - 800 摆杆式筛选机筛去药屑、碎末，控制条件如下。

频　　率：40 Hz。

筛网孔径：2 mm。

（6）包装：装入 PE 薄膜袋后，放入纸箱或周转箱中。

【贮存条件】阴凉贮存。

【成品性状】本品呈类圆形或不规则的厚片。外表皮黑色或棕黑色，皱缩。切面类白色或黄白色，略

呈颗粒状。气微，味淡。

【相关资料】2009 年以前，猪苓主要由野生资源提供，因野生资源急速减少，供不应求，猪苓价格快

速上涨。至 2015 年前后，市场上出现人工栽培的猪苓，猪苓的价格才开始回落并趋于稳定。目前，家种猪苓已取代野生猪苓成为主流商品。

甘 草 片

【药材来源】本品为豆科植物甘草（*Glycyrrhiza uralensis* Fisch.）、胀果甘草（*Glycyrrhiza inflata* Bat.）或光果甘草（*Glycyrrhiza glabra* L.）的干燥根和根茎。

【原料性状】甘草的根呈圆柱形，长 25～100 cm，直径 0.6～3.5 cm。外皮松紧不一。表面红棕色或灰棕色，具显著的纵皱纹、沟纹、皮孔及稀疏的细根痕。质坚实，断面略显纤维性，黄白色，粉性，形成层环明显，射线放射状，有的有裂隙。根茎呈圆柱形，表面有芽痕，断面中部有髓。气微，味甜而特殊。

胀果甘草的根和根茎木质粗壮，有的分枝，外皮粗糙，多灰棕色或灰褐色。质坚硬，木质纤维多，粉性小。根茎不定芽多而粗大。

光果甘草的根和根茎质地较坚实，有的分枝，外皮不粗糙，多灰棕色，皮孔细而不明显。

均以皮紧细、色红棕、质坚实、断面色黄白、粉性足者为佳（见图 11-237）。

【生产依据】《中国药典》（2020 年版一部）。

【炮制流程】炮制流程如图 11-238 所示。

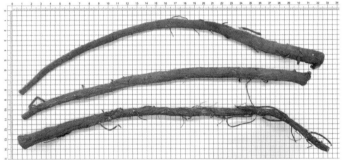

图 11-237　甘草原药材

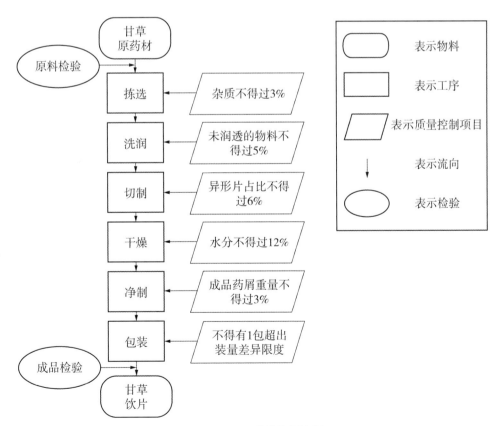

图 11-238　甘草炮制流程

（1）拣选：除去杂质，大小档次分开。

分档标准：直径小于 1.5 cm 的为小档，直径大于或等于 1.5 cm 的为大档。

（2）洗润：将物料浸泡后润制。

1）浸泡：将物料置于适宜的容器内，加入清水浸没物料。

浸泡时间：4 h（小档），5 h（大档）。

2）润制：将物料置于底部带孔的容器内开始润制，控制条件如下。

润制时间：润制 12 h 后，每小时检查 1 次，润制时间最长不超过 24 h。

软化程度：用手弯曲至 120°，曲而不折。

（3）切制：使用切药机将物料切成厚 2～4 mm 的片（见图 11-239），控制条件如下。

设备种类：柔性带往复式。

设备名称：QWZL-300D 直线往复式切药机。

频　　率：50 Hz。

齿轮位置：左外—右内。

导槽直径：4 cm。

（4）干燥：按要求干燥，适时翻动，水分不得过 12%，控制条件如下。

1）干燥方式：烘干。

设备名称：敞开式烘干箱。

投料厚度：不高于 15 cm。

设定温度：75 ℃（允许实际温度在 ±5 ℃ 浮动）。

干燥时间：2～3 h。

2）干燥方式：晒干。

场　　地：阳光房。

晾晒厚度：不高于 5 cm。

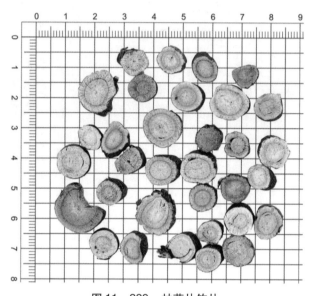

图 11-239　甘草片饮片

（5）净制：用 BGS-800 摆杆式筛选机筛去药屑、碎末，控制条件如下。

频　　率：40 Hz。

筛网孔径：4 mm。

（6）包装：装入 PE 薄膜袋后，放入纸箱或周转箱中。

【贮存条件】常温贮存。

【成品性状】本品呈类圆形或椭圆形的厚片。外表皮红棕色或灰棕色，具纵皱纹。切面略显纤维性，中心黄白色，有明显放射状纹理及形成层环。质坚实，具粉性。气微，味甜而特殊。

【炮制要点】甘草在软化时，应避免在水中长时间浸泡，否则会导致有效成分的流失。有研究发现，甘草浸泡时间越长，甘草酸与水溶性浸出物的损失越大，含量越低。甘草的水处理应遵循少泡多润的原则。[1]

【相关资料】

（1）古代医家使用甘草时，会根据不同的入药部位及药材形状的大小制成不同规格的饮片。根或根茎分叉处充填有棕黑色树脂状物质的部分称为甘草节，根的尾部较细的部分称为甘草梢，粗大者称为大甘草，细小者称为细甘草。甘草梢善治小便淋痛，甘草节善治疮疡肿毒，大者能泻周身之火，小者能达于茎中以止尿痛。

（2）传统上还以是否去皮分为不去皮的皮甘草和刮去外皮的粉甘草两种。这是因为古代甘草多为野生，生长年限长，外皮常枯朽，须除去。但自 2000 年国家明令禁止滥挖野生甘草后，市场上流通的家种甘草外皮较薄，不需要除去。故除进行外贸外，现在甘草加工多不去外皮。

（3）研究者发现，甘草总皂苷、总黄酮含量在栽培第 3 年时达到最高，而后随生长年限增高而含量下降。[2]故市场流通的甘草栽培年限一般不超过 4 年。

【参考文献】

[1] 陈琳. 浅论甘草的水处理方法 [J]. 中国中医药杂志, 2010, 8 (11): 18 – 19.

[2] 冯薇, 王文全, 赵平然. 栽培年限和采收期对甘草总皂苷、总黄酮含量的影响 [J]. 中药材, 2008, 31 (2): 184 – 186.

白　及

【药材来源】本品为兰科植物白及 [*Bletilla striata* (Thunb.) Reichb. f.] 的干燥块茎。

【原料性状】本品呈不规则扁圆形, 多有 2 ～ 3 个爪状分枝, 少数具 4 ～ 5 个爪状分枝, 长 1.5 ～ 6.0 cm, 厚 0.5 ～ 3.0 cm。表面灰白色至灰棕色, 或黄白色, 有数圈同心环节和棕色点状须根痕, 上面有突起的茎痕, 下面有连接另一块茎的痕迹。质坚硬, 不易折断, 断面类白色, 角质样。气微, 味苦, 嚼之有黏性。

以个大、饱满、色白、质坚、嚼之有黏性者为佳 (见图 11 –240)。

【生产依据】《中国药典》(2020 年版一部)。

【炮制流程】炮制流程如图 11 – 241 所示。

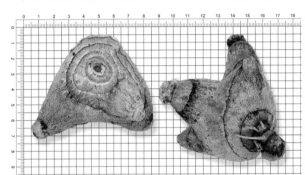

图 11 –240　白及原药材

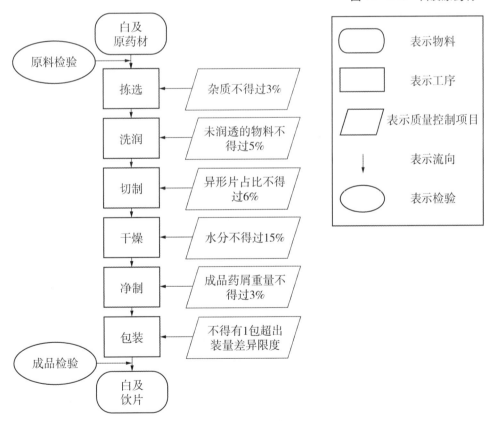

图 11 –241　白及炮制流程

(1) 拣选: 清除混在药物中的霉变品、胶丝等杂质与残留须根。

(2) 洗润: 将物料冲洗后润制, 润制结束后直接置于润药机中闷润。

1) 冲洗: 将物料整齐堆放, 用清水冲洗干净。

2）润制：将物料置于底部带孔的容器内开始润制，润制途中适时喷淋清水6次，控制条件如下。

润制时间：润制48 h后，每4 h检查1次。

3）闷润：将物料置于润药机内开始闷润，控制条件如下。

设备名称：RY－2000润药机。

投 料 量：200～400 kg。

闷润温度：75～80 ℃。

闷润时间：3 h。

软化程度：用手捏柔软，无坚硬感。用刀切开，内无白心，表面无水迹。

（3）切制：使用切药机将物料切成厚1～2 mm的片（见图11－242），控制条件如下。

设备种类：往复式。

设备名称：BP－200B型刨片机。

水枪压力：0.3 Mpa。

气缸压力：0.5 Mpa。

频　　率：32 Hz。

调整板厚度：2 mm。

（4）干燥：按要求干燥，适时翻动，水分不得过15%，控制条件如下。

1）干燥方式：低温烘干。

设备名称：敞开式烘干箱。

投料厚度：不高于10 cm。

设定温度：55 ℃（允许实际温度在±5 ℃浮动）。

干燥时间：3～5 h。

2）干燥方式：晒干。

场　　地：阳光房。

晾晒厚度：不高于5 cm。

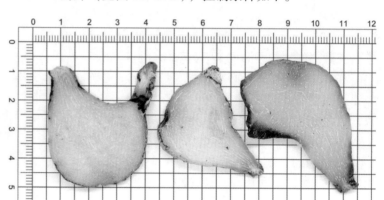

图11－242　白及饮片

（5）净制：用TGF－1200－Ⅱ双级风选机风选除去药屑，控制条件如下。

1#风机频率：25 Hz（±5 Hz）。

2#风机频率：28 Hz（±5 Hz）。

出料情况：1#、2#出料口分离出非药用部分与药屑，主出料口出物料。

挡板高度：下方开口处高5 cm。

（6）包装：装入PE薄膜袋后，放入纸箱或周转箱中。

【贮存条件】阴凉贮存。

【成品性状】本品呈不规则的薄片。外表皮灰白色至灰棕色，或黄白色。切面类白色至黄白色，角质样，半透明，维管束小点状，散生。质脆。气微，味苦，嚼之有黏性。

【炮制要点】

（1）白及软化应避免浸泡，否则会有大量黏液析出。

（2）为避免粘刀，切制前可将白及置于通风处，摊晾至表面干爽后再进行切制。

【相关资料】

（1）白及传统上多以白及粉入药，在《本草蒙筌》和《本草原始》中记载"白及做糊甚粘，研末奇妙"。[1]

（2）市面上常有用黄精、天麻、黄花白及等冒充白及销售者。有研究探讨了电子舌方法用于白及及其近似饮片快速辨识的可行性，并取得了较好的成果。[2]

【参考文献】

［1］刘珈羽，冯靖雯，方皓，等．白及粉末入药历史沿革概述［J］．中成药，2018（1）．

［2］李媛媛，王艳丽，姚静，等. 基于电子舌的白及及其近似饮片的快速辨识研究［J］. 世界科学技术 – 中医药现代化，2021（5）.

白　芷

【药材来源】本品为伞形科植物白芷［*Angelica dahurica*（Fisch. ex Hoffm.）Benth. et Hook. f.］或杭白芷［*Angelica dahurica*（Fisch. ex Hoffm.）Benth. et Hook. f. var. *formosana*（Boiss.）Shan et Yuan］的干燥根。

【原料性状】本品呈长圆锥形，长 10～25 cm，直径 1.5～2.5 cm。表面灰棕色或黄棕色，根头部钝四棱形或近圆形，具纵皱纹、支根痕及皮孔样的横向突起，有的排列成四纵行。顶端有凹陷的茎痕。质坚实，断面白色或灰白色，粉性，形成层环棕色，近方形或近圆形，皮部散有多数棕色油点。气芳香，味辛、微苦。

以条粗壮、体重、粉性足、香气浓郁者为佳（见图 11 – 243）。

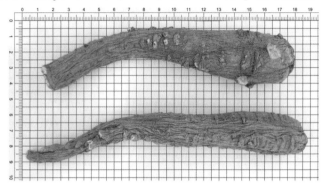

图 11 – 243　白芷原药材

【生产依据】《中国药典》（2020 年版一部）。

【炮制流程】炮制流程如图 11 – 244 所示。

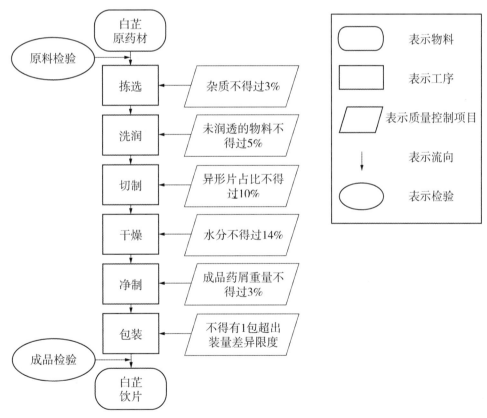

图 11 – 244　白芷炮制流程

（1）拣选：清除混在药物中的霉变品、砂石等杂质，大中小档次分开。

分档标准：直径小于 1.8 cm 的为小档，直径在 1.8～2.2 cm 的为中档，直径大于 2.2 cm 的为大档。

（2）洗润：将物料浸泡后闷润。

1）浸泡：将物料置于适宜的容器内，加入清水浸没物料。

浸泡时间：8 h（小档），10 h（中档），12 h（大档）。

2）闷润：将物料置于润药机内开始闷润，控制条件如下。

设备名称：RY－2000 润药机。

投料量：200～400 kg。

闷润温度：60～65 ℃。

闷润时间：3 h（小档），3.5 h（中档），4 h（大档）。

软化程度：针刺法能穿透物料粗大端，且用手弯曲至120°，物料曲而不折，表面无水迹。

（3）切制：使用切药机将物料切成厚 2～4 mm 的片（见图 11－245），控制条件如下。

设备种类：柔性带往复式。

设备名称：QWZL－300D 直线往复式切药机。

频率：50 Hz。

齿轮位置：左外—右内。

导槽直径：4 cm。

（4）干燥：按要求干燥，适时翻动，水分不得过 14%，控制条件如下。

1）干燥方式：烘干。

设备名称：敞开式烘干箱。

投料厚度：不高于 15 cm。

设定温度：55 ℃（允许实际温度在 ±5 ℃浮动）。

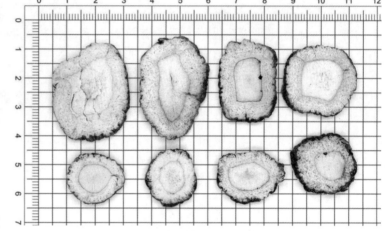

图 11－245　白芷饮片

干燥时间：6～8 h。

2）干燥方式：晒干。

场地：阳光房。

晾晒厚度：不高于 5 cm。

（5）净制：用 BGS－800 摆杆式筛选机筛去药屑、碎末，控制条件如下。

频率：40 Hz。

筛网孔径：2 mm。

（6）包装：装入 PE 薄膜袋后，放入纸箱或周转箱中。

【贮存条件】阴凉贮存。

【成品性状】本品呈类圆形的厚片。外表皮灰棕色或黄棕色。切面白色或灰白色，具粉性，形成层环棕色，近方形或近圆形，皮部散有多数棕色油点。气芳香，味辛、微苦。

【炮制要点】

（1）白芷个大、粉性足，软化时间较长，在夏季软化时容易滋生细菌，导致药材发酸、发臭，故传统上多使用复润法软化白芷。具体做法是：以清水浸泡至 5 成透，捞出，稍晾，每天淋水 2 次，并经常翻动，至润透，略晒至外皮无滑腻感时，再淋水，每天 2～4 次，润 1 天后，检查合格备切。[1]

（2）白芷以香气浓为佳，干燥温度不宜过高。有研究发现，干燥温度越高，白芷指标成分欧前胡素含量越低，且高温白芷断面发黄发焦。[2]

【相关资料】传统上，白芷产地加工时还常用硫磺熏蒸，熏蒸后的白芷切片洁白且不易生虫。但有大量研究发现，硫蒸后的白芷香豆素含量显著降低。现无硫白芷已成为市场上的主流品种。

【参考文献】

［1］张炳鑫. 中药饮片切制工艺学［M］. 北京：中国医药科技出版社，1998：373.

［2］张志梅，杨太新，翟志席，等. 干燥方法对白芷中香豆素类成分含量的影响［J］. 中国中药杂

志，2005（21）：1703－1704.

知　母

【药材来源】本品为百合科植物知母（*Anemarrhena asphodeloides* Bge.）的干燥根茎。

【原料性状】本品呈长条状，微弯曲，略扁，偶有分枝，长 3～15 cm，直径 0.8～1.5 cm，一端有浅黄色的茎叶残痕。表面黄棕色至棕色，上面有一凹沟，具紧密排列的环状节，节上密生黄棕色的残存叶基，由两侧向根茎上方生长；下面隆起而略皱缩，并有凹陷或突起的点状根痕。质硬，易折断，断面黄白色。气微，味微甜、略苦，嚼之带黏性。

以条肥大、滋润、质坚、色白、嚼之发黏者为佳（见图 11－246）。

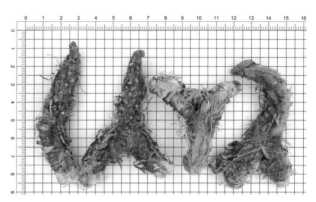

图 11－246　知母原药材

【生产依据】《中国药典》（2020 年版一部）。

【炮制流程】炮制流程如图 11－247 所示。

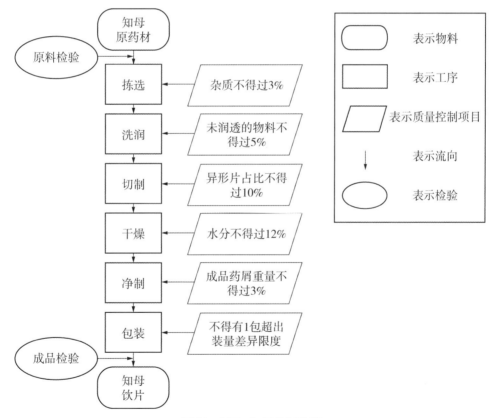

图 11－247　知母炮制流程

（1）拣选：除去砂石等杂质。

（2）洗润：将物料冲洗后润制。

1）冲洗：将物料整齐堆放，用清水冲洗干净。

2）润制：将物料置于底部带孔的容器内开始润制，润制途中每 2 h 喷淋清水 1 次，控制条件如下。

润制时间：润制 12 h 后，每小时检查 1 次，最长润制时间不得超过 18 h。

软化程度：用手弯曲至 120°，曲而不折，表面无水迹。

（3）切制：使用切药机将物料切成厚 2～4 mm 的片（见图 11-248），控制条件如下。

设备种类：柔性带往复式。

设备名称：QWZL-300D 直线往复式切药机。

频　　率：50 Hz。

齿轮位置：左外—右内。

导槽直径：4 cm。

（4）干燥：按要求干燥，适时翻动，水分不得过 12%，控制条件如下。

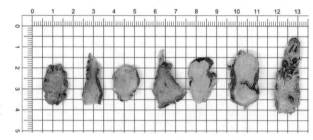

图 11-248　知母饮片

1）干燥方式：烘干。

设备名称：敞开式烘干箱。

投料厚度：不高于 15 cm。

设定温度：80 ℃（允许实际温度在 ±5 ℃ 浮动）。

干燥时间：4 h。

2）干燥方式：晒干。

场　　地：阳光房。

晾晒厚度：不高于 5 cm。

（5）净制：用 TGF-1200-Ⅱ 双级风选机风选除去药屑，控制条件如下。

1#风机频率：21 Hz（±5 Hz）。

2#风机频率：26 Hz（±5 Hz）。

出料情况：1#、2#出料口分离出非药用部分与药屑，主出料口出物料。

挡板高度：下方开口处高 3.5 cm。

（6）包装：装入 PE 薄膜袋后，放入纸箱或周转箱中。

【贮存条件】阴凉贮存。

【成品性状】本品呈不规则类圆形的厚片。外表皮黄棕色或棕色，可见少量残存的黄棕色叶基纤维和凹陷或突起的点状根痕。切面黄白色至黄色。气微，味微甜、略苦，嚼之带黏性。

【炮制要点】知母中含有较多黏液质，在软化过程中会渗出表面，容易导致药材在切制过程中出现打滑或粘刀的现状。在切制前可将软化后的知母摊开，晾干表面水分。切制过程中可定时向刀口喷水，避免粘刀。

【相关资料】

（1）传统上知母有两种品规，不去皮毛的称为毛知母，去皮、毛的称为净知母或知母肉。但现主流的知母饮片多已去毛须。

（2）产地趁鲜切制的知母片常出现指标成分芒果苷不合格的情况。现有研究发现，在传统产地加工的工艺下，知母鲜药材缓慢干燥成知母原药材的过程中伴随有新芒果苷转化为芒果苷的反应。而知母鲜切片干燥过程水分散失速度快，新芒果苷的转化未彻底。故知母鲜切片的指标成分芒果苷常不合格。[1] 又有文献报道，可先将鲜知母干燥至一定的程度（40% 含水量）后再切片，该一体化工艺饮片与传统工艺饮片在化学组成和药效上具有等效性。[2]

【参考文献】

[1] 张洪坤，黄玉瑶，郭长达，等. 知母初加工及炮制过程中质量变化研究 [J]. 安徽农业科学，2021，49（3）：189-192，213.

[2] 黄琪，贾鹏晖，吴德玲，等. 知母产地加工与饮片炮制一体化工艺研究 [J]. 中草药，2018，49（20）：4760-4766.

防　风

【药材来源】本品为伞形科植物防风［*Saposhnikovia divaricata*（Turcz.）Schischk.］的干燥根。

【原料性状】本品呈长圆锥形或长圆柱形，下部渐细，有的略弯曲，长 15～30 cm，直径 0.5～2.0 cm。表面灰棕色或棕褐色，粗糙，有纵皱纹、多数横长皮孔样突起及点状的细根痕。根头部有明显密集的环纹，有的环纹上残存棕褐色毛状叶基。体轻，质松，易折断，断面不平坦，皮部棕黄色至棕色，有裂隙，木部黄色。气特异，味微甘。

以条粗壮，断面皮部浅棕、木部色浅黄者为佳（见图 11-249）。

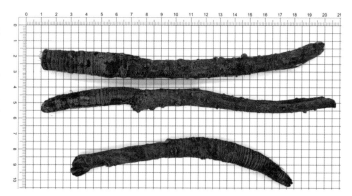

图 11-249　防风原药材

【生产依据】《中国药典》（2020 年版一部）。

【炮制流程】炮制流程如图 11-250 所示。

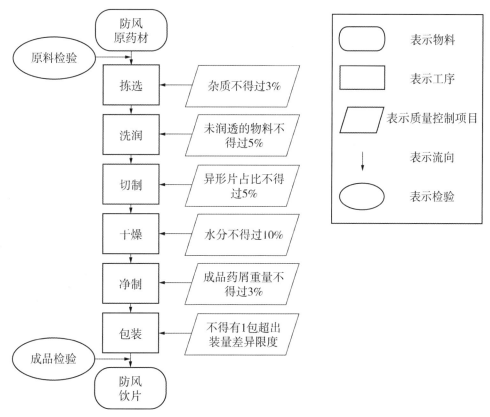

图 11-250　防风炮制流程

（1）拣选：除去杂质，剪去残余叶基，大小档次分开。

（2）洗润：将物料冲洗后润制。

1）冲洗：将物料整齐堆放，用清水冲洗干净。

2）润制：将物料置于底部带孔的容器内开始润制，润制途中适时喷淋清水 1 次，控制条件如下。

润制时间：润制 3 h 后，每小时检查 1 次，润制时间最长不超过 20 h。

软化程度：用手弯曲至120°，曲而不折，表面无水迹。

（3）切制：使用切药机将物料切成厚2～4 mm的片（见图11－251），控制条件如下。

设备种类：柔性带往复式。

设备名称：QWZL－300D直线往复式切药机。

频　　率：50 Hz。

齿轮位置：左外—右内。

导槽直径：4 cm。

（4）干燥：按要求干燥，适时翻动，水分不得过10%，控制条件如下。

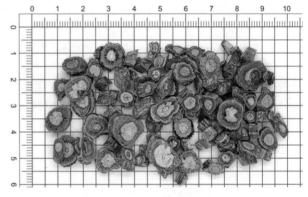

图11－251　防风饮片

1）干燥方式：烘干。

设备名称：敞开式烘干箱。

投料厚度：不高于20 cm。

设定温度：55 ℃（允许实际温度在±5 ℃浮动）。

干燥时间：2 h。

2）干燥方式：晒干。

场　　地：阳光房。

晾晒厚度：不高于5 cm。

（5）净制：用BGS－800摆杆式筛选机筛去药屑、碎末，控制条件如下。

频　　率：40 Hz。

筛网孔径：2 mm。

（6）包装：装入PE薄膜袋后，放入纸箱或周转箱中。

【贮存条件】阴凉贮存。

【成品性状】本品为圆形或椭圆形的厚片。外表皮灰棕色或棕褐色，有纵皱纹、有的可见横长皮孔样突起、密集的环纹或残存的毛状叶基。切面皮部棕黄色至棕色，有裂隙，木部黄色，具放射状纹理。气特异，味微甘。

【炮制要点】

（1）直径1 cm以下的防风需要润制4～5 h，1 cm以上的防风需要润制过夜。在润制过程中视情况喷淋清水1次即可。喷淋时要注意用水量，避免伤水。

（2）防风干燥以晒干为佳。如果天气不允许，也应低温干燥，以防气味散失。

【相关资料】

（1）目前市场上防风大致分为野生品和栽培品，但栽培品与野生品在性状上区别较大，多不能完全符合《中国药典》（2020年版）性状要求。但由于野生资源逐渐枯竭、防风需求量日益增大等原因，野生品与栽培品价格差异巨大。

（2）《四川省中药材标准》（1987年版）有对栽培防风进行收载。

羌　　活

【药材来源】本品为伞形科植物羌活（*Notopterygium incisum* Ting ex H. T. Chang）或宽叶羌活（*Notopterygium franchetii* H. de Boiss.）的干燥根茎和根。

【原料性状】羌活为圆柱状略弯曲的根茎，长4～13 cm，直径0.6～2.5 cm，顶端具茎痕。表面棕褐色至黑褐色，外皮脱落处呈黄色。节间缩短，呈紧密隆起的环状，形似蚕，习称"蚕羌"；节间延长，形如竹节状，习称"竹节羌"。节上有多数点状或瘤状突起的根痕及棕色破碎鳞片。体轻，质脆，易折断，断面不平整，有多数裂隙，皮部黄棕色至暗棕色，油润，有棕色油点，木部黄白色，射线明显，髓部黄色至黄棕色。气香，味微苦而辛。

宽叶羌活为根茎和根。根茎类圆柱形，顶端具茎和叶鞘残基，根类圆锥形，有纵皱纹和皮孔；表面棕褐色，近根茎处有较密的环纹，长 8 ～ 15 cm，直径 1 ～ 3 cm，习称"条羌"。有的根茎粗大，不规则结节状，顶部具数个茎基，根较细，习称"大头羌"。质松脆，易折断，断面略平坦，皮部浅棕色，木部黄白色。气味较淡。

均以条粗、色棕褐、断面朱砂点多、香气浓者为佳（见图 11 – 252）。

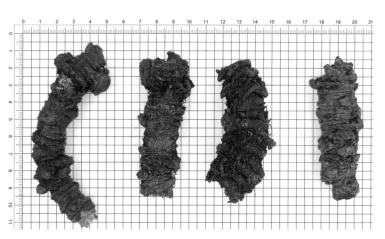

图 11 –252　羌活原药材

【生产依据】《中国药典》（2020 年版一部）。

【炮制流程】炮制流程如图 11 – 253 所示。

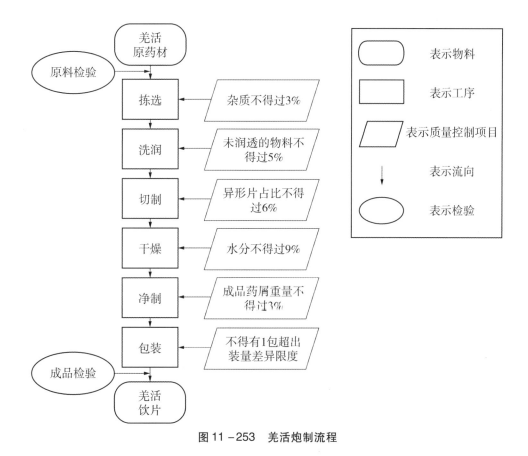

图 11 –253　羌活炮制流程

（1）拣选：除去砂石等杂质、霉变及残余地上部分。

（2）洗润：将物料冲洗后润制。

1）冲洗：将物料整齐堆放，用清水冲洗干净。

2）润制：将物料置于底部带孔的容器内开始润制，控制条件如下。

润制时间：润制 12 h 后，每小时检查 1 次，最长润制时间不得超过 24 h。

软化程度：用手弯曲至 120°，曲而不折，表面无水迹。

（3）切制：使用切药机将物料切成厚 2 ～ 4 mm 的片（见图 11 –254），控制条件如下。

设备种类：柔性带往复式。

设备名称：QWZL-300D 直线往复式切药机。

频　　率：50 Hz。

齿轮位置：左外—右内。

导槽直径：4 cm。

（4）干燥：按要求干燥，适时翻动，水分不得过9%，控制条件如下。

1）干燥方式：低温烘干。

设备名称：敞开式烘干箱。

投料厚度：不高于15 cm。

设定温度：50 ℃（允许实际温度在±5 ℃浮动）。

干燥时间：4 h。

2）干燥方式：晒干。

场　　地：阳光房。

晾晒厚度：不高于5 cm。

（5）净制：用TGF-1200-Ⅱ双级风选机风选除去药屑，控制条件如下。

1#风机频率：28 Hz（±5 Hz）。

2#风机频率：29 Hz（±5 Hz）。

出料情况：1#、2#出料口分离出非药用部分与药屑，主出料口出物料。

挡板高度：下方开口处高3.5 cm。

（6）包装：装入PE薄膜袋后，放入纸箱或周转箱中。

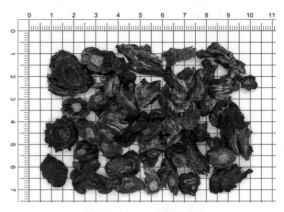

图11-254　羌活饮片

【贮存条件】冷藏贮存。

【成品性状】本品呈类圆形、不规则形横切或斜切片，表皮棕褐色至黑褐色，切面外侧棕褐色，木部黄白色，有的可见放射状纹理。体轻，质脆。气香，味微苦而辛。

【炮制要点】羌活中含挥发油及挥发性成分（羌活醇、异欧前胡素等）较多[1]，故炮制过程中应尽可能降低闷润、干燥温度。

【相关资料】

（1）历代本草多将羌活与独活相混。羌活最初列于《神农本草经》独活项下。至《本草经集注》才明确指出羌活、独活是两种药材。而在《本草纲目》中又将羌活和独活混为一类。[2]

（2）羌活因药用部分和形态不同，分为蚕羌、竹节羌、大头羌、条羌，一般认为蚕羌品种最优。蚕羌形体像蚕，有多数紧密而隆起的环节，节上密生疣状突起的须根痕。竹节羌根茎的环节较稀疏，形如竹节状。条羌无环纹或环纹不明显，形体条状。大头羌根茎的环节特别膨大，呈不规则团块状，似大头状。

（3）羌活家种品指标成分与野生品差距较大，在临床上无法替代野生羌活。而无序的采挖导致了羌活野生资源加速枯竭，因此现在市场上的野生羌活价格较高。

【参考文献】

［1］饶智，陈光宇，何群，等. 羌活炮制工艺研究［J］. 亚太传统医药，2021，17（2）：31-36.

［2］李智勇，张兴水，王军练，等. 羌活的研究进展［J］. 陕西中医学院学报，2003，26（6）：56-59.

苍　术

【药材来源】本品为菊科植物茅苍术［*Atractylodes lancea*（Thunb.）DC.］或北苍术［*Atractylodes chinensis*（DC.）Koidz.］的干燥根茎。

【原料性状】茅苍术呈不规则连珠状或结节状圆柱形，略弯曲，偶有分枝，长3～10 cm，直径1～2 cm。表面灰棕色，有皱纹、横曲纹及残留须根，顶端具茎痕或残留茎基。质坚实，断面黄白色或灰白色，散有多数橙黄色或棕红色油室，暴露稍久，可析出白色细针状结晶。气香特异，味微甘、辛、苦。

北苍术呈疙瘩块状或结节状圆柱形，长 4 ～ 9 cm，直径 1 ～ 2 cm。表面黑棕色，除去外皮者黄棕色。质较疏松，断面散有黄棕色油室。香气较淡，味辛、苦。

以质坚实、断面朱砂点多、香气浓者为佳（见图 11 –255）。

【生产依据】《中国药典》（2020 年版一部）。

【炮制流程】炮制流程如图 11 –256 所示。

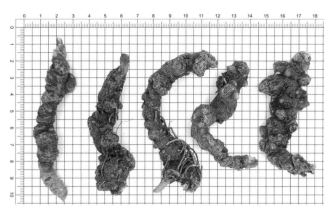

图 11 –255　苍术原药材

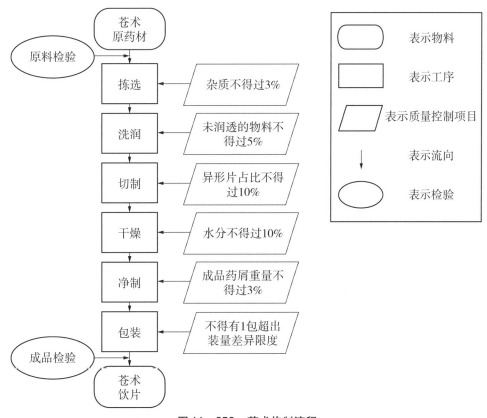

图 11 –256　苍术炮制流程

（1）拣选：除去砂石等杂质。

（2）洗润：将物料抢水洗后润制。

1）抢水洗：将物料投入清水中，快速搅拌，洗涤，出料。手工除去残留砂石。

2）润制：将物料置于底部带孔的容器内开始润制，控制条件如下。

润制时间：润制 5 h 后，每小时检查 1 次，润制时间最长不超过 24 h。

软化程度：用手捏柔软，无坚硬感。

（3）切制：用切药机将物料切成厚 2 ～ 4 mm 的片（见图 11 –257），控制条件如下。

设备种类：转盘式。

设备名称：SXC –460 中药智能切片机。

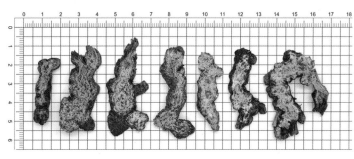

图 11 –257　苍术饮片

转盘与出料口距离：4 mm。

（4）干燥：按要求干燥，适时翻动，水分不得过 10%，控制条件如下。

1）干燥方式：烘干。

设备名称：敞开式烘干箱。

投料厚度：不高于 15 cm。

设定温度：60 ℃（允许实际温度在 ±5 ℃浮动）。

干燥时间：3 h。

2）干燥方式：晒干。

场地：阳光房。

晾晒厚度：不高于 5 cm。

（5）净制：用 TGF - 1200 - Ⅱ双级风选机风选除去非药用部分与药屑，控制条件如下。

1#风机频率：20 Hz（±5 Hz）。

2#风机频率：20 Hz（±5 Hz）。

出料情况：1#、2#出料口分离出非药用部分与药屑，主出料口出物料。

挡板高度：下方开口处高度略高于物料 2 cm。

（6）包装：装入 PE 薄膜袋后，放入纸箱或周转箱中。

【贮存条件】阴凉贮存。

【成品性状】本品呈不规则类圆形或条形厚片。外表皮灰棕色至黄棕色，有皱纹，有时可见根痕。切面黄白色或灰白色，散有多数橙黄色或棕红色油室，有的可析出白色细针状结晶。气香特异，味微甘、辛、苦。

【炮制要点】

（1）苍术多纵切，使饮片保留其连珠状或结节状的特点。

（2）苍术原药材附着泥土较多且质地松泡、水分易于渗入。抢水洗时可将苍术倒入盛满清水的容器中，快速搅拌片刻后将浮在水面上的药材捞出。待排水后手工从池底泥土中挑出残留的苍术，洗净。

（3）苍术以香气浓者为佳，干燥温度不宜过高，防止气味受热散失。

【相关资料】

（1）古时无白术、苍术之分，两者统称术。苍术、白术形态之分，始于《本草经集注》，该书有白术与赤术之名，赤术即今之苍术。苍术、白术在药性、功能上的区分，始于宋代。从宋代之后，苍、白二术才开始分门别类。[1]

（2）传统苍术的炮制需要去皮，尤其要去黑皮，如《博济方》云"刮去皮"，《圣济总录》云"铜刀刮去黑皮"等。[2]

（3）野生苍术多呈不规则连珠状或结节状圆柱形，市面上比较少见，其质量较好，价格高。而家种苍术多呈团块状。

（4）苍术常见伪品为关苍术，其重要鉴别特征是：苍术易掰断且断面平整，可见朱砂点，气味浓郁；关苍术不易掰断，多木质化，无朱砂点，气味淡。

【参考文献】

［1］于彩娜，窦德强．白术性味的历史沿革［J］．世界中医药，2013（9）：1098 - 1100.

［2］王秋红，张世臣，等．历代中药炮制［M］．北京：中国中医药出版社，2018：67 - 70.

黄 连 片

【药材来源】本品为毛茛科植物黄连（*Coptis chinensis* Franch.）、三角叶黄连（*Coptis deltoidea* C. Y. Cheng et Hsiao）或云连（*Coptis teeta* Wall.）的干燥根茎。

【原料性状】味连，多集聚成簇，常弯曲，形如鸡爪，单枝根茎长 3～6 cm，直径 0.3～0.8 cm。表面灰黄色或黄褐色，粗糙，有不规则结节状隆起、须根及须根残基，有的节间表面平滑如茎秆，习称"过桥"。上部多残留褐色鳞叶，顶端常留有残余的茎或叶柄。质硬，断面不整齐，皮部橙红色或暗棕色，木部鲜黄色或橙黄色，呈放射状排列，髓部有的中空。气微，味极苦。

雅连多为单枝，略呈圆柱形，微弯曲，长 4～8 cm，直径 0.5～1.0 cm。"过桥"较长。顶端有少许残茎。

云连，弯曲呈钩状，多为单枝，较细小。

以条大粗壮、质坚实、断面色红黄者为佳（见图 11 - 258）。

【生产依据】《中国药典》（2020 年版一部）。

【炮制流程】炮制流程如图 11 - 259 所示。

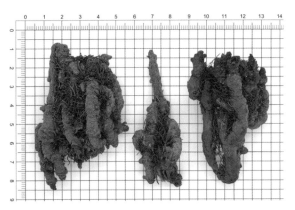

图 11 - 258 黄连原药材

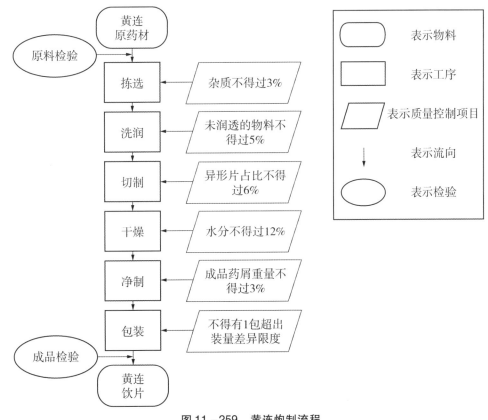

图 11 - 259 黄连炮制流程

（1）拣选：除去杂质。

（2）洗润：将物料抢水冲洗干净，浸泡后开始润制，控制条件如下。

1）浸泡：将物料置于适宜的容器内，加入清水浸没物料。

浸泡时间：8 h。

2）润制：将物料置于底部带孔的容器内开始润制，控制条件如下。

润制时间：润制 12 h 后，每小时检查 1 次，润制时间最长不超过 24 h。

软化程度：手握柔软且须根不断，无坚硬感，表面无水迹。

（3）切制：使用切药机将物料切成厚 1～2 mm 的片（见图 11 - 260），控制条件如下。

设备种类：往复式。

设备名称：BP - 200B 型刨片机。

水枪压力：0.3 Mpa。

气缸压力：0.5 Mpa。

频　　率：32 Hz。

调整板厚度：2 mm。

（4）干燥：按要求干燥，适时翻动，水分不得过 12%，控制条件如下。

干燥方式：低温烘干。

设备名称：敞开式烘干箱。

投料厚度：不高于 10 cm。

设定温度：55 ℃（允许实际温度在 ±5 ℃ 浮动）。

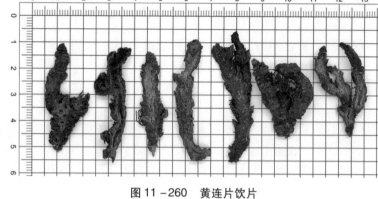

图 11-260　黄连片饮片

干燥时间：2 h。

（5）净制：用 BGS-800 摆杆式筛选机筛去药屑、碎末，控制条件如下。

频　　率：40 Hz。

筛网孔径：2 mm。

（6）包装：装入 PE 薄膜袋后，放入纸箱或周转箱中。

【贮存条件】常温贮存。

【成品性状】本品呈类圆形、椭圆形或不规则薄片。外表皮浅棕色至棕褐色。切面浅棕黄色或黄白色，平坦，有裂隙，中间有浅棕色的形成层环，并有多数棕色的油点，香气浓郁，味甘、辛、微苦。

【炮制要点】

（1）黄连中 5 种主要生物碱成分均为季铵型生物碱，易溶于水。[1] 在生产过程中应尽量避免与水接触，减少有效成分流失。

（2）为使切制后的饮片美观，减少药屑产生，黄连片多为纵切片。

（3）阳光直接照射黄连会导致黄连表面颜色变深，黄连中的小檗碱含量降低。[2] 故不建议使用晒晒的方式干燥。

【相关资料】

（1）目前市场上主流的黄连品种是味连。雅连和云连栽培规模极小，不多见。

（2）产地加工黄连纵切片时将黄连分成单枝，经专用的黄连纵切片切制设备，夹轮将黄连单枝带入设备内，设备内置刀片将黄连对半剖开。

【参考文献】

[1] 梅静. 黄连饮片的炮制工艺及质量控制研究 [D]. 武汉：湖北中医学院硕士学位论文，2008.

[2] 钟凤林，杨连菊. 黄连等 8 种中药材的干燥加工方法 [J]. 中药材，1999，22（1）：18.

黄 芩 片

【药材来源】本品为唇形科植物黄芩（*Scutellaria baicalensis* Georgi）的干燥根。

【原料性状】本品呈圆锥形，扭曲，长 8～25 cm，直径 1～3 cm。表面棕黄色或深黄色，有稀疏的疣状细根痕，上部较粗糙，有扭曲的纵皱纹或不规则的网纹，下部有顺纹和细皱纹。质硬而脆，易折断，断面黄色，中心红棕色；老根中心呈枯朽状或中空，暗棕色或棕黑色。气微，味苦。

栽培品较细长，多有分枝。表面浅黄棕色，外皮紧贴，纵皱纹较细腻。断面黄色或浅黄色，略呈角质样。味微苦。

以条长、质坚实、色黄者为佳（见图 11-261）。

【生产依据】《中国药典》（2020 年版一部）。

【炮制流程】炮制流程如图 11-262 所示。

（1）拣选：除去砂石等杂质、霉变品及混杂其中的赤芍。

（2）洗润：将物料抢水冲洗干净，排水后直接置于润药机中闷润。控制条件如下。

设备名称：RY-2000 润药机。

投 料 量：200～300 kg。

闷润温度：85～95 ℃。

闷润时间：30 min

软化程度：用手弯曲至 120°，曲而不折。

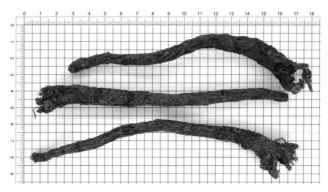

图 11-261 黄芩原药材

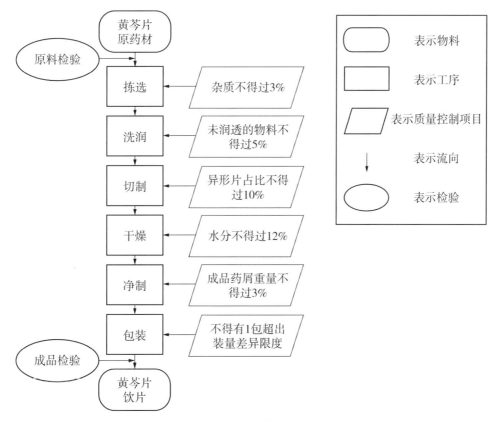

图 11-262 黄芩炮制流程

（3）切制：使用切药机将物料切成厚 2～4 mm 的片（见图 11-263），控制条件如下。

设备种类：柔性带往复式。

设备名称：QWZL-300D 直线往复式切药机。

频 率：50 Hz。

齿轮位置：左外—右内。

导槽直径：4 cm。

（4）干燥：按要求干燥，适时翻动，水分不得过 12%，控制条件如下。

1）干燥方式：烘干。

设备名称：敞开式烘干箱。

投料厚度：不高于 15 cm。

设定温度：80 ℃（允许实际温度在 ±5 ℃ 浮动）。

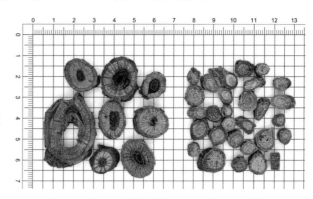

图 11-263 黄芩片饮片（左枯芩、右子芩）

干燥时间：2 h。

2）干燥方式：晒干。

场　　地：阳光房。

晾晒厚度：不高于 5 cm。

（5）净制：用 TGF - 1200 - Ⅱ双级风选机风选除去药屑，控制条件如下。

1#风机频率：31 Hz（±5 Hz）。

2#风机频率：33 Hz（±5 Hz）。

出料情况：1#、2#出料口分离出非药用部分与药屑，主出料口出物料。

挡板高度：下方开口处高 5 cm。

（6）包装：装入 PE 薄膜袋后，放入纸箱或周转箱中。

【贮存条件】常温贮存。

【成品性状】本品呈类圆形或椭圆形的厚片。外表皮红棕色或灰棕色，具纵皱纹。切面略显纤维性，中心黄白色，有明显放射状纹理及形成层环。质坚实，具粉性。气微，味甜而特殊。

【炮制要点】

（1）为防止黄芩苷被水解，黄芩切制时需要经过加热处理。通过蒸 30 min 或煮 10 min 才达到杀酶保苷的效果。[1]

（2）黄芩的有效成分主要为黄芩苷等黄酮类物质[2]，易溶于水。因此，在加工炮制过程中应避免或减少黄芩的浸润时间，以保存其有效成分。故一般多选择以蒸的方式进行热处理。

（3）黄芩苷酶必须在一定的湿度和温度条件下才能被灭活，因此，进行蒸制前先进行快速的冲洗，使药材保持一定的水分。但药材湿润后应尽快进行热处理，防止有效成分酶解。

【相关资料】

（1）黄芩所含指标成分黄芩苷遇冷水易发生酶解而生成黄芩素和汉黄芩素。黄芩素分子性质不稳定，容易被氧化成不溶于水的醌类衍生物，沉积在黄芩表面而显绿色。[3]

（2）传统上，黄芩分为枯芩和子芩 2 种。老根中间呈棕黑色、呈枯朽状者为枯芩，为中空而实满者为子芩（条芩）。有研究发现，枯芩和子芩中黄芩苷的含量相差较大，后者约为前者的 4 倍。[4]

（3）黄芩在传统上还有一种规格叫"彩芩"，是用枯芩斜切薄片而成。其外表皮呈浅绿色、中层呈黄色、中心呈棕黄色。

【参考文献】

［1］张兆宸，陈健．黄芩炮制方法的研究［J］．中成药，1990，12（6）：20 - 21.

［2］梁英，韩鲁佳．黄芩中黄酮类化合物药理学作用研究进展［J］．中国农业大学学报，2003（6）：9 - 14.

［3］杨娟，傅军鹏．黄芩活性成分及药效研究近况［J］．实用医药杂志，2004（3）：271 - 273.

［4］谢琴，华晓东，王菊美．不同产地、不同部位黄芩的黄芩甙含量测定［J］．上海中医药杂志，2001（3）：39 - 40.

黄　芪

【药材来源】本品为豆科植物蒙古黄芪 [Astragalus membranaceus（Fisch.）Bge. var. mongholicus（Bge.）Hsiao] 或膜荚黄芪 [Astragalus membranaceus（Fisch.）Bge.] 的干燥根。

【原料性状】本品呈圆柱形，有的有分枝，上端较粗，长 30～90 cm，直径 1.0～3.5 cm。表面淡棕黄色或淡棕褐色，有不整齐的纵皱纹或纵沟。质硬而韧，不易折断，断面纤维性强，并显粉性，皮部黄白色，木部淡黄色，有放射状纹理和裂隙，老根中心偶呈枯朽状，黑褐色或呈空洞。气微，味微甜，嚼之微有豆腥味。

以条粗长、皱纹少、断面色黄白、粉性足者为佳（见图 11 - 264）。

【生产依据】《中国药典》（2020 年版一部）。

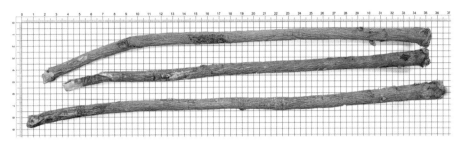

图 11 - 264　黄芪原药材

【炮制流程】炮制流程如图 11 - 265 所示。

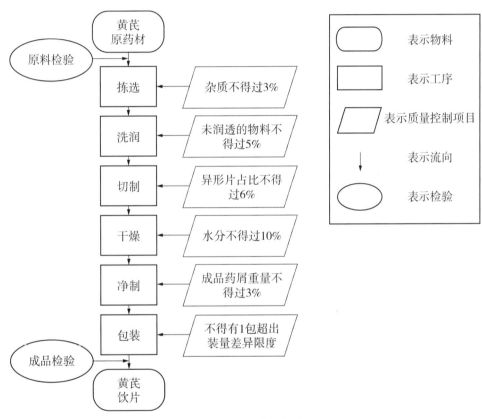

图 11 - 265　黄芪炮制流程

（1）拣选：除去杂质。

（2）洗润：将物料抢水洗后润制。

1）抢水洗：将物料投入清水中，快速搅拌，洗涤，出料。

2）润制：将物料置于底部带孔的容器内开始润制，控制条件如下。

润制时间：润制 1 h 后，每小时检查 1 次，润制时间最长不超过 6 h。

软化程度：用手弯曲至120°，曲而不折，表面无水迹。

（3）切制：使用切药机将物料切成厚 2 ～ 4 mm 的片（见图 11 - 266），控制条件如下。

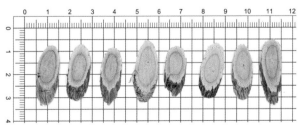

图 11 - 266　黄芪饮片

设备种类：转盘式。

设备名称：QYX – 400 斜片机。

转盘与出料口距离：4 mm。

（4）干燥：按要求干燥，适时翻动，水分不得过 10%，控制条件如下。

干燥方式：低温烘干。

设备名称：敞开式烘干箱。

投料厚度：不高于 10 cm。

设定温度：55 ℃（允许实际温度在 ±5 ℃浮动）。

干燥时间：2～3 h。

（5）净制：用 TGF – 1200 – Ⅱ双级风选机风选除去药屑，控制条件如下。

1#风机频率：20 Hz（±5 Hz）。

2#风机频率：20 Hz（±5 Hz）。

出料情况：1#、2#出料口分离出非药用部分与药屑，主出料口出物料。

挡板高度：下方开口处高 5 cm。

（6）包装：装入 PE 薄膜袋后，放入纸箱或周转箱中。

【贮存条件】阴凉贮存。

【成品性状】本品呈类圆形或椭圆形的厚片，外表皮黄白色至淡棕褐色，可见纵皱纹或纵沟。切面皮部黄白色，木部淡黄色，有放射状纹理及裂隙，有的中心偶有枯朽状，黑褐色或呈空洞。气微，味微甜，嚼之有豆腥味。

【炮制要点】

（1）黄芪不宜晾晒，晾晒会导致黄芪颜色变暗，烘干可以保持黄芪的颜色。有研究发现，以阴干、晒干方式干燥黄芪时，由于干燥时间长，黄芪褐变严重，与鲜药材色泽差异大。[1]

（2）黄芪纤维较多，横切圆片会产生较多碎屑，多加工成斜片。

【相关资料】

（1）红芪是黄芪的易混品，历史上也曾是黄芪的另一种商品规格。红芪皮色红润而黄芪皮色黄白，在主治和药效方面基本相同，但因红芪数量较为稀少，其价格高于黄芪。

（2）黄芪价格与其直径相关，直径越大，黄芪价格越高。

（3）有研究发现，黄芪直径越大，黄芪甲苷含量越低，主要与黄芪甲苷所存在的部位有关。黄芪甲苷主要存在于皮部，因此，饮片直径越大，皮部所占比例越小，其含量越低。[2]

【参考文献】

［1］张燕青，崔清亮，魏庆霞，等. 不同干燥方式对黄芪感官品质及功能成分的影响［J］. 农产品加工（上半月），2021（12）：30 – 34.

［2］赵月然，李军，刘晓庆，等. 不同来源、不同等级黄芪饮片中黄芪甲苷的含量分析［J］. 药物分析杂志，2014，34（7）：1256 – 1263.

木　瓜

【药材来源】本品为蔷薇科植物贴梗海棠［*Chaenomeles speciosa*（Sweet）Nakai］的干燥近成熟果实。

【原料性状】本品长圆形，多纵剖成两半，长 4～9 cm，宽 2～5 cm，厚 1.0～2.5 cm。外表面紫红色或红棕色，有不规则的深皱纹；剖面边缘向内卷曲，果肉红棕色，中心部分凹陷，棕黄色；种子扁长三角形，多脱落。质坚硬。气微清香，味酸。

以外皮皱缩、肉厚、色红、质坚实、味酸者为佳（见图 11 – 267）。

【生产依据】《中国药典》（2020 年版一部）。

【炮制流程】炮制流程如图 11-268 所示。

（1）拣选：除去杂质及发黑的木瓜。

（2）洗润：将物料浸泡后润制。

1）浸泡：将物料置于适宜的容器内，加入清水浸没物料。

浸泡时间：0.5 h。

2）润制：将物料置于底部带孔的容器内开始润制，控制条件如下。

润制时间：润制 14 h 后，每小时检查 1 次，润制时间最长不超过 24 h。

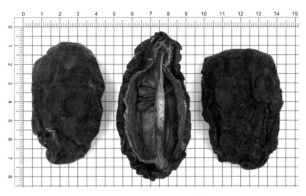

图 11-267　木瓜原药材

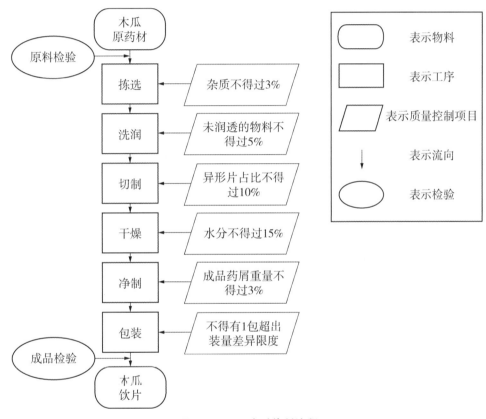

图 11-268　木瓜炮制流程

软化程度：用针刺法能刺入物料中心，无硬心感，表面无水迹。

（3）切制：按照要求将物料切成厚 1～2 mm 的片（见图 11-269），根据使用目的选择相匹配的切药机，控制条件如下。

设备种类：柔性带往复式。

设备名称：SQY-500 数控直线往复式切药机。

频　　率：280 次/分。

长　　度：2 mm。

导槽直径：4 cm。

（4）干燥：按要求干燥，适时翻动，水分不得过 15%，控制条件如下。

1）干燥方式：烘干。

设备名称：敞开式烘干箱。

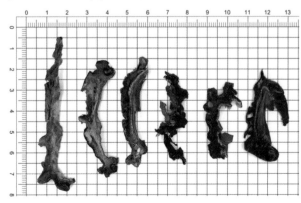

图 11-269　木瓜饮片

投料厚度：不高于 20 cm。

设定温度：75 ℃（允许实际温度在 ±5 ℃ 浮动）。

干燥时间：2～3 h。

2）干燥方式：晒干。

场　　地：阳光房。

晾晒厚度：不高于 5 cm。

（5）净制：用 BGS－800 摆杆式筛选机筛去药屑、碎末和掉落的种子，控制条件如下。

频　　率：40 Hz。

筛网孔径：5 mm。

（6）包装：装入 PE 薄膜袋中，外套白色纤维袋，用手提式缝包机封口。

【贮存条件】阴凉贮存。

【成品性状】本品呈类月牙形薄片。外表紫红色或棕红色，有不规则的深皱纹。切面棕红色。气微清香，味酸。

【炮制要点】木瓜皮肉薄，为保证切制后的片形完整，浸泡时间不宜过长，切制前要确保刀刃锋利，并在切制过程中定时更换刀片。

第十二章 蒸 煮 法

制 仙 茅

【药材来源】本品为石蒜科植物仙茅（*Curculigo orchioides* Gaertn.）的干燥根茎。

【原料性状】本品呈圆柱形，略弯曲，长 3～10 cm，直径 0.4～1.2 cm。表面棕色至褐色，粗糙，有细孔状的须根痕和横皱纹。质硬而脆，易折断，断面不平坦，灰白色至棕褐色，近中心处色较深。气微香，味微苦、辛。

以条粗长、外表黑褐色、坚脆者为佳。

【炮制流程】炮制流程如图 12-1 所示。

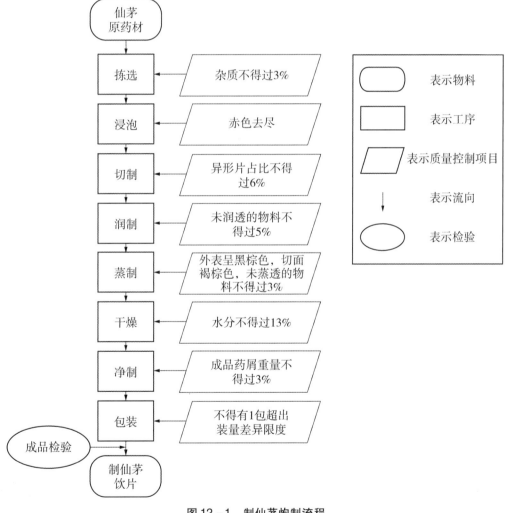

图 12-1　制仙茅炮制流程

（1）拣选：除去杂质。

（2）浸泡：将净仙茅置于干净的容器内，用米泔水浸过物料表面，每天更换米泔水 2 次，更换时用清水漂洗，浸泡至赤色去尽。出料，晾干，控制条件如下。

辅料比例：100 kg 仙茅，8 kg 粘米粉，392 kg 清水。

浸泡时间：浸泡至清水漂洗时，清水不见赤色。

（3）切制：用切药机将物料切成长 10～15mm 的段，控制条件如下。

设备种类：柔性带往复式。

设备名称：SQY－500 数控直线往复式切药机。

频　　率：280 次/分。

长　　　度：15 mm。

导槽直径：6 cm。

（4）润制：将仙茅与黄酒混合拌匀，闷润至黄酒吸尽，控制条件如下。

辅料比例：100 kg 净仙茅，25 kg 黄酒。

润制时间：润制 1 h 后，每小时检查 1 次，润至黄酒吸尽。润制时间最长不超过 8 h。

（5）蒸制：使用蒸药箱蒸制，待蒸药温度到达 100 ℃后开始计时，蒸制完毕，出料，稍晾，控制条件如下。

设备名称：ZX－2000 蒸药箱。

投料限度：200～400 kg。

箱内压力：不高于 0.1 MPa。

蒸制时间：3 h。

蒸制性状：表面呈黑棕色，切面褐棕色。

（6）干燥：按要求干燥，适时翻动，水分不得过 13%，控制条件如下。

1）干燥方式：烘干。

设备名称：敞开式烘干箱。

投料厚度：不高于 20 cm。

设定温度：75 ℃（允许实际温度在 ±5 ℃浮动）。

干燥时间：3 h。

2）干燥方式：晒干。

场　　　地：阳光房。

晾晒厚度：不高于 5 cm。

（7）净制：用 TGF－1200－Ⅱ双级风选机风选除去药屑，控制条件如下。

1#风机频率：25 Hz（±5 Hz）。

2#风机频率：26 Hz（±5 Hz）。

出料情况：1#、2#出料口分离出非药用部分与药屑，主出料口出物料。

挡板高度：下方开口处高 6.5 cm。

（8）包装：装入 PE 薄膜袋中，外套白色纤维袋，用手提式缝包机封口。

【贮存条件】常温贮存。

【成品性状】本品形如仙茅，外表呈黑棕色，切面褐棕色，气辛香，味微苦（见图 12－2）。

【炮制作用】仙茅经米泔水洗可以降低毒性。酒蒸后可增强补肾阳与壮筋骨的作用。

【相关资料】

（1）米泔水为淘米滤出的灰白色混浊溶液，实为淀粉与水的混悬液。大规模生产时，可参考《广东省中药炮制规范》（1984 年版）中用 2% 米粉加水搅拌后的悬浊液代替米泔水用。

（2）传统用药习惯认为仙茅生用有小毒，应用米泔水浸泡以"去赤汁"，一般浸泡 1～2 天即可达到减毒的目的。但现代临床多直接生用。

（3）炮制制仙茅建议使用原条仙茅生产。若

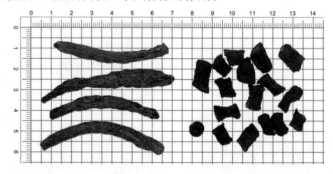

图 12－2　仙茅原药材（左）与制仙茅饮片（右）对比

使用已切成段的仙茅饮片进行炮制，在米泔水浸泡时容易泡烂，损耗较大，收率会比用原条仙茅生产的低约10%。

（4）制仙茅为岭南炮制特色品种。

制 何 首 乌

【药材来源】本品为蓼科植物何首乌（*Polygonum multiflorum* Thunb.）的干燥块根。

【原料性状】本品呈不规则的厚片或块。外表皮红棕色或红褐色，皱缩不平，有浅沟，并有横长皮孔样突起及细根痕。体重，质坚实，不易折断，断面浅黄棕色或浅红棕色，显粉性；横切面有的皮部可见云锦状花纹，中央木部较大，有的呈木心。气微，味微苦而甘涩。

以质坚实而重、红褐色、断面显云锦花纹、粉性足者为佳。

【生产依据】《中国药典》（2020 年版一部）。

【炮制流程】炮制流程如图 12 – 3 所示。

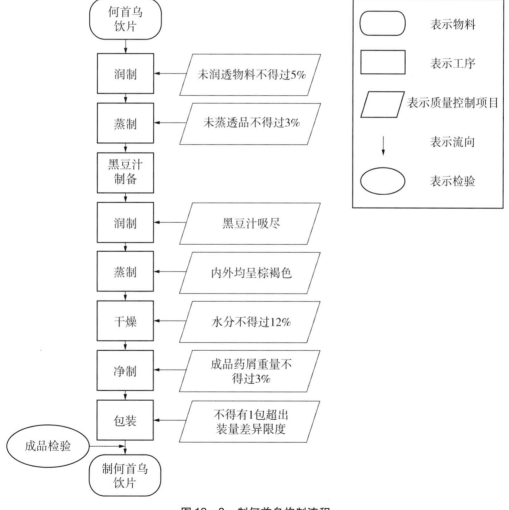

图 12 – 3　制何首乌炮制流程

（1）润制：将净何首乌置于干净容器中，喷淋清水并拌匀，润透，控制条件如下。

加水比例：100 kg 净何首乌，20 kg 清水。

润制时间：5 h 至透后，每小时检查 1 次，润制时间最长不超过 8 h。

（2）蒸制：使用蒸药箱蒸制，待温度到达 100 ℃后开始计时，蒸制完毕，出料，稍晾，控制条件如下。

设备名称：ZX - 2000 蒸药箱。

投料限度：100～300 kg。

箱内压力：不高于 0.1 MPa。

蒸制时间：蒸制 3 h 至透心。

蒸制性状：切面黄棕色或红棕色。

（3）黑豆汁制备：将适量黑豆置于夹层锅内，加水适量，煎煮熬汁，取豆汁。豆渣再加水煎煮熬汁，合并黑豆汁。控制条件如下。

设备名称：BZ - 600 夹层锅。

何首乌与黑豆的比例：100 kg 净何首乌，10 kg 黑豆。

第一次煎煮黑豆汁：黑豆加水煮约 4 h，每 10 kg 黑豆熬 15 kg 黑豆汁。

第二次煎煮黑豆汁：豆渣加水煮约 3 h，每 10 kg 黑豆熬 10 kg 黑豆汁。

合并黑豆汁：每 10 kg 黑豆熬黑豆汁 25 kg。

（4）润制：将蒸制后的何首乌与黑豆汁混合拌匀，闷润至黑豆汁吸尽，控制条件如下。

辅料比例：100 kg 净何首乌，25 kg 黑豆汁。

闷润时间：闷润 6 h 后，每小时检查 1 次，至黑豆汁吸尽，润制时间最长不超过 16 h。

（5）蒸制：使用蒸药箱蒸制，待蒸药温度到达 100 ℃后开始计时，蒸制完毕，出料，稍晾，拌回蒸液，控制条件如下。

设备名称：ZX - 2000 蒸药箱。

投料限度：100～300 kg。

箱内压力：不高于 0.1 MPa。

蒸制时间：6 h。

闷制时间：闷过夜。

蒸制性状：内外均呈棕褐色。

（6）干燥：按要求干燥，适时翻动，水分不得过 12%，控制条件如下。

1）干燥方式：烘干。

设备名称：敞开式烘干箱。

投料厚度：不高于 20 cm。

设定温度：55 ℃（允许实际温度在 ±5 ℃浮动）。

干燥时间：10 h。

2）干燥方式：晒干。

场　　地：阳光房。

晾晒厚度：不高于 5 cm。

（7）净制：用 TGF - 1200 - Ⅱ双级风选机风选除去药屑，控制条件如下。

1#风机频率：25 Hz（±5 Hz）。

2#风机频率：26 Hz（±5 Hz）。

出料情况：1#、2#出料口分离出非药用部分与药屑，主出料口出物料。

挡板高度：下方开口处高 4 cm。

（8）包装：装入 PE 薄膜袋中，外套白色纤维袋，用手提式缝包机封口。

【贮存条件】常温贮存。

【成品性状】本品形如何首乌块片，厚约 1 cm。表面黑褐色或棕褐色，凹凸不平。质坚硬，断面角质样，棕褐色或黑色。气微，味微甘而苦涩（见图 12 - 4）。

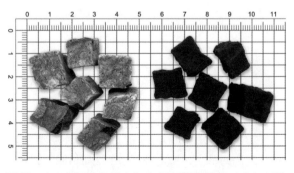

图 12 - 4　净何首乌（左）与制何首乌饮片（右）对比

【炮制作用】何首乌经黑豆汁拌蒸后，味转甘厚而性转温，增强了补肝肾、益精血、乌须发、化浊降脂的作用。同时消除了生首乌滑肠致泻的副作用。

【炮制要点】制何首乌以色黑、断面呈角质状如同玻璃面者为佳。为使制何首乌有玻璃样光泽，可通过两次蒸制甚至多次蒸制来实现。在拌入豆汁后蒸制时应注意收集蒸液，在干燥前将蒸液拌回制何首乌中，可使制何首乌成品干燥后表面乌黑油亮。此外，作为原料的何首乌粉性要足，蒸制后变性收缩成角质状。纤维过多的何首乌蒸制后收缩不彻底，断面常有空洞，难以形成玻璃纹。

【相关资料】

（1）有报道认为，制何首乌的减毒原理是生首乌中具有滑肠致泻作用的结合型蒽醌在蒸制过程中水解为游离蒽醌。[1]故有研究尝试用发酵法炮制何首乌，将结合型蒽醌转化为游离型蒽醌。[2]

（2）研究结果表明，《中国药典》（2020 年版）中制何首乌的指标成分二苯乙烯苷会随加热时间的延长而减少。[3]因此，按照传统炮制方法"九蒸九晒"不一定能达到《中国药典》（2020 年版）的要求。

（3）为了加深制何首乌的表面颜色，有的产地加工时会直接用黑豆汁煮何首乌。

【参考文献】

［1］张志国，吕泰省，姚庆强．炮制对何首乌主要化学成分含量的影响［J］.中药材，2006，29（10）：1017 - 1019.

［2］杜晨晖，海青山，闫艳，等．微生物发酵炮制何首乌机理的初步研究［J］.天然产物研究与开发，2012，24（2）：212 - 215.

［3］吴丰鹏，李芹英，吴彦超，等．九蒸九制对黄精多糖单糖组成及其抗氧化性的影响［J］.食品工业科技，2021，42（2）：42 - 46.

制　远　志

【药材来源】本品为远志科植物远志（*Polygala tenuifolia* Willd.）或卵叶远志（*Polygala sibirica* L.）的干燥根。

【原料性状】本品呈圆柱形，略弯曲，长 3～15 cm。直径 0.3～0.8 cm。表面灰黄色至灰棕色，有较密并深陷的横皱纹、纵皱纹及裂纹，老根的横皱纹较密且更深陷，略呈结节状。质硬而脆，易折断，断面皮部棕黄色，木部黄白色，皮部易与木部剥离。气微，味苦、微辛，嚼之有刺喉感。

以条粗、皮厚、取净木心者为佳。

【生产依据】《中国药典》（2020 年版一部）。

【炮制流程】炮制流程如图 12 - 5 所示。

（1）拣选：除去杂质、虫蛀、霉变及残茎、木心、须根等非药用部位。

（2）甘草水制备。将适量甘草置于夹层锅内，加水适量，煮沸后继续煮 2 h，去甘草渣。控制条件如下。

设备名称：BZ - 600 夹层锅。

甘草水比例：6 kg 甘草，18 kg 水。

（3）煮制：将净远志与甘草水投入蒸煮锅内进行煮制，煮至远志吸尽甘草水后出料，控制条件如下。

设备名称：ZYG - 900 蒸煮锅。

投料限度：150～180 kg。

辅料比例：100 kg 净远志，18 kg 甘草水。

煮制时间：煮至远志吸尽甘草水。

煮制性状：表面黄棕色，味微甜。

（4）切制：用切药机将物料切成长 10～15 mm 的段，控制条件如下。

设备种类：柔性带往复式。

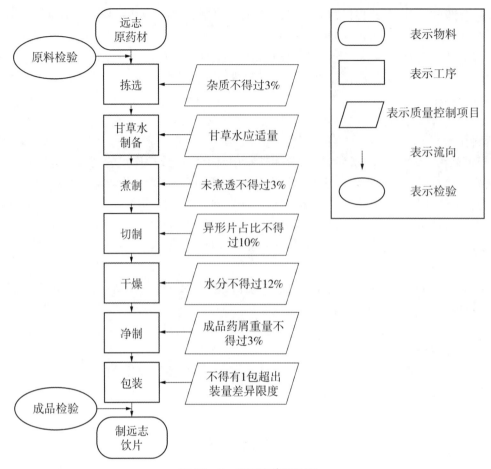

图 12 - 5　制远志炮制流程

设备名称：SQY - 500 数控直线往复式切药机。

频　　率：280 次/分。

长　　度：15 mm。

导槽直径：4 cm。

（5）干燥：按要求干燥，适时翻动，水分不得过 12%，控制条件如下。

1）干燥方式：烘干。

设备名称：敞开式烘干箱。

投料厚度：不高于 20 cm。

设定温度：75 ℃（允许实际温度在 ±5 ℃ 浮动）。

干燥时间：3～4 h。

2）干燥方式：晒干。

场　　地：阳光房。

晾晒厚度：不高于 5 cm。

（6）净制：用 BGS - 800 摆杆式筛选机筛去药屑、碎末，控制条件如下。

频　　率：40 Hz。

筛网孔径：2 mm。

（7）包装：装入 PE 薄膜袋中，外套白色纤维袋，用手提式缝包机封口。

【贮存条件】冷藏贮存。

【成品性状】本品形如远志，外表呈黑棕色，切面褐棕色，气辛香，味微苦（见图 12 - 6）。

【炮制作用】远志经甘草水洗可以降低毒性。

【炮制要点】

（1）因不恰当的田间生产和采收，远志原药材常出现发霉现象，导致黄曲霉素超标。[1]拣选时应注意是否有远志发霉。

（2）制远志以肉质饱满为佳。但如果煮制太过，将远志煮熟、煮烂，则干燥后远志干瘪、硬脆，品质下降。另外，制远志的指标成分远志呫酮Ⅲ及3,6'-二芥子酰基蔗糖性质不稳定，在加水、加热的条件下容易发生水解。[2]为减少该指标成分的损耗，煮制时加水量不宜过多，煮制时温度不宜高。可只打开夹层套的蒸汽阀进行加热，时常搅拌，当远志吸尽甘草水即可出料。

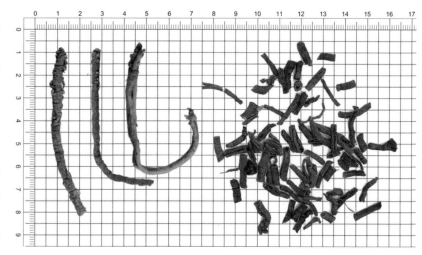

图12-6 远志原药材（左）与制远志饮片（右）对比

（3）炮制制远志建议使用原条远志煮制后切段。如果使用已切成段的远志饮片进行炮制，在用甘草水煮时容易泡烂，损耗较大，收率会比用原条远志生产的低约5%。

（4）远志加工过程中易发霉导致黄曲霉超标[1]，应冷藏储存。

【相关资料】

（1）甘草制远志古法炮制多采用甘草水浸泡一夜，但工艺的水溶性指标成分的含量难以达到《中国药典》（2020年版）要求。现在甘草制远志分为甘草水煮和甘草水浸2种方法，为保证指标成分达到标准，甘草水浸一般浸泡时间较短，甘草水尚未完全进入远志中产生作用就被捞起，因而去毒不完全，口尝时仍稍有刺舌感。因此，现在以甘草水煮为主流炮制方法。

（2）有报道对远志的甘草汁煮法、蒸法、烘法、炒法制品与生品进行了对比，测定不同炮制方法下远志皂苷的含量结果为生品>烘法>煮法>炒法>蒸法。相对于其他炮制方法，用烘法炮制制远志优点在于其操作方便、含量损耗少。[3]

【参考文献】

［1］张西梅，毕艳孟，张继培，等．远志加工过程中黄曲霉毒素和污染真菌的分析研究［J］．中草药，2020，51（10）：2851-2856.

［2］曲丛丛，吴鹏，张学兰，等．HPLC-TOF/MS法研究远志炮制过程中寡糖酯和皂苷类成分的转化机制［J］．中药材，2018，41（3）：576-580.

［3］刘惠茹，唐家福，肖辉．甘草炙远志不同炮制品远志皂貳的HPLC法测定［J］．中国中医药科技，2000（4）：235.

四制益母草

【药材来源】本品为唇形科植物益母草（*Leonurus japonicus* Houtt.）的干燥地上部分。

【原料性状】本品为不规则的段。茎方柱形，四面凹下成纵沟，灰绿色或黄绿色。切面中部有髓。叶片灰绿色，多皱缩、破碎。轮伞花序腋生，花黄棕色，花萼筒状，花冠二唇形。气微，味微苦。

以质嫩、叶多、色青绿、无花者为佳。

【生产依据】《广东省中药炮制规范》（1984年版）。

【炮制流程】炮制流程如图12-7所示。

（1）姜汁制备：将生姜洗净，捣烂，加水适量，压榨取汁，姜渣再加水适量重复压榨1次，合并姜

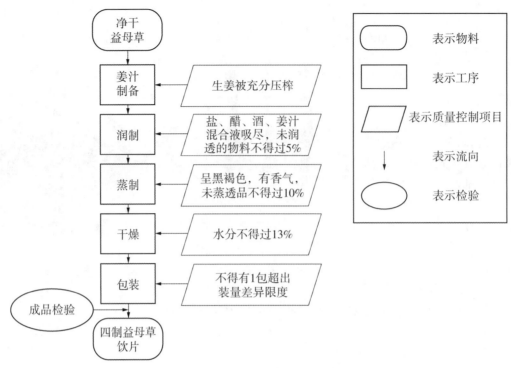

图 12 - 7　四制益母草炮制流程

汁。控制条件如下。

姜汁与生姜的比例：1：1。

（2）润制：将净干益母草置于干净容器中，加入食盐、米醋、黄酒、姜汁混合液并拌匀，闷润至混合液被吸尽，控制条件如下。

设备名称：CH - 650 槽型混合机。

辅料比例：100 kg 净干益母草，2 kg 食盐，10 kg 姜汁，10 kg 米醋，10 kg 黄酒。

闷润时间：闷润 1 h 后，每小时检查 1 次，至混合液吸尽，润制时间最长不超过 8 h。

（3）蒸制：使用蒸药箱蒸制，待蒸药温度到达 100 ℃后开始计时，蒸制完毕，出料，稍晾，控制条件如下。

设备名称：ZX - 2000 蒸药箱。

投料限度：100 ～ 250 kg。

箱内压力：不高于 0.1 MPa。

蒸制时间：2 h。

蒸制性状：表面呈黑褐色，有香气。

（4）干燥：按要求干燥，适时翻动，水分不得过 13%，控制条件如下。

1）干燥方式：烘干。

设备名称：敞开式烘干箱。

投料厚度：不高于 35 cm。

设定温度：75 ℃（允许实际温度在 ±5 ℃浮动）。

干燥时间：3 h。

2）干燥方式：晒干。

场　　地：阳光房。

晾晒厚度：不高于 10 cm。

（5）包装：装入 PE 薄膜袋中，外套白色纤维袋，用手提式缝包机封口。

【贮存条件】常温贮存。

【成品性状】本品形如干益母草。表面呈黑褐色，有香气（见图12-8）。

【炮制作用】四制益母草增强去瘀生新作用。

【炮制要点】

（1）净益母草的颜色越黄，则其炮制品颜色越易变成黑褐色。而颜色鲜绿的净益母草，则需要闷过夜其色才可达到黑褐色。

（2）益母草以叶多为佳，干燥翻动时应控制好力度，减少碎叶产生。

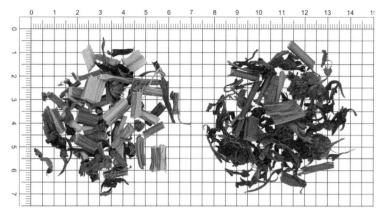

图12-8 净干益母草（左）与四制益母草饮片（右）对比

四 制 艾 叶

【药材来源】本品为菊科植物艾（*Artemisia argyi* Lévl. et Vant.）的干燥叶。

【原料性状】本品多皱缩、破碎，有短柄。完整叶片展平后呈卵状椭圆形，羽状深裂，裂片椭圆状披针形，边缘有不规则的粗锯齿；上表面灰绿色或深黄绿色，有稀疏的柔毛和腺点；下表面密生灰白色绒毛。质柔软。气清香，味苦。

以色青、背面灰白色、绒毛多、叶厚、质柔软而韧、香气浓郁者为佳。

【生产依据】《广东省中药炮制规范》（1984年版）。

【炮制流程】炮制流程如图12-9所示。

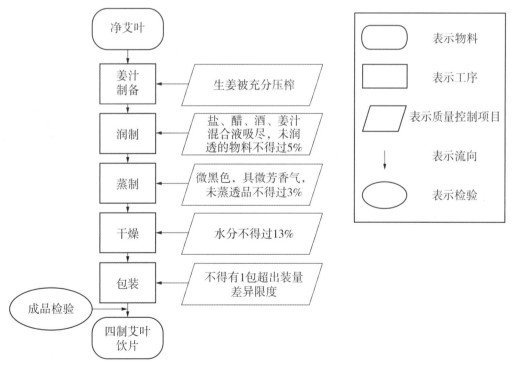

图12-9 四制艾叶炮制流程

（1）姜汁制备：将生姜洗净，捣烂，加水适量，压榨取汁，姜渣再加水适量重复压榨1次，合并姜汁。控制条件如下。

姜汁与生姜的比例：1:1。

（2）润制：将净艾叶置于干净容器中，加入食盐、米醋、黄酒、姜汁混合液并拌匀，润制至混合液被吸尽，控制条件如下。

设备名称：CH-650 槽型混合机。

辅料比例：100 kg 净艾叶，2 kg 食盐，10 kg 姜汁，10 kg 米醋，10 kg 黄酒。

闷润时间：润制 1 h 后，每小时检查 1 次，润至混合液被吸尽。润制时间最长不超过 8 h。

（3）蒸制：使用蒸药箱蒸制，待蒸药温度到达 100 ℃后开始计时，蒸制完毕，出料，稍晾，控制条件如下。

设备名称：ZX-2000 蒸药箱。

投料限度：100～250 kg。

箱内压力：不高于 0.1 MPa。

蒸制时间：2 h。

蒸制性状：多卷曲皱缩，微黑色，具微芳香气。

（4）干燥：按要求干燥，适时翻动，水分不得过 13%，控制条件如下。

1）干燥方式：烘干。

设备名称：敞开式烘干箱。

投料厚度：不高于 35 cm。

设定温度：75 ℃（允许实际温度在 ±5 ℃浮动）。

干燥时间：2 h。

2）干燥方式：晒干。

场　　地：阳光房。

晾晒厚度：不高于 10 cm。

（5）包装：装入 PE 薄膜袋中，外套白色纤维袋，用手提式缝包机封口。

【贮存条件】常温贮存。

【成品性状】本品形如艾叶。表面多卷曲皱缩，微黑色，具微芳香气（见图 12-10）。

【炮制作用】艾叶四制后温而不燥，能增强逐寒、止痛、安胎的作用。

【相关资料】

（1）四制艾叶为岭南特色炮制方法。

（2）净艾叶的颜色越黄，则其炮制品颜色越易变黑。而颜色偏绿的净艾叶，则需要蒸制后闷过夜其色才可达到微黑色。

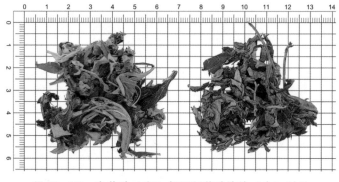

图 12-10　净艾叶（左）与四制艾叶饮片（右）对比

（3）艾叶原药材的梗和杂质较多，在炮制前应进行净选挑拣，防止杂质超标。

姜　僵　蚕

【药材来源】本品为蚕蛾科昆虫家蚕（*Bombyx mori* Linnaeus）4～5 龄的幼虫感染（或人工接种）白僵菌［*Beauveria bassiana*（Bals.）Vuillant］而致死的干燥体的炮制加工品。

【原料性状】本品略呈圆柱形，多弯曲皱缩。长 2～5 cm，直径 0.5～0.7 cm。表面灰黄色，被有白色粉霜状的气生菌丝和分生孢子。头部较圆，足 8 对，体节明显，尾部略呈二分歧状。质硬而脆，易折断，断面平坦，外层白色，中间有亮棕色或亮黑色的丝腺环 4 个。气微腥，味微咸。

以条粗、质硬、断面光亮者为佳。中空者不可入药。

【生产依据】《广东省中药饮片炮制规范》（第一册）。

【炮制流程】炮制流程如图 12 - 11 所示。

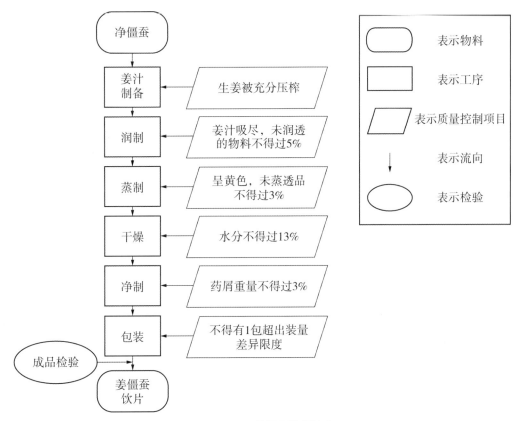

图 12 - 11　姜僵蚕炮制流程

（1）姜汁制备：将生姜洗净，捣烂，加水适量，压榨取汁，姜渣再加水适量重复压榨一次，合并姜汁。控制条件如下。

姜汁与生姜的比例：1 : 1。

（2）润制：使用槽型混合机将净僵蚕与姜汁混合拌匀，闷润至姜汁吸尽，控制条件如下。

设备名称：CH - 650 槽型混合机。

辅料比例：100 kg 僵蚕，10 kg 姜汁。

闷润时间：闷润 1 h 后，每小时检查 1 次，至姜汁吸尽，润制时间最长不超过 8 h。

（3）蒸制：使用蒸药箱蒸制，待温度到达 100 ℃后开始计时，蒸制完毕，出料，稍晾，控制条件如下。

设备名称：ZX - 2000 蒸药箱。

投料限度：150 ～ 350 kg。

箱内压力：不高于 0.1 MPa。

蒸制时间：蒸制 1 h 至身软。

蒸制性状：表面呈黄色。

（4）干燥：按要求干燥，适时翻动，水分不得过 13%，控制条件如下。

1）干燥方式：烘干。

设备名称：敞开式烘干箱。

投料厚度：不高于 20 cm。

设定温度：75 ℃（允许实际温度在 ±5 ℃浮动）。

干燥时间：3 h。

2）干燥方式：晒干。

场　　地：阳光房。

晾晒厚度：不高于 5 cm。

（5）净制：用 BGS - 800 摆杆式筛选机筛去药屑、碎末，控制条件如下。

频   率：40 Hz。

筛网孔径：2 mm。

（6）包装：装入 PE 薄膜袋中，外套白色纤维袋，用手提式缝包机封口。

【贮存条件】常温贮存。

【成品性状】本品形如僵蚕，表面黄色或焦黄色。质硬而脆，断面平坦，棕褐色至棕黑色，具玻璃样光泽。气微腥，味微姜辣，微咸（见图 12 - 12）。

【炮制作用】僵蚕姜制矫去腥臭气，并能增强祛风定惊、止抽搐的作用。

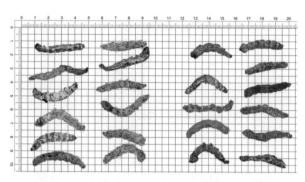

图 12 - 12　僵蚕（左）与姜僵蚕饮片（右）对比

泡 苍 术

【药材来源】本品为菊科植物茅苍术 [*Atractylodes lancea* (Thunb.) DC.] 或北苍术 [*Atractylodes chinensis* (DC.) Koidz.] 的干燥根茎。

【原料性状】本品呈不规则类圆形或条形厚片。外表皮灰棕色至黄棕色，有皱纹，有时可见根痕。切面黄白色或灰白色，散有多数橙黄色或棕红色油室，有的可析出白色细针状结晶。气香特异，味微甘、辛、苦。

以片大、质坚实、断面朱砂点多、香气浓者为佳。

【生产依据】《广东省中药炮制规范》（1984 年版）。

【炮制流程】炮制流程如图 12 - 13 所示。

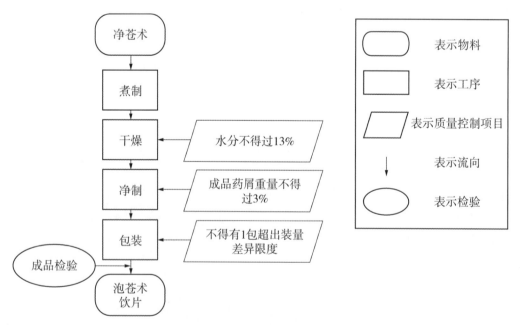

图 12 - 13　泡苍术炮制流程

（1）煮制：在夹层锅中加入粘米粉和适量水，煮沸，加入苍术，再煮沸，捞起，用清水迅速漂洗，沥干水，控制条件如下。

设备名称：BZ - 600 夹层锅。

米泔水比例：100 kg 净苍术，6 kg 粘米粉，300 kg 清水。

每锅投料限度：25～30 kg。

（2）干燥：按要求干燥，适时翻动，水分不得过13%，控制条件如下。

1）干燥方式：烘干。

设备名称：敞开式烘干箱。

投料厚度：不高于20 cm。

设定温度：55 ℃（允许实际温度在±5 ℃浮动）。

干燥时间：4 h。

2）干燥方式：晒干。

场　　地：阳光房。

晾晒厚度：不高于5 cm。

（3）净制：用BGS－800摆杆式筛选机筛去药屑、碎末，控制条件如下。

频　　率：40 Hz。

筛网孔径：4 mm。

（4）包装：装入PE薄膜袋中，外套白色纤维袋，用手提式缝包机封口。

【贮存条件】阴凉贮存。

【成品性状】本品形如苍术片。表面呈灰褐色或黑棕色，切面灰黄色有油点，气香浓，味苦微甘（见图12－14）。

【炮制作用】米泔水制苍术可减轻其辛燥作用。

【相关资料】

（1）用米泔水浸泡苍术为古法中苍术最为常用的一种制法，是古代医家最重视的炮制品。其制法在《太平惠民和剂局方》《证类本草》《本草蒙筌》《本草纲目》等书中均有记载。[1]现在广东、河南、江苏、贵州等多个省份的炮制规范有收录。除米泔水泡外，还发展出了米泔水煮、米泔水泡后炒、米泔水炙等。其中，米泔水煮为岭南专有的特色制法。

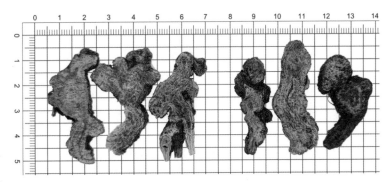

图12－14　苍术（左）与泡苍术饮片（右）对比

（2）米泔水为淘米滤出的灰白色混浊溶液，实为淀粉与水的混悬液。大规模生产时，可参考《广东省中药炮制规范》（1984年版）中用2%米粉加水搅拌后的悬浊液代替米泔水用。制备米泔水所用水量视苍术的量而定，要能够浸没苍术。

（3）泡苍术古法炮制中需要去皮，尤其是去表面的黑皮。[1]

【参考文献】

［1］王秋红，张世臣，等．历代中药炮制沿革［M］．北京：中国中医药出版社，2018：67－70．

泡　麻　黄

【药材来源】本品为麻黄科植物草麻黄（*Ephedra sinica* Stapf）、中麻黄（*Ephedra intermedia* Schrenk et C. A. Mey*）或木贼麻黄（*Ephedra equisetina* Bge.）的干燥草质茎。

【原料性状】本品呈圆柱形的段。表面淡黄绿色至黄绿色，粗糙，有细纵脊线，节上有细小鳞叶。切面中心显红黄色。气微香，味涩、微苦。

以干燥、茎粗、色淡绿、内心充实、味苦涩者为佳。颜色变黄脱节者不可药用。

【生产依据】《广东省中药炮制规范》（1984年版）。

【炮制流程】炮制流程如图12－15所示。

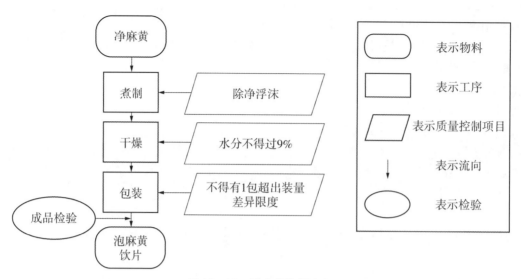

图 12 - 15 泡麻黄炮制流程

（1）煮制：用夹层锅将水煮沸，投入净麻黄，稍浸至起泡沫，去泡沫后捞起，控制条件如下。

设备名称：BZ - 600 夹层锅。

投料限度：15 ～ 30 kg。

（2）干燥：按要求干燥，适时翻动，水分不得过 9%，控制条件如下。

1）干燥方式：烘干。

设备名称：敞开式烘干箱。

投料厚度：不高于 35 cm。

设定温度：75 ℃（允许实际温度在 ±5 ℃浮动）。

干燥时间：2 h。

2）干燥方式：晒干。

场　　地：阳光房。

晾晒厚度：不高于 10 cm。

（3）包装：装入 PE 薄膜袋中，外套白色纤维袋，用手提式缝包机封口。

【贮存条件】阴凉贮存。

【成品性状】本品形如麻黄，表面黄绿色至黄褐色（见图 12 - 16）。

【炮制作用】麻黄去泡沫后可减轻副作用。

【炮制要点】泡麻黄是将麻黄放入煮沸后的开水中稍煮，不可长时间煮。待水稍沸腾即要去浮沫捞出，否则性味皆失。

【相关资料】泡麻黄为岭南特色炮制，是从麻黄古法炮制中的去沫工序演化而来。古人认为麻黄去沫可免去令人烦闷的副作用。

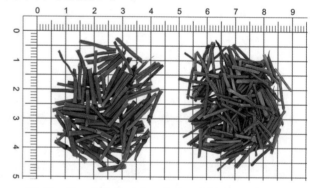

图 12 - 16　净麻黄（左）与泡麻黄饮片（右）对比

熟　党　参

【药材来源】本品为桔梗科植物党参 ［*Codonopsis pilosula* (Franch.) Nannf.］、素花党参 ［*Codonopsis pilosula* Nannf. var. *modesta* (Nannf.) L. T. Shen］ 或川党参 （*Codonopsis tangshen* Oliv.）的干燥根。

【原料性状】本品呈长圆柱形。表面黄棕色至灰棕色，根头部有多数疣状突起的茎痕及芽，根头下有致密的环状横纹，全体有纵皱纹及散在的眉状疤痕，支根断落处常有黑褐色的胶状物。断面稍平坦，有裂隙或放射状纹理。皮部淡黄色至淡棕色，木部淡黄色。有特殊香气。味微甜。

以粗壮、质柔软、气味浓、嚼之无渣者为佳。

【炮制流程】炮制流程如图 12 - 17 所示。

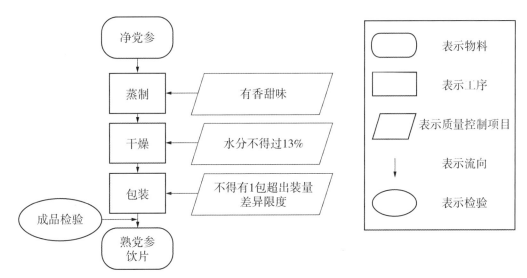

图 12 - 17　熟党参炮制流程

（1）蒸制：使用蒸药箱蒸制，待蒸药温度到达 100 ℃后开始计时，蒸制完毕，出料，稍晾，控制条件如下。

设备名称：ZX - 2000 蒸药箱。

投料限度：150 ～ 400 kg。

箱内压力：不高于 0.1 MPa。

蒸制时间：20 min。

蒸制性状：质油润，味香甜。

（2）干燥：按要求干燥，适时翻动，水分不得过 13%，控制条件如下。

1）干燥方式：烘干。

设备名称：敞开式烘干箱。

投料厚度：不高于 20 cm。

设定温度：55 ℃（允许实际温度在 ±5 ℃浮动）。

干燥时间：2 h。

2）干燥方式：晒干。

场　　地：阳光房。

晾晒厚度：不高于 5 cm。

（3）包装：装入 PE 薄膜袋中，外套白色纤维袋，用手提式缝包机封口。

【贮存条件】阴凉贮存。

【成品性状】蒸后质油润，味香甜（见图 12 - 18）。

【炮制作用】党参蒸后气味更香甜。

【炮制要点】

（1）熟党参蒸制效果判断应以质软而仍有韧劲为度。

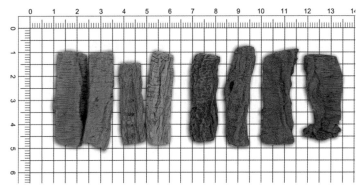

图 12 - 18　净党参（左）与蒸党参饮片（右）对比

（2）不同大小的党参蒸制的时间不同，体积小者蒸制时间略短，体积大者蒸制时候略长。

（3）熟党参干燥时温度不宜过高，避免其水分损失太快而变硬。

熟 地 黄

【药材来源】本品为玄参科植物地黄（*Rehjnannia glutinosa* Libosch.）的干燥块根。

【原料性状】本品多呈不规则的团块状或长圆形，中间膨大，两端稍细，有的细小，长条状，稍扁而扭曲，长 6～12 cm，直径 2～6 cm。表面棕黑色或棕灰色，极皱缩，具不规则的横曲纹。体重，质较软而韧，不易折断，断面棕黑色或乌黑色，有光泽，具黏性。气微，味微甜。

以块大、体重、断面乌黑色者为佳。

【生产依据】《中国药典》（2020 年版一部）。

【炮制流程】炮制流程如图 12－19 所示。

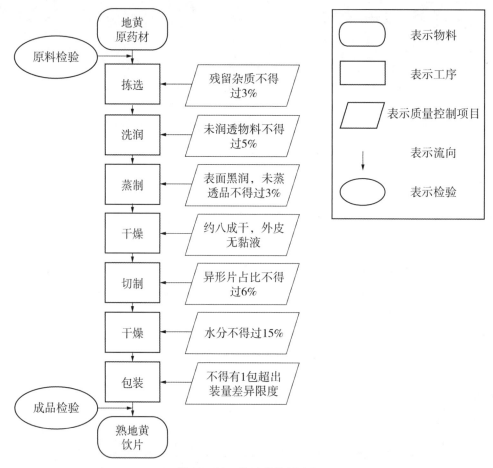

图 12－19　熟地黄炮制流程

（1）拣选：除去胶丝等杂质。

（2）洗润：将物料喷淋清水，快速冲洗，润透，润药期间适时向物料喷洒少量水，控制条件如下。

加水比例：100 kg 净地黄，20 kg 清水。

润制时间：润制 14 h 后，每小时检查 1 次，润至水吸尽。润制时间最长不超过 24 h。

（3）蒸制：使用蒸药箱蒸制，待蒸药温度到达 100 ℃后开始计时，蒸制完毕，出料，稍晾，拌回蒸液，控制条件如下。

设备名称：ZX－2000 蒸药箱。

投料限度：300～500 kg。

箱内压力：不高于 0.1 MPa。

蒸制时间：蒸制 2.5 h 至透心。

闷制时间：闷制过夜。

蒸制性状：表面乌黑色，有光泽。质柔软而带韧性，不易折断。

（4）干燥：按要求干燥至八成干，外皮无黏液，控制条件如下。

1）干燥方式：烘干。

设备名称：敞开式烘干箱。

投料厚度：不高于 20 cm。

设定温度：70 ℃（允许实际温度在 ±5 ℃ 浮动）。

干燥时间：4～5 h。

2）干燥方式：晒干。

场　　地：阳光房。

晾晒厚度：不高于 5 cm。

（5）切制：使用切药机将物料切成厚 2～4 mm 的片，控制条件如下。

1）设备种类：转盘式。

设备名称：QYJ2－100C 转盘式切片机。

链条输送速度档：快。

转盘与出料口距离：5 mm。

2）设备种类：多功能。

设备名称：XP－380 多功能切片机。

转盘与出料口距离：5 mm。

给料模式：气动给料。

（6）干燥：按要求干燥，适时翻动，水分不得过 15%，控制条件如下。

1）干燥方式：低温烘干。

设备名称：敞开式烘干箱。

投料厚度：不高于 20 cm。

设定温度：55 ℃（允许实际温度在 ±5 ℃ 浮动）。

干燥时间：3 h，放置一晚后加热 0.5 h。

2）干燥方式：晒干。

场　　地：阳光房。

晾晒厚度：不高于 5 cm。

（7）包装：装入 PE 薄膜袋后，放入纸箱或周转箱中。

【贮存条件】阴凉贮存。

【成品性状】本品为不规则的块片、碎块，大小、厚薄不一。表面乌黑色，有光泽，黏性大。质柔软而带韧性，不易折断，断面乌黑色，有光泽。气微，味甜（见图 12－20）。

【炮制作用】地黄蒸制后药性由寒转温，味由苦转甜，功能由清转补。

【炮制要点】

（1）转盘式切片机产能高，且片型好，一般优先考虑。

（2）多功能切片机为气动给料，气缸推动压板，压板将物料均匀横推进转盘，从而得到片型美观的熟地黄纵切片。

（3）熟地黄质黏，在生产过程中（尤其是干燥过程）应注意防尘，必要时可覆盖麻布袋。

（4）烘干温度不宜过高，防止水分流失过快导致质硬，失去油润光泽感。此外，当熟地黄干燥到表面不粘手时，翻动中应将大块搓散，防止其受热不均。

（5）熟地黄烘干时宜采用二次烘干方式，即首次干燥后堆积放置过夜，再进行第二次烘干。一次烘干时水分流失快，存在干燥不均匀的情况。二次烘干时经一夜的堆积后，可大大降低水分的不均匀度，从而减少霉变发生，提高其耐贮性。

（6）干燥熟地黄也可以采用晒干的方式。晒干的熟地黄质地较烘干的柔润且干湿均匀。

（7）长时间储存或挤压后，熟地黄会相互结粘连成团，不利于再次分装。可通过用烘床加热，趁热打散放凉后，再包装。

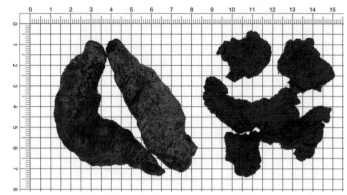

图 12 - 20　地黄原药材（左）与熟地黄饮片（右）对比

【相关资料】

（1）《中国药典》（2015 年版）中熟地黄的指标成分为毛蕊花糖苷和梓醇，但该指标成分受热不稳定[1]，导致熟地黄难以合格。在《中国药典》（2020 年版）中熟地黄的指标成分改为地黄苷 D，其水溶性及热稳定性相对稳定。[2]

（2）关于熟地黄的炮制工艺，现代还有一些的改进。有改用先切片后蒸制的方法炮制，使熟地更易蒸透、更黑润，效果更好。[3]还有改用高压蒸制的方法，利用高压对药物穿透力强且受热快的特性提升蒸制效果。[4]

（3）传统熟地黄以九蒸九晒者为佳。在现代研究中发现，随着蒸制时间的延长和蒸制次数的增加，5 - 羟甲基糠醛先增加后减少。熟地黄九蒸九晒的炮制原理是通过多次的蒸制以提高 5 - 羟甲基糠醛的含量[2]，但仍未明确 5 - 羟甲基糠醛含量与熟地黄临床疗效的关系。在《大韩药典》中，熟地黄的指标成分为 5 - 羟甲基糠醛，可见韩国是认同熟地黄多次蒸制的疗效的。

（4）现在有熟地汁制何首乌/黄精和熟地黄联合同时炮制的方法。[5]主要原理是将地黄置于蒸药容器上层，何首乌或黄精置于蒸药容器下层。在蒸制过程中地黄产生的汁液掉落在何首乌或黄精上，使何首乌和黄精在蒸制后达到"色如漆、味如饴"的效果。

【参考文献】

［1］卢鹏伟. 地黄的化学成分和炮制的比较研究［D］. 郑州：河南大学，2008.

［2］孟祥龙，马俊楠，张朔生，等. 熟地黄炮制（九蒸九晒）过程中药效化学成分量变化及炮制辅料对其影响研究［J］. 中草药，2016，47（5）：752 - 759.

［3］王辉. 熟地黄不同蒸制工艺的比较及其工艺优化研究［J］. 中国处方药，2021，19（9）：40 - 42.

［4］屠万倩，周志敏，张留记，等. 多指标综合评分正交试验法优化熟地黄的炮制工艺［J］. 中国药房，2017，28（22）：3121 - 3124.

［5］贵阳中医学院. 熟地黄和熟地汁制首乌联合同时炮制方法：CN201210489802.4［P］. 2013 - 02 - 27.

熟　大　黄

【药材来源】本品为蓼科植物掌叶大黄（*Rheum palmatum* L.）、唐古特大黄（*Rheum tanguticum* Maxim. ex Balf.）或药用大黄（*Rheum officinale* Baill.）的干燥根和根茎。

【原料性状】本品呈不规则类圆形厚片或块，大小不等。外表皮黄棕色或棕褐色，有纵皱纹及疙瘩状隆起。切面黄棕色至淡红棕色，较平坦，有明显散在或排列成环的星点，有空隙。

以质坚实、气清香、味苦而微涩者为佳。

【生产依据】《中国药典》（2020 年版一部）。

【炮制流程】炮制流程如图 12 - 21 所示。

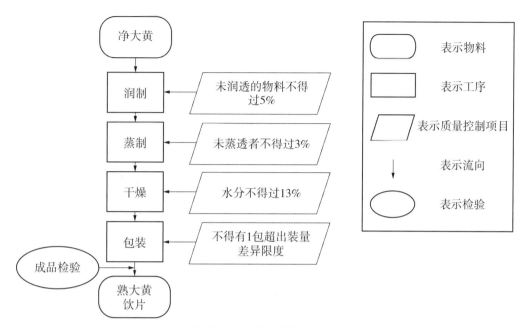

图 12 -21　熟大黄炮制流程

（1）润制：使用槽型混合机将大黄与黄酒混合拌匀，闷润至黄酒吸尽，控制条件如下。

设备名称：CH - 650 槽型混合机。

辅料比例：100 kg 大黄，25 kg 黄酒。

闷润时间：润制 3 h 后，每小时检查 1 次，润至黄酒吸尽。润制时间最长不超过 18 h。

（2）蒸制：使用蒸药箱蒸制，待蒸药温度到达 100 ℃后开始计时，蒸制完毕，出料，稍晾，拌回蒸液，控制条件如下。

设备名称：ZX - 2000 蒸药箱。

投料限度：120 ～ 200 kg。

箱内压力：不高于 0.1 MPa。

蒸制时间：蒸制 2 h 至透心。

蒸制性状：内外均呈黑色。

（3）干燥：按要求干燥，适时翻动，水分不得过 13％，控制条件如下。

1）干燥方式：烘干。

设备名称：敞开式烘干箱。

投料厚度：不高于 20 cm。

设定温度：75 ℃（允许实际温度在 ±5 ℃浮动）。

干燥时间：3 ～ 4 h。

2）干燥方式：晒干。

场　　　地：阳光房。

晾晒厚度：不高于 5 cm。

（4）包装：装入 PE 薄膜袋中，外套白色纤维袋，用手提式缝包机封口。

【贮存条件】阴凉贮存。

【成品性状】本品形如大黄片，表面黑色，断面中间隐约可见放射状纹理，质坚硬，气微香（见图 12 -22）。

【炮制作用】熟大黄经酒蒸后，泻下作用缓和，腹痛

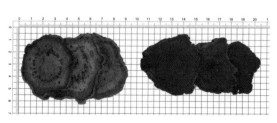

图 12 -22　大黄（左）与熟大黄饮片（右）对比

之副作用减轻，并能增强活血祛瘀之功。

【相关资料】现在普遍认为大黄减毒原理是肝毒性强的结合型蒽醌转化为肝毒性弱的游离型蒽醌。[1]因此，有人尝试用发酵法炮制大黄，大黄通过发酵后，其结合型蒽醌也能很好地转化为游离型蒽醌，为大黄的新品种开发提供了参考方向。[2,3]

【参考文献】

［1］南京中医药大学. 中药大辞典：上册［M］. 2 版. 上海：上海科学技术出版社，2005：138 – 144.

［2］戴万生，赵荣华. 发酵法对大黄蒽醌类成分含量的影响［J］. 云南中医中药杂志，2005，26（1）：38 – 39.

［3］周黎，戚岑聪，高鹏飞，等. 槐耳大黄双向发酵体系研究［J］. 世界科学技术 – 中医药现代化，2014（11）：2500 – 2505.

盐 女 贞 子

【药材来源】本品为木犀科植物女贞（*Ligustrum lucidum* Ait.）的干燥成熟果实。

【原料性状】本品呈卵形、椭圆形或肾形，长 6.0～8.5 mm，直径 3.5～5.5 mm。表面黑紫色或灰黑色，皱缩不平，基部有果梗痕或具宿萼及短梗。体轻。外果皮薄，中果皮较松软，易剥离，内果皮木质，黄棕色，具纵棱，破开后种子通常为 1 粒，肾形，紫黑色，油性。气微，味甘、微苦涩。

以粒大、饱满、色黑紫者为佳。

【生产依据】《广东省中药饮片炮制规范》（第一册）。

【炮制流程】炮制流程如图 12 – 23 所示。

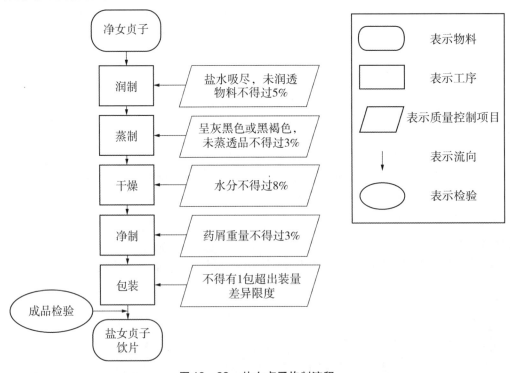

图 12 – 23　盐女贞子炮制流程

（1）润制：使用槽型混合机将净女贞子与盐水混合拌匀，闷润至盐水吸尽，控制条件如下。

设备名称：CH – 650 槽型混合机。

辅料比例：100 kg 净女贞子，2 kg 食盐，40 kg 水。

闷润时间：润制 1 h 后，每小时检查 1 次，润至盐水吸尽。润制时间最长不超过 8 h。

（2）蒸制：使用蒸药箱蒸制，待蒸药温度到达 100 ℃后开始计时，蒸制完毕，出料，稍晾，控制条件如下。

设备名称：ZX－2000 蒸药箱。

投料限度：200～400 kg。

箱内压力：不高于 0.1 MPa。

蒸制时间：蒸制 4 h 至透心。

蒸制性状：表面呈黑褐色，微咸。

（3）干燥：按要求干燥，适时翻动，水分不得过 8％，控制条件如下。

1）干燥方式：烘干。

设备名称：敞开式烘干箱。

投料厚度：不高于 20 cm。

设定温度：75 ℃（允许实际温度在 ±5 ℃浮动）。

干燥时间：3～4 h。

2）干燥方式：晒干。

场　　地：阳光房。

晾晒厚度：不高于 5 cm。

（4）净制：用 BGS－800 摆杆式筛选机筛去药屑、碎末，控制条件如下。

频　　率：40 Hz。

筛网孔径：2 mm。

（5）包装：装入 PE 薄膜袋中，外套白色纤维袋，用手提式缝包机封口。

【贮存条件】常温贮存。

【成品性状】本品形如女贞子。外表呈灰黑色或黑褐色，味甘、略苦、微咸（见图 12－24）。

【炮制作用】女贞子盐蒸后起引药入肾，增强滋阴补肾的作用。

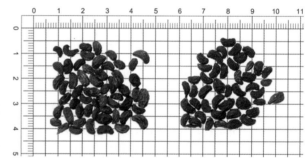

图 12－24　净女贞子（左）与盐女贞子饮片（右）对比

【相关资料】

（1）盐女贞子为岭南特色炮制，主流女贞子制法多为酒制。[1]

（2）女贞子蒸制后表面析出的白色粉霜为女贞子本身所含的齐墩果酸。

（3）女贞子的性状及化学成分的变化与其果实的成熟度有关。随着果实的成熟，女贞子从肾形转椭圆形再转卵形，颜色则从青绿色转浅红褐色再转紫黑色。根据中医药的比类取象理念，从"以形补形"方面考虑认为肾形的女贞子滋补效果好。现在有研究发现偏褐色的女贞子中 7 种成分（除槲皮素）含量高于偏黑的药材；6 月采收的女贞子中红景天苷含量最高，8—10 月采收的女贞子中其他 7 种成分含量相对较高。故女贞子应在秋、冬两季果实近成熟或成熟时采收。[2]

【参考文献】

［1］王秋红，张世臣，等. 历代中药炮制沿革［M］. 北京：中国中医药出版社，2018：215.

［2］刘欢，熊慧，薛雪，等. 全国资源普查女贞子药材质量特征关系探究及对《中国药典》女贞子药材标准规定的思考［J］. 中国中药杂志，2019，44（1）：68－76.

盐 山 茱 萸

【药材来源】本品为山茱萸科植物山茱萸（*Cornus officinalis* Sieb. et Zucc.）的干燥成熟果肉。

【原料性状】本品呈不规则的片状或囊状，长 1.0～1.5 cm，宽 0.5～1.0 cm。表面紫红色至紫黑色，皱缩，有光泽。顶端有的有圆形宿萼痕，基部有果梗痕。质柔软。气微，味酸、涩、微苦。以肉厚、柔软、色紫红者为佳。

【生产依据】《广东省中药炮制规范》（1984 年版）。

【炮制流程】炮制流程如图 12 - 25 所示。

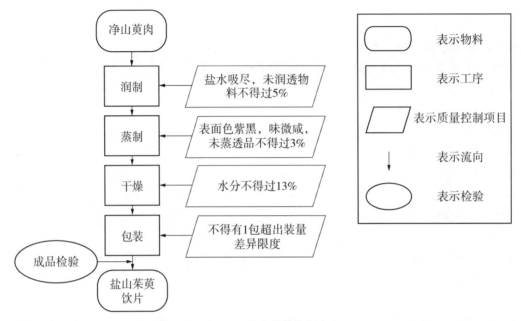

图 12 - 25　盐山茱萸炮制流程

（1）润制：将净山茱萸置于干净容器中，加入盐水并拌匀，闷润至盐水吸尽，控制条件如下。

辅料比例：100 kg 净山萸肉，2 kg 食盐，10 kg 水。

闷润时间：润制 1 h 后，每小时检查 1 次，润至盐水吸尽。润制时间最长不超过 8 h。

（2）蒸制：使用蒸药箱蒸制，待蒸药温度到达 100 ℃ 后开始计时，蒸制完毕，出料，稍晾，拌回蒸液，控制条件如下。

设备名称：ZX - 2000 蒸药箱。

投料限度：200 ～ 400 kg。

箱内压力：不高于 0.1 MPa。

蒸制时间：蒸制 2 h 至透心。

蒸制性状：表面呈紫黑色，味微咸。

（3）干燥：按要求干燥，适时翻动，水分不得过 13%，控制条件如下。

1）干燥方式：烘干。

设备名称：敞开式烘干箱。

投料厚度：不高于 20 cm。

设定温度：70 ℃（允许实际温度在 ±5 ℃浮动）。

干燥时间：3 ～ 4 h。

2）干燥方式：晒干。

场　　地：阳光房。

晾晒厚度：不高于 5 cm。

（4）包装：装入 PE 薄膜袋中，外套白色纤维袋，用手提式缝包机封口。

【贮存条件】阴凉贮存。

【成品性状】本品形如山茱萸。表面呈紫黑色，味酸、涩、微咸（见图 12 - 26）。

【炮制作用】山茱萸盐蒸后可增强补肾作用。

【炮制要点】

（1）山茱萸富糖分，蒸制时间不宜长，以防盐山茱萸相互粘连。

（2）盐山茱萸色黑、质黏。干燥时应注意环境，防止粉尘粘连于物料上。待盐山茱萸表面略干时应将其搓散，以防盐山茱萸相互板结。

（3）盐山茱萸易吸潮，干燥冷却后应及时包装，防止吸潮。

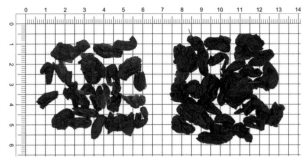

图 12-26　净山萸肉（左）与盐山茱萸饮片（右）对比

【相关资料】

（1）山茱萸日晒后颜色加深，干燥山萸肉宜采用阴干的方式干燥。

（2）山茱萸久置后颜色也会加深，且表面会有白霜析出，该现象本质为山萸肉的多糖类成分析出。起霜后山萸肉颜色发暗，油润性变差，品质下降，受潮易霉变。

盐 巴 戟 肉

【药材来源】本品为茜草科植物巴戟天（*Morinda officinalis* How）除去木心的干燥根。

【原料性状】本品呈扁圆柱形短段或不规则块。表面灰黄色或暗灰色，具纵纹和横裂纹。切面皮部厚，紫色或淡紫色，中空。气微，味甘而微涩。

以肉厚、断面色紫者为佳。

【生产依据】《中国药典》（2020 年版一部）。

【炮制流程】炮制流程如图 12-27 所示。

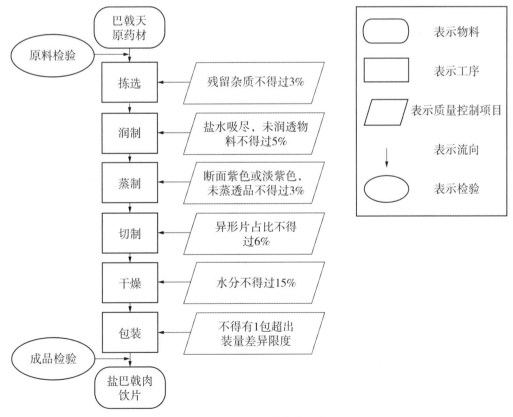

图 12-27　盐巴戟肉炮制流程

第十二章　蒸 煮 法

（1）拣选：除去残留须根和木心。

（2）润制：将巴戟天置于干净容器中，加入盐水并拌匀，闷润至盐水吸尽，控制条件如下。

辅料比例：100 kg 巴戟天，2 kg 食盐，40 kg 水。

闷润时间：润制 15 h 后，每小时检查 1 次，润至盐水吸尽。润制时间最长不超过 24 h。

（3）蒸制：使用蒸药箱蒸制，待蒸药温度到达 100 ℃后开始计时，蒸制完毕，出料，稍晾，拌回蒸液，控制条件如下。

设备名称：ZX - 2000 蒸药箱。

投料限度：200 ～ 400 kg。

箱内压力：不高于 0.1 MPa。

蒸制时间：蒸制 1.5 h 至透心。

闷制时间：2.5 h。

蒸制性状：断面皮部厚，紫色或淡紫色，中空。气微，味甘、咸而微涩。

（4）切制：用切药机将物料切成长度 5 ～ 10 mm 的段，控制条件如下。

设备种类：柔性带往复式。

设备名称：SQY - 500 数控直线往复式切药机。

频　　率：280 次/分。

长　　度：10 mm。

导槽直径：6 cm。

（5）干燥：按要求干燥，适时翻动，水分不得过 15%，控制条件如下。

1）干燥方式：烘干。

设备名称：敞开式烘干箱。

投料厚度：不高于 20 cm。

设定温度：50 ℃（允许实际温度在 ±5 ℃浮动）。

干燥时间：4 h。

2）干燥方式：晒干。

场　　地：阳光房。

晾晒厚度：不高于 5 cm。

（6）包装：装入 PE 薄膜袋中，外套白色纤维袋，用手提式缝包机封口。

【贮存条件】阴凉贮存。

【成品性状】本品形如巴戟天。表面灰黄色或暗灰色，具纵纹和横裂纹。切面皮部厚，紫色或淡紫色，中空。气微，味甘、咸而微涩（见图 12 - 28）。

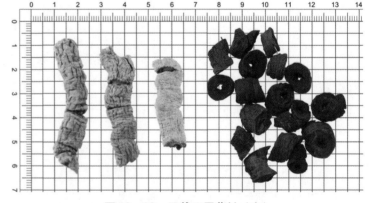

图 12 - 28　巴戟天原药材（左）
与盐巴戟肉饮片（右）对比

【炮制作用】巴戟天盐蒸后引药入肾，温而不燥，补肾助阳作用缓和，多服久服无伤阴之弊。

【炮制要点】

（1）盐巴戟肉浸出物多为水溶[1]，蒸制后应拌回蒸液，防止有效成分流失。

（2）在蒸制过程中，高温蒸汽会使盐巴戟肉的指标成分耐斯糖分解。[1] 蒸制时间过长容易导致标志成分耐斯糖含量低于《中国药典》（2020 年版）标准。

【相关资料】

（1）巴戟天现在多在产地晾晒至六成干直接抽心。巴戟天富含糖类，抽心后由于内部不通风，较易生虫霉变，验收时应注意。

（2）市面上也有用盐水煮的盐巴戟肉，特点是其外皮和断面都呈黑色，外皮的颜色比蒸制的巴戟天深。盐水煮巴戟天必须要将盐水煮干，否则耐斯糖难符合标准要求。

（3）有研究尝试建立产地加工炮制一体化的内控标准，用鲜巴戟天直接炮制为盐巴戟肉，以降低下游加工炮制的成本。[2]

【参考文献】

［1］陈娥，周灿，廖莎，等．不同炮制去心法对巴戟天耐斯糖含量的影响［J］．湖南中医药大学学报，2016，36（4）：31－33.

［2］许冬瑾，伍小妹，黄云，等．鲜巴戟天盐制工艺［J］．中国实验方剂学杂志，2011，17（12）：50－52.

盐 桑 椹

【药材来源】本品为桑科植物桑（*Morus alba* L.）的干燥果穗。

【原料性状】本品为聚花果，由多数小瘦果集合而成，呈长圆形，长 1～2 cm，直径 0.5～0.8 cm。黄棕色、棕红色或暗紫色，有短果序梗。小瘦果卵圆形，稍扁，长约 2 mm，宽约 1 mm，外具肉质花被片 4 枚。气微，味微酸而甜。

以个大、肉厚者为佳。

【生产依据】《广东省中药炮制规范》（1984 年版）。

【炮制流程】炮制流程如图 12 - 29 所示。

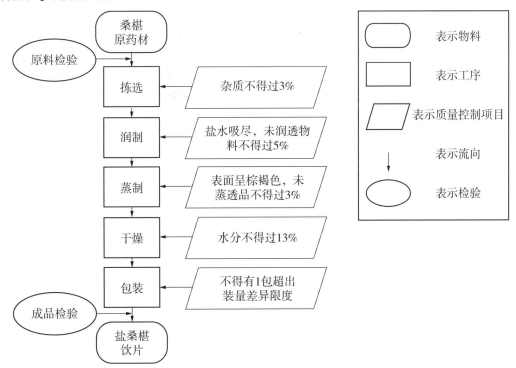

图 12 - 29　盐桑椹炮制流程

（1）拣选：除去柄蒂等杂质，筛去灰屑。

（2）润制：将净桑椹置于干净容器中，加入盐水并拌匀，闷润至盐水吸尽，控制条件如下。

辅料比例：100 kg 净桑椹，2 kg 食盐，10 kg 水。

闷润时间：润制 1 h 后，每 0.5 h 检查 1 次，润至盐水吸尽。润制时间最长不超过 8 h。

（3）蒸制：使用蒸药箱蒸制，待蒸药温度到达 100 ℃后开始计时，蒸制完毕，出料，稍晾，拌回蒸液，控制条件如下。

设备名称：ZX - 2000 蒸药箱。

投料限度：200～400 kg。

箱内压力：不高于 0.1 MPa。

蒸制时间：蒸制 2 h 至透心。

蒸制性状：表面呈棕褐色，味微咸。

（4）干燥：按要求干燥，适时翻动，水分不得过 13%，控制条件如下。

1）干燥方式：烘干。

设备名称：敞开式烘干箱。

投料厚度：不高于 20 cm。

设定温度：75 ℃（允许实际温度在 ±5 ℃浮动）。

干燥时间：5 h。

2）干燥方式：晒干。

场　　　地：阳光房。

晾晒厚度：不高于 5 cm。

（4）包装：装入 PE 薄膜袋后，放入纸箱或周转箱中。

【贮存条件】阴凉贮存。

【成品性状】本品形如桑椹。表面呈棕褐色，气微，味微酸而甜，微咸（见图 12 - 30）。

【炮制作用】桑椹盐蒸后增强养血作用。

【炮制要点】

（1）桑椹以色紫红为佳。但用于炮制盐桑椹的净桑椹最好选择外表面为黄棕色的。原因有二，一是黄棕色的净桑椹盐蒸后呈棕褐色，外观与标准相符；暗紫色的净桑椹盐蒸后呈暗紫色，外观与标准不相符。二是紫红色的桑椹比黄棕色的成熟程度高、含糖量多、质地软。蒸制后相互粘连、结团，不易干燥。

（2）桑椹质软，在润制时不宜过多加水，翻动和装料的动作宜轻、禁止挤压，蒸制时间不宜长。蒸制后的蒸液含有较多糖分，拌回后桑椹表面有光泽且可减轻蒸制桑椹糖分的流失。

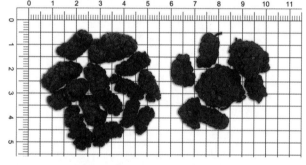

图 12 - 30　桑椹原药材（左）与盐桑椹饮片（右）对比

（3）盐桑椹质黏，干燥时应注意环境，防止粉尘粘连于物料上。

（4）长时间储存或挤压后，盐桑椹会相互结粘连成团，不利于再次分装。为减轻盐桑椹因挤压而出现粘连成团的程度，可使用有一定承重能力的纸箱和周转箱包装。

盐 桑 螵 蛸

【药材来源】桑螵蛸为螳螂科昆虫大刀螂（*Tenodera sinensis* Saussure）、小刀螂 ［*Statilia maculata* (Thunberg)］或巨斧螳螂 ［*Hierodula patellifera* (Serville)］的干燥卵鞘。以上 3 种分别习称"团螵蛸""长螵蛸"及"黑螵蛸"。

【原料性状】团螵蛸略呈圆柱形或半圆形，由多层膜状薄片叠成，长 2.5～4.0 cm，宽 2～3 cm。表面浅黄褐色，上面带状隆起不明显，底面平坦或有凹沟。体轻，质松而韧，横断面可见外层为海绵状，内层为许多放射状排列的小室，室内各有一细小椭圆形卵，深棕色，有光泽。气微腥，味淡或微咸。

长螵蛸略呈长条形，一端较细，长 2.5～5.0 cm，宽 1.0～1.5 cm。表面灰黄色，上面带状隆起明显，带的两侧各有一条暗棕色浅沟和斜向纹理。质硬而脆。

黑螵蛸略呈平行四边形，长2～4 cm，宽1.5～2.0 cm。表面灰褐色，上面带状隆起明显，两侧有斜向纹理，近尾端微向上翘。质硬而韧。

以个大、体软、色黄者为佳。

【生产依据】《广东省中药炮制规范》（1984年版）。

【炮制流程】炮制流程如图12-31所示。

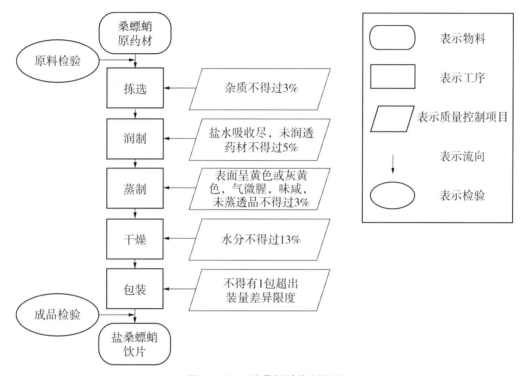

图12-31　盐桑螵蛸炮制流程

（1）拣选：除去残留桑枝等杂质，筛去灰屑。

（2）润制：使用槽型混合机将净桑螵蛸与盐水混合拌匀，闷润至盐水吸尽，控制条件如下。

设备名称：CH-650槽型混合机。

辅料比例：100 kg桑螵蛸，2 kg食盐，20 kg水。

闷润时间：润制1 h后，每小时检查1次，润至盐水吸尽。润制时间最长不超过8 h。

（3）蒸制：使用蒸药箱蒸制，待蒸药温度到达100 ℃后开始计时，蒸制完毕，出料，稍晾，控制条件如下。

设备名称：ZX-2000蒸药箱。

投料限度：100～200 kg。

箱内压力：不高于0.1 MPa。

蒸制时间：蒸制3 h至透心。

蒸制性状：表面呈黄色或灰黄色，气微腥，味咸。

（4）干燥：按要求干燥，适时翻动，水分不得过13%，控制条件如下。

1）干燥方式：烘干。

设备名称：敞开式烘干箱。

投料厚度：不高于35 cm。

设定温度：70 ℃（允许实际温度在±5 ℃浮动）。

干燥时间：5～6 h。

2）干燥方式：晒干。

场　　　地：阳光房。

晾晒厚度：不高于 10 cm。

（5）包装：装入 PE 薄膜袋中，外套白色纤维袋，用手提式缝包机封口。

【贮存条件】阴凉贮存。

【成品性状】本品形如桑螵蛸。表面呈黄色或灰黄色，气微腥，味咸（见图 12-32）。

【炮制作用】桑螵蛸可令人泄泻，一般不生用。盐蒸制后可杀死虫卵，消除泄泻的副作用，又能增强益肾固精、缩尿止遗的作用。

【相关资料】

（1）桑螵蛸古有炒法、炙法，但因"其内重重有隔房"，难使内外受热均匀，故现多以蒸制为主。

（2）桑螵蛸有团螵蛸、黑螵蛸、长螵蛸三种。其中团螵蛸质量最好，常有用黑螵蛸和长螵蛸混入团螵蛸中，以次充好。

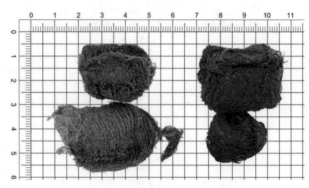

图 12-32　桑螵蛸原药材（左）
与盐桑螵蛸饮片（右）对比

盐 金 樱 子

【药材来源】本品为蔷薇科植物金樱子（*Rosa laevigata* Michx.）的干燥成熟果实。

【原料性状】本品呈倒卵形纵剖瓣。表面红黄色或红棕色，有突起的棕色小点。顶端有花萼残基，下部渐尖。花托壁厚 1～2 mm，内面淡黄色，残存淡黄色绒毛。气微，味甘、微涩。

以个大、肉厚、色红、有光泽、去净刺者为佳。

【生产依据】《广东省中药炮制规范》（1984 年版）。

【炮制流程】炮制流程如图 12-33 所示。

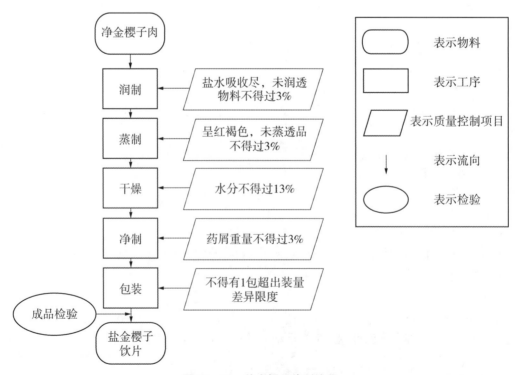

图 12-33　盐金樱子炮制流程

（1）润制：使用槽型混合机将净金樱子与盐水混合拌匀，闷润至盐水吸尽，控制条件如下。

设备名称：CH - 650 槽型混合机。

辅料比例：100 kg 净金樱子肉，2 kg 食盐，10 kg 水。

闷润时间：润制 0.5 h 后，每小时检查 1 次，润至盐水吸尽。润制时间最长不超过 8 h。

（2）蒸制：使用蒸药箱蒸制，待蒸药温度到达 100 ℃ 后开始计时，蒸制完毕，出料，稍晾，控制条件如下。

设备名称：ZX - 2000 蒸药箱。

投料限度：100 ～ 200 kg。

箱内压力：不高于 0.1 MPa。

蒸制时间：蒸制 4 h 至透心。

蒸制性状：表面呈红褐色，气微香，味微咸。

（3）干燥：按照要求将干燥，适时翻动，水分不得过 13%，控制条件如下。

1）干燥方式：烘干。

设备名称：敞开式烘干箱。

投料厚度：不高于 20 cm。

设定温度：75 ℃（允许实际温度在 ±5 ℃ 浮动）。

干燥时间：3 h。

2）干燥方式：晒干。

场　　地：阳光房。

晾晒厚度：不高于 5 cm。

（4）净制：用 BGS - 800 摆杆式筛选机筛去药屑、碎末，控制条件如下。

频　　率：40 Hz。

筛网孔径：2 mm。

（5）包装：装入 PE 薄膜袋中，外套白色纤维袋，用手提式缝包机封口。

【贮存条件】常温贮存。

【成品性状】本品形如金樱子。外表呈红褐色，气微香，味微咸（见图 12 -34）。

【炮制作用】金樱子盐蒸后起引药入肾、增强涩精的作用。

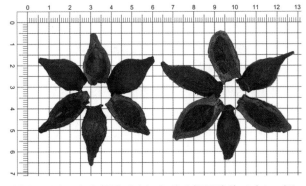

图 12 -34　净金樱子（左）与盐金樱子饮片（右）对比

【相关资料】市面上有伪品山刺玫冒充正品金樱子。山刺玫与金樱子的区别是：山刺玫表面无突起小点，花托壁薄（约 1 mm）。金樱子表面有突起的棕色小点，花托壁厚（1 ～ 2 mm）。

蒸 佛 手

【药材来源】本品为芸香科植物佛手（*Citrus medica* L. var. *sarcodactylis* Swingle）的干燥果实。

【原料性状】本品为类椭圆形或卵圆形的薄片，常皱缩或卷曲，长 6 ～ 10 cm，宽 3 ～ 7 cm，厚 0.2 ～ 0.4 cm。顶端稍宽，常有 3 ～ 5 个手指状的裂瓣，基部略窄，有的可见果梗痕。外皮黄绿色或橙黄色，有皱纹和油点。果肉浅黄白色或浅黄色，散有凹凸不平的线状或点状维管束。质硬而脆，受潮后柔韧。气香，味微甜后苦。

以片大、肉色黄白、香气浓郁者为佳。

【生产依据】《广东省中药炮制规范》（1984 年版）。

【炮制流程】炮制流程如图 12-35 所示。

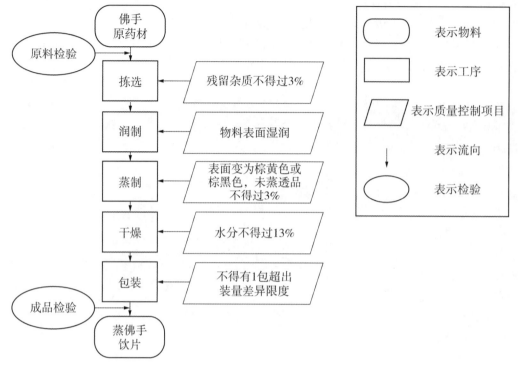

图 12-35 蒸佛手炮制流程

（1）拣选：除去胶丝、果梗等非药用部位杂质。

（2）润制：将净佛手置于干净容器中，稍喷淋清水至物料表面润湿。

（3）蒸制：使用蒸药箱蒸制，待蒸药温度到达 100 ℃后开始计时，蒸制完毕，出料，稍晾，控制条件如下。

设备名称：ZX-2000 蒸药箱。

投料限度：100～200 kg。

箱内压力：不高于 0.1 MPa。

蒸制时间：蒸制 3 h 至透心。

闷制时间：闷过夜。

蒸制性状：表面棕黄色或棕黑色。

（4）干燥：按要求干燥，适时翻动，水分不得过 13%，控制条件如下。

1）干燥方式：烘干。

设备名称：敞开式烘干箱。

投料厚度：不高于 20 cm。

设定温度：55 ℃（允许实际温度在 ±5 ℃浮动）。

干燥时间：4 h。

2）干燥方式：晒干。

场　　地：阳光房。

晾晒厚度：不高于 5 cm。

（5）包装：装入 PE 薄膜袋中，外套白色纤维袋，用手提式缝包机封口。

【贮存条件】阴凉贮存。

【成品性状】蒸后表面棕黄色或棕黑色（见图 12-36）。

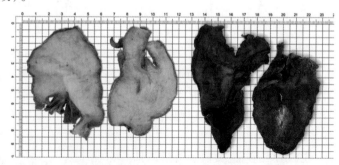

图 12-36 佛手原药材（左）与蒸佛手饮片（右）对比

【炮制作用】佛手蒸后降低辛燥性。

【炮制要点】

（1）蒸佛手以色黑为佳，净料应选用黄皮白肉的广佛手，其成熟度较川佛手高，更易蒸黑。

（2）润制加水可使佛手更易蒸黑。但加水过量会使其变软易烂，蒸制后相互粘连，不易干燥。

（3）佛手在干燥时宜低温干燥，以防味道散失。建议选择晾晒干燥。为避免佛手蒸制后成团结块，蒸制完毕出料后待其表面稍干时，立即把团块分离散开。

蒸 枳 壳

【药材来源】本品为芸香科植物酸橙（*Citrus aurantium* L.）的干燥未成熟果实。

【原料性状】本品呈半球形，外果皮棕褐色至褐色，有颗粒状突起，突起的顶端有凹点状油室；有明显的花柱残痕或果梗痕。切面中果皮黄白色，光滑而稍隆起，边缘散有 1～2 列棕黄色的油点，瓤囊 7～12 瓣。汁囊干缩呈棕色至棕褐色，内藏种子。质坚硬，不易折断。气清香，味苦、微酸。

以外皮色绿褐、果肉厚、质坚硬、气香浓者为佳。

【生产依据】《广东省中药炮制规范》（1984 年版）。

【炮制流程】炮制流程如图 12－37 所示。

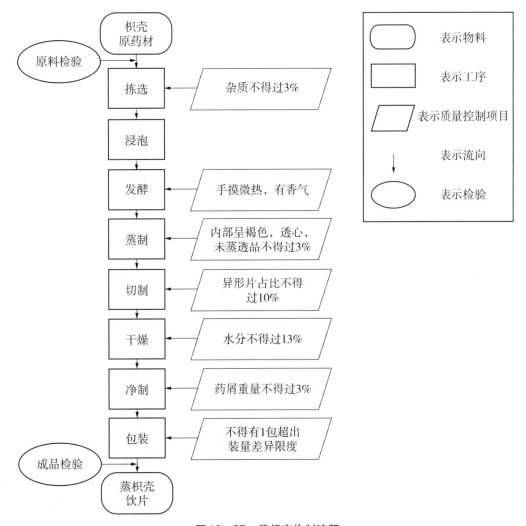

图 12－37　蒸枳壳炮制流程

第十二章　蒸煮法

（1）拣选：除去杂质。

（2）浸泡：将物料快速冲洗干净，浸润 1 h 后排水。

（3）发酵：将浸泡好的物料置于润药盘中发酵，控制条件如下。

发酵时间：3～4 天。

发酵程度：手摸微热，起白霉，有香气。

（4）蒸制：使用蒸药箱蒸制，待蒸药温度到达 100 ℃ 后开始计时，蒸制完毕，出料，稍晾，控制条件如下。

设备名称：ZX-2000 蒸药箱。

投料限度：150～300 kg。

箱内压力：不高于 0.1 MPa。

蒸制时间：蒸制 6 h 至透心。

闷制时间：闷过夜。

蒸制性状：内部呈紫褐色。

（5）切制：使用切药机将物料切成厚度 2～4 mm 的片，控制条件如下。

设备种类：柔性带往复式。

设备名称：SQY-500 数控直线往复式切药机。

频　　率：280 次/分。

长　　度：3.5 mm。

导槽直径：4 cm。

（6）干燥：按要求干燥，适时翻动，水分不得过 13%，控制条件如下。

1）干燥方式：烘干。

设备名称：敞开式烘干箱。

投料厚度：不高于 20 cm。

设定温度：75 ℃（允许实际温度在 ±5 ℃ 浮动）。

干燥时间：3 h。

2）干燥方式：晒干。

场　　地：阳光房。

晾晒厚度：不高于 5 cm。

（7）净制：用 TGF-1200-Ⅱ双级风选机风选除去药屑，控制条件如下。

1#风机频率：31 Hz（±5 Hz）。

2#风机频率：33 Hz（±5 Hz）。

出料情况：1#、2#出料口分离出非药用部分与药屑，主出料口出物料。

挡板高度：下方开口处高 4 cm。

（8）包装：装入 PE 薄膜袋中，外套白色纤维袋，用手提式缝包机封口。

【贮存条件】阴凉贮存。

【成品性状】本品形如枳壳。外表皮黑色，切面紫褐色（见图 12-38）。

【炮制作用】枳壳蒸后可缓和辛燥峻烈之性。

【炮制要点】

（1）浸泡时枳壳会漂浮在水面，可适当放置重物压实。

（2）发酵程度要控制好，当枳壳有酵香味溢出，起白霉时应停止发酵，以防因发酵过长而导致枳壳过软发黏。发酵过程应注意环境的洁净，以防产生黄曲霉等有害杂菌。

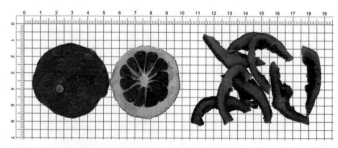

图 12-38　枳壳原药材（左）与枳壳（蒸制）饮片（右）对比

（3）蒸枳壳切制时将剖面朝下，可避免其滚动移位导致异形片增多。

【相关资料】蒸枳壳为岭南特色炮制品种。有研究报道，枳壳经过发酵后增加了新的活性成分从而增强了其临床疗效。[1]

【参考文献】

［1］张栋健，李薇，梁之桃，等．枳壳发酵炮制前后的成分变化及工艺优化［J］．中国药房，2017，28（7）：971－974．

蒸 枳 实

【药材来源】本品为芸香科植物酸橙（*Citrus aurantium* L.）的干燥幼果。

【原料性状】本品呈半球形，少数为球形，直径0.5～2.5 cm。外果皮黑绿色或棕褐色，具颗粒状突起和皱纹，有明显的花柱残迹或果梗痕。切面中果皮略隆起，厚0.3～1.2 cm，黄白色或黄褐色，边缘有1～2列油室，瓤囊棕褐色。质坚硬。气清香，味苦、微酸。

以体重、质坚、皮色青黑、瓤小、气香者为佳。

【生产依据】《广东省中药炮制规范》（1984年版）。

【炮制流程】炮制流程如图12-39所示。

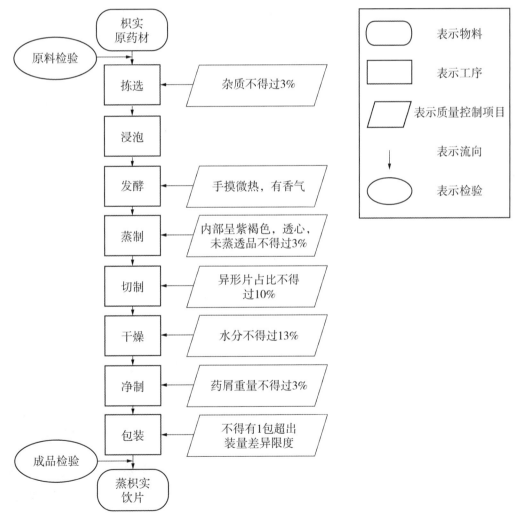

图 12 - 39　蒸枳实炮制流程

（1）拣选：除去杂质。

（2）浸泡：将物料快速冲洗干净，浸润 1 h 后排水。

（3）发酵：将浸泡好的物料置于润药盘中发酵，控制条件如下。

发酵时间：3～4 天。

发酵程度：手摸微热，起白霉，有香气。

（4）蒸制：使用蒸药箱蒸制，待蒸药温度到达 100 ℃ 后开始计时，蒸制完毕，出料，稍晾，控制条件如下。

设备名称：ZX - 2000 蒸药箱。

投料限度：200～400 kg。

箱内压力：不高于 0.1 MPa。

蒸制时间：蒸制 6 h 至透心。

闷制时间：闷过夜。

蒸制性状：内部呈紫褐色。

（5）切制：使用切药机将物料切成厚度 2～4 mm 的片，控制条件如下。

设备种类：柔性带往复式。

设备名称：SQY - 500 数控直线往复式切药机。

频　　率：280 次/分。

长　　度：4 mm。

导槽直径：4 cm。

（6）干燥：按要求干燥，适时翻动，水分不得过 13%，控制条件如下。

1）干燥方式：烘干。

设备名称：敞开式烘干箱。

投料厚度：不高于 20 cm。

设定温度：65 ℃（允许实际温度在 ±5 ℃ 浮动）。

干燥时间：3 h。

2）干燥方式：晒干。

场　　地：阳光房。

晾晒厚度：不高于 5 cm。

（7）净制：用 TGF - 1200 - Ⅱ 双级风选机风选除去药屑，控制条件如下。

1#风机频率：31 Hz（±5 Hz）。

2#风机频率：33 Hz（±5 Hz）。

出料情况：1#、2#出料口分离出非药用部分与药屑，主出料口出物料。

挡板高度：下方开口处高 4 cm。

（8）包装：装入 PE 薄膜袋中，外套白色纤维袋，用手提式缝包机封口。

【贮存条件】阴凉贮存。

【成品性状】本品形如枳实。外表皮黑色，切面紫褐色（见图 12 - 40）。

【炮制作用】枳实蒸后缓和峻烈之性，以免损伤正气。

【炮制要点】

（1）与《中国药典》（2020 年版）生品枳实的来源不完全相同，用于蒸制的枳实只能用酸橙的幼果，不可用甜橙。使用甜橙作为净料蒸制后蒸枳实颜色较浅，难以达到切面紫褐色的蒸制效果。

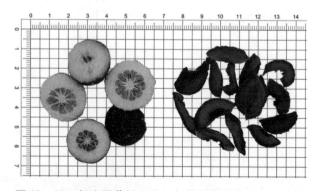

图 12 - 40　枳实原药材（左）与蒸枳实饮片（右）对比

（2）浸泡时枳实会漂浮在水上，可在上面适当放置重物压实。

（3）发酵程度要控制好，当枳实有酵香味溢出，手摸微热时应停止发酵，以防因发酵时间过长而导致枳实过软。发酵过程应避免阳光照射，以免影响发酵质量。

蒸　陈　皮

【药材来源】本品为芸香科植物橘（*Citrus reticulata* Blanco）及其栽培变种的干燥成熟果皮。

【原料性状】陈皮常剥成数瓣，基部相连，有的呈不规则的片状，厚 1～4 mm。外表面橙红色或红棕色，有细皱纹和凹下的点状油室；内表面浅黄白色，粗糙，附黄白色或黄棕色筋络状维管束。质稍硬而脆。气香，味辛、苦。

广陈皮常 3 瓣相连，形状整齐，厚度均匀，约 1 mm。外表面橙黄色至棕褐色，点状油室较大，对光照视，透明清晰。质较柔软。

以瓣大、完整、油润、质柔软、气浓、味稍甜后感苦辛者为佳。

【生产依据】《广东省中药炮制规范》（1984 年版）。

【炮制流程】炮制流程如图 12-41 所示。

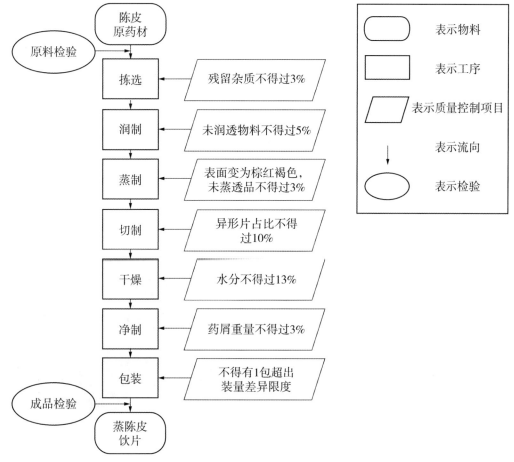

图 12-41　蒸陈皮炮制流程

（1）拣选：除去胶丝、橡皮筋等杂质。

（2）润制：将净陈皮置于干净容器中，喷淋清水并拌匀，润透，控制条件如下。

加水比例：100 kg 净陈皮，20 kg 清水。

润制时间：润制 1 h 至透后，每小时检查 1 次，润制时间最长不超过 8 h。

（3）蒸制：使用蒸药箱蒸制，待蒸药温度到达 100 ℃后开始计时，蒸制完毕，出料，稍晾，控制条件如下。

设备名称：ZX － 2000 蒸药箱。

投料限度：150 ～ 250 kg。

箱内压力：不高于 0. 1 MPa。

蒸制时间：蒸制 4 h 至透心。

闷制时间：闷过夜。

蒸制性状：表面棕红褐色，气清香。

（4）切制：用切药机将物料切成长 2 ～ 3 mm 的丝，控制条件如下。

设备种类：柔性带往复式。

设备名称：QWZL － 300D 直线往复式切药机。

频　　率：40 Hz。

齿轮位置：左中—右外。

（5）干燥：按要求干燥，适时翻动，水分不得过 13% 以下，控制条件如下。

1）干燥方式：烘干。

设备名称：敞开式烘干箱。

投料厚度：不高于 20 cm。

设定温度：55 ℃（允许实际温度在 ±5 ℃浮动）。

干燥时间：2 h。

2）干燥方式：晒干。

场　　地：阳光房。

晾晒厚度：不高于 5 cm。

（6）净制：用 BGS － 800 摆杆式筛选机筛去药屑、碎末，控制条件如下。

频　　率：40 Hz。

筛网孔径：2 mm。

（7）包装：装入 PE 薄膜袋中，外套白色纤维袋，用手提式缝包机封口。

【贮存条件】阴凉贮存。

【成品性状】本品形如陈皮。表面棕红褐色，质硬，气清香（见图 12 - 42）。

【炮制作用】陈皮蒸后减少辛燥之性。

【炮制要点】

（1）润制加水可使陈皮更易蒸黑。但加水过量会使其变软易烂，蒸制后相互粘连，不易干燥。

（2）陈皮在干燥时宜低温干燥，以防味道散失。建议选择晾晒干燥。

（3）为避免陈皮蒸制后成团结块，蒸制完毕出料后待其表面稍干时，立即把团块分离散开。

【相关资料】陈皮主流常用生品，蒸陈皮为岭南特色品种，蒸制后可减少陈皮的辛燥之性。

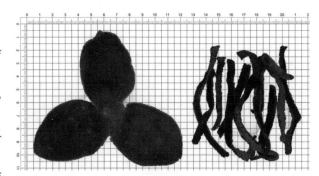

图 12 - 42　陈皮原药材（左）与蒸陈皮饮片（右）对比

酒 女 贞 子

【药材来源】本品为木犀科植物女贞（*Ligustrum lucidum* Ait.）的干燥成熟果实。

【原料性状】本品呈卵形、椭圆形或肾形，长 6. 0 ～ 8. 5 mm，直径 3. 5 ～ 5. 5 mm。表面黑紫色或灰黑色，皱缩不平，基部有果梗痕或具宿萼及短梗。体轻。外果皮薄，中果皮较松软，易剥离，内果皮木质，黄棕色，具纵棱，破开后种子通常为1粒，肾形，紫黑色，油性。气微，味甘、微苦涩。

以粒大、饱满、色黑紫者为佳。

【生产依据】《中国药典》（2020 年版一部）。

【炮制流程】炮制流程如图 12 - 43 所示。

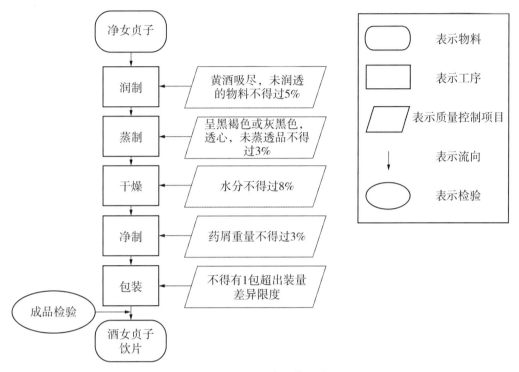

图 12 - 43　酒女贞子炮制流程

（1）润制：使用槽型混合机将净女贞子与黄酒混合拌匀，闷润至黄酒吸尽，控制条件如下。

设备名称：CH - 650 槽型混合机。

辅料比例：100 kg 净女贞子，20 kg 黄酒。

闷润时间：润制 1 h 后，每小时检查 1 次，润至黄酒吸尽。润制时间最长不超过 8 h。

（2）蒸制：使用蒸药箱蒸制，待蒸药温度到达 100 ℃后开始计时，蒸制完毕，出料，稍晾，控制条件如下。

设备名称：ZX - 2000 蒸药箱。

投料限度：200 ～ 400 kg。

箱内压力：不高于 0.1 MPa。

蒸制时间：蒸制 4 h 至透心。

蒸制性状：表面黑褐色或灰黑色，微有酒香气。

（3）干燥：按要求干燥，适时翻动，水分不得过 8%，控制条件如下。

设备名称：敞开式烘干箱。

投料厚度：不高于 20 cm。

设定温度：75 ℃（允许实际温度在 ±5 ℃浮动）。

干燥时间：4 h。

（4）净选：用 BGS - 800 摆杆式筛选机筛去药屑、碎末，控制条件如下。

频　　率：40 Hz。

筛网孔径：2 mm。

（5）包装：装入 PE 薄膜袋中，外套白色纤维袋，用手提式缝包机封口。

【贮存条件】常温贮存。

【成品性状】本品形如女贞子。表面黑褐色或灰黑色，常附有白色粉霜。微有酒香气（见图12-44）。

【炮制作用】女贞子酒蒸后可缓和其寒滑之性，增强其滋补肝肾的功效。

【相关资料】

（1）在蒸制过程中，女贞子所含的有效成分特女贞子苷不稳定，在高温下水解成红景天苷，加热时间越长，特女贞子苷水解越彻底。[1]

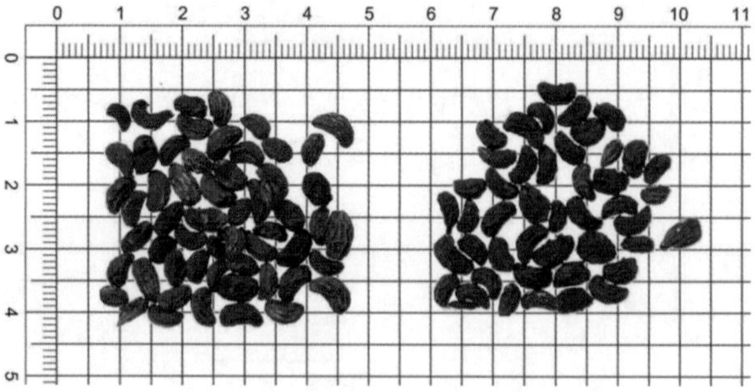

图12-44　净女贞子（左）与酒女贞子饮片（右）对比

（2）女贞子蒸制后表面析出的白色粉霜为女贞子本身所含的齐墩果酸。[2]

（3）女贞子的性状及化学成分的变化与其果实的成熟度有关。随着果实的成熟，女贞子从肾形转椭圆形再转卵形，颜色则从青绿色转浅红褐色再转紫黑色。根据中医药的比类取象理念，从"以形补形"方面考虑认为肾形的女贞子滋补效果好。现在有研究发现，偏褐色的女贞子中7种成分（除槲皮素）含量高于偏黑的药材；6月份采收的女贞子中红景天苷含量最高，8—10月采收的女贞子中其他7种成分含量相对较高。故女贞子应在秋、冬两季果实近成熟或成熟时采收。[3]

【参考文献】

［1］霍雨佳，岳琳，刘颖，等．酒制对女贞子饮片主要化学成分含量的影响［J］．中国实验方剂学杂志，2018，24（1）：26-30.

［2］张世臣，叶定江，等．中药炮制学［M］．北京：人民卫生出版社，1999：501-504.

［3］刘欢，熊慧，薛雪，等．全国资源普查女贞子药材质量特征关系探究及对《中国药典》女贞子药材标准规定的思考［J］．中国中药杂志，2019，44（1）：68-76.

酒　川　芎

【药材来源】本品为伞形科植物川芎（*Ligusticum chuanxiong* Hort.）的干燥根茎。

【原料性状】本品为不规则结节状拳形团块，直径2～7 cm。表面灰褐色或褐色，粗糙皱缩，有多数平行隆起的轮节，顶端有凹陷的类圆形茎痕，下侧及轮节上有多数小瘤状根痕。质坚实，不易折断，断面黄白色或灰黄色，散有黄棕色的油室，形成层环呈波状。气浓香，味苦、辛，稍有麻舌感，微回甜。

以个大、断面色黄白、油性大、香气浓者为佳。

【生产依据】《广东省中药饮片炮制规范》（第一册）。

【炮制流程】炮制流程如图12-45所示。

（1）拣选：除去胶丝等杂质。

（2）润制：使用槽型混合机将净川芎与黄酒混合拌匀，闷润至黄酒吸尽，控制条件如下。

设备名称：CH-650槽型混合机。

辅料比例：100 kg川芎，10 kg黄酒。

闷润时间：润制14 h后，每小时检查1次，润至黄酒吸尽。润制时间最长不超过24 h。

（3）蒸制：使用蒸药箱蒸制，待蒸药温度到达100 ℃后开始计时，蒸制完毕，出料，稍晾，拌回蒸液，控制条件如下。

设备名称：ZX-2000蒸药箱。

投料限度：200～400 kg。

箱内压力：不高于0.1 MPa。

蒸制时间：蒸制3 h至透心。

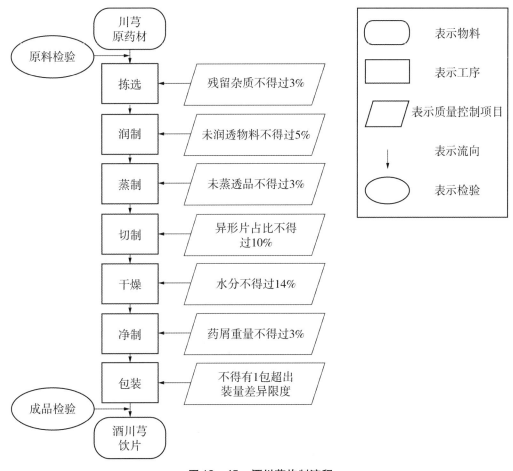

图 12 - 45　酒川芎炮制流程

蒸制性状：表面外表皮黄褐色。切面淡黄棕色至棕色，微有酒香气。

（4）切制：使用切药机将物料切成厚 1～2 mm 的片，控制条件如下。

设备种类：往复式。

设备名称：BP - 200B 型刨片机。

水枪压力：0.2 Mpa。

气缸压力：0.5 Mpa。

频　　率：32 Hz。

调整板厚度：2 mm。

（5）干燥：按要求干燥，适时翻动，水分不得过 14%，控制条件如下。

1）干燥方式：烘干。

设备名称：敞开式烘干箱。

投料厚度：不高于 20 cm。

设定温度：55 ℃（允许实际温度在 ±5 ℃浮动）。

干燥时间：2～3 h。

2）干燥方式：晒干。

场　　地：阳光房。

晾晒厚度：不高于 5 cm。

（6）净制：用 BGS - 800 摆杆式筛选机筛去药屑、碎末，控制条件如下。

频　　率：40 Hz。

筛网孔径：4 mm。

（7）包装：装入 PE 薄膜袋中，外套白色纤维袋，用手提式缝包机封口。

【贮存条件】阴凉贮存。

【成品性状】本品形如川芎。外表皮黄褐色，断面淡黄棕色至棕色。散有黄棕色的油室，形成层环呈波状。质坚实而脆。微有酒香气（见图 12 - 46）。

【炮制作用】川芎酒蒸后增强活血行气、祛风止痛的作用。

【相关资料】酒川芎多为酒炙法炮制，酒蒸川芎是岭南炮制特色之一。

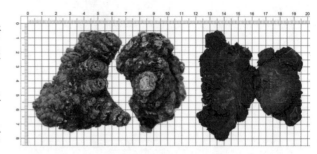

图 12 - 46　川芎原药材（左）与酒川芎饮片（右）对比

酒 苁 蓉

【药材来源】本品为列当科植物肉苁蓉（*Cistanche deserticola* Y. C. Ma）或管花肉苁蓉［*Cistanche tubulosa*（Schenk）Wight］的干燥带鳞叶的肉质茎。

【原料性状】肉苁蓉片呈不规则形的厚片。表面棕褐色或灰棕色。有的可见肉质鳞叶。切面有淡棕色或棕黄色点状维管束，排列成波状环纹。气微，味甜、微苦。

管花肉苁蓉片呈不规则形的厚片。表面棕褐色或灰棕色。有的可见肉质鳞叶。切面散生点状维管束。以片大、色棕褐、质柔润者为佳。

【生产依据】《中国药典》（2020 年版一部）。

【炮制流程】炮制流程如图 12 - 47 所示。

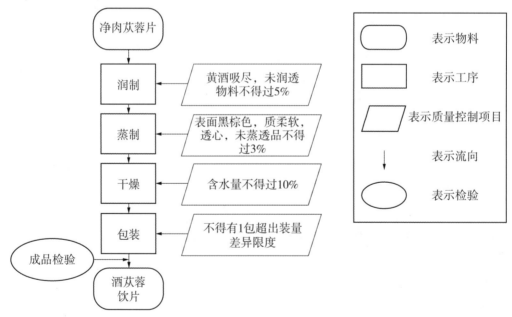

图 12 - 47　酒苁蓉炮制流程

（1）润制：将净肉苁蓉片置于干净容器中，加入黄酒并拌匀，闷润至黄酒吸尽，控制条件如下。

辅料比例：100 kg 净肉苁蓉片，20 kg 黄酒。

闷润时间：润制 2 h 后，每小时检查 1 次，润至黄酒吸尽。润制时间最长不超过 8 h。

（2）蒸制：使用蒸药箱蒸制，待蒸药温度到达 100 ℃后开始计时，蒸制完毕，出料，稍晾，拌回蒸液，控制条件如下。

设备名称：ZX - 2000 蒸药箱。

投料限度：200～400 kg。

箱内压力：不高于0.1 MPa。

蒸制时间：蒸制2 h至透心。

蒸制性状：表面黑棕色，质柔软，微有酒香气。

（3）干燥：按要求干燥，适时翻动，水分不得过10%，控制条件如下。

1）干燥方式：低温烘干。

设备名称：敞开式烘干箱。

投料厚度：不高于20 cm。

设定温度：50 ℃（允许实际温度在±5 ℃浮动）。

干燥时间：7 h，放置一晚后加热0.5 h。

2）干燥方式：晒干。

场　　地：阳光房。

晾晒厚度：不高于5 cm。

（4）包装：装入PE薄膜袋中，外套白色纤维袋，用手提式缝包机封口。

【贮存条件】阴凉贮存。

【成品性状】酒苁蓉形如肉苁蓉片。表面黑棕色，切面点状维管束，排列成波状环纹。质柔润。略有酒香气，味甜，微苦（见图12-48）。

酒管花苁蓉切面散生点状维管束。

【炮制作用】肉苁蓉酒蒸后增强其补肾助阳之力。

【炮制要点】

（1）酒苁蓉的有效成分松果菊苷和毛蕊花糖苷会随着蒸制时间的延长而降低。[1]因此，要严格控制蒸制的时间。而使用肉苁蓉片进行蒸制，可以缩短蒸制时间，有效地避免有效成分的降解。

（2）蒸制后拌回蒸液可减少酒苁蓉水溶性成分流失的同时，药液中的糖分可使其干燥后更有光泽。

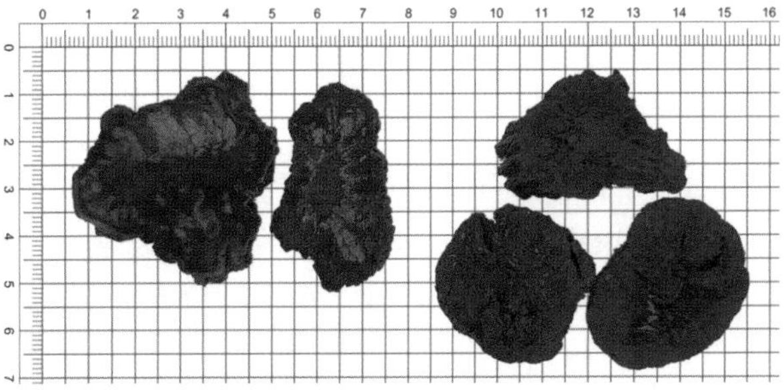

图12-48　净肉苁蓉片（左）与酒苁蓉饮片（右）对比

（3）酒苁蓉含水量高、质黏，干燥时应注意防尘，必要时可覆盖麻布袋。当干燥至表面不粘手时，应将其相互粘连的团块弄散。

（4）酒苁蓉干燥时应采用二次干燥方式，即首次干燥后堆积放置过夜，再进行第二次干燥。一次干燥时水分流失快，存在干燥不均匀的情况。二次干燥时经一夜的堆积后，可大大降低水分的不均匀度，从而减少霉变发生，提高其耐贮性。

【相关资料】产地初加工时多直接蒸透肉苁蓉以达到杀酶保苷的效果，因此，有部分企业尝试利用产地加工炮制一体化的工艺直接用肉苁蓉鲜药材炮制酒苁蓉。[2]

【参考文献】

［1］马志国，谭咏欣. 酒蒸不同时间肉苁蓉中6种苯乙醇苷类成分的变化［J］. 中成药，2011，33（11）：1951-1954.

［2］天津中医药大学. 一种酒苁蓉饮片产地加工与炮制一体化工艺的生产方法：CN202110059818.0［P］. 2021-03-26.

酒　萸　肉

【药材来源】本品为山茱萸科植物山茱萸（*Cornus officinalis* Sieb. et Zucc.）的干燥成熟果肉。

【原料性状】本品呈不规则的片状或囊状，长1.0～1.5 cm，宽0.5～1.0 cm。表面紫红色至紫黑色，皱缩，有光泽。顶端有的有圆形宿萼痕，基部有果梗痕。质柔软。气微，味酸、涩、微苦。
以肉厚、柔软、色紫红者为佳。

【生产依据】《中国药典》（2020年版一部）。

【炮制流程】炮制流程如图12-49所示。

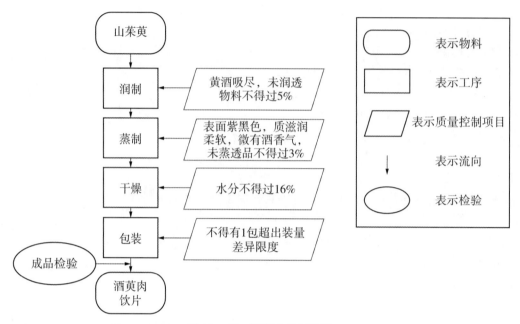

图12-49　酒萸肉炮制流程

（1）润制：将山茱萸置于干净容器中，加入黄酒并拌匀，闷润至黄酒吸尽，控制条件如下。

辅料比例：100 kg净山茱萸，20 kg黄酒。

闷润时间：润制1 h后，每小时检查1次，润至黄酒吸尽。润制时间最长不超过8 h。

（2）蒸制：使用蒸药箱蒸制，待蒸药温度到达100 ℃后开始计时，蒸制完毕，出料，稍晾，拌回蒸液，控制条件如下。

设备名称：ZX-2000蒸药箱。

投料限度：200～400 kg。

箱内压力：不高于0.1 MPa。

蒸制时间：蒸制0.5 h至透心。

蒸制性状：表面紫黑色，质滋润柔软，微有酒香气。

（3）干燥：按要求干燥，适时翻动，水分不得过16%以下，控制条件如下。

1）干燥方式：烘干。

设备名称：敞开式烘干箱。

投料厚度：不高于20 cm。

设定温度：70 ℃（允许实际温度在±5 ℃浮动）。

干燥时间：4 h。

2）干燥方式：晒干。

场　　地：阳光房。

晾晒厚度：不高于5 cm。

（4）包装：装入PE薄膜袋中，外套白色纤维袋，用手提式缝包机封口。

【贮存条件】阴凉贮存。

【成品性状】本品形如山茱萸。表面呈紫黑色或黑色，质滋润柔软。微有酒香气（见图12-50）。

【炮制作用】酒萸肉借酒力温通，助药势，降低其酸性，滋补作用增强。

【炮制要点】

(1) 山茱萸富含糖分，蒸制时间不宜过长，以防酒萸肉相互粘连。

(2) 酒萸肉色黑、质黏。干燥时应注意环境，防止粉尘粘连于物料上。待酒萸肉表面略干时应将其搓散，以防酒萸肉相互板结。

(3) 酒萸肉易吸潮，干燥冷却后应及时包装，防止吸潮。

【相关资料】有研究尝试加工炮制一体化生产酒萸肉。直接使用去核鲜山萸肉加黄酒炮制酒萸肉。[1]

【参考文献】

[1] 李清正，张振凌，闫梦真，等. 酒萸肉饮片加工炮制一体化工艺 [J]. 中国现代中药，2019，21 (6)：817-822.

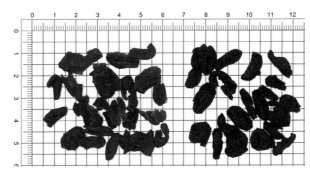

图 12-50　净山萸肉（左）与酒萸肉饮片（右）对比

酒　黄　精

【药材来源】本品为百合科植物滇黄精（*Polygonatum kingianum* Coll. et Hemsl.）、黄精（*Polygonatum sibiricum* Red.）或多花黄精（*Polygonatum cyrtonema* Hua）的干燥根茎。按形状不同，习称"大黄精""鸡头黄精""姜形黄精"。

【原料性状】大黄精呈肥厚肉质的结节块状，结节长可达 10 cm 以上，宽 3～6 cm，厚 2～3 cm。表面淡黄色至黄棕色，具环节，有皱纹及须根痕，结节上侧茎痕呈圆盘状，圆周凹入，中部突出。质硬而韧，不易折断，断面角质，淡黄色至黄棕色。气微，味甜，嚼之有黏性。

鸡头黄精呈结节状弯柱形，长 3～10 cm，直径 0.5～1.5 cm。结节长 2～4 cm，略呈圆锥形，常有分枝。表面黄白色或灰黄色，半透明，有纵皱纹，茎痕圆形，直径 5～8 mm。

姜形黄精呈长条结节块状，长短不等，常数个块状结节相连。表面灰黄色或黄褐色，粗糙，结节上侧有突出的圆盘状茎痕，直径 0.8～1.5 cm。

以块大、肥润、色黄、断面透明者为佳。味苦者不可药用。

【生产依据】《中国药典》（2020 年版一部）。

【炮制流程】炮制流程如图 12-51 所示。

(1) 拣选：除去杂质。

(2) 润制：将净黄精置于干净容器中，加入黄酒并拌匀，闷润至黄酒吸尽，控制条件如下。

辅料比例：100 kg 净黄精，20 kg 黄酒。

闷润时间：润制 12 h 后，每小时检查 1 次，润至黄酒吸尽。润制时间最长不超过 24 h。

(3) 蒸制：使用蒸药箱蒸制，待蒸药温度到达 100 ℃后开始计时，蒸制完毕，出料，稍晾，拌回蒸液，控制条件如下。

设备名称：ZX-2000 蒸药箱。

投料限度：200～400 kg。

箱内压力：不高于 0.1 MPa。

蒸制时间：蒸制 5 h 至透心。

蒸制性状：表面棕褐色至黑色，有光泽，中心棕色至浅褐色。味甜，微有酒香气。

(4) 干燥：按要求干燥至八成干，外皮无黏液，控制条件如下。

1）干燥方式：烘干。

设备名称：敞开式烘干箱。

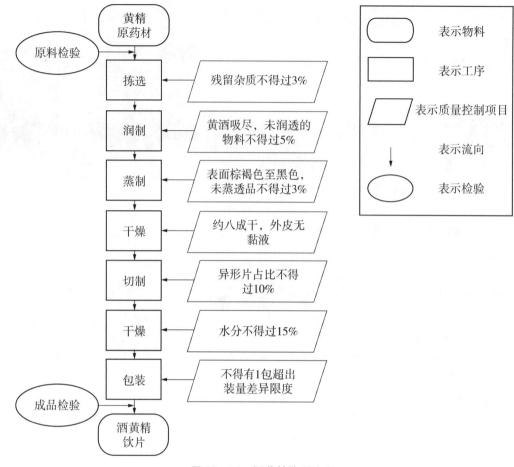

图 12 –51　酒黄精炮制流程

投料厚度：不高于 20 cm。

设定温度：60 ℃（允许实际温度在 ±5 ℃浮动）。

干燥时间：2 h。

2）干燥方式：晒干。

场　　地：阳光房。

晾晒厚度：不高于 5 cm。

（5）切制：

设备种类：柔性带往复式。

设备名称：QWZL –300D 直线往复式切药机。

频　　率：45 Hz。

齿轮位置：左外—右内。

导槽直径：4 cm。

（6）干燥：按要求干燥，适时翻动，水分不得过 15%，控制条件如下。

1）干燥方式：低温干燥。

设备名称：敞开式烘干箱。

投料厚度：不高于 20 cm。

设定温度：50 ℃（允许实际温度在 ±5 ℃浮动）。

干燥时间：6 h。

2）干燥方式：晒干。

场　　地：阳光房。

晾晒厚度：不高于 5 cm。

（7）包装：装入 PE 薄膜袋后，放入纸箱或周转箱中。

【贮存条件】阴凉贮存。

【成品性状】本品呈不规则的厚片。表面棕褐色至黑色，有光泽，中心棕色至浅褐色，可见筋脉小点。质较柔软。味甜，微有酒香气（见图 12 - 52）。

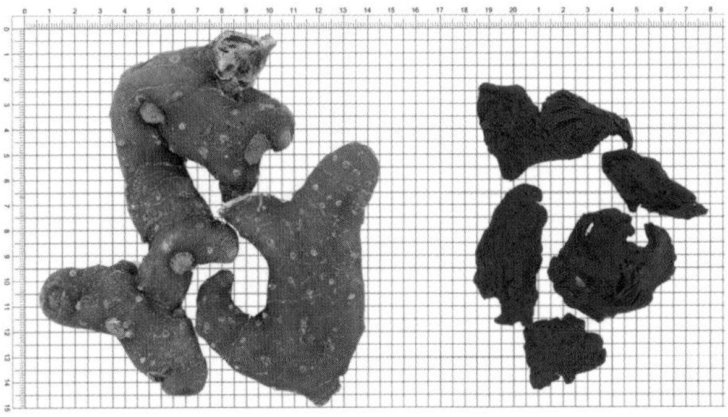

【炮制作用】酒黄精能助其药势，使之滋而不腻，更好地发挥补益作用。

图 12 - 52　黄精原药材（左）与酒黄精饮片（右）对比

【炮制要点】

（1）酒黄精以色黑、味甜为佳，但酒黄精中的黄精多糖受热易损耗。[1,2]因此，酒黄精的炮制需要确保黄精多糖符合《中国药典》（2020 年版）标准的前提下而又能使其乌黑有光泽。

（2）炮制酒黄精应选用富肉质的净黄精。不宜选用陈旧、柴性、干瘪的净黄精。另外，大黄精蒸制后多糖损耗最多，其次是姜形黄精，损耗最小的是鸡头黄精。

（3）润制时应将黄精彻底润透，从而缩短蒸制时间。

（4）蒸制结束后拌回蒸液，以减少水溶性多糖的流失且药液中的糖分可使其干燥后更有光泽。

（5）黄精质黏，在生产过程中（尤其是干燥过程）应注意防尘，必要时可覆盖麻布袋。

（6）干燥温度不宜过高，防止水分流失过快导致质硬，失去油润光泽感。此外，当酒黄精干燥到表面不粘手时，翻动中应将大块搓散，防止其受热不均。

（7）酒黄精干燥时宜采用二次干燥方式，即首次干燥后堆积放置过夜，再进行第二次干燥。一次干燥时水分流失快，存在干燥不均匀的情况。二次干燥时经一夜的堆积后，可大大降低水分的不均匀度，从而减少霉变发生，提高其耐贮性。

（8）长时间储存或挤压后，酒黄精会相互结粘连成团，不利于再次分装。可通过用烘床加热，趁热打散放凉后，再包装。

【相关资料】

（1）传统酒黄精以九蒸九制者为佳。在现代研究中发现，随着蒸制时间的延长和蒸制次数的增加，黄精多糖减少，5 - 羟甲基糠醛增加。酒黄精九蒸九制的炮制原理可能是通过多次的蒸制来提高 5 - 羟甲基糠醛的含量，但目前仍未明确 5 - 羟甲基糠醛含量与酒黄精临床疗效的关系。[3]

（2）酒黄精在产地一休化加工，直接与黄酒同蒸制成酒黄精，以减少反复加工导致黄精多糖的减少，但炮制工艺尚未成熟。[4]

【参考文献】

［1］吴丰鹏，李芹英，吴彦超，等．九蒸九制对黄精多糖单糖组成及其抗氧化性的影响［J］．食品工业科技，2021，42（2）：42 - 46.

［2］杨圣贤，杨正明，陈奕军，等．黄精"九蒸九制"炮制过程中多糖及皂苷的含量变化［J］．湖南师范大学学报（医学版），2015（5）：141 - 144.

［3］张洪坤，吴桂芳，黄玉瑶，等．黄精不同九制炮制的过程研究［J］．时珍国医国药，2019，30（3）：602 - 605.

［4］金鹏程，吴丽华，吴昕怡，等．Box-Behnken 响应面法优化滇黄精产地加工炮制一体化工艺对黄精多糖的影响［J］．中国现代中药，2021，23（4）：674 - 678，690.

醋 五 味 子

【药材来源】本品为木兰科植物五味子［*Schisandra chinensis*（Turcz.）Baill.］的干燥成熟果实。

【原料性状】本品呈不规则的球形或扁球形，直径 5～8 mm。表面红色、紫红色或暗红色，皱缩，显油润；有的表面呈黑红色或出现"白霜"。果肉柔软，种子 1～2，肾形，表面棕黄色，有光泽，种皮薄而脆。果肉气微，味酸；种子破碎后，有香气，味辛、微苦。

以粒大、果皮紫红、肉厚、柔润者为佳。

【生产依据】《中国药典》（2020 年版一部）。

【炮制流程】炮制流程如图 12－53 所示。

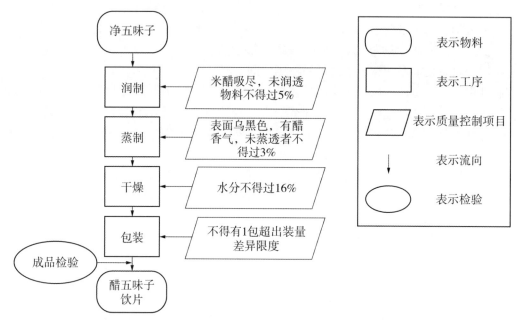

图 12－53 醋五味子炮制流程

（1）润制：使用槽型混合机将净五味子与米醋混合拌匀，闷润至米醋吸尽，控制条件如下。

设备名称：CH－650 槽型混合机。

辅料比例：100 kg 净五味子，20 kg 米醋。

闷润时间：润制 0.5 h 后，每 10 min 检查 1 次，润至米醋吸尽。润制时间最长不超过 4 h。

（2）蒸制：使用蒸药箱蒸制，待蒸药温度达 100 ℃后开始计时，蒸制完毕，出料，稍晾，控制条件如下。

设备名称：ZX－2000 蒸药箱。

投料限度：100～250 kg。

箱内压力：不高于 0.1 MPa。

蒸制时间：蒸制 40 min。

蒸制性状：表面乌黑色，油润，稍有光泽。有醋香气。

（3）干燥：按要求干燥，适时翻动，水分不得过 16%，控制条件如下。

1）干燥方式：烘干。

设备名称：敞开式烘干箱。

投料厚度：不高于 20 cm。

设定温度：60 ℃（允许实际温度在 ±5 ℃浮动）。

干燥时间：5 h。

2）干燥方式：晒干。

场　　　地：阳光房。

晾晒厚度：不高于 4 cm。

（4）包装：装入 PE 薄膜袋中，外套白色纤维袋，用手提式缝包机封口。

【贮存条件】阴凉贮存。

【成品性状】本品形如五味子。表面乌黑色，油润，稍有光泽。有醋香气（见图 12 - 54）。

【炮制作用】五味子醋制后酸涩收敛之性增强，涩精止泻作用更强。

【炮制要点】

（1）五味子富含糖分，如果蒸制时间过长，容易导致饮片间相互粘连，结块。

（2）醋五味子色黑、质黏。干燥时应注意容器的洁净度，做到防尘防污染，避免污染物质粘连于炮制

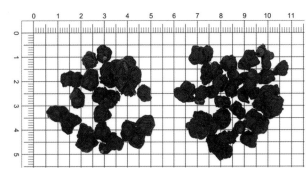

图 12 - 54　净五味子（左）与醋五味子饮片（右）对比

品上。待醋五味子表面略干时应将其搓散，避免炮制品相互板结。干燥放凉后应及时包装，防止污染、吸潮。

【相关资料】

（1）醋五味子为近代新发展的炮制品，古时多用生品、酒炙品和蜜炙品。[1]

（2）五味子在贮存过程中与空气接触，果肉颜色会加深，由红色变为黑红色，多糖成分析出表面而形成"白霜"，品质下降。

【参考文献】

[1] 王秋红，张世臣，等 . 历代中药炮制沿革［M］. 北京：中国中医药出版社，2018：225 - 226.

醋延胡索

【药材来源】本品为罂粟科植物延胡索（*Corydalis yanhusuo* W. T. Wang）的干燥块茎。

【原料性状】本品呈不规则的扁球形，直径 0.5 ～ 1.5 cm。表面黄色或黄褐色，有不规则网状皱纹。顶端有略凹陷的茎痕，底部常有疙瘩状突起。质硬而脆，断面黄色，角质样，有蜡样光泽。气微，味苦。

以个大、饱满、质坚实、断面色黄发亮者为佳。

【生产依据】《中国药典》（2020 年版一部）。

【炮制流程】炮制流程如图 12 - 55 所示。

（1）拣选：除去胶丝等杂质。

（2）煮制：将净延胡索与米醋投入蒸煮锅内进行煮制，待沸腾后开始计时，煮制完成后出料，控制条件如下。

设备名称：ZYG - 900 蒸煮锅。

投料限度：150 ～ 180 kg。

辅料比例：100 kg 净延胡索、20 kg 米醋，加水至浸过物料表面 1 cm。

煮制时间：煮制 2 h 至醋吸尽、透心。

煮制性状：外表皮黄褐色，微有醋香气。

（3）干燥：按要求干燥，干燥至表皮稍干，控制条件如下。

干燥方式：烘干。

设备名称：敞开式烘干箱。

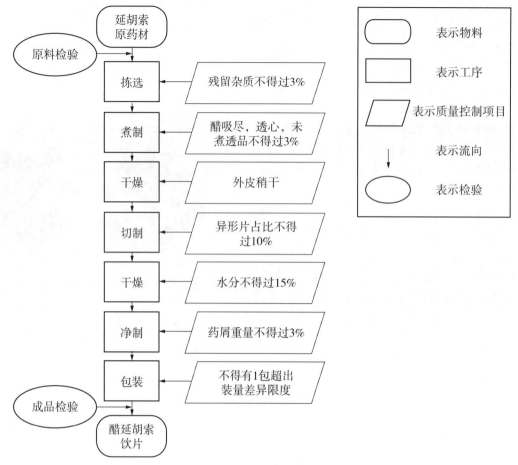

图 12 -55　醋延胡索炮制流程

投料厚度：不高于 20 cm。

设定温度：70 ℃（允许实际温度在 ±5 ℃浮动）。

干燥时间：0.5 h。

（4）切制：使用切药机将物料切成厚 2～4 mm 的片，控制条件如下。

设备种类：往复式。

设备名称：BP - 200B 型刨片机。

水枪压力：0.3 Mpa。

气缸压力：0.5 Mpa。

频　　率：30 Hz。

调整板厚度：2 mm。

（5）干燥：按要求干燥，适时翻动，水分不得过 15% 以下，控制条件如下。

1）干燥方式：烘干。

设备名称：敞开式烘干箱。

投料厚度：不高于 20 cm。

设定温度：70 ℃（允许实际温度在 ±5 ℃浮动）。

干燥时间：5 h。

2）干燥方式：晒干。

场　　地：阳光房。

晾晒厚度：不高于 5 cm。

（6）净制：用 BGS - 800 摆杆式筛选机筛去药屑、碎末，控制条件如下。

频　　率：40 Hz。

筛网孔径：3 mm。

（7）包装：装入 PE 薄膜袋中，外套白色纤维袋，用手提式缝包机封口。

【贮存条件】阴凉贮存。

【成品性状】本品形如延胡索。表面和切面黄褐色，质较硬。微具醋香气（见图 12 - 56）。

【炮制作用】延胡索醋煮后有利于有效成分煎出，引药入肝，增强行气止痛作用。

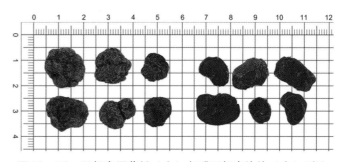

图 12 - 56　延胡索原药材（左）与醋延胡索饮片（右）对比

【炮制要点】

（1）醋延胡索在煮制过程中，应将收集的药液拌回至容器中继续煮至吸尽，可避免在煮制过程中含量的流失。

（2）醋延胡索煮后稍烘干至表面干爽再进行切片，可降低成品的破损率。

（3）醋延胡索有因干燥不均而导致霉变，故干燥时最好采取二次干燥的方式，即首次干燥后堆积放置过夜，再进行第二次干燥。第一次干燥时水分变化快，存在干燥不均匀的情况。第二次干燥时经一夜的堆积后，可大大降低水分的不均匀度，从而减少霉变，提高其耐贮性。

【相关资料】

（1）在岭南传统炮制中，醋延胡索常采用醋蒸法炮制，其炮制品颜色较醋煮品和醋炙品深。但现在主流的醋延胡索以《中国药典》（2020 年版）收载的醋煮和醋炙为主。

（2）醋延胡索的炮制原理是其难溶于水的游离生物碱经醋制后生成易溶于水的盐，从而达到增强止痛作用的效果。有研究根据此原理研究出了醋拌后干燥的醋延胡索，认为拌法可在较为密闭的容器中进行，比煮、炒等加热方法工艺简单，节约能源。[1]

（3）初加工方面，为了使鲜延胡索能快速干燥，避免发霉，产地采收后直接将其蒸透或煮透干燥。未来醋延胡索产地加工趋向一体化，即鲜延胡索与醋共煮，直接炮制成醋延胡索，以减少下游炮制环节的损耗。[2]

（4）有研究认为，醋延胡索饮片亮度越高，颜色越黄，但主要化学成分含量越低。反之，饮片颜色越深，主要的化学成分含量越高。[3]

（5）延胡索霉变的主要来源是黄曲霉菌。因此，在《中国药典》（2020 年版）中新增了黄曲霉毒素的检查项。

（6）市面上有用山药茎上长的珠芽（俗称零余子、山药蛋）加工后冒充延胡索。伪品零余子与正品延胡索最大的区别是延胡索味苦而零余子味淡。

【参考文献】

［1］包树励. 醋延胡索炮制方法的探讨［J］. 吉林中医药，2002，22（4）：47.

［2］田永亮，窦志英，曹柳，等. 延胡索产地醋煮工艺的研究［J］. 时珍国医国药，2010，21（5）：1184 - 1186.

［3］万超，于定荣，刘颖，等. 醋延胡索饮片颜色与其内在质量的相关性分析［J］. 中国实验方剂学杂志，2019，25（12）：145 - 150.

醋 煮 三 棱

【药材来源】本品为黑三棱科植物黑三棱（*Sparganium stoloniferum* Buch. -Ham.）的干燥块茎。

【原料性状】本品呈类圆形的薄片。外表皮灰棕色。切面灰白色或黄白色，粗糙，有多数明显的细筋脉点。气微，味淡，嚼之微有麻辣感。

以片大、质坚实、去净外皮、表面黄白色者为佳。

【生产依据】《广西中药饮片炮制规范》（2007 年版）。

【炮制流程】炮制流程如图 12 - 57 所示。

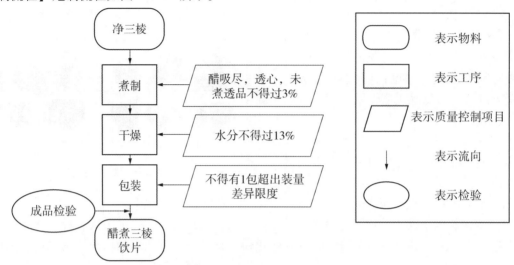

图 12 - 57　醋煮三棱炮制流程

（1）煮制。将三棱与米醋投入蒸煮锅内进行煮制，待沸腾后开始计时，煮制完成后出料，控制条件如下。

设备名称：ZYG - 900 蒸煮锅。

投料限度：150 ～ 180 kg。

辅料比例：100 kg 三棱、15 kg 米醋，加水至浸过物料表面 1 cm。

煮制时间：煮制 2 h 至醋吸尽，透心。

煮制性状：表面颜色加深，微具醋气。

（2）干燥：按要求干燥，适时翻动，水分不得过 13%，控制条件如下。

1）干燥方式：烘干。

设备名称：敞开式烘干箱。

投料厚度：不高于 20 cm。

设定温度：75 ℃（允许实际温度在 ±5 ℃浮动）。

干燥时间：4 h。

2）干燥方式：晒干。

场　　地：阳光房。

晾晒厚度：不高于 5 cm。

（3）包装：装入 PE 薄膜袋中，外套白色纤维袋，用手提式缝包机封口。

【贮存条件】阴凉贮存。

【成品性状】本品形如三棱。色泽加深，微有醋香气（见图 12 - 58）。

【炮制作用】三棱醋煮后主入血分，增强破血软坚和止痛的作用。

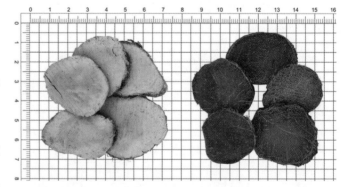

图 12 - 58　净三棱（左）与醋煮三棱饮片（右）对比

【炮制要点】

（1）醋煮三棱在煮制过程中会有泡沫产生，应及时除去，以免黏附在三棱上，干燥后形成白色的污渍。

（2）醋煮三棱不能干燥过度，若太干燥则易裂片，影响外观。

古时习用三棱有多种，其中最早作为三棱入药的为莎草科荆三棱，现商品名为"黑三棱"。至宋代开始，以"京三棱"（黑三棱科黑三棱）为正品。而"黑三棱"（莎草科荆三棱）也作为三棱入药，二者平行使用。至明代明确规定三棱药材为黑三棱科黑三棱。现在《中国药典》指定的三棱为黑三棱科黑三棱。两种三棱明显的区别是莎草科荆三棱体轻，入水多漂浮于水面。黑三棱科黑三棱质坚重，入水沉于底。[1]

【参考文献】

［1］ 王秋红，张世臣，等. 历代中药炮制沿革［M］. 北京：中国中医药出版社，2018：5－6.

醋益母草

【药材来源】本品为唇形科植物益母草（*Leonurus japonicus* Houtt.）的干燥地上部分。

【原料性状】本品为不规则的段。茎方柱形，四面凹下成纵沟，灰绿色或黄绿色。切面中部有髓。叶片灰绿色，多皱缩、破碎。轮伞花序腋生，花黄棕色，花萼筒状，花冠二唇形。气微，味微苦。

以质嫩、叶多、色青绿、无花者为佳。

【生产依据】《广东省中药炮制规范》（1984 年版）。

【炮制流程】炮制流程如图 12－59 所示。

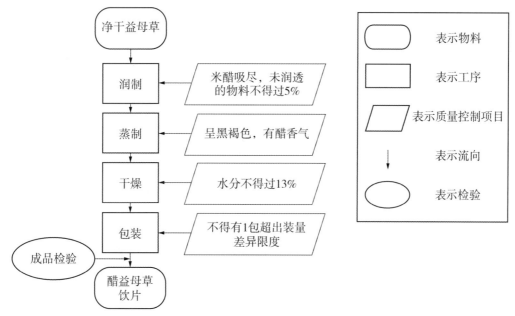

图 12－59 醋益母草炮制流程

（1）润制：将净干益母草置于干净容器中，加入米醋并拌匀，浸一夜，闷润至米醋吸尽，控制条件如下。

辅料比例：100 kg 净干益母草，20 kg 米醋。

闷润时间：润制 14 h，润制时间最长不超过 24 h。

（2）蒸制：使用蒸药箱蒸制，待蒸药温度到达 100 ℃后开始计时，蒸制完毕，出料，稍晾，控制条件如下。

设备名称：ZX－2000 蒸药箱。

投料限度：100～250 kg。

箱内压力：不高于 0.1 MPa。

蒸制时间：1 h。

蒸制性状：表面呈黑褐色，有香气。

（3）干燥：按要求干燥，适时翻动，水分不得过13%，控制条件如下。

1）干燥方式：烘干。

设备名称：敞开式烘干箱。

投料厚度：不高于35 cm。

设定温度：75 ℃（允许实际温度在±5 ℃浮动）。

干燥时间：3 h。

2）干燥方式：晒干。

场　　　地：阳光房。

晾晒厚度：不高于10 cm。

（4）包装：装入PE薄膜袋中，外套白色纤维袋，用手提式缝包机封口。

【贮存条件】阴凉贮存。

【成品性状】本品形如干益母草。茎方柱形，四面凹下成纵沟，黑褐色，有香气（见图12-60）。

【炮制作用】益母草醋制能增强通利血脉，活血散瘀的作用。

【炮制要点】

益母草以叶多为佳，干燥翻动时应控制好力度，减少碎叶产生。

【相关资料】

（1）益母草的醋制品以醋炙为主，醋蒸益母草为岭南用药。

（2）益母草的指标成分为水苏碱和益母草碱，主要集中在叶上和花序上[1]，当益母草含叶量达20%以上时，盐酸水苏碱的含量则能达到合格标准。

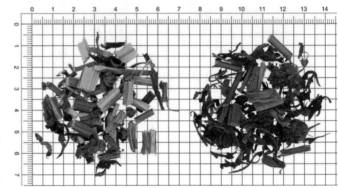

图12-60　净干益母草（左）与醋益母草饮片（右）对比

（3）益母草水苏碱含量的高低与采收时间有关，即采收越晚，含量越低。而益母草碱的含量则随时间的推移先增后降。

（4）净益母草的颜色越黄，则其炮制品颜色越易变成黑褐色。而颜色鲜绿的净益母草，则需蒸制后闷过夜其色才可达到黑褐色。

（5）水苏碱极易溶于水，故益母草在炮制过程中应尽量避免过量冲洗及浸泡。[2]

【参考文献】

[1]黎耀东，贾芸，卢军．品种、产地及采收期对野生益母草中生物碱成分的影响[J]．中成药，2011，33（10）：1764-1767.

[2]宋崎，周小初，宋英，等．益母草炮制工艺的优化[J]．时珍国医国药，2009，20（3）：709-710.

醋　莪　术

【药材来源】本品为姜科植物蓬莪术（*Curcuma phaeocaulis* Val.）、广西莪术（*Curcuma kwangsiensis* S. G. Lee et C. F. Liang）或温郁金（*Curcuma wenyujin* Y. H. Chen et C. Ling）的干燥根茎。

【原料性状】本品呈类圆形或椭圆形的厚片。外表皮灰黄色或灰棕色，有时可见环节或须根痕。切面黄绿色、黄棕色或棕褐色，内皮层环纹明显，散在"筋脉"小点。气微香，味微苦而辛。

以片大、质坚实、气香者为佳者。

【生产依据】《湖南省中药饮片炮制规范》（2010年版）。

【炮制流程】炮制流程如图 12 -61 所示。

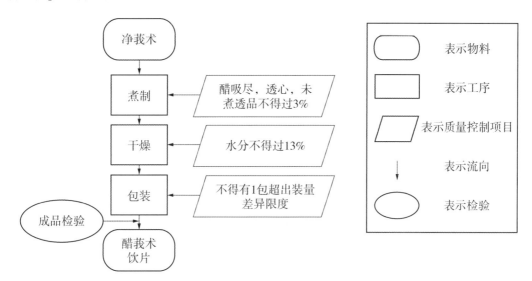

图 12 -61　醋莪术炮制流程

（1）煮制。将净莪术与米醋投入蒸煮锅内进行煮制，待沸腾后开始计时，煮制完成后出料，控制条件如下。

设备名称：ZYG -900 蒸煮锅。

投料限度：120 ～ 180 kg。

辅料比例：100 kg 净莪术、20 kg 米醋，加水至浸过物料表面 1 cm。

煮制时间：沸腾后煮 3 h 至醋吸尽、透心。

煮制性状：色泽加深，微有醋香气。

（2）干燥：按要求干燥，适时翻动，水分不得过 13%，控制条件如下。

1）干燥方式：烘干。

设备名称：敞开式烘干箱。

投料厚度：不高于 20 cm。

设定温度：70 ℃（允许实际温度在 ±5 ℃浮动）。

干燥时间：6 h。

2）干燥方式：晒干。

场　　　地：阳光房。

晾晒厚度：不高于 5 cm。

（3）包装：装入 PE 薄膜袋中，外套白色纤维袋，用手提式缝包机封口。

【贮存条件】阴凉贮存。

【成品性状】本品形如莪术。色泽加深，角质样，微有醋香气（见图 12 -62）。

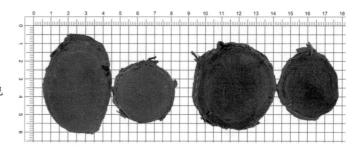

图 12 -62　净莪术（左）与醋莪术饮片（右）对比

【炮制作用】莪术醋煮后入肝经血分，增强散瘀止痛作用。

【炮制要点】

（1）醋莪术在煮制过程中应及时除去产生的白色泡沫，以免黏附在莪术表面上，导致干燥后形成白色污渍。

（2）醋莪术煮制后，不能干燥过度，若太干燥则易裂片，影响外观。

第十三章 炒 炙 法

炒 冬 瓜 子

【药材来源】本品为葫芦科植物冬瓜 [*Benincasa hispida*（Thunb.）Cogn.] 的干燥种子。

【原料性状】本品呈长椭圆形或卵圆形，扁平，长 1.0～1.5 cm，宽 0.5～1 cm，厚约 0.2 cm。表面微黄色，略粗糙，有焦斑，边缘光滑（单边冬瓜子）或两面外缘各有 1 环（双边冬瓜子）。一端稍尖，有 2 个小突起，较大的突起上有珠孔，较小的为种脐。体轻，富油性，子叶 2 枚，白色，肥厚，胚根短小。气微香，味微甜。

以种子饱满、种仁色白、味甘甜者为佳。

【生产依据】《广东省中药饮片炮制规范》（第一册）。

【炮制流程】炮制流程如图 13 - 1 所示。

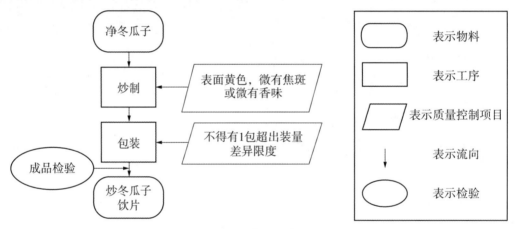

图 13 - 1　炒冬瓜子炮制流程

（1）炒制：使用电磁炒药机进行炒制，炒制完成后出料，摊凉，控制条件如下。

设备名称：CYJ600 电磁炒药机。

炒制频率：25 Hz。

设定温度：250 ℃。

投料温度：（135 ±5）℃。

每锅投料量：35 kg。

炒制时间：（20 ±2）min。

炒制性状：表面黄色，微有焦斑或微有香味。

出料温度：140 ℃。

（2）包装：装入 PE 薄膜袋中，外套白色纤维袋，用手提式缝包机封口。

【贮存条件】阴凉贮存。

【成品性状】本品形如冬瓜子，表面黄色，微有焦斑或微有香味（见图 13 - 2）。

【炮制作用】冬瓜子炒后寒性缓和，气香启脾，长于渗湿化浊。

【炮制要点】

（1）炒冬瓜子要炒出焦斑，每锅投料量不能多，且滚筒的转速不宜快，以延长冬瓜子与锅壁的接触时间。

（2）炒冬瓜子炒制后灰分容易超出限度。冬瓜子炒制后因加热水分挥发，按灰分的计算方法，水分与灰分成反比，故水分越少，灰分越高，容易不合格。解决方法有两种：一是购买灰分低于3.7%的冬瓜子进行炒制；二是炒炙完毕出锅前，喷些许水补充水分。

【相关资料】市面上冬瓜子有两种：一种为边缘光滑，称单边冬瓜子；一种为两面边缘均有一环形的边，称双边冬瓜子。单边冬瓜子产量低，故市面价格相对贵。

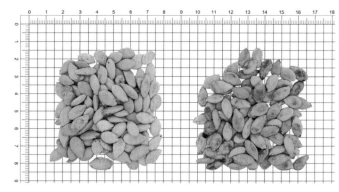

图13-2　净冬瓜子（左）与炒冬瓜子饮片（右）对比

炒 山 楂

【药材来源】本品为蔷薇科植物山里红（*Crataegus pinnatifida* Bge. var. *major* N. E. Br.）或山楂（*Crataegus pinnatifida* Bge.）的干燥成熟果实。

【原料性状】本品为圆形片，皱缩不平，直径1.0～2.5 cm，厚0.2～0.4 cm。外皮红色，具皱纹，有灰白色小斑点。果肉深黄色至浅棕色。中部横切片具5粒浅黄色果核，但核多脱落而中空。有的片上可见短而细的果梗或花萼残迹。气微清香，味酸、微甜。

以片大、皮红、肉厚、核少者为佳。

【生产依据】《中国药典》（2020年版一部）。

【炮制流程】炮制流程如图13-3所示。

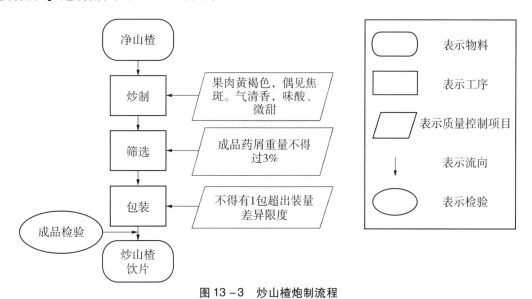

图13-3　炒山楂炮制流程

（1）炒制：使用电磁炒药机进行炒制，炒制完成后出料，摊凉，控制条件如下。

设备名称：CYJ600电磁炒药机。

炒制频率：30 Hz。

设定温度：280 ℃。

投料温度：（155±5）℃。

每锅投料量：（55±5）kg。

炒制时间：20～26 min。

炒制性状：果肉黄褐色，偶见焦斑。气清香，味酸、微甜。

出料温度：155 ℃。

（2）筛选：趁热筛去药屑、脱落的果核，摊凉，控制条件如下。

筛网孔径：4 mm。

（3）包装：装入 PE 薄膜袋中，外套白色纤维袋，用手提式缝包机封口。

【贮存条件】阴凉贮存。

【成品性状】本品形如山楂片，表面焦褐色，内部黄褐色。有焦香气（见图13－4）。

【炮制作用】山楂炒制后酸味减弱，可缓和对胃的刺激性，善于消食化积。

【相关资料】

（1）山楂酸性较强，对胃有一定的刺激。炒制后可减轻其酸性，缓和对胃的刺激性。

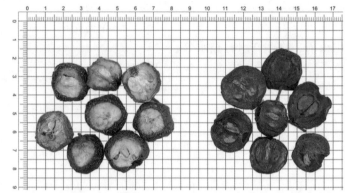

图13－4　净山楂（左）与炒山楂饮片（右）对比

（2）古代本草著作有主张去核的，认为"去核则不发热"；也有主张不去核的，其理由是"以核治核""核有功力，不可去也"，山楂连核使用治疝气肿痛作用更好。现在一般不专门去核，只是在炒制过程中将脱落的果核筛去。

（3）有研究尝试用烘箱烘制法来代替传统的炒制。以山楂中总有机酸和总黄酮化合物的含量为指标，烘箱温度在180 ℃左右的烘制品相当于炒山楂，220 ℃左右的烘制品相当于焦山楂。[1]烘箱烘制法的优点是温度可控，温度波动小；缺点是烘制品的受热方式与炒制品不同，使得烘制品外观与炒制品截然不同。

【参考文献】

［1］汪新久，孟宪纾，王学农，等. 山楂炮制品的工艺及质量研究［J］. 沈阳药学院学报，1993，10（4）：263.

炒 川 楝 子

【药材来源】本品为楝科植物川楝（*Melia toosendan* Sieb. et Zucc.）的干燥成熟果实。

【原料性状】本品呈类球形，直径2.0～3.2 cm。表面金黄色至棕黄色，微有光泽，少数凹陷或皱缩，具深棕色小点。顶端有花柱残痕，基部凹陷，有果梗痕。外果皮革质，与果肉间常有空隙，果肉松软，淡黄色，遇水润湿显黏性。果核球形或卵圆形，质坚硬，两端平截，有6～8条纵棱，内分6～8室，每室含黑棕色长圆形的种子1粒。气特异，味酸、苦。

以个大、外皮金黄色、肉黄白色、饱满、有弹性者为佳。

【生产依据】《浙江省中药炮制规范》（2005年版）。

【炮制流程】炮制流程如图13－5所示。

（1）炒制：使用电磁炒药机进行炒制，炒制完成后出料，摊凉，控制条件如下。

设备名称：CYJ600 电磁炒药机。

炒制频率：25 Hz。

设定温度：280 ℃。

投料温度：（150±5）℃。

每锅投料量：（20±5）kg。

炒制时间：（20±2）min。

炒制性状：表面焦黄色，偶见焦斑。气焦香，味酸、苦。

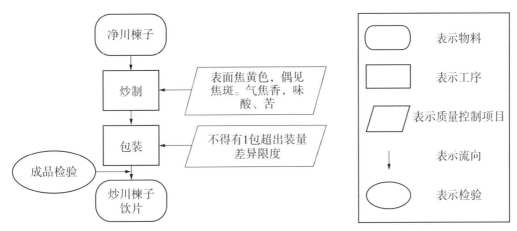

图 13 – 5　炒川楝子炮制流程

出料温度：150 ℃。

（2）包装：装入 PE 薄膜袋中，外套白色纤维袋，用手提式缝包机封口。

【贮存条件】阴凉贮存。

【成品性状】本品呈半球状、厚片或不规则的碎块，表面焦黄色，偶见焦斑。气焦香，味酸、苦（见图 13 – 6）。

【炮制作用】川楝子炒后可缓和苦寒之性，降低毒性，减少滑肠之弊，以疏肝理气止痛力胜。

【炮制要点】川楝子炒制时，炒药机设置低转速时，更容易炒出焦斑。

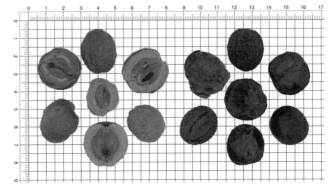

图 13 – 6　净川楝子（左）与炒川楝子饮片（右）对比

【相关资料】

（1）川楝子价格便宜，但检测川楝素需要采用液相色谱 – 质谱联用法，检测成本较大。

（2）传统上，川楝子多经过浸泡或蒸制后去皮使用，或去核取肉，或连核带肉。但现行主流川楝子净制工艺对去皮操作不做要求。

（3）市场上有用伪品苦楝子冒充正品川楝子的情况，验收时应注意。川楝子呈类球形，直径 2～3 cm，果皮金黄色至棕黄色。苦楝子呈长椭圆形，直径 1.2～2.0 cm，果皮黄棕色至黑棕色。

炒　栀　子

【药材来源】本品为茜草科植物栀子（*Gardenia jasminoides* Ellis）的干燥成熟果实。

【原料性状】本品呈不规则的碎块。果皮表面红黄色或棕红色，有的可见翅状纵横。种子多数，扁卵圆形，深红色或红黄色。气微，味微酸而苦。

以饱满、色棕黄者为佳。

【生产依据】《中国药典》（2020 年版一部）。

【炮制流程】炮制流程如图 13 – 7 所示。

（1）炒制：使用电磁炒药机进行炒制，炒制完成后出料，摊凉，控制条件如下。

设备名称：CYJ600 电磁炒药机。

炒制频率：20 Hz。

设定温度：250 ℃。

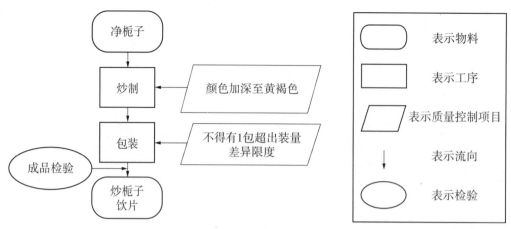

图 13 - 7 炒栀子炮制流程

投料温度：160 ℃。

每锅投料量：（15 ± 5）kg。

炒制时间：11 ～ 15 min。

炒制性状：颜色加深至黄褐色。

出料温度：160 ℃。

（2）包装：装入 PE 薄膜袋中，外套白色纤维袋，用手提式缝包机封口。

【贮存条件】常温贮存。

【成品性状】本品形如栀子，黄褐色（见图 13 - 8）。

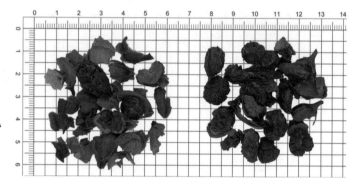

图 13 - 8 净栀子（左）与炒栀子饮片（右）对比

【炮制作用】栀子苦寒之性甚强，易伤中气，且对胃有刺激性，脾胃较弱者服后易吐，炒后可除此弊。

【炮制要点】炒栀子的指标成分栀子苷熔点温度为 162 ～ 164 ℃，超过熔点温度后，栀子苷含量随温度升高而递减。当温度高于 180 ℃时，含量大幅度下降[1]，因此，炒制时需要控制炒制温度。

【相关资料】现市场按栀子产地分两种，一种为江西货，一种为福建货。江西产地货呈椭圆形，含量较高；福建产地货呈长卵形，含量偏低。

【参考文献】

[1] 李慧芬，张学兰. 炒制温度和时间对栀子中栀子苷、绿原酸和鞣质含量的影响［J］. 食品与药品，2007，9（5）：7 - 10.

炒 牛 蒡 子

【药材来源】本品为菊科植物牛蒡（Arctium lappa L.）的干燥成熟果实。

【原料性状】本品呈长倒卵形，略扁，微弯曲，长 5 ～ 7 mm，宽 2 ～ 3 mm。表面灰褐色，带紫黑色斑点，有数条纵棱，通常中间 1 ～ 2 条较明显。顶端钝圆，稍宽，顶面有圆环，中间具点状花柱残迹；基部略窄，着生面色较淡。果皮较硬，子叶 2，淡黄白色，富油性。气微，味苦后微辛而稍麻舌。

以粒大、饱满、色灰褐者为佳。

【生产依据】《中国药典》（2020 年版一部）。

【炮制流程】炮制流程如图 13 - 9 所示。

（1）炒制：使用电磁炒药机进行炒制，炒制完成后出料，摊凉，控制条件如下。

设备名称：CYJ600 电磁炒药机。

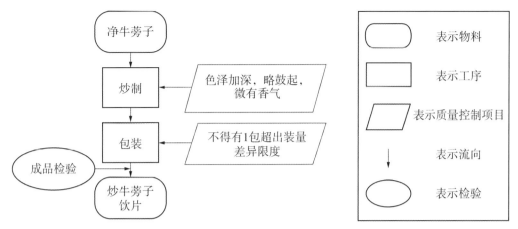

图 13 - 9 炒牛蒡子炮制流程

炒制频率：25 Hz。

设定温度：280 ℃。

投料温度：(180 ± 5)℃。

每锅投料量：(55 ± 5) kg。

炒制时间：(20 ± 2) min。

炒制性状：色泽加深，略鼓起，微有香气。

出料温度：180 ℃。

（2）包装：装入 PE 薄膜袋中，外套白色纤维袋，用手提式缝包机封口。

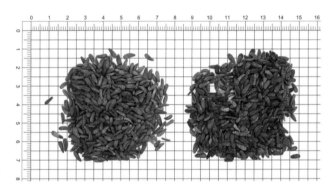

图 13 - 10 净牛蒡子（左）与炒牛蒡子饮片（右）对比

【贮存条件】常温贮存。

【成品性状】本品形如牛蒡子，色泽加深，略鼓起，微有香气（见图 13 - 10）。

【炮制作用】牛蒡子炒后能缓和寒滑之性，以免伤中，且炒后气愈香，宣散作用更强，长于解毒透疹，利咽散结，化痰止咳。炒后还可杀酶保苷，利于煎出。

【相关资料】秋末果实成熟时采收。果实尖端带有黄绒毛者为未成熟果实，若采收过早，则干后粒瘦无肉，色灰黄，质量不佳。

炒 牵 牛 子

【药材来源】本品为旋花科植物裂叶牵牛 ［*Pharbitis nil*（L.）Choisy］或圆叶牵牛 ［*Pharbitis purpurea*（L.）Voigt］的干燥成熟种子。

【原料性状】本品似橘瓣状，长 4 ～ 8 mm，宽 3 ～ 5 mm。表面灰黑色或淡黄白色，背面有一条浅纵沟，腹面棱线的下端有一点状种脐，微凹。质硬，横切面可见淡黄色或黄绿色皱缩折叠的子叶，微显油性。气微，味辛、苦，有麻感。

以颗粒饱满者为佳。

【生产依据】《中国药典》（2020 年版一部）。

【炮制流程】炮制流程如图 13 - 11 所示。

（1）炒制：使用电磁炒药机进行炒制，炒制完成后出料，摊凉，控制条件如下。

设备名称：CYJ600 电磁炒药机。

炒制频率：35 Hz。

设定温度：250 ℃。

投料温度：(155 ± 5)℃。

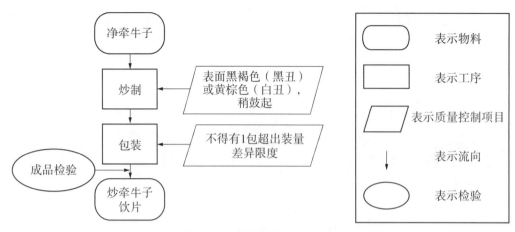

图 13 – 11 炒牵牛子炮制流程

每锅投料量：（60±10）kg。

炒制时间：20～25 min。

炒制性状：表面黑褐色（黑丑）或黄棕色（白丑），稍鼓起。微具香气。

出料温度：155 ℃。

（2）包装：装入 PE 薄膜袋中，外套白色纤维袋，用手提式缝包机封口。

【贮存条件】常温贮存。

【成品性状】本品形如牵牛子，表面黑褐色（黑丑）或黄棕色（白丑），稍鼓起，微具香气（见图 13 – 12）。

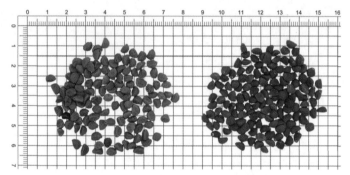

图 13 – 12 净牵牛子（白丑）（左）与炒牵牛子（白丑）饮片（右）对比

【炮制作用】牵牛子炒后可降低毒性，缓和药性，免伤正气，易于粉碎和煎出。

【炮制要点】

（1）牵牛子根据种子表面颜色不同分为两种，表面灰黑色者为黑丑、淡黄白色者为白丑。因炒制前后黑丑表面颜色变化不明显，不利于判定炒制程度且在后期使用时有混淆的风险。故炒牵牛子多用白丑炒制。

（2）生牵牛子有毒，对肠道、肾脏皆有刺激，重者还会损害中枢神经系统，引起一系列的中毒症状。[1]经过炒制，能降低其毒性，缓和泻下作用。[2]

（3）传统的牵牛子炒制最常见的是炒至"半生半熟"，炒制方法是置于炒制容器内加热，不予翻动，这样上半部分生，下半部分熟。以防止药效减之太过，泻气之力不足。

【参考文献】

［1］贺晓丽，于蕾，杨秀颖，等. 中药牵牛子毒的历史考证与现代研究［J］. 中药药理与临床，2018，34（4）：194 – 196.

［2］王初，孙建宇. 炮制对牵牛子有效成分及药效的影响［J］. 医药导报，2008，27（7）：781 – 782.

炒王不留行

【药材来源】本品为石竹科植物麦蓝菜［*Vaccaria segetalis*（Neck.）Garcke］的干燥成熟种子。

【原料性状】本品呈球形，直径约 2 mm。表面黑色，少数红棕色，略有光泽，有细密颗粒状突起，一侧有 1 个凹陷的纵沟。质硬。胚乳白色，胚弯曲成环，子叶 2。气微，味微涩、苦。

以粒均匀、饱满、色黑者为佳。

【生产依据】《中国药典》（2020 年版一部）。

【炮制流程】炮制流程如图 13 - 13 所示。

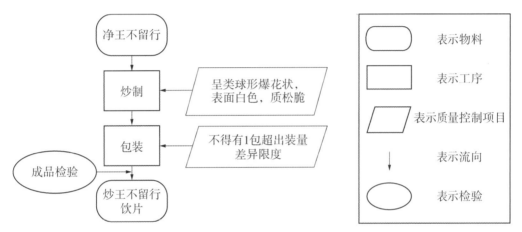

图 13 - 13　炒王不留行炮制流程

（1）炒制：使用铁锅预热，投入王不留行炒制，炒至性状符合后出锅，控制条件如下。

工具名称：铁锅。

投料温度：手心离锅底 10 cm 时感觉热气灼手。

每锅物料投料量：1.5 kg。

炒制性状：呈类球形爆花状，表面白色，质松脆。

（2）包装：待药材摊凉后装入 PE 薄膜袋后，放入纸箱或周转箱中。

【贮存条件】常温贮存。

【成品性状】本品呈类球形爆花状，表面白色，质松脆（见图 13 - 14）。

【炮制作用】炒王不留行质地松泡，利于有效成分煎出且走散力较强，长于活血通经，下乳，通淋。

【炮制要点】

（1）炒王不留行要有较高的爆花率，需要炒制时灵活调节翻动频率，因此使用铁锅炒制比使用炒药机炒制效果要好。

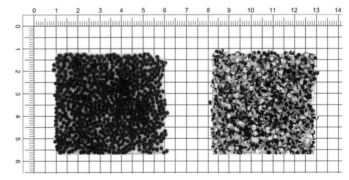

图 13 - 14　净王不留行（左）与炒王不留行饮片（右）对比

（2）炒王不留行时，为确保能受热均匀，投料量宜少。炒制过程中翻炒手法要注意，应使用笤帚搅拌，不能翻炒。开始时搅拌不宜快，直至大部分王不留行爆花时，再快速搅拌。然后铁锅离火，继续搅拌，利用余热加热剩余未爆开的王不留行。

（3）王不留行种皮厚而坚硬，爆花后利于其水溶性浸出物溶出，所以王不留行爆花率越高越好。但王不留行炒僵后反而会降低饮片的水溶出率。[1]炒王不留行的爆花率一般要求达到85%以上。但王不留行爆花后易焦，王不留行黄酮苷含量会快速降低，因此，应在保证王不留行不"过火"、黄酮苷达到标准的情况下追求更高的爆花率。

【相关资料】

（1）现在也有用炒药机砂烫王不留行的做法。添加细砂提高受热面积的情况下，炒药机炒王不留行也可以有较高的爆花率。砂烫法可依据《浙江省中药饮片炮制规范》（2015年版）执行。炒制时需要将炒药机转动频率调至10 Hz，设定温度350 ℃。当细砂温度达220 ℃时，将5 kg王不留行投入炒药机内，炒3 min至大部分王不留行爆开后出锅，迅速筛去细砂，摊凉。对比清炒法，砂烫法炒制产量较大，适合大生产，但会引入新的杂质。

（2）也有报道表明，将王不留行用水浸润，稍放置后使其种皮膨胀，再受热后，其种皮浸入的少量水分遇热汽化，能使坚硬种皮迅速地崩裂，从而提高爆花率。[2]

【参考文献】

［1］林伟雄，魏梅，邓李红，等. 炒王不留行爆花与僵子差异性研究［J］. 亚太传统医药，2020，16（3）：60 - 67.

［2］刘丽宁，牟晓红. 先浸润后清炒王不留行提高爆花率的实验研究［J］. 陕西中医，2009，30（9）：1232 - 1233.

炒瓜蒌子

【药材来源】本品为葫芦科植物栝楼（*Trichosanthes kirilowii* Maxim.）或双边栝楼（*Trichosanthes rosthornii* Harms）的干燥成熟种子。

【原料性状】栝楼呈扁平椭圆形，长12～15 mm，宽6～10 mm，厚约3.5 mm。表面浅棕色至棕褐色，平滑，沿边缘有1圈沟纹。顶端较尖，有种脐，基部钝圆或较狭。种皮坚硬；内种皮膜质，灰绿色，子叶2，黄白色，富油性。气微，味淡。

双边栝楼较大而扁，长15～19 mm，宽8～10 mm，厚约2.5 mm。表面棕褐色，沟纹明显而环边较宽。顶端平截。

以种子饱满，种仁色白、味甘甜者为佳。

【生产依据】《中国药典》（2020年版一部）。

【炮制流程】炮制流程如图13－15所示。

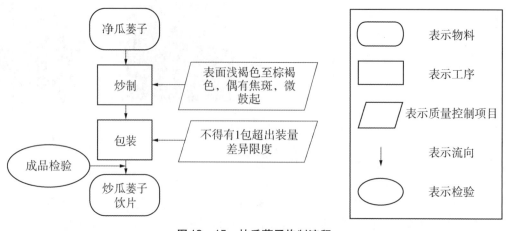

图13－15　炒瓜蒌子炮制流程

（1）炒制：使用电磁炒药机进行炒制，炒制完成后出料，摊凉，控制条件如下。

设备名称：CYJ600 电磁炒药机。

炒制频率：6 Hz。

设定温度：250 ℃。

投料温度：（140±5）℃。

每锅投料量：（15±5）kg。

炒制时间：（28±2）min。

炒制性状：表面浅褐色至棕褐色，偶有焦斑，微鼓起。气略焦香，味淡。

出料温度：140 ℃。

（2）包装：装入 PE 薄膜袋中，外套白色纤维袋，用手提式缝包机封口。

【贮存条件】阴凉贮存。

【成品性状】本品形如瓜蒌子，表面浅褐色至棕褐色，偶有焦斑，微鼓起。气略焦香，味淡（见图 13-16）。

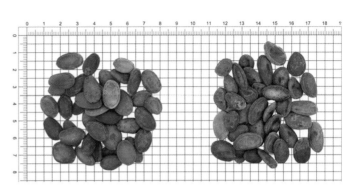

图 13-16　净瓜蒌子（左）与炒瓜蒌子饮片（右）对比

【炮制作用】瓜蒌子炒制后可降低令人呕吐的副作用，利于有效成分煎出。

【炮制要点】炒瓜蒌子整体颜色加深不明显，以种子表面有焦斑、微鼓起为佳，出锅的判断依据为种仁呈浅黄色。炒制温度宜高，转速宜慢，投料量宜少。

炒 白 扁 豆

【药材来源】本品为豆科植物扁豆（*Dolichos lablab* L.）的干燥成熟种子。

【原料性状】本品呈扁椭圆形或扁卵圆形，长 8～13 mm，宽 6～9 mm，厚约 7 mm。表面淡黄白色或淡黄色，平滑，略有光泽，一侧边缘有隆起的白色眉状种阜。质坚硬。种皮薄而脆，子叶 2，肥厚，黄白色。气微，味淡，嚼之有豆腥气。

以粒大、饱满、色白者为佳。

【生产依据】《中国药典》（2020 年版一部）。

【炮制流程】炮制流程如图 13-17 所示。

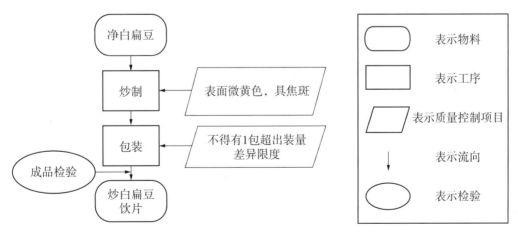

图 13-17　炒白扁豆炮制流程

（1）炒制：使用电磁炒药机进行炒制，炒制完成后出料，摊凉，控制条件如下。

设备名称：CYJ600 电磁炒药机。

炒制频率：10 Hz。

设定温度：250 ℃。

投料温度：（130 ±5）℃。

每锅投料量：（80 ±10）kg。

炒制时间：30 ～ 38 min。

炒制性状：表面微黄色、具焦斑。

出料温度：130 ℃。

（2）包装：装入 PE 薄膜袋中，外套白色纤维袋，用手提式缝包机封口。

【贮存条件】阴凉贮存。

【成品性状】本品形如白扁豆，本品表面微黄，略具焦斑，有香气（见图 13 – 18）。

【炮制作用】白扁豆炒制后增强健脾化湿及止泻作用。

【炮制要点】《中国药典》（2020 年版）中炒白扁豆的性状标准为表面带焦斑，如果炒药机转速过快，则其表面难以到性状要求。因此，在炒炙过程中，应尽可能降低炒药机的转速，延长白扁豆与锅壁接触的时间，从而使成品符合《中国药典》（2020 年版）中炒白扁豆的性状要求。

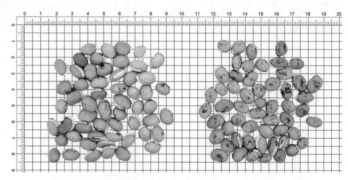

图 13 – 18　净白扁豆（左）与炒白扁豆饮片（右）对比

【相关资料】

（1）白扁豆含有毒性成分植物凝集素，加热后可被破坏。由于食用生白扁豆导致中毒的报道屡见不鲜，故现今多用炒制品。

（2）现在逐渐发展出砂烫白扁豆，其与炒白扁豆的炮制目的一致，砂烫能使饮片受热更均匀。[1] 但砂烫品应用时间尚短，在《贵州中药饮片炮制规范》中有砂烫白扁豆的收载。

（3）常见伪品为缅甸白扁豆，与正品扁豆较为相似，主要区别为伪品的种子较大而扁薄。

【参考文献】

[1] 刘艳红. 炒白扁豆用砂炒法好 [J]. 中国中药杂志，2002，27（6）：448.

炒 白 芍

【药材来源】本品为毛茛科植物芍药（*Paeonia lactiflora* Pall.）的干燥根。

【原料性状】本品呈类圆形的薄片。表面类白色或微带棕红色，形成层环明显，可见稍隆起的筋脉纹呈放射状排列。气微，味微苦、酸。

以片大、坚实、粉性足、无白心或裂隙者为佳。

【生产依据】《中国药典》（2020 年版一部）。

【炮制流程】炮制流程如图 13 – 19 所示。

（1）炒制：使用电磁炒药机进行炒制，炒制完成后出料，摊凉，控制条件如下。

设备名称：CYJ600 电磁炒药机。

炒制频率：25 Hz。

设定温度：280 ℃。

投料温度：（160 ±5）℃。

每锅投料量：（50 ±10）kg。

炒制时间：（30 ±2）min。

炒制性状：表面微黄色或淡棕黄色，有的可见焦斑，气微香。

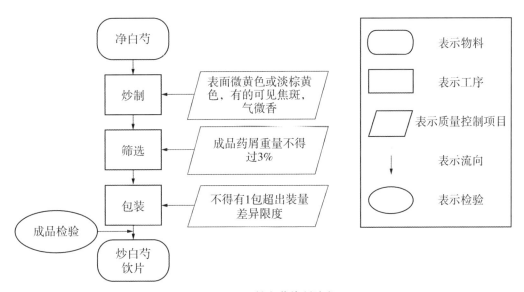

图 13 - 19　炒白芍炮制流程

出料温度：160 ℃。

（2）筛选：趁热用手工筛网筛去药屑，摊凉，控制条件如下。

筛网孔径：4 mm。

（3）包装：装入 PE 薄膜袋中，外套白色纤维袋，用手提式缝包机封口。

【贮存条件】常温贮存。

【成品性状】本品形如白芍片，表面微黄色或淡棕黄色，有的可见焦斑，气微香（见图13 - 20）。

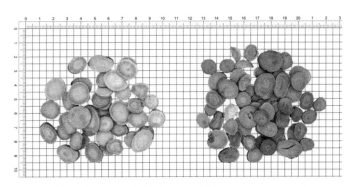

图 13 - 20　净白芍（左）与炒白芍饮片（右）对比

【炮制作用】白芍经炒制后，寒性稍缓，善于养血敛阴。

【相关资料】在清炒白芍的基础上，现代新发展出了麸炒白芍的炮制方法。麸炒后可加强白芍健脾缓中之效，但麸炒白芍的出现时间尚短，未形成主流方法，只有江苏省、陕西省、吉林省的炮制规范或饮片标准中有相关记载。

炒 稻 芽

【药材来源】本品为禾本科植物稻（*Oryza sativa* L.）的成熟果实经发芽干燥的炮制加工品。

【原料性状】本品呈扁长椭圆形，两端略尖，长 7～9 mm，直径约 3 mm。外稃黄色，有白色细茸毛，具 5 脉。一端有 2 枚对称的白色条形浆片，长 2～3 mm，于一个浆片内侧伸出弯曲的须根 1～3 条，长0.5～1.2 cm。质硬，断面白色，粉性。气微，味淡。

以颗粒均匀、出芽率高者为佳。

【生产依据】《中国药典》（2020 年版一部）。

【炮制流程】炮制流程如图 13 - 21 所示。

（1）炒制：使用电磁炒药机进行炒制，炒制完成后出料，摊凉，控制条件如下。

设备名称：CYJ600 电磁炒药机。

炒制频率：30 Hz。

设定温度：270 ℃。

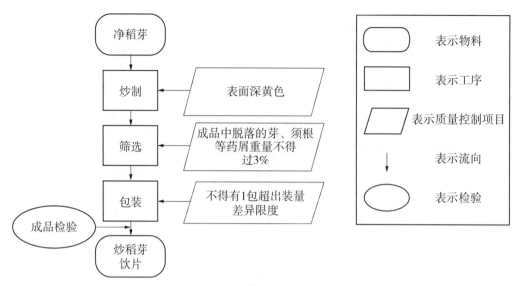

图 13－21　炒稻芽炮制流程

投料温度：（200±5）℃。

每锅投料量：50 kg。

炒制时间：（40±2）min。

炒制性状：表面深黄色。

出料温度：200 ℃。

（2）筛选：筛去脱落的芽、须根等药屑，控制条件如下。

筛网孔径：2 mm。

（3）包装：装入 PE 薄膜袋中，外套白色纤维袋，用手提式缝包机封口。

【贮存条件】阴凉贮存。

【成品性状】本品形如稻芽，表面深黄色（见图 13－22）。

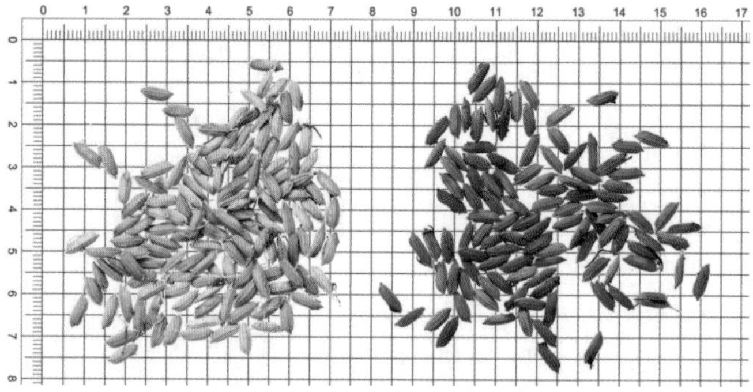

图 13－22　净稻芽（左）与炒稻芽饮片（右）对比

【炮制作用】稻芽炒制后增强健脾消食作用。

【炮制要点】稻芽在炒制过程中颜色变化较慢。故待炒稻芽表面深黄色时，其芽和须根多已断裂炭化。因此，炒稻芽在包装过程中，宜筛去脱落的芽和须根，避免影响饮片的外观。

炒紫苏子

【药材来源】本品为唇形科植物紫苏［*Perilla frutescens*（L.）Britt.］的干燥成熟果实。

【原料性状】本品呈卵圆形或类球形，直径约 1.5 mm。表面灰棕色或灰褐色，有微隆起的暗紫色网纹，基部稍尖，有灰白色点状果梗痕。果皮薄而脆，易压碎。种子黄白色，种皮膜质，子叶 2，类白色，有油性。压碎有香气，味微辛。

以颗粒饱满、表面颜色灰棕、油性足者为佳。

【生产依据】《中国药典》（2020 年版一部）。

【炮制流程】炮制流程如图 13－23 所示。

（1）炒制：使用电磁炒药机进行炒制，炒制完成后出料，摊凉，控制条件如下。

设备名称：CYJ600 电磁炒药机。

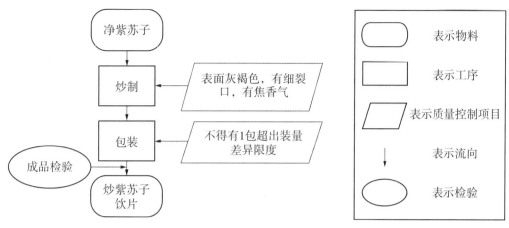

图 13 - 23　炒紫苏子炮制流程

炒制频率：30 Hz。

设定温度：250 ℃。

投料温度：（160 ± 5）℃。

每锅投料量：（60 ± 10）kg。

炒制时间：18 ～ 20 min。

炒制性状：表面灰褐色，有细裂口，有焦香气。

出料温度：160 ℃。

（2）包装：装入 PE 薄膜袋中，外套白色纤维袋，用手提式缝包机封口。

【贮存条件】常温贮存。

【成品性状】本品形如紫苏子，表面灰褐色，有细裂口，有焦香气（见图 13 - 24）。

【炮制作用】紫苏子炒后辛散之性缓和，多用于喘咳。

【炮制要点】炒紫苏子水分标准为不得过

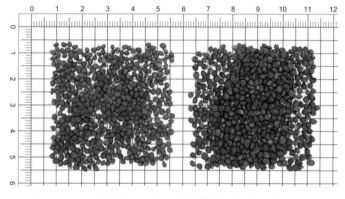

图 13 - 24　净紫苏子（左）与炒紫苏子饮片（右）对比

2.0%。因此，炒制紫苏子时炒制时间须延长，炒至手捏种皮易碎，种仁无湿润感时即可出料。摊凉后要马上包装，且应控制摊凉室的湿度，避免吸潮。

炒 芥 子

【药材来源】本品为十字花科植物白芥（*Sinapis alba* L.）或芥〔*Brassica juncea*（L.）Czern. et Coss.〕的干燥成熟种子。前者习称"白芥子"，后者习称"黄芥子"。

【原料性状】白芥子呈球形，直径 1.5 ～ 2.5 mm。表面灰白色至淡黄色，具细微的网纹，有明显的点状种脐。种皮薄而脆，破开后内有白色折叠的子叶，有油性。气微，味辛辣。

黄芥子较小，直径 1 ～ 2 mm。表面黄色至棕黄色，少数呈暗红棕色。研碎后加水浸湿，则产生辛烈的特异臭气。

以粒均匀、饱满者为佳。

【生产依据】《中国药典》（2020 年版一部）。

【炮制流程】炮制流程如图 13 - 25 所示。

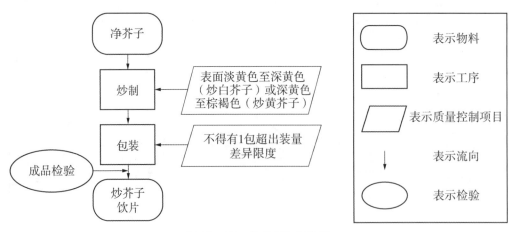

图 13 - 25　炒芥子炮制流程

（1）炒制：使用电磁炒药机进行炒制，炒制完成后出料，摊凉，控制条件如下。

设备名称：CYJ600 电磁炒药机。

炒制频率：35 Hz。

设定温度：260 ℃。

投料温度：（150 ±5）℃。

每锅投料量：（40 ±5）kg。

炒制时间：7 ～ 10 min。

炒制性状：表面淡黄色至深黄色（炒白芥子）或深黄色至棕褐色（炒黄芥子），偶有焦斑。有香辣气。

出料温度：155 ℃。

（2）包装：装入 PE 薄膜袋中，外套白色纤维袋，用手提式缝包机封口。

【贮存条件】常温贮存。

【成品性状】本品形如芥子，表面淡黄色至深黄色（炒白芥子）（见图 13 - 26）或深黄色至棕褐色（炒黄芥子）（见图 13 - 27），偶有焦斑。有香辣气。

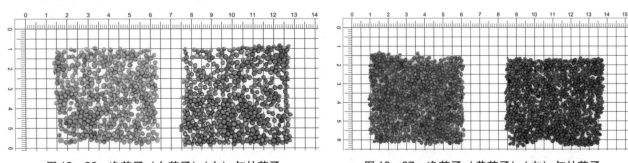

图 13 - 26　净芥子（白芥子）（左）与炒芥子
（白芥子）饮片（右）对比

图 13 - 27　净芥子（黄芥子）（左）与炒芥子
（黄芥子）饮片（右）对比

【炮制作用】炒芥子可缓和芥子辛散走窜之性，避免耗气伤阴，并善于顺气豁痰。炮制后更利于粉碎和煎出，同时起到杀酶保苷的作用。

【相关资料】生芥子中含有芥子苷和芥子酶，芥子苷经芥子酶水解后生成具辛辣味和有刺激性的芥子油。经炒制后可杀酶保苷，服用后，在胃肠道环境中缓慢水解，逐渐释放出芥子油而减轻刺激性。[1]

【参考文献】

［1］张世臣，叶定江，等．中药炮制学［M］．北京：人民卫生出版社，1999：561 - 562.

炒苍耳子

【药材来源】本品为菊科植物苍耳（*Xanthium sibiricum* Patr.）的干燥成熟带总苞的果实。

【原料性状】本品呈纺锤形或卵圆形，长 1.0～1.5 cm，直径 0.4～0.7 cm。表面黄棕色或黄绿色，全体有钩刺，顶端有 2 枚较粗的刺，分离或相连，基部有果梗痕。质硬而韧，横切面中央有纵隔膜，2 室，各有 1 枚瘦果。瘦果略呈纺锤形，一面较半坦，顶端具 1 突起的花柱基，果皮薄，灰黑色，具纵纹。种皮膜质，浅灰色，子叶 2，有油性。气微，味微苦。

以粒大、饱满、色棕黄者为佳。

【生产依据】《陕西省中药饮片标准》（第一册）。

【炮制流程】炮制流程如图 13－28 所示。

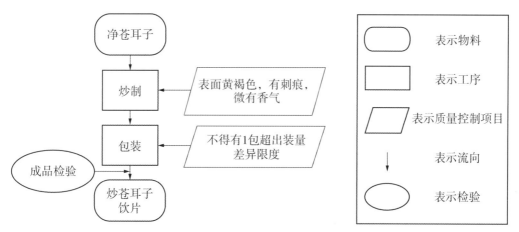

图 13－28　炒苍耳子炮制流程

（1）炒制：使用电磁炒药机进行炒制，炒制完成后出料，摊凉，控制条件如下。

设备名称：CYJ600 电磁炒药机。

炒制频率：10 Hz。

设定温度：260 ℃。

投料温度：（140±5）℃。

每锅投料量：（50±10）kg。

炒制时间：（30±2）min。

炒制性状：表面黄褐色，有刺痕，微有香气。

出料温度：140 ℃。

（2）包装：装入 PE 薄膜袋中，外套白色纤维袋，用手提式缝包机封口。

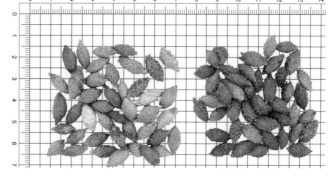

图 13－29　净苍耳子（左）与炒苍耳子饮片（右）对比

【贮存条件】常温贮存。

【成品性状】本品形如苍耳子，表面黄褐色，有刺痕，微有香气（见图 13－29）。

【炮制作用】炒苍耳子可降低毒性，偏于通鼻窍，祛风湿，止痛。

【相关资料】

（1）生苍耳子有毒，其主要毒性成分为苍术苷与羧基苍术苷，其中羧基苍术苷的毒性是苍术苷的十倍。经加热炒制处理后，羧基苍术苷减少，达到去毒的炮制目的。[1]但应严格控制温度，否则会导致药效降低，有研究发现，炒制苍耳子中指标成分绿原酸及毒性成分羧基苍术苷随炒制温度的升高，含量逐渐降低；毒性成分苍术苷在 140～260 ℃随温度升高而升高，260 ℃后随温度升高而降低。[2]

第十二章　炒炙法

（2）炒苍耳子传统做法在炒制后还要倾入石臼内或碾槽内碾去刺，但有报告认为，炒苍耳子清炒时会因尖刺而导致受热不匀，刺焦后碾压去刺也易使果实与尖刺破碎难于分离。[3]现市售苍耳子多在产地除尖刺。

（3）《中国药典》（2020年版）和《中国药典》（2015年版）相比，苍耳子药材检查项删除羟基苍术苷的检查，炒苍耳子饮片检查项删除苍术苷的检查。

（4）现代有研究认为，炒苍耳子可用砂烫代替清炒，防止出现炒苍耳子外焦糊内不熟的情况。[4]

【参考文献】

[1] 朵睿，陈燕，刘玉红，等. 苍耳子炒制对羧基苍术苷和苍术苷的影响 [J]. 中成药，2013，35（2）：353－356.

[2] 胡晓雪，安靖，王光忠. 不同炮制温度对炒苍耳子中主要活性成分及毒性成分含量的影响 [J]. 湖南中医杂志，2015，31（1）：131－134.

[3] 刘海良，刘耀文，刘耀武. 苍耳子去刺新工艺 [J]. 国医论坛，2006，21（2）：52－52.

[4] 王盈，符彬，张宏棋，等. 砂炒苍耳子降低毒性的最佳工艺研究 [J]. 医药导报，2014，33（1）：93－96.

炒苦杏仁

【药材来源】本品为蔷薇科植物山杏（*Prunus armeniaca* L. var. *ansu* Maxim.）、西伯利亚杏（*Prunus sibirica* L.）、东北杏 [*Prunus mandshurica*（Maxim.）Koehne] 或杏（*Prunus armeniaca* L.）的干燥成熟种子。

【原料性状】本品呈扁心形。表面乳白色或黄白色，一端尖，另端钝圆，肥厚，左右不对称，富油性。有特异的香气，味苦。

以颗粒饱满、完整、去皮彻底、味苦者为佳。

【生产依据】《中国药典》（2020年版一部）。

【炮制流程】炮制流程如图13－30所示。

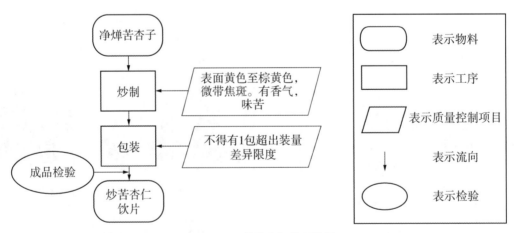

图13－30 炒苦杏仁炮制流程

（1）炒制：使用电磁炒药机进行炒制，炒制完成后出料，摊凉，控制条件如下。

设备名称：CYJ600电磁炒药机。

炒制频率：10 Hz。

设定温度：280 ℃。

投料温度：（145±5）℃。

每锅投料量：75 kg。

炒制时间：（25±2）min。

炒制性状：表面黄色至棕黄色，微带焦斑。有香气，味苦。

出料温度：150 ℃。

（2）包装：装入 PE 薄膜袋中，外套白色纤维袋，用手提式缝包机封口。

【贮存条件】冷藏贮存。

【成品性状】本品形如焯苦杏仁，表面黄色至棕黄色，微带焦斑。有香气，味苦（见图 13 – 31）。

【炮制作用】焯苦杏仁炒后性温，长于温散肺寒，并可去小毒。

【相关资料】因为苦杏仁苷易溶于水[1]，所以生产焯苦杏仁时一般不会将苦杏仁长时间泡在热水里面，但这可能会导致焯苦杏仁里的苦杏仁苷酶变性不彻底。通过对焯苦杏仁进行炒制，可以进一步杀酶保苷，防止苦杏仁苷分解。但也有人认为，单用焯法即可达到杀酶保苷的效果，焯炒法工艺繁琐，且外形不美观，不建议使用。[2]

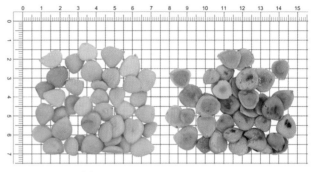

图 13 – 31　净焯苦杏仁（左）与炒苦杏仁饮片（右）对比

【参考文献】

［1］梁彩琴. 不同炮制方法对苦杏仁有效成分的影响［J］. 中国中医药现代远程教育，2014，12（1）：107 – 108.

［2］陈俊怡，贾天柱. 对苦杏仁焯炒炮制意义的商榷［J］. 亚太传统医药，2012，8（6）：48 – 50.

炒 莱 菔 子

【药材来源】本品为十字花科植物萝卜（*Raphanus sativus* L.）的干燥成熟种子。

【原料性状】本品呈类卵圆形或椭圆形，稍扁，长 2.5 ～ 4.0 mm，宽 2 ～ 3 mm。表面黄棕色、红棕色或灰棕色。一端有深棕色圆形种脐，一侧有数条纵沟。种皮薄而脆，子叶 2，黄白色，有油性。气微，味淡、微苦辛。

以颗粒饱满者为佳。

【生产依据】《中国药典》（2020 年版一部）。

【炮制流程】炮制流程如图 13 – 32 所示。

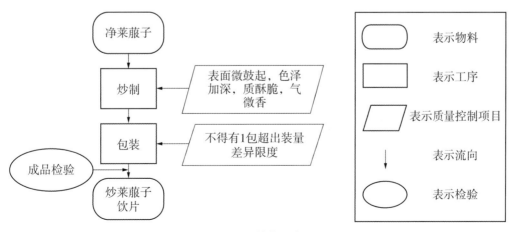

图 13 – 32　炒莱菔子炮制流程

（1）炒制：使用电磁炒药机进行炒制，炒制完成后出料，摊凉，控制条件如下。

设备名称：CYJ600 电磁炒药机。

炒制频率：35 Hz。

设定温度：250 ℃。

投料温度：（130±5）℃。

每锅投料量：（85±5）kg。

炒制时间：（17±3）min。

炒制性状：表面微鼓起，色泽加深，质酥脆，气微香。

出料温度：130 ℃。

（2）包装：装入 PE 薄膜袋中，外套白色纤维袋，用手提式缝包机封口。

【贮存条件】常温贮存。

【成品性状】本品形如莱菔子，表面微鼓起，色泽加深，质酥脆，气微香（见图 13－33）。

【炮制作用】莱菔子炒制后变升为降，改变了涌吐痰涎的副作用，既缓和了药性，又利于粉碎和煎出。长于消食除胀、降气化痰。

【相关资料】

（1）莱菔子中常混有与莱菔子颜色、大小相近的带磁性小石子，可通过漂洗、磁选等方法将其分离。

（2）莱菔子经过炒制能杀酶保苷，使萝卜苷在煎煮过程中不被酶解。[1]

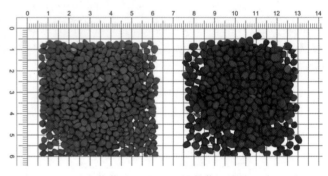

图 13－33 净莱菔子（左）与炒莱菔子饮片（右）对比

【参考文献】

［1］于绍华. 炮制对莱菔子化学成分的影响及莱菔子中萝卜苷的肠吸收特性研究［D］. 济南：山东中医药大学，2018.

炒 葶 苈 子

【药材来源】本品为十字花科植物播娘蒿［*Descurainia sophia*（L.）Webb. ex Prantl.］或独行菜（*Lepidium apetalum* Willd.）的干燥成熟种子。

【原料性状】南葶苈子呈长圆形略扁，长 0.8～1.2 mm，宽约 0.5 mm。表面棕色或红棕色，微有光泽，具纵沟 2 条，其中 1 条较明显。一端钝圆，另端微凹或较平截，种脐类白色，位于凹入端或平截处。气微，味微辛、苦，略带黏性。

北葶苈子呈扁卵形，长 1.0～1.5 mm，宽 0.5～1.0 mm。一端钝圆，另端尖而微凹，种脐位于凹入端。味微辛辣，黏性较强。

均以身干、子粒饱满、无泥屑杂质者为佳。

【生产依据】《中国药典》（2020 年版一部）。

【炮制流程】炮制流程如图 13－34 所示。

（1）炒制：使用电磁炒药机进行炒制，炒制完成后出料，摊凉，控制条件如下。

设备名称：CYJ600 电磁炒药机。

炒制频率：35 Hz。

设定温度：260 ℃。

投料温度：（145±5）℃。

每锅投料量：30 kg。

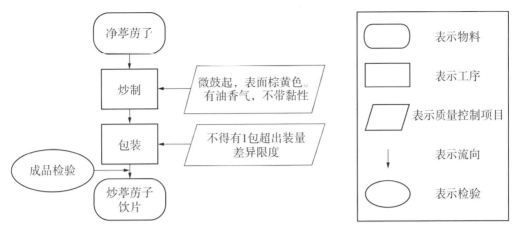

图 13 - 34　炒葶苈子炮制流程

炒制时间：（10 ± 2）min。

炒制性状：微鼓起，表面棕黄色，有油香气，不带黏性。

出料温度：150 ℃。

（2）包装：装入 PE 薄膜袋中，外套白色纤维袋，用手提式缝包机封口。

【贮存条件】常温贮存。

【成品性状】本品形如葶苈子，微鼓起，表面棕黄色，有油香气，不带黏性（见图 13 - 35）。

【炮制作用】葶苈子炒后药性缓和，免伤肺气，且能杀酶保苷。

【炮制要点】葶苈子遇水会发黏，炒制过程中避免遇水，以免粘锅。

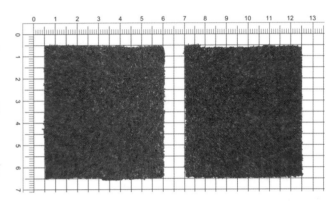

图 13 - 35　净葶苈子（左）与炒葶苈子饮片（右）对比

炒 谷 芽

【药材来源】本品为禾本科植物粟［*Setaria italica*（L.）Beauv.］的成熟果实经发芽的干燥品。

【原料性状】本品呈类圆球形，直径约 2 mm，顶端钝圆，基部略尖。外壳为革质的稃片，淡黄色，具点状皱纹，下端有初生的细须根，长 3～6 mm，剥去稃片，内含淡黄色或黄白色颖果（小米）1 粒。气微，味微甘。

以颗粒饱满、均匀、淡黄或橙黄、生有根芽者为佳。

【生产依据】《中国药典》（2020 年版一部）。

【炮制流程】炮制流程如图 13 - 36 所示。

（1）炒制：使用电磁炒药机进行炒制，炒制完成后出料，摊凉，控制条件如下。

设备名称：CYJ600 电磁炒药机。

炒制频率：10 Hz。

设定温度：280 ℃。

投料温度：（140 ± 5）℃。

每锅投料量：（55 ± 5）kg。

炒制时间：（20 ± 2）min。

炒制性状：表面深黄色，有香气，味微苦。

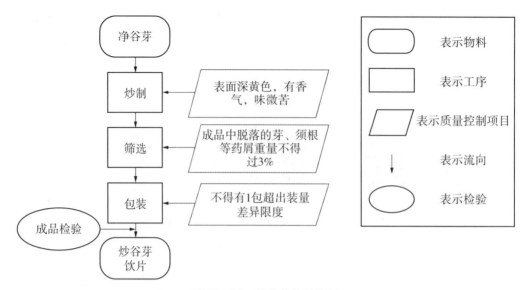

图 13 -36　炒谷芽炮制流程

出料温度：140 ℃。

（2）筛选：筛去脱落的芽、须根等药屑，控制条件如下。

筛网孔径：2 mm。

（3）包装：装入 PE 薄膜袋中，外套白色纤维袋，用手提式缝包机封口。

【贮存条件】阴凉贮存。

【成品性状】本品形如谷芽，表面棕黄色，偶有焦斑，有香气，味微苦（见图 13 -37）。

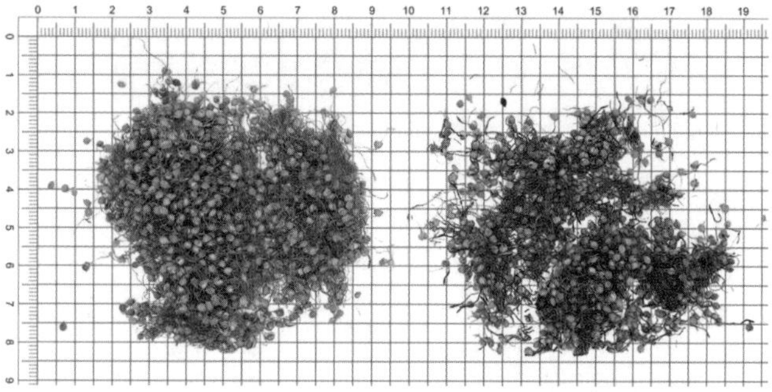

【炮制作用】谷芽炒制后增强健脾消食作用。

图 13 -37　净谷芽（左）与炒谷芽饮片（右）对比

【炮制要点】

（1）谷芽炒制后灰分容易超出《中国药典》（2020 年版）限度标准（4.0%），原因为谷芽炒制后因加热导致水分挥发，按灰分的计算方法，水分与灰分成反比，故水分越低，灰分越容易不合格。解决方法有两种：一是购买灰分低于 3.6% 的谷芽进行炒制；二是炒制完毕出锅前，喷些许水补充水分。

（2）谷芽表面黄色，炒制时颜色变化慢，需要炒制较长时间才成深黄色。因为炒制时间较长，芽和须根多数断裂炭化，需要进行筛选筛去脱落的芽和须根，以免影响包装外观。

炒 酸 枣 仁

【药材来源】本品为鼠李科植物酸枣 ［*Ziziphus jujuba* Mill. var. *spinosa*（Bunge）Hu ex H. F. Chou］ 的干燥成熟种子。

【原料性状】本品呈扁圆形或扁椭圆形，长 5～9 mm，宽 5～7 mm，厚约 3 mm。表面紫红色或紫褐色，平滑有光泽，有的有裂纹。有的两面均呈圆隆状突起；有的一面较平坦，中间有 1 条隆起的纵线纹；另一面稍突起。一端凹陷，可见线形种脐；另端有细小突起的合点。种皮较脆，胚乳白色，子叶 2，浅黄色，富油性。气微，味淡。

以粒大、饱满、完整、有光泽、外皮红棕色、无核壳者为佳。

【生产依据】《中国药典》（2020 年版一部）。

【炮制流程】炮制流程如图 13 -38 所示。

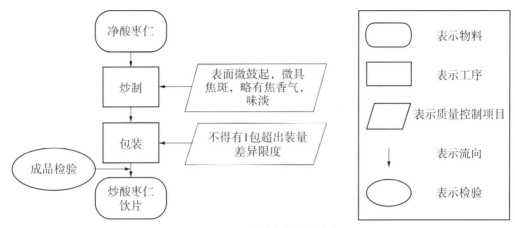

图 13 -38　炒酸枣仁炮制流程

（1）炒制：使用电磁炒药机进行炒制，炒制完成后出料，摊凉，控制条件如下。

设备名称：CYJ600 电磁炒药机。

炒制频率：30 Hz。

设定温度：260 ℃。

投料温度：（140 ±5）℃。

每锅投料量：（65 ±10） kg。

炒制时间：10 ～ 15 min。

炒制性状：表面微鼓起，微具焦斑。

出料温度：140 ℃。

（2）包装：装入 PE 薄膜袋中，外套白色纤维袋，用手提式缝包机封口。

【贮存条件】冷藏贮存。

【成品性状】本品形如酸枣仁。表面微鼓起，微具焦斑，略有焦香气，味淡（见图 13 -39）。

【炮制作用】酸枣仁炒后种皮开裂，易于粉碎和煎出。同时，炒制能起到杀酶保苷的作用。其养心安神作用强于酸枣仁。

【炮制要点】酸枣仁炒制，目的是取其香气透心沁脾，不可炒制太过。炒到有香气即可，炒久则油枯不香。炒酸枣仁最宜临方炮制，即炒即用。

【相关资料】

（1）酸枣仁的斯皮诺素和黄曲霉毒素检查项容易不合格。

（2）酸枣仁含有丰富的油脂，种皮破裂后，种仁直接暴露在空气中易产生霉变现象，从而导

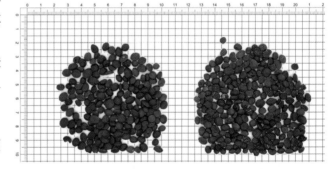

图 13 -39　净酸枣仁（左）与炒酸枣仁饮片（右）对比

致黄曲霉毒素含量高。因此，酸枣仁在采收和水选法去壳取仁时，须及时干燥并完善加工技术，减少种皮的破裂。

（3）因酸枣仁炒制后鼓起，外种皮变脆，容易破裂导致种仁霉变，因此，《中国药典》（2020 年版）对炒酸枣仁的水分要求较高，不得过 7% 。

（4）常见伪品有理枣仁、枳椇子和染色的兵豆。

炒 麦 芽

【药材来源】本品为禾本科植物大麦（*Hordeum vulgare* L.）的成熟果实经发芽干燥的炮制加工品。

【原料性状】本品呈梭形，长 8～12 mm，直径 3～4 mm。表面淡黄色，背面为外稃包围，具 5 脉；腹面为内稃包围。除去内外稃后，腹面有 1 条纵沟；基部胚根处生出幼芽和须根，幼芽长披针状条形，长约 5 mm。须根数条，纤细而弯曲。质硬，断面白色，粉性。气微，味微甘。

以芽完整、色淡黄、出芽率高者为佳。

【生产依据】《中国药典》（2020 年版一部）。

【炮制流程】炮制流程如图 13 –40 所示。

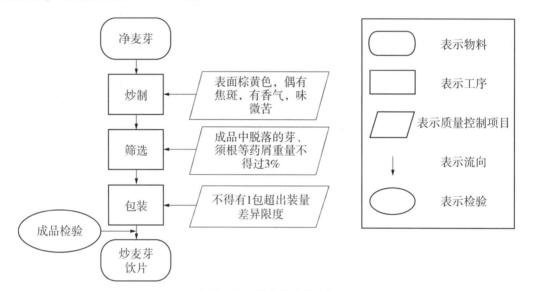

图 13 –40　炒麦芽炮制流程

（1）炒制：使用电磁炒药机进行炒制，炒制完成后出料，摊凉，控制条件如下。

设备名称：CYJ600 电磁炒药机。

炒制频率：30 Hz。

设定温度：280 ℃。

投料温度：（170 ±5）℃。

每锅投料量：（70 ±5）kg。

炒制时间：（33 ±3）min。

炒制性状：表面棕黄色，偶有焦斑，有香气，味微苦。

出料温度：170 ℃。

（2）筛选：筛去脱落的芽、须根等药屑，控制条件如下。

筛网孔径：2 mm。

（3）包装：装入 PE 薄膜袋中，外套白色纤维袋，用手提式缝包机封口。

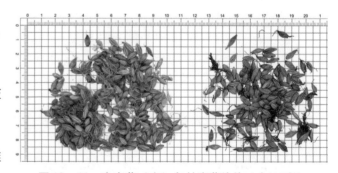

图 13 –41　净麦芽（左）与炒麦芽饮片（右）对比

【贮存条件】阴凉贮存。

【成品性状】本品形如麦芽，表面棕黄色，偶有焦斑，有香气，味微苦（见图 13 –41）。

【炮制作用】麦芽炒制后增强开胃消食作用，并能回乳。

【相关资料】在炒麦芽饮片中常见燕麦及其他种子。

炒 僵 蚕

【药材来源】本品为蚕蛾科昆虫家蚕（*Bombyx mori* Linnaeus）4～5龄的幼虫感染（或人工接种）白僵菌［*Beauveria bassiana*（Bals.）Vuillant］而致死的干燥体。

【原料性状】本品略呈圆柱形，多弯曲皱缩。长2～5 cm，直径0.5～0.7 cm。表面灰黄色，可见残余白色粉霜状的气生菌丝和分生孢子。头部较圆，足8对，体节明显，尾部略呈二分歧状。质硬而脆，易折断，断面平坦，外层白色，中间有亮棕色或亮黑色的丝腺环4个。气微腥，味微咸。

以条粗、质硬、断面光亮者为佳。中空者不可入药。

【生产依据】《中国药典》（2020年版一部）。

【炮制流程】炮制流程如图13-42所示。

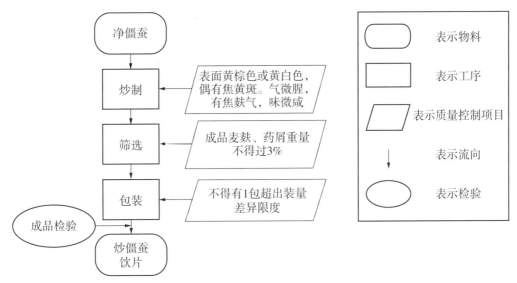

图13-42 炒僵蚕炮制流程

（1）炒制：使用电磁炒药机加热麦麸至麦麸冒出浓烟，投入僵蚕炒制，炒制完成后出料，控制条件如下。

设备名称：CYJ600电磁炒药机。

炒制频率：30 Hz。

设定温度：270 ℃。

物料投料温度：（145±5）℃。

每锅麦麸投料量：5 kg。

每锅物料投料量：50 kg。

炒制时间：（17±3）min。

炒制性状：表面黄棕色或黄白色，偶有焦黄斑。气微腥，有焦麸气，味微咸。

出料温度：150 ℃。

（2）筛选：趁热筛去药屑、麦麸，摊凉，控制条件如下。

筛网孔径：4 mm。

（3）包装：装入PE薄膜袋中，外套白色纤维袋，用手提式缝包机封口。

【贮存条件】常温贮存。

【成品性状】本品形如药材。表面黄棕色或黄白色，偶有焦黄斑。气微腥，有焦麸气，味微咸（见图

13 – 43）。

【炮制作用】僵蚕麸炒后疏风解表之力稍减，长于化痰散结。同时有助于除去生僵蚕虫体上的菌丝和分泌物，矫正气味，便于粉碎和服用。

【炮制要点】炒僵蚕的目的在于去蚕上黄肉毛。黄肉毛即失活的白僵菌，不耐高温。僵蚕去黄肉毛时，擦拭时不易去净，通过炒制加热以破坏黄白色肉毛，便于除去。炒制时达到除去黄白色肉毛的主要目的即可，不可炒制太过。

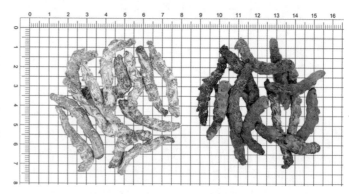

图 13 – 43　净僵蚕（左）与炒僵蚕饮片（右）对比

【相关资料】僵蚕验收要注意是否有死蚕混进去。死蚕断面为白色、无角质化。僵蚕断面平坦，外层白色，中间有亮棕色或亮黑色的丝腺环 4 个。

炒 鸡 内 金

【药材来源】本品为雉科动物家鸡（*Gallus gallus domesticus* Brisson）的干燥沙囊内壁。

【原料性状】本品为不规则卷片，厚约 2 mm。表面黄色、黄绿色或黄褐色，薄而半透明，具明显的条状皱纹。质脆，易碎，断面角质样，有光泽。气微腥，味微苦。

以个大、厚、色黄、完整少破碎者为佳。

【生产依据】《中国药典》（2020 年版一部）。

【炮制流程】炮制流程如图 13 – 44 所示。

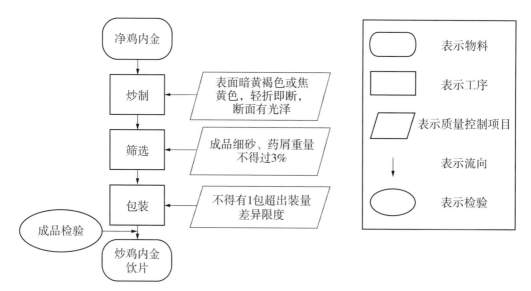

图 13 – 44　炒鸡内金炮制流程

（1）炒制：使用电磁炒药机加热河砂至物料投料温度，投入鸡内金炒制，炒制完成后出料，控制条件如下。

　　设备名称：CYJ600 电磁炒药机。

　　炒制频率：25 Hz。

　　设定温度：280 ℃。

　　河砂类型：粗砂。

每锅河砂投料量：10 kg。

物料投料温度：240 ℃。

每锅物料投料量：3 kg。

炒制时间：(60 ± 5) s。

炒制性状：表面暗黄褐色或焦黄色，用放大镜观察，显颗粒状或微细泡状。

（2）筛选：趁热筛去药屑、粗砂，摊凉，控制条件如下。

筛网孔径：5 mm。

（3）包装：装入 PE 薄膜袋后，放入纸箱或周转箱中。

【贮存条件】常温贮存。

【成品性状】本品表面暗黄褐色或焦黄色，用放大镜观察，显颗粒状或微细泡状，轻折即断，断面有光泽（见图 13 - 45）。

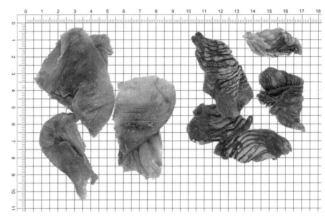

图 13 - 45　净鸡内金（左）与炒鸡内金饮片（右）对比

【炮制作用】鸡内金砂烫后质地酥脆，便于粉碎，并矫正了不良气味，增强健脾消积、固精缩尿的作用。

【炮制要点】

（1）《中国药典》（2020 年版）中对鸡内金的厚度描述为约 2 mm，但实际上现在饲养的鸡年限不足，鸡内金的厚度多为 0.5 ～ 1.0 mm。但用于砂烫的鸡内金越厚越好，太薄的不易鼓起且易炒焦。

（2）用于砂烫的鸡内金要尽量厚而完整。如果鸡内金大小不均，小片过多时，砂烫前将鸡内金大小分档炒制。小片的鸡内金炒制时间要相应缩短。

（3）砂烫的时间和温度需要控制好，当鸡内金由金黄变白，70% 以上发泡时马上取出鸡内金，筛去热砂，以防变黑，甚至成炭，在炒制过程中，温度不能过低，转速不能过慢，否则无法发泡。转速也不能过快，转速太快鸡内金易碎。

（4）解决炒鸡内金粘连砂子的问题，可以从以下几方面解决：烫制前将鸡油挑选干净，将鸡内金晾晒一次，使其干燥；砂子宜选用粗砂（粒径 2 ～ 3 mm），避免使用细砂（粒径 1.0 ～ 1.5 mm）。

（5）炒鸡内金易碎，应用纸箱或周转箱包装，防止炒鸡内金受挤压而破碎。

【相关资料】因炒鸡内金炒制较难，现在市面上出现了油炸的鸡内金充当炒鸡内金。但因为油炸鸡内金暂时未有规范允许作为炒鸡内金用，所以验收炒鸡内金时应注意其是否为油炸鸡内金。

焦 山 楂

【药材来源】本品为蔷薇科植物山里红（*Crataegus pinnatifida* Bge. var. *major* N. E. Br.）或山楂（*Crataegus pinnatifida* Bge.）的干燥成熟果实。

【原料性状】本品为圆形片，皱缩不平，直径 1.0 ～ 2.5 cm，厚 0.2 ～ 0.4 cm。外皮红色，具皱纹，有灰白色小斑点。果肉深黄色至浅棕色。中部横切片具 5 粒浅黄色果核，但核多脱落而中空。有的片上可见短而细的果梗或花萼残迹。气微清香，味酸、微甜。

以片大、皮红、肉厚、核少者为佳。

【生产依据】《中国药典》（2020 年版一部）。

【炮制流程】炮制流程如图 13 - 46 所示。

（1）炒制：使用电磁炒药机进行炒制，炒制完成后出料，摊凉，控制条件如下。

设备名称：CYJ600 电磁炒药机。

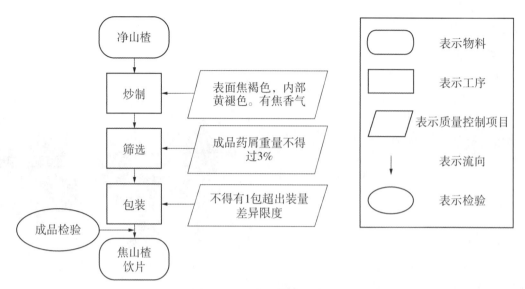

图 13 - 46　焦山楂炮制流程

炒制频率：35 Hz。

设定温度：300 ℃。

投料温度：（160 ± 5）℃。

每锅投料量：（55 ± 5）kg。

炒制时间：（28 ± 2）min。

炒制性状：表面焦褐色，内部黄褐色。有焦香气。

出料温度：160 ℃。

（2）筛选：筛去药屑、脱落的果核，控制条件如下。

筛网孔径：4 mm。

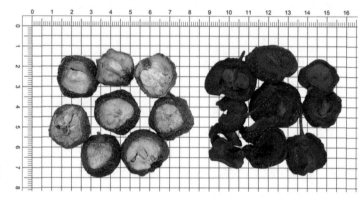

图 13 - 47　净山楂（左）与焦山楂饮片（右）对比

（3）包装：装入 PE 薄膜袋中，外套白色纤维袋，用手提式缝包机封口。

【贮存条件】常温贮存。

【成品性状】本品形如山楂片，表面焦褐色，内部黄褐色。有焦香气（见图 13 - 47）。

【炮制作用】山楂炒焦后酸味减弱，可缓和对胃的刺激性，善于消食化积。

【炮制要点】

（1）山楂酸性较强，对胃有刺激性。加热后水溶性有机酸含量下降[1]，不仅缓解酸性，还增加苦味，长于消食止泻。但要注意的是，因为《中国药典》（2020 年版）收载的焦山楂指标成分枸橼酸为水溶性的有机酸，所以在炒制焦山楂时要注意火候不能太过，以防枸橼酸过度分解。

（2）炒焦过程可能会有少量残留果核脱落，因为山楂核中枸橼酸含量甚微[2]，所以应将其筛去。

【相关资料】有研究尝试用烘箱烘制法来代替传统的炒制。以山楂中总有机酸和总黄酮化合物的含量为指标，烘箱温度在 180 ℃左右的烘制品相当于炒山楂，220 ℃左右的烘制品相当于焦山楂。[3]烘箱烘制法的优点是温度可控，烘制参数易于规范；缺点是烘制品的受热方式与炒制品不同，使得烘制品外观与炒制品截然不同。

【参考文献】

［1］杨滨，李化，赵宇新，等．山楂炮制前后有机酸含量的变化［J］．中国中药杂志，2004，29（11）：35 - 38.

［2］李延群．对山楂炮制应用古今考［C］．2006 年全国中药研究暨中药房管理学术研讨会论文汇编，2006：101 - 102.

［3］汪新久，孟宪纾，王学农，等．山楂炮制品的工艺及质量研究［J］．沈阳药学院学报，1993，10（4）：263．

焦 栀 子

【药材来源】本品为茜草科植物栀子（*Gardenia jasminoides* Ellis）的干燥成熟果实。

【原料性状】本品呈长卵圆形或椭圆形或为不规则的碎块。表面红黄色或棕红色，具6条翅状纵棱，棱间常有1条明显的纵脉纹，并有分枝。顶端残存萼片，基部稍尖，有残留果梗。果皮薄而脆，略有光泽；内表面色较浅，有光泽，具2～3条隆起的假隔膜。种子多数，扁卵圆形，集结成团，深红色或红黄色，表面密具细小疣状突起。气微，味微酸而苦。

以粒大、饱满、色棕黄者为佳。

【生产依据】《中国药典》（2020年版一部）。

【炮制流程】炮制流程如图13－48所示。

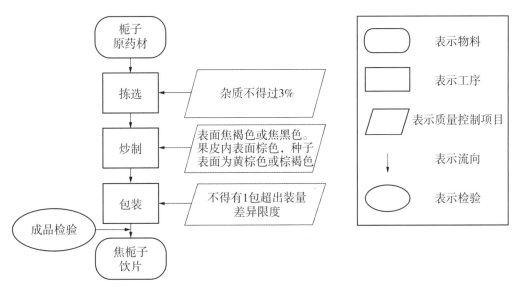

图13－48 焦栀子炮制流程

（1）拣选：除去杂质、虫蛀、霉变及非药用部位。

（2）炒制：使用电磁炒药机进行炒制，炒制完成后出料，摊凉，控制条件如下。

设备名称：CYJ600电磁炒药机。

炒制频率：35 Hz。

设定温度：280 ℃。

投料温度：（180±5）℃。

每锅投料量：（20±5）kg。

炒制时间：（27±3）min。

炒制性状：表面焦褐色或焦黑色。果皮内表面棕色，种子表面为黄棕色或棕褐色。气微，味微酸而苦。

出料温度：180 ℃。

（3）包装：装入PE薄膜袋中，外套白色纤维袋，用手提式缝包机封口。

【贮存条件】常温贮存。

【成品性状】本品形状同栀子或为不规则的碎块，表面焦褐色或焦黑色。果皮内表面棕色，种子表面为黄棕色或棕褐色。气微，味微酸而苦（见图13－49）。

【炮制作用】栀子炒焦后苦寒之性减少，对胃的刺激性减弱。对脾胃较虚弱者可用焦栀子。

【炮制要点】

（1）栀子果皮颜色变化较慢，当物料温度达到180 ℃时，可关闭加热按钮，利用余热继续翻炒约3 min再出锅，使果皮变色更明显。

（2）焦栀子可用整个的栀子炒，也可用打碎的栀子炒，原个的栀子炒制后外观较好，且收率高。

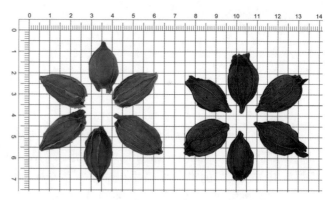

图13－49　栀子原药材（左）与焦栀子饮片（右）对比

【相关资料】

（1）有研究尝试使用烘烤法代替炒法炮制焦栀子，结果发现，用烘烤法炮制得到的成品从外观性状、栀子苷含量和浸出物含量均优于炒制法所得成品。[1]

（2）现市场按栀子产地分两种，一种为江西产地货，一种为福建产地货，江西产地货呈椭圆形，含量较高，福建产地货呈长卵形，含量偏低。

【参考文献】

［1］刘瑞连，蒋晓煌，陈胜璜，等. 正交设计法优选烘法炮制焦栀子的工艺［J］. 中南药学，2011，9（12）：906－909.

焦　白　术

【药材来源】本品为菊科植物白术（*Atractylodes macrocephala* Koidz.）的干燥根茎。

【原料性状】本品呈不规则的厚片。外表皮灰黄色或灰棕色。切面黄白色至淡棕色，散生棕黄色的点状油室，木部具放射状纹理；烘干者切面角质样，色较深或有裂隙。气清香，味甘、微辛，嚼之略带黏性。

以片大、质坚实、断面色黄白、香气浓者为佳。

【生产依据】《广东省中药饮片炮制规范》（第一册）。

【炮制流程】炮制流程如图13－50所示。

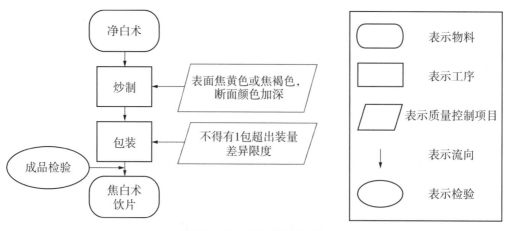

图13－50　焦白术炮制流程

（1）炒制：使用电磁炒药机进行炒制，炒制完成后出料，摊凉，控制条件如下。

设备名称：CYJ600 电磁炒药机。

炒制频率：35 Hz。

设定温度：300 ℃。

投料温度：(160±5)℃。

每锅投料量：65 kg。

炒制时间：(20±2) min。

出料温度：165 ℃。

炒制性状：表面焦黄色或焦褐色，断面颜色加深。气焦香，味苦、微辛。

（2）包装：装入 PE 薄膜袋中，外套白色纤维袋，用手提式缝包机封口。

【贮存条件】阴凉贮存。

【成品性状】本品为不规则的厚片。外表面焦黄色或焦褐色，断面颜色加深。气焦香，味苦、微辛（见图 13－51）。

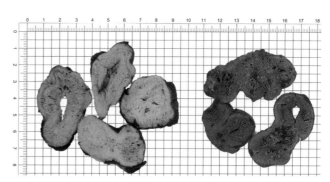

图 13－51　净白术（左）与焦白术饮片（右）对比

【炮制作用】白术炒焦后可治久泻下痢和加强醒脾功能。

【相关资料】白术生长时间为 1 年时，原个表面瘤状突起不明显，断面角质样，裂隙较少；生长时间为 2 年的白术，原个表面瘤状突起明显，断面裂隙多，市场价格较 1 年者生贵。

焦 麦 芽

【药材来源】本品为禾本科植物大麦（*Hordeum vulgare* L.）的成熟果实经发芽干燥的炮制加工品。

【原料性状】本品呈梭形，长 8～12 mm，直径 3～4 mm。表面淡黄色，背面为外稃包围，具 5 脉；腹面为内稃包围。除去内外稃后，腹面有 1 条纵沟；基部胚根处生出幼芽和须根，幼芽长披针状条形，长约 5 mm。须根数条，纤细而弯曲。质硬，断面白色，粉性。气微，味微甘。

以芽完整、色淡黄、出芽率高者为佳。

【生产依据】《中国药典》（2020 年版一部）。

【炮制流程】炮制流程如图 13－52 所示。

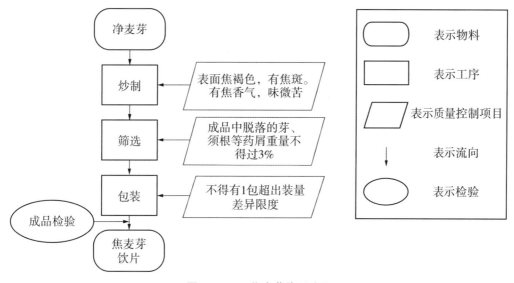

图 13－52　焦麦芽炮制流程

（1）炒制：使用电磁炒药机进行炒制，炒制完成后出料，摊凉，控制条件如下。

设备名称：CYJ600 电磁炒药机。

炒制频率：20 Hz。

设定温度：280 ℃。

投料温度：（200±5）℃。

每锅投料量：（25±5）kg。

炒制时间：（40±2）min。

炒制性状：表面焦褐色，有焦斑。有焦香气，味微苦。

出料温度：230 ℃。

（2）筛选：筛去脱落的芽、须根等药屑，控制条件如下。

筛网孔径：2 mm。

（3）包装：装入 PE 薄膜袋中，外套白色纤维袋，用手提式缝包机封口。

【贮存条件】阴凉贮存。

【成品性状】本品形如麦芽，表面焦褐色，有焦斑。有焦香气，味微苦（见图13-53）。

【炮制作用】麦芽炒焦后消食化积作用更强。

【相关资料】麦芽原料中常含有泥土、荞麦、玉米等杂质，验收时应注意。

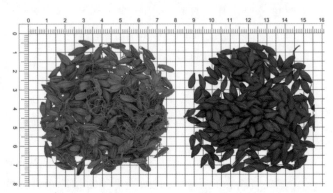

图13-53　净麦芽（左）与焦麦芽饮片（右）对比

侧　柏　炭

【药材来源】本品为柏科植物侧柏［*Platycladus orientalis*（L.）Franco］的干燥枝梢和叶。

【原料性状】本品多分枝，小枝扁平。叶细小鳞片状，交互对生，贴伏于枝上，深绿色或黄绿色。质脆，易折断。气清香，味苦涩、微辛。

以枝嫩、色深绿、无碎末者为佳。

【生产依据】《中国药典》（2020年版一部）。

【炮制流程】炮制流程如图13-54所示。

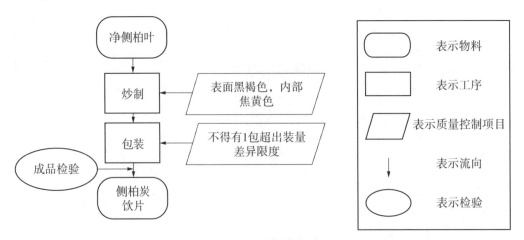

图13-54　侧柏炭炮制流程

（1）炒制：使用电磁炒药机进行炒制，出锅前喷洒适量清水，熄灭火星，略炒，出料摊凉，控制条件如下。

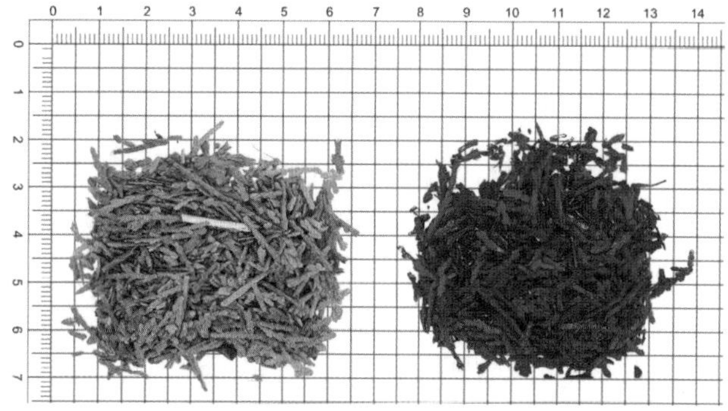

　　设备名称：CYJ600 电磁炒药机。

　　炒制频率：20 Hz。

　　设定温度：280 ℃。

　　投料温度：（190±5）℃。

　　每锅投料量：（25±5）kg。

　　炒制时间：（14±2）min。

　　炒制性状：表面黑褐色。质脆，易折断，断面
焦黄色。气香，味微苦涩。

　　出料温度：204 ℃。

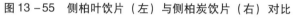

图 13－55　侧柏叶饮片（左）与侧柏炭饮片（右）对比

　　（2）包装：装入 PE 薄膜袋中，外套白色纤维袋，用手提式缝包机封口。

　　【贮存条件】常温贮存。

　　【成品性状】本品形如侧柏叶，表面黑褐色。质脆，易折断，断面焦黄色。气香，味微苦涩（见图
13－55）。

　　【炮制作用】侧柏叶炒炭后增强止血作用。

　　【炮制要点】

　　（1）侧柏叶易燃烧，故炒的时间比较短。炭化程度不宜过高，一般由青绿转为黑色即可出锅。炭化
程度过高，有效成分损失，导致侧柏炭浸出物不合格，影响其止血效果。[1]

　　（2）侧柏炭出锅后尽快摊开，不宜立即用风扇降温，以防侧柏炭复燃。如果发现有火星，应马上喷
洒清水灭掉火星。

　　【相关资料】有报道认为，烘制侧柏炭温度易控制，成品得率高，成分损失少，止血效果好，因此烘
制法制炭优于传统的炒炭法。[2]

　　【参考文献】

　　［1］丁安伟，朱春江．侧柏叶炭炮制工艺及质量标准研究［J］．中药材，1994（11）：24－27，55.

　　［2］单鸣秋，陈超，姚晓东，等．基于 UPLC 指纹图谱相似度的侧柏炭烘制工艺研究［J］．中国中药
杂志，2010，35（17）：2258－2260.

地　榆　炭

　　【药材来源】本品为蔷薇科植物地榆（*Sanguisorba officinalis* L.）或长叶地榆［*Sanguisorba officinalis*
L. var. *longifolia*（Bert.）Yü et Li］的干燥根。

　　【原料性状】本品呈不规则的类圆形片或斜切片。外表皮灰褐色至深褐色。切面较平坦，粉红色、淡
黄色或黄棕色，木部略呈放射状排列；或皮部有多数黄棕色绵状纤维。气微，味微苦涩。

　　以质硬、断面色红者为佳。

　　【生产依据】《中国药典》（2020 年版一部）。

　　【炮制流程】炮制流程如图 13－56 所示。

　　（1）炒制：使用电磁炒药机进行炒制，出锅前喷洒适量清水，略炒，出料摊凉，控制条件如下。

　　设备名称：CYJ600 电磁炒药机。

　　炒制频率：25 Hz。

　　设定温度：300 ℃。

　　投料温度：（190±5）℃。

　　每锅投料量：（25±5）kg。

　　炒制时间：（28±2）min。

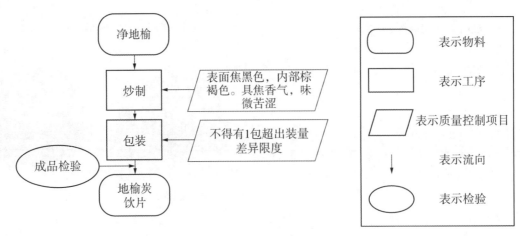

图 13 - 56　地榆炭炮制流程

炒制性状：表面焦黑色，内部棕褐色。具焦香气，味微苦涩。

出料温度：220 ℃。

（2）包装：装入 PE 薄膜袋中，外套白色纤维袋，用手提式缝包机封口。

【贮存条件】常温贮存。

【成品性状】本品形如地榆片，表面焦黑色，内部棕褐色。具焦香气，味微苦涩（见图 13 - 57）。

【炮制作用】地榆炒炭后能增强止血作用。

【炮制要点】地榆炒炭要注意火候，火候太过会导致指标成分鞣质含量降低。[1]

【相关资料】

（1）现代文献主张地榆炒制可以使用电热恒温干燥箱以烘代炒，但对于烘制的最佳温度和时间暂时没有统一。[2]

（2）目前对地榆炭作用的研究主要集中在其止血方面，认为其止血的有效成分为鞣质，但地榆炒制成地榆炭后，其鞣质减少，故有报告认为，若将地榆用于止血，应以生地榆为宜。[3]

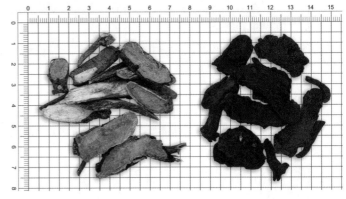

图 13 - 57　净地榆（左）与地榆炭饮片（右）对比

【参考文献】

[1] 戴衍朋，周倩，石典花，等 . 炮制对地榆中鞣质和没食子酸的影响 [C]. 中华中医药学会中药炮制分会 2009 年学术研讨会论文集，2009：457 - 459.

[2] 张向阳，魏红，郑海萍，等 . 地榆炭的研究进展 [J]. 环球中医药，2014，7（2）：158 - 160.

[3] 王琦，郭长强，张云端 . 十种商品地榆饮片质量分析 [J]. 中成药，1993，15（1）：24 - 25.

地　黄　炭

【药材来源】本品为玄参科植物地黄（*Rehjnannia glutinosa* Libosch.）的干燥块根。

【原料性状】本品呈类圆形或不规则的厚片。外表皮棕黑色或棕灰色，极皱缩，具不规则的横曲纹。切面棕黑色或乌黑色，有光泽，具黏性。气微，味微甜。

以断面乌黑色者为佳。

【生产依据】《广东省中药饮片炮制规范》（第一册）。

【炮制流程】炮制流程如图 13 - 58 所示。

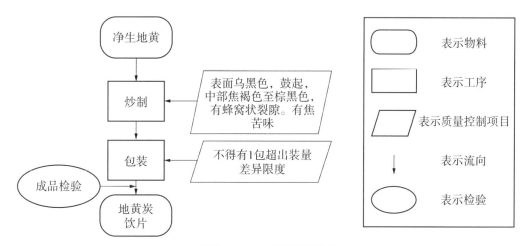

图 13 -58 地黄炭炮制流程

（1）炒制：使用电磁炒药机进行炒制，出锅前喷洒适量清水，略炒，出料摊凉，控制条件如下。

设备名称：CYJ600 电磁炒药机。

炒制频率：10 Hz。

设定温度：280 ℃。

投料温度：（180 ±5）℃。

每锅投料量：（10 ±5）kg。

炒制时间：（30 ±2）min。

炒制性状：表面乌黑色，焦脆。体轻、质松、鼓起，中部呈焦褐色至棕黑色，并具有蜂窝状裂隙。

出料温度：200 ℃。

（2）包装：装入 PE 薄膜袋中，外套白色纤维袋，用手提式缝包机封口。

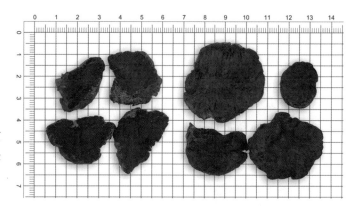

图 13 -59 净生地黄（左）与地黄炭饮片（右）对比

【贮存条件】常温贮存。

【成品性状】本品形如地黄，表面乌黑色，焦脆。体轻、质松、鼓起，中部呈焦褐色至棕黑色，并具有蜂窝状裂隙。气微香，有焦苦味（见图 13 -59）。

【炮制作用】生地黄炒炭入血分，凉血止血。

【相关资料】用于炒制地黄炭的生地黄不宜过薄，生地黄过薄时炒炭容易过火，浸出物不合格。地黄炭成品中心不能炭化，手按应柔软有肉质感。

姜 炭

【药材来源】本品为姜科植物姜（*Zingiber officinale* Rosc. ）的干燥根茎。

【原料性状】本品呈扁平块状，具指状分枝，长 3 ~ 7 cm，厚 1 ~ 2 cm。表面灰黄色或浅灰棕色，粗糙，具纵皱纹和明显的环节。分枝处常有鳞叶残存，分枝顶端有茎痕或芽。质坚实，断面黄白色或灰白色，粉性或颗粒性，内皮层环纹明显，维管束及黄色油点散在。气香、特异，味辛辣。

以质坚实、断面色黄白、粉性足、气味浓者为佳。

【生产依据】《中国药典》（2020 年版一部）。

【炮制流程】炮制流程如图 13 -60 所示。

（1）炒制：使用电磁炒药机进行炒制，炒制完成后出料，摊凉，控制条件如下。

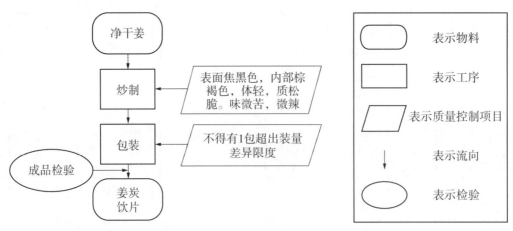

图 13 - 60　姜炭炮制流程

设备名称：CYJ600 电磁炒药机。

炒制频率：20 Hz。

设定温度：300 ℃。

投料温度：（200 ± 5）℃。

每锅投料量：（25 ± 5）kg。

炒制时间：（50 ± 2）min。

炒制性状：表面焦黑色，内部棕褐色，体轻，质松脆。味微苦，微辣。

出料温度：230 ℃。

（2）包装：装入 PE 薄膜袋中，外套白色纤维袋，用手提式缝包机封口。

【贮存条件】阴凉贮存。

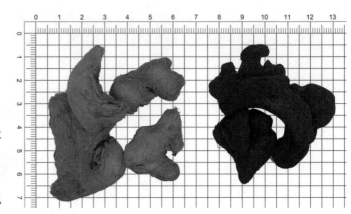

图 13 - 61　净干姜（左）与姜炭饮片（右）对比

【成品性状】本品形如干姜片块，表面焦黑色，内部棕褐色，体轻，质松脆。味微苦，微辣（见图 13 - 61）。

【炮制作用】炮制后的姜炭味苦、涩，性温。其辛味消失，守而不走，长于止血温经。固涩止血作用强于炮姜。

【炮制要点】

（1）姜炭的含量测定指标成分为姜辣素，其受热易挥发。因此，姜炭不能炒得太过，需要注意控制干姜的受热时间。另外，需要注意的是炒制姜炭所用的干姜规格必须是块而不能是片，干姜片太薄，用于炒姜炭时会内外都炭化。

（2）姜炭的外观性状可以初步判定姜辣素是否达到标准。首先，在姜炭表面达到焦黑色的前提下，断面中心必须有棕褐色的部分，且面积不能太小。其次是中心部分口尝应能感觉辛辣味。

【相关资料】清代开始有炮姜炭、黑姜炭等名称，把炮姜和姜炭混为一个品种，近代有部分地区也将两者作为一个炮制品，按炮制火候及成品性状分析，大部分炮姜炭和黑姜炭应为姜炭。[1]

【参考文献】

[1] 龚千锋. 中药炮制学 [M]. 北京：中国中医药出版社，2003：122 - 124.

山 楂 炭

【药材来源】本品为蔷薇科植物山里红（*Crataegus pinnatifida* Bge. var. *major* N. E. Br.）或山楂（*Crataegus pinnatifida* Bge.）的干燥成熟果实。

【原料性状】本品为圆形片，皱缩不平，直径 1.0～2.5 cm，厚 0.2～0.4 cm。外皮红色，具皱纹，有灰白色小斑点。果肉深黄色至浅棕色。中部横切片具 5 粒浅黄色果核，但核多脱落而中空。有的片上可见短而细的果梗或花萼残迹。气微清香，味酸、微甜。

以片大、皮红、肉厚、核少者为佳。

【生产依据】《广东省中药饮片炮制规范》（第一册）。

【炮制流程】炮制流程如图 13－62 所示。

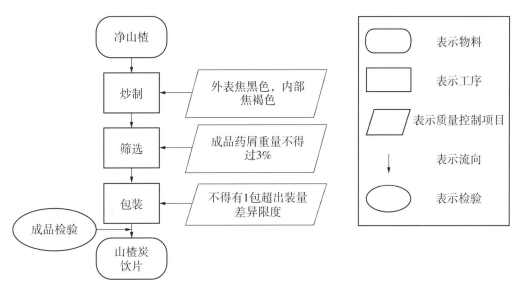

图 13－62 山楂炭炮制流程

（1）炒制：使用电磁炒药机进行炒制，出锅前喷洒适量清水，略炒，出料摊凉，控制条件如下。

设备名称：CYJ600 电磁炒药机。

炒制频率：30 Hz。

设定温度：300 ℃。

投料温度：（190±5）℃。

每锅投料量：（25±5）kg。

炒制时间：（30±2）min。

炒制性状：外表焦黑色，内部焦褐色。

出料温度：190 ℃。

（2）筛选：趁热用手工筛网筛去药屑、脱落的果核，摊凉，控制条件如下。

筛网孔径：4 mm。

（3）包装：装入 PE 薄膜袋中，外套白色纤维袋，用手提式缝包机封口。

【贮存条件】阴凉贮存。

【成品性状】本品形如山楂片，外表面焦黑色，具皱纹。可见短而细的果梗或花萼残迹。果肉焦褐色至焦黑色，中部横切片具 5 粒浅黄色果核，多脱落而中空。气焦香，味酸、涩（见图 13－63）。

【炮制作用】山楂炒炭后其性收涩，偏于止泻、止血。可用于脾虚泄泻，胃肠出血。

【炮制要点】山楂中有机酸对热不稳定，加热后含量降低，且随温度的升高，有机酸含量降低越多。

山楂炭中有机酸含量较低。[1]因此，在炒制山楂炭时要注意火候不能太过，以防有机酸过度分解。

【相关资料】有相关文献显示，山楂炒炭后产生止血作用是物理和化学两方面的共同结果：山楂炒炭后孔隙数量增加，孔隙率升高，疏松多孔结构有利于凝血成分的释放；此外，山楂炒炭后钙离子含量上升，而钙离子是其主要止血成分之一。[2]

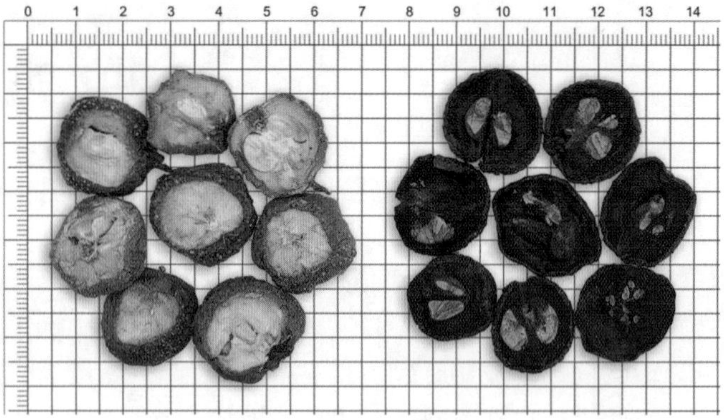

【参考文献】

[1] 孙云龙，尚坤，董金香. 山楂炭研究进展 [J]. 吉林中医药，2018，38 (7)：865 – 868.

[2] 李诗佳，贾舒杰，杨柳，等. 山楂炒炭前后微结构及凝血成分的变化研究 [J]. 时珍国医国药，2019，30 (6)：1352 – 1354.

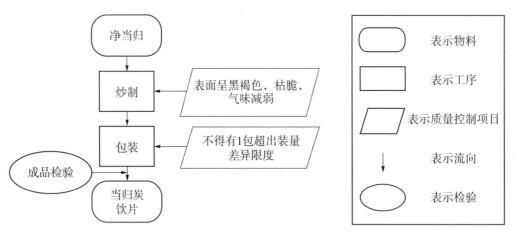

图 13 – 63　净山楂（左）与山楂炭饮片（右）对比

当 归 炭

【药材来源】本品为伞形科植物当归 [*Angelica sinensis* (Oliv.) Diels] 的干燥根。

【原料性状】本品呈类圆形、椭圆形或不规则薄片。外表皮浅棕色至棕褐色。切面浅棕黄色或黄白色，平坦，有裂隙，中间有浅棕色的形成层环，并有多数棕色的油点，香气浓郁，味甘、辛、微苦。

以直径长、油润、外皮色黄棕、断面色黄白、气味浓郁者为佳。柴性大、干枯无油或断面呈绿褐色者不可供药用。

【生产依据】《广东省中药炮制规范》（1984 年版）。

【炮制流程】炮制流程如图 13 – 64 所示。

图 13 – 64　当归炭炮制流程

（1）炒制：使用电磁炒药机进行炒制，出锅前喷洒适量清水，略炒，出料摊凉，控制条件如下。

设备名称：CYJ600 电磁炒药机。

炒制频率：20 Hz。

设定温度：300 ℃。

投料温度：(205 ± 5) ℃。

每锅投料量：30 kg。

炒制时间：（25±2）min。

炒制性状：表面呈黑褐色，枯脆，气味减弱。

出料温度：210℃。

（2）包装：装入 PE 薄膜袋中，外套白色纤维袋，用手提式缝包机封口。

【贮存条件】阴凉贮存。

【成品性状】本品形如当归，表面黑褐色。质脆，易折断，断面焦黄色。气香，味微苦涩（见图 13-65）。

【炮制作用】炒炭后以止血和血为主。用于崩中漏下，月经过多。

【相关资料】如果是用当归佛手片（全归纵切片）炒炭，则宜用铁锅炒。可使用笤帚搅拌和上下翻炒，勿用铁铲，以免将当归佛手片碰碎，炒时温度宜较低，慢慢烘烤至变色即可。

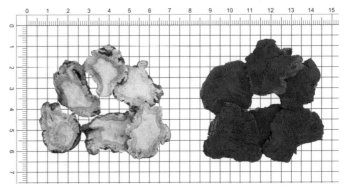

图 13-65 净当归（左）与当归炭饮片（右）对比

栀 子 炭

【药材来源】本品为茜草科植物栀子（*Gardenia jasminoides* Ellis）的干燥成熟果实。

【原料性状】本品呈长卵圆形或椭圆形，长 1.5～3.5 cm，直径 1.0～1.5 cm。表面红黄色或棕红色，具 6 条翅状纵棱，棱间常有 1 条明显的纵脉纹，并有分枝。顶端残存萼片，基部稍尖，有残留果梗。果皮薄而脆，略有光泽；内表面色较浅，有光泽，具 2～3 条隆起的假隔膜。种子多数，扁卵圆形，集结成团，深红色或红黄色，表面密具细小疣状突起。气微，味微酸而苦。

以粒大、饱满、色棕黄者为佳。

【生产依据】《广东省中药炮制规范》（1984 年版）。

【炮制流程】炮制流程如图 13-66 所示。

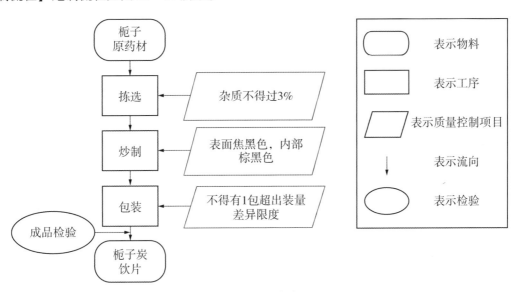

图 13-66 栀子炭炮制流程

（1）拣选：除去杂质、虫蛀、霉变及非药用部位。

（2）炒制：使用电磁炒药机进行炒制，出锅前喷洒适量清水，略炒，出料摊凉，控制条件如下。

设备名称：CYJ600 电磁炒药机。

炒制频率：20 Hz。

设定温度：300 ℃。

投料温度：（190±5）℃。

每锅投料量：（15±5）kg。

炒制时间：（32±2）min。

炒制性状：表面焦黑色，内部棕黑色。

出料温度：200 ℃。

（3）包装：装入 PE 薄膜袋中，外套白色纤维袋，用手提式缝包机封口。

【贮存条件】常温贮存。

【成品性状】本品形如栀子，表面焦黑色，内部棕黑色（见图 13-67）。

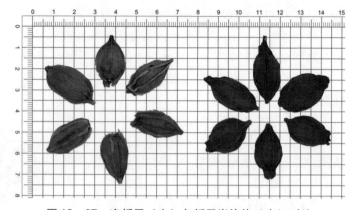

图 13-67　净栀子（左）与栀子炭饮片（右）对比

【炮制作用】栀子炒炭后增强止血作用。

【炮制要点】不同于炒栀子，栀子炒炭前可不用打碎，直接炒制。

【相关资料】栀子的传统用法有去皮用仁、去仁用皮、连壳用等用法。传统认为栀仁与栀皮的功效是有区别的，"去心胸热用仁，去肌表热用皮，治上焦、中焦连壳用，下焦去壳"。[1]虽然《北京市中药饮片切制规范》（1974 年版）中有收载生栀子仁和生栀皮这两个品规，但现在在市场上已很难遇到。

【参考文献】

［1］王秋红，张世臣，等．历代中药炮制沿革［M］．北京：中国中医药出版社，2018：287-289.

槐　花　炭

【药材来源】本品为豆科植物槐（*Sophora japonica* L.）的干燥花及花蕾。

【原料性状】槐花皱缩而卷曲，花瓣多散落。完整者花萼钟状，黄绿色，先端 5 浅裂；花瓣 5 瓣，黄色或黄白色，1 片较大，近圆形，先端微凹，其余 4 片长圆形。雄蕊 10 个，其中 9 个基部连合，花丝细长。雌蕊圆柱形，弯曲。体轻。气微，味微苦。

槐米呈卵形或椭圆形，长 2～6 mm，直径约 2 mm。花萼下部有数条纵纹。萼的上方为黄白色未开放的花瓣。花梗细小。体轻，手捻即碎。气微，味微苦涩。

以个大、紧缩、色黄绿者为佳。

【生产依据】《中国药典》（2020 年版一部）。

【炮制流程】炮制流程如图 13-68 所示。

（1）炒制：使用电磁炒药机进行炒制，出锅前喷洒适量清水，熄灭火星，略炒，出料摊凉，控制条件如下。

设备名称：CYJ600 电磁炒药机。

炒制频率：10 Hz。

设定温度：280 ℃。

投料温度：（185±5）℃。

每锅投料量：（10±5）kg。

炒制时间：（20±2）min。

炒制性状：表面焦褐色。

出料温度：195 ℃。

（2）包装：装入 PE 薄膜袋中，外套白色纤维袋，用手提式缝包机封口。

【贮存条件】阴凉贮存。

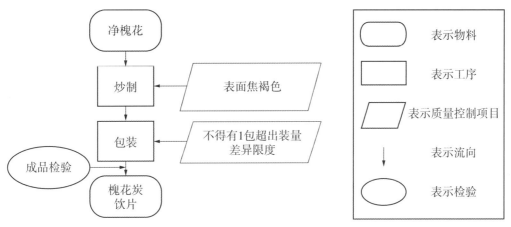

图 13 -68 槐花炭炮制流程

【成品性状】本品形如槐花，炒至表面焦褐色（见图 13 -69）。

【炮制作用】槐花炒炭后清热凉血作用极弱，涩性增加，以凉血止血力胜。

【炮制要点】花类药轻泡，炒炭过程中容易燃烧。炒制时应注意炒制温度和时间，以免"过火"。

【相关资料】《中国药典》（2020 年版）中目前只有槐花的质量标准，炒槐花和槐花炭的饮片质量标准至今尚无具体要求。

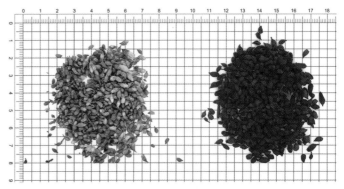

图 13 -69 净槐花（左）与槐花炭饮片（右）对比

茜 草 炭

【药材来源】本品为茜草科植物茜草（*Rubia cordifolia* L.）的干燥根和根茎。

【原料性状】本品呈不规则的厚片或段。根呈圆柱形，外表皮红棕色或暗棕色，具细纵纹；皮部脱落处呈黄红色。切面皮部狭，紫红色，木部宽广，浅黄红色，导管孔多数。气微，味微苦，久嚼刺舌。

以表面红棕色、断面红黄色，无茎基及泥土者为佳。

【生产依据】《中国药典》（2020 年版一部）。

【炮制流程】炮制流程如图 13 -70 所示。

（1）炒制：使用电磁炒药机进行炒制，出锅前喷洒适量清水，略炒，出料摊凉，控制条件如下。

设备名称：CYJ600 电磁炒药机。

炒制频率：20 Hz。

设定温度：300 ℃。

投料温度：（200 ±5）℃。

每锅投料量：（25 ±5） kg。

炒制时间：（20 ±2） min。

炒制性状：表面黑褐色，内部棕褐色。

出料温度：220 ℃。

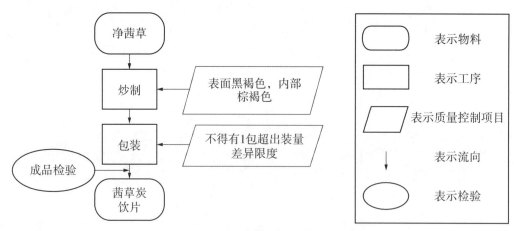

图 13 – 70　茜草炭炮制流程

（2）包装：装入 PE 薄膜袋中，外套白色纤维袋，用手提式缝包机封口。

【贮存条件】常温贮存。

【成品性状】本品形如茜草片或段，表面黑褐色，内部棕褐色。气微，味苦、涩（见图 13 – 71）。

【炮制作用】炒炭后增强茜草凉血止血的作用。

【相关资料】

（1）茜草常见伪品为大叶茜草，市面上认为断面有髓或者有髓的数量占比大就是大叶茜草，但茜草药用部位为根及根茎，其根茎断面也是有髓的。因此，可挑选有髓的部分口尝来区分茜草和大叶茜草。大叶茜草味甜，正品的茜草不甜。

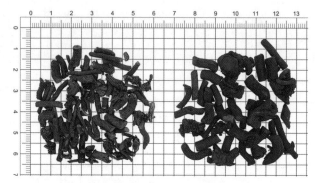

图 13 – 71　净茜草（左）与茜草炭饮片（右）对比

（2）《中国药典》（2020 年版）规定茜草炭浸出物不低于 10%，因此，用于炒茜草炭的茜草浸出物含量不能低于 10%。

荆　芥　炭

【药材来源】本品为唇形科植物荆芥（*Schizonepeta tenuifolia* Briq.）的干燥地上部分。

【原料性状】本品呈不规则的段。茎呈方柱形，表面淡黄绿色或淡紫红色，被短柔毛。切面类白色。叶多已脱落。穗状轮伞花序。气芳香，味微涩而辛凉。

以色淡黄绿、穗多而密、香气浓者为佳。

【生产依据】《中国药典》（2020 年版一部）。

【炮制流程】炮制流程如图 13 – 72 所示。

（1）炒制：使用电磁炒药机进行炒制，出锅前喷洒适量清水，略炒，出料摊凉，控制条件如下。

设备名称：CYJ600 电磁炒药机。

炒制频率：20 Hz。

设定温度：280 ℃。

投料温度：（180 ± 5）℃。

每锅投料量：（10 ± 5）kg。

炒制时间：（20 ± 2）min。

炒制性状：表面焦黑色，内部焦黄色。

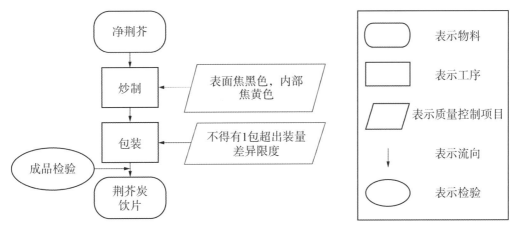

图 13 -72　荆芥炭炮制流程

出料温度：230 ℃。

（2）包装：装入 PE 薄膜袋中，外套白色纤维袋，用手提式缝包机封口。

【贮存条件】阴凉贮存。

【成品性状】本品形如荆芥，全体黑褐色。茎方柱形，体轻，质脆，断面焦褐色。叶对生，多已脱落。花冠多脱落，宿萼钟状。略具焦香气，味苦而辛（见图 13 -73）。

【炮制作用】荆芥炒炭后辛散作用减弱，具有止血的功效。

【相关资料】

（1）荆芥叶和穗易脱落炭化，荆芥炭收率偏低。

（2）传统炒炭制法，因判断炭化偏于主观性，容易导致荆芥炭质量有差异，从而影

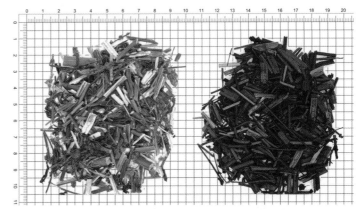

图 13 -73　净荆芥（左）与荆芥炭饮片（右）对比

响临床疗效。现代有文献对其炮制工艺进行研究。建议改炒为烘，烘法温度易于控制，烘箱内温度相对均匀，成炭性好，饮片质量便于把握。[1]

【参考文献】

［1］黄雪梅. 荆芥炭烘法炮制及质量控制［J］. 基层中药杂志，1993（4）：21 - 22.

荆 芥 穗 炭

【药材来源】本品为唇形科植物荆芥（*Schizonepeta tenuisfolia* Briq.）的干燥花穗。

【原料性状】本品穗状轮伞花序呈圆柱形，长 3 ～ 15 cm，直径约 7 mm。花冠多脱落，宿萼黄绿色，钟形，质脆易碎，内有棕黑色小坚果。气芳香，味微涩而辛凉。

以穗长而密、香气浓者为佳。

【生产依据】《中国药典》（2020 年版一部）。

【炮制流程】炮制流程如图 13 -74 所示。

（1）炒制：使用电磁炒药机进行炒制，出锅前喷洒适量清水，略炒，出料摊凉，控制条件如下。

设备名称：CYJ600 电磁炒药机。

炒制频率：30 Hz。

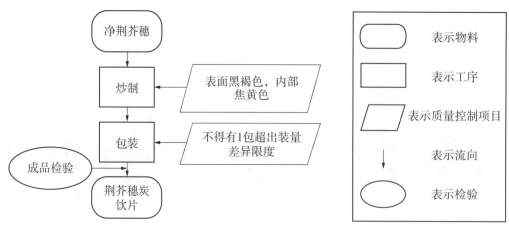

图 13 –74　荆芥穗炭炮制流程

设定温度：280 ℃。

投料温度：（200±5）℃。

每锅投料量：3 kg。

炒制时间：（5±1）min。

炒制性状：表面黑褐色，内部焦黄色。

出料温度：220 ℃。

（2）包装：装入 PE 薄膜袋后，放入纸箱或周转箱中。

【贮存条件】阴凉贮存。

【成品性状】本品为不规则的段，长约 15 cm。表面黑褐色。花冠多脱落，宿萼钟状，先端 5 齿裂，黑褐色。小坚果棕黑色。具焦香气，味苦而辛（见图 13 –75）。

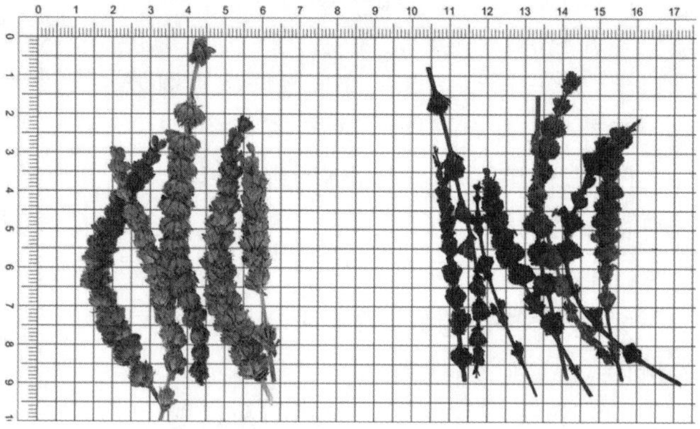

【炮制作用】荆芥穗炭具收敛止血的作用。

图 13 –75　净荆芥穗（左）与荆芥穗炭饮片（右）对比

【炮制要点】荆芥穗易燃烧，炒制时间不要过长，防止过度灰化。荆芥花梗在中心，不易传热，不易变色。待花穗表面炭化即可出锅。

藕　节　炭

【药材来源】本品为睡莲科植物莲（*Nelumbo nucifera* Gaertn.）的干燥根茎节部。

【原料性状】本品呈短圆柱形，中部稍膨大，长 2～4 cm，直径约 2 cm。表面灰黄色至灰棕色，有残存的须根和须根痕，偶见暗红棕色的鳞叶残基。两端有残留的藕，表面皱缩有纵纹。质硬，断面有多数类圆形的孔。气微，味微甘、涩。

以表面色灰黄、断面色白者为佳。

【生产依据】《中国药典》（2020 年版一部）。

【炮制流程】炮制流程如图 13 –76 所示。

（1）炒制：使用电磁炒药机进行炒制，出锅前喷洒适量清水，略炒，出料，摊凉，控制条件如下。

设备名称：CYJ600 电磁炒药机。

炒制频率：20 Hz。

设定温度：300 ℃。

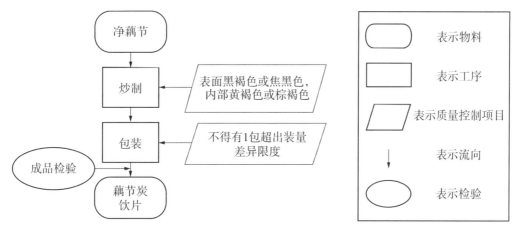

图 13 - 76 藕节炭炮制流程

投料温度：（200±5）℃。

每锅投料量：（30±5） kg。

炒制时间：（40±2） min。

炒制性状：表面黑褐色或焦黑色，内部黄褐色或棕褐色。

出料温度：230 ℃。

（2）包装：装入 PE 薄膜袋中，外套白色纤维袋，用手提式缝包机封口。

【贮存条件】常温贮存。

【成品性状】本品形如藕节，表面黑褐色或焦黑色，内部黄褐色或棕褐色。断面可见多数类圆形的孔。气微，味微甘、涩（见图 13 - 77）。

【炮制作用】藕节炒炭后增强其止血作用。

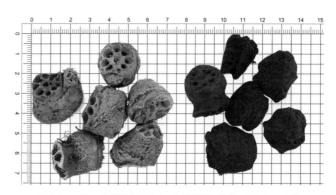

图 13 - 77 净藕节（左）与藕节炭饮片（右）对比

土 白 术

【药材来源】本品为菊科植物白术（*Atractylodes macrocephala* Koidz.）的干燥根茎。

【原料性状】本品呈不规则的厚片。外表皮灰黄色或灰棕色。切面黄白色至淡棕色，散生棕黄色的点状油室，木部具放射状纹理；烘干者切面角质样，色较深或有裂隙。气清香，味甘、微辛，嚼之略带黏性。

以片大、质坚实、断面色黄白、香气浓者为佳。

【生产依据】《广东省中药饮片炮制规范》（第一册）。

【炮制流程】炮制流程如图 13 - 78 所示。

（1）赤石脂粉制备：手工将赤石脂打碎，粉碎成细粉。

（2）炒制：使用电磁炒药机加热赤石脂粉至物料投料温度，投入白术炒制，炒制完成后出料，控制条件如下。

设备名称：CYJ600 电磁炒药机。

炒制频率：15 Hz。

设定温度：260 ℃。

每锅赤石脂粉投料量：（10±2） kg。

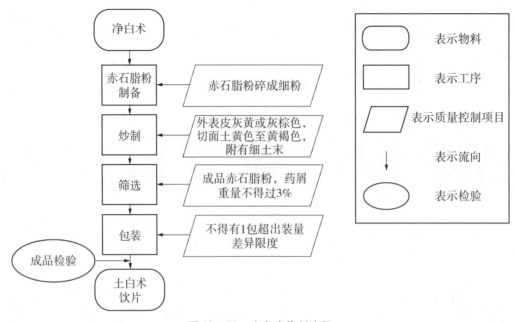

图 13-78　土白术炮制流程

物料投料温度：（140±5）℃。

每锅物料投料量：50 kg。

炒制时间：15 min。

炒制性状：外表皮灰黄或灰棕色。切面土黄色至黄褐色，附有细土末，气清香，味甘、微辛。

出料温度：140 ℃。

（3）筛选：趁热用手工筛网筛去药屑、赤石脂粉，摊凉，控制条件如下。

筛网孔径：4 mm。

（4）包装：装入 PE 薄膜袋中，外套白色纤维袋，用手提式缝包机封口。

【贮存条件】阴凉贮存。

【成品性状】本品形如白术片，外表皮灰黄或灰棕色。切面土黄色至黄褐色，附有细土末，气清香，味甘、微辛（见图 13-79）。

【炮制作用】借土气助脾，补脾止泻力增强，用于脾虚食少，泄泻便溏，胎动不安。

【相关资料】土白术的传统炒制工艺用伏龙肝粉作炒制辅料，由于伏龙肝（灶心土）很少流通于市场，因此在《广东省中药饮片炮制规范》（第一册）收载的制法中，允许以成分接近的赤石脂粉代替。

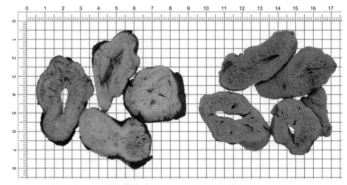

图 13-79　净白术（左）与土白术饮片（右）对比

炮　姜

【药材来源】本品为姜科植物姜（*Zingiber officinale* Rosc.）的干燥根茎。

【原料性状】本品呈扁平块状，具指状分枝，长 3～7 cm，厚 1～2 cm。表面灰黄色或浅灰棕色，粗糙，具纵皱纹和明显的环节。分枝处常有鳞叶残存，分枝顶端有茎痕或芽。质坚实，断面黄白色或灰白色，粉性或颗粒性，内皮层环纹明显，维管束及黄色油点散在。气香、特异，味辛辣。

以质坚实、断面色黄白、粉性足、气味浓者为佳。

【生产依据】《中国药典》（2020 年版一部）。

【炮制流程】炮制流程如图 13 – 80 所示。

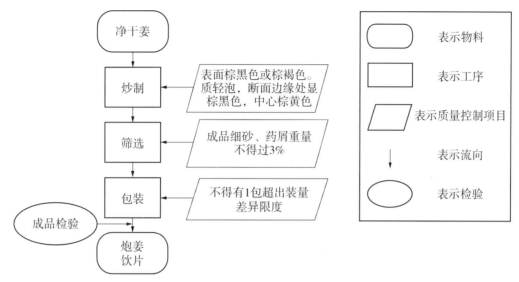

图 13 – 80　炮姜炮制流程

（1）炒制：使用电磁炒药机加热河砂至物料投料温度，投入干姜炒制，炒制完成后出料，控制条件如下。

设备名称：CYJ600 电磁炒药机。

炒制频率：10 Hz。

设定温度：250 ℃。

河砂类型：细砂（粒径 1.0～1.5 mm）。

每锅河砂投料量：15 kg。

物料投料温度：（210±5）℃。

每锅物料投料量：（5±2）kg。

炒制时间：7～8 min。

炒制性状：表面棕黑色或棕褐色。质轻泡，断面边缘处显棕黑色，中心棕黄色。味微辛、辣。

出料温度：210 ℃。

（2）筛选：趁热筛去药屑、细砂，摊凉，控制条件如下。

筛网孔径：4 mm。

（3）包装：装入 PE 薄膜袋中，外套白色纤维袋，用手提式缝包机封口。

【贮存条件】阴凉贮存。

【成品性状】本品呈不规则膨胀的块状，具指状分枝。表面棕黑色或棕褐色。质轻泡，断面边缘处显棕黑色，中心棕黄色，细颗粒性，维管束散在。气香、特异，味微辛、辣（见图 13 – 81）。

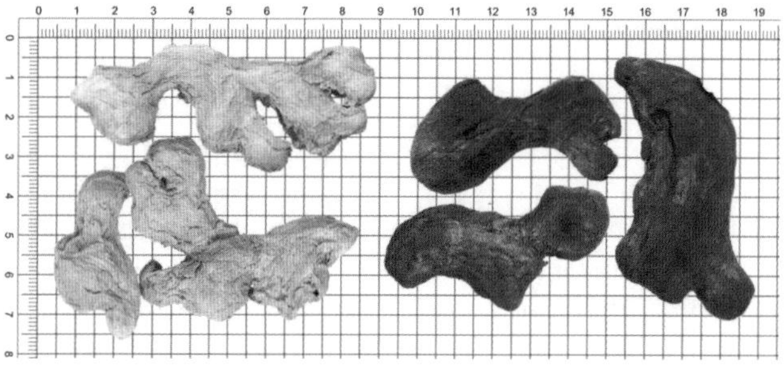

【炮制作用】炮制后炮姜辛燥之性较干姜弱，温里之力不如干姜迅猛，但作用缓和持久，且长于温中止痛、止泻和温经止血。

图 13 – 81　净干姜（左）与炮姜饮片（右）对比

【炮制要点】

（1）《中国药典》（2020 年版）的炮姜标准中含量测定的指标成分为姜辣素，其受热易挥发。因此，炮姜的炒制思路是在性状满足《中国药典》（2020 年版）标准的前提下，通过少量投料、高温短时间的炮制方式，以减少姜辣素的受热时间。

（2）北京、浙江等多个地方的炮制规范中炮姜用的都是干姜片，而《中国药典》（2020年版）用的是干姜块，但地方炮制规范未有姜辣素的含量测定。因为实践证明，干姜片较薄，炒炙时间长了会炭化，炭化越严重，姜辣素含量越低，炒炙时间不长，则不能达到《中国药典》（2020年版）的性状标准要求。而干姜块厚，经炒炙后，其性状能符合标准要求，姜辣素含量也能合格。

【相关资料】汉末至明朝《本草纲目》出版之前，干姜为生姜经过水淹、去皮、晒干等环节加工而成；李时珍认为"干姜以母姜造之，以白净结实者为良"，故自明朝《本草纲目》后，多用三年以上的老姜加工成干姜。[1]

【参考文献】

[1] 王秋红，张世臣，等. 历代中药炮制沿革［M］. 北京：中国中医药出版社，2018：61 - 63.

烫　水　蛭

【药材来源】本品为水蛭科动物蚂蟥（*Whitmania pigra* Whitman）、水蛭（*Hirudo nipponica* Whitman）或柳叶蚂蟥（*Whitmania acranulata* Whitman）的干燥全体。

【原料性状】本品呈不规则的段状、扁块状或扁圆柱状。背部表面黑褐色，稍隆起，腹面棕褐色，均可见细密横环纹。切面灰白色至棕黄色，胶质状。质脆，气微腥。

以体小、条整齐、黑褐色、无杂质者为佳。

【生产依据】《中国药典》（2020年版一部）。

【炮制流程】炮制流程如图13 - 82所示。

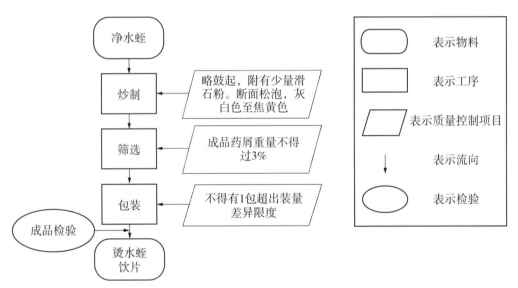

图13 - 82　烫水蛭炮制流程

（1）炒制：使用电磁炒药机加热滑石粉至物料投料温度，投入水蛭炒制，炒制完成后出料，控制条件如下。

设备名称：CYJ600电磁炒药机。

炒制频率：10 Hz。

设定温度：280 ℃。

每锅滑石粉投料量：8 kg。

物料投料温度：（180 ±5）℃。

每锅物料投料量：（15 ±2）kg。

炒制时间：（18±2）min。

炒制性状：呈不规则段状、扁块状或扁圆柱状，略鼓起，背部黑褐色，腹面棕黄色至棕褐色，附有少量白色滑石粉。断面松泡，灰白色至焦黄色。气微腥。

出料温度：180 ℃。

（2）筛选：趁热筛去药屑、滑石粉，摊凉，控制条件如下。

筛网孔径：2 mm。

（3）包装：装入 PE 薄膜袋后，放入纸箱或周转箱中。

【贮存条件】阴凉贮存。

【成品性状】本品呈不规则段状、扁块状或扁圆柱状，略鼓起，背部黑褐色，腹面棕黄色至棕褐色，附有少量白色滑石粉。断面松泡，灰白色至焦黄色。气微腥（见图 13 – 83）。

【炮制作用】水蛭烫制能降低毒性，烫后质地酥脆，利于粉碎。

【炮制要点】水蛭属贵重药材，炒制时应注意损耗。大批量炒炙前，可先投入少量试炒，以验证滑石粉温度是否合适。

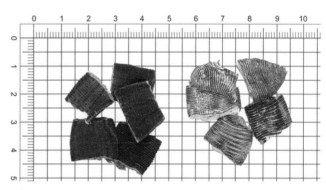

图 13 – 83　净水蛭（左）与烫水蛭饮片（右）对比

【相关资料】

（1）《中国药典》（2020 年版）中烫水蛭用的净料为水蛭段，但水蛭段微鼓起的炮制效果不明显。故市面上多用整条的水蛭做烫水蛭，以达到更好的炮制效果。

（2）水蛭的伪劣品较多，有用旱水蛭、菲水蛭等伪品充当水蛭，也有用白矾水制后以达增重的效果。

（3）古人使用水蛭多经炮制，极少用生品。认为服用生水蛭后水蛭入腹生子，致人肠痛黄瘦，所以必先经高温杀其子。近代则认为水蛭炮制的目的在于矫臭矫味，其止血成分经高温炮制后变性影响疗效。为保证水蛭有效成分的活性，现在逐渐用生品代替炮制品。[1] 也有探索用超微粉碎[2]或冻干技术[3]处理水蛭的报道。

【参考文献】

[1] 史小莲，刘俊田，李西宽，等．水蛭免加热提取物抗凝血作用及其机制研究［J］．山东中医杂志，2003，22（11）：687 – 690.

[2] 吕文海，邱福军，王作明．炮制与超微粉碎对水蛭药效影响的初步实验研究［J］．中国中药杂志，2001，26（4）：241 – 244.

[3] 王厚伟．低温炮制工艺对水蛭水溶性蛋白组成及纤溶活性的影响［J］．中药材，2007，30（3）：272 – 275.

烫　狗　脊

【药材来源】本品为蚌壳蕨科植物金毛狗脊［*Cibotium barometz*（L.）J. Sm.］的干燥根茎，经采挖后去硬根、叶柄及金黄色绒毛，切厚片，干燥。

【原料性状】本品呈不规则的长块状，长 10 ～ 30 cm，直径 2 ～ 10 cm。表面深棕色，残留金黄色绒毛；上面有数个红棕色的木质叶柄，下面残存黑色细根。质坚硬，不易折断。无臭，味淡、微涩。呈不规则长条形或圆形，长 5 ～ 20 cm，直径 2 ～ 10 cm，厚 1.5 ～ 5.0 mm；切面浅棕色，较平滑，近边缘 1 ～ 4 mm 处有 1 条棕黄色隆起的木质部环纹或条纹，边缘不整齐，偶有金黄色绒毛残留；质脆，易折断，有粉性。

以厚薄均匀、坚实无毛、不空心者为佳。

【生产依据】《中国药典》（2020 年版一部）。

【炮制流程】炮制流程如图 13 - 84 所示。

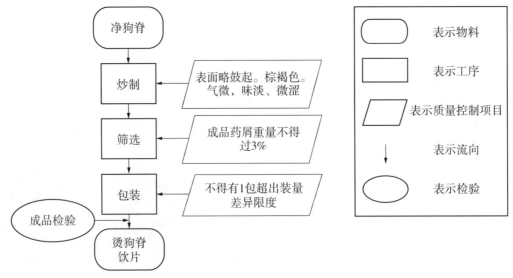

图 13 - 84　烫狗脊炮制流程

（1）炒制：使用电磁炒药机加热河砂至物料投料温度，投入狗脊炒制，炒制完成后出料，控制条件如下。

设备名称：CYJ600 电磁炒药机。

炒制频率：10 Hz。

设定温度：300 ℃。

河砂类型：细砂（粒径 2 ～ 3 mm）。

每锅河砂投料量：18 kg。

物料投料温度：200 ℃。

每锅物料投料量：3 kg。

炒制时间：4 min。

炒制性状：表面略鼓起。棕褐色。气微，味淡、微涩。

（2）筛选：趁热筛去药屑、细砂、掉落的茸毛，摊凉后除去残留茸毛。控制条件如下。

筛网孔径：4 mm。

（3）包装：装入 PE 薄膜袋中，外套白色纤维袋，用手提式缝包机封口。

【贮存条件】常温贮存。

【成品性状】本品形如狗脊片，表面略鼓起。棕褐色。气微，味淡、微涩（见图 13 - 85）。

【炮制作用】狗脊砂烫后质变酥脆，便于粉碎和煎出有效成分，也便于除去残存绒毛。

【炮制要点】

（1）狗脊原料分为生狗脊片和熟狗脊片两种。采挖后去硬根、叶柄及金黄色绒毛，切厚片，干燥，为生狗脊片；蒸后晒至六七成干，切厚片，

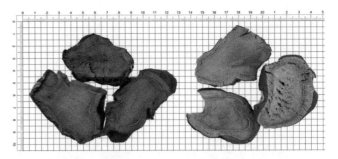

图 13 - 85　净狗脊（左）与烫狗脊饮片（右）对比

干燥，为熟狗脊片。生狗脊片切面浅棕色，质脆，易折断，有粉性。熟狗脊片切面黑棕色，质坚硬。《中国药典》（2020 年版）特别注明烫狗脊需要用生狗脊片。

（2）烫狗脊时选用细砂炒炙，防止粗砂卡进狗脊因受热膨胀形成的缝隙中。

（3）狗脊烫后部分沟壑里还有残留茸毛，应摊凉后将其刮净。

（4）烫狗脊炮制过程中产生的气体对眼睛有强烈刺激性，炮制场地应保持良好通风，炮制人员带上防护眼罩。

【相关资料】经加热后，烫狗脊指标成分原儿茶酸含量增加。[1] 故炮制火候不够会出现指标成分含量不合格的情况。

【参考文献】

[1] 白桐菲. 狗脊及炮制品化学成分研究 [D]. 沈阳：辽宁中医药大学，2008.

烫 骨 碎 补

【药材来源】本品为水龙骨科植物槲蕨 [*Drynaria fortunei*（Kunze）J. Sm.] 的干燥根茎。

【原料性状】本品呈不规则厚片。表面深棕色至棕褐色，常残留细小棕色的鳞片，有的可见圆形的叶痕。切面红棕色，黄色的维管束点状排列成环。气微，味淡、微涩。

以片大、棕色者为佳。

【生产依据】《中国药典》（2020 年版一部）。

【炮制流程】炮制流程如图 13 - 86 所示。

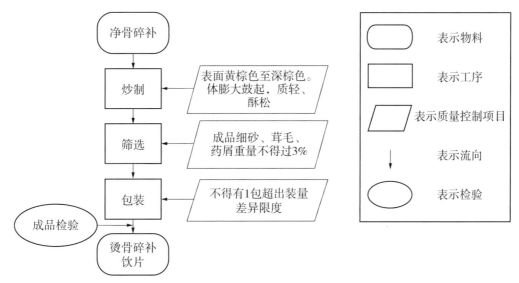

图 13 - 86　烫骨碎补炮制流程

（1）炒制：使用电磁炒药机加热河砂至物料投料温度，投入骨碎补炒制，炒制完成后出料，控制条件如下。

设备名称：CYJ600 电磁炒药机。

炒制频率：10 Hz。

设定温度：280 ℃。

河砂类型：细砂（粒径 1.0～1.5 mm）。

每锅河砂投料量：12 kg。

物料投料温度：（180 ±5）℃。

每锅物料投料量：（2.5 ±2）kg。

炒制时间：约 2 min。

炒制性状：表面黄棕色至深棕色。体膨大鼓起，质轻、酥松。

出料温度：180 ℃。

第十三章　炒炙法

（2）筛选：趁热筛去药屑、细砂、掉落的茸毛，摊凉，控制条件如下。

筛网孔径：4 mm。

（3）包装：装入 PE 薄膜袋中，外套白色纤维袋，用手提式缝包机封口。

【贮存条件】常温贮存。

【成品性状】本品形如骨碎补或片，表面黄棕色至深棕色。体膨大鼓起，质轻、酥松（见图 13 - 87）。

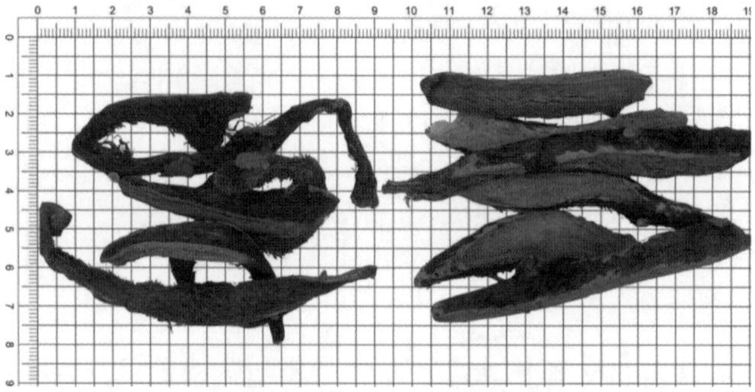

【炮制作用】骨碎补砂烫后质地松脆，易于除去鳞片，便于调剂和制剂，有利于煎出有效成分，以补肾强骨、续伤止痛为主。

图 13 - 87　净骨碎补（左）与烫骨碎补饮片（右）对比

【炮制要点】

（1）骨碎补烫制过程中体积膨胀，应投入足够的河砂，避免由于河砂过少导致的骨碎补烫制不够，同时也须防止膨胀溢出炒药锅。

（2）骨碎补砂烫后应及时过筛，筛去热砂。防止热砂继续加热骨碎补导致骨碎补过火。

（3）骨碎补宜分级分档砂烫，若药材大小、粗细参差不齐，烫制时细小的骨碎补容易过火，导致柚皮苷含量降低，而大小均一的药材，则砂烫时间稳定，效果均匀。[1]

【相关资料】《中国药典》（2020 年版）新增了对烫骨碎补柚皮苷的含量测定，而柚皮苷随着炮制时间的增加，其含量逐渐降低。故在生产中应控制烫骨碎补的炮制时间。[1]

【参考文献】

[1] 马杰，丁野，罗艳，等. 基于大生产考察烫制对骨碎补中柚皮苷含量的影响 [J]. 中国药业，2020，29（3）：38 - 41.

煨 葛 根

【药材来源】本品为豆科植物野葛 [*Pueraria lobata*（Willd.）Ohwi] 的干燥根。

【原料性状】本品呈边长为 0.5～1.2 cm 的方块。表面微黄色、米黄色或深黄色。质韧，纤维性强。气微，味微甜。

以质疏松、切面纤维性强者为佳。

【生产依据】《湖北省中药饮片炮制规范》（2018 年版）。

【炮制流程】炮制流程如图 13 - 88 所示。

（1）炒制：使用电磁炒药机加热至达到物料投料温度，投入麦麸加热至麦麸冒出浓烟，投入葛根炒制，炒制完成后出料，控制条件如下。

设备名称：CYJ600 电磁炒药机。

炒制频率：15 Hz。

设定温度：280 ℃。

物料投料温度：（165 ±5）℃。

每锅麦麸投料量：（7.5 ±1.5）kg。

每锅物料投料量：（25 ±5）kg。

炒制时间：（32 ±2）min。

炒制性状：表面微黄色、米黄色或深黄色。质韧，纤维性强。气微，味微甜。

出料温度：190 ℃。

（2）筛选：用手工筛网筛去药屑、麦麸，摊凉，控制条件如下。

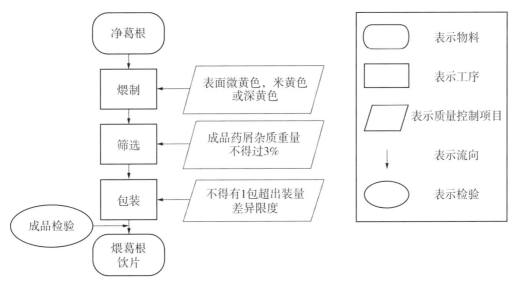

图 13-88 煨葛根炮制流程

筛网孔径：4 mm。

（3）包装：装入 PE 薄膜袋中，外套白色纤维袋，用手提式缝包机封口。

【贮存条件】阴凉贮存。

【成品性状】本品形如葛根，表面微黄色、米黄色或深黄色。质韧，纤维性强。气微，味微甜（见图 13-89）。

【炮制作用】葛根煨制后入大肠经，药性升而不散，尤善收敛，止泻能力加强。

【相关资料】有研究表明，葛根炮制前后成分的种类没有变化，但炮制后葛根中的主

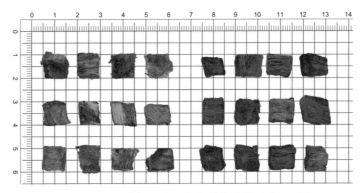

图 13-89 净葛根（左）与煨葛根饮片（右）对比

要止泻成分葛根素、大豆苷元的量分别增加 1 倍多。[1,2] 这被认为是葛根煨制后疗效增强的原因之一。

【参考文献】

［1］裘维瀚，戴辉，胡泓，等．葛根煨制前后成分的比较研究［J］．中成药，2013，35（10）：2213-2217.

［2］钟凌云，马冰洁，叶喜德，等．葛根主要药效成分止泻作用研究［J］．世界科学技术—中医药现代化，2015，17（1）：109-113.

麸 炒 山 药

【药材来源】本品为薯蓣科植物薯蓣（*Dioscorea opposita* Thunb.）的干燥根茎。

【原料性状】本品为类圆形、椭圆形或不规则的厚片。表面类白色或淡黄白色，质脆，易折断，切面类白色，富粉性。气微，味淡、微酸，嚼之发黏。

以片大、质坚实、粉性足、色洁白者为佳。

【生产依据】《中国药典》（2020 年版一部）。

【炮制流程】炮制流程如图 13-90 所示。

（1）炒制：使用电磁炒药机加热至达到物料投料温度，投入麦麸加热至麦麸冒出浓烟，投入山药炒制，炒制完成后出料，控制条件如下。

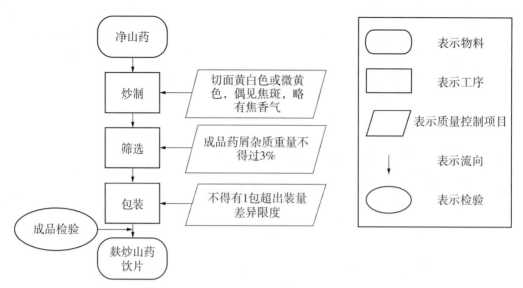

图 13 - 90　麸炒山药炮制流程

设备名称：CYJ600 电磁炒药机。

炒制频率：25 Hz。

设定温度：280 ℃。

物料投料温度：（145 ± 5）℃。

每锅麦麸投料量：（4.5 ± 0.5）kg。

每锅物料投料量：（45 ± 5）kg。

炒制时间：（14 ± 2）min。

炒制性状：切面黄白色或微黄色，偶见焦斑，略有焦香气。

出料温度：145 ℃。

（2）筛选：用手工筛网筛去药屑、麦麸，摊凉，控制条件如下。

筛网孔径：4 mm。

（3）包装：装入 PE 薄膜袋中，外套白色纤维袋，用手提式缝包机封口。

【贮存条件】阴凉贮存。

【成品性状】本品形如毛山药片或光山药片，切面黄白色或微黄色，偶见焦斑，略有焦香气（见图 13 - 91）。

【炮制作用】山药麸炒后补脾健胃能力增强。

【炮制要点】山药在炒炙过程中因相互摩擦掉粉较多，因此其收率低于其他炒制品。

【相关资料】

（1）山药中的二氧化硫残留量常有不合格现象，在各省级药品监督管理局官网公开的质量不合格批次总数量一直排在前面。其中，2018 年排第 7，2019 年排第 2，2020 年排第 2。

（2）山药二氧化硫残留量超标的原因与其采收加工方法有关。山药采收加工方法是冬季采挖，

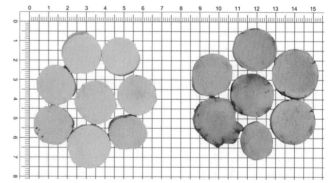

图 13 - 91　净山药（左）与麸炒山药饮片（右）对比

刮净外皮，用清水浸漂后连续用硫磺熏 2 ～ 3 天至药材整体发软，晒至全干即为毛山药。选择身条肥大、均匀、顺直的晒至六成干时用板搓圆切去头尾，再晒至足干、打光即为光山药。

（3）山药片为鲜山药除去外皮，趁鲜切厚片，干燥。故山药与山药片虽然来源相同，但炮制方法不同，导致其外观性状、二氧化硫残留量和浸出物等均有差异，因此，《中国药典》（2020 年版）中两者的检测项目及其限度均有差异。

麸 炒 枳 壳

【药材来源】本品为芸香科植物酸橙（*Citrus aurantium* L.）及其栽培变种的干燥未成熟果实。

【原料性状】本品呈不规则弧状条形薄片。切面外果皮棕褐色至褐色，中果皮黄白色至黄棕色，近外缘有1～2列点状油室，内侧有的有少量紫褐色瓤囊。

以外皮色绿褐、果肉厚、质坚硬、香气浓者为佳。

【生产依据】《中国药典》（2020年版一部）。

【炮制流程】炮制流程如图13-92所示。

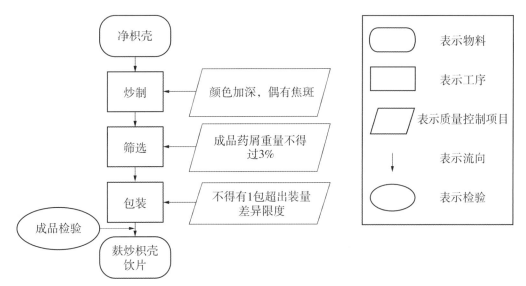

图 13-92　麸炒枳壳炮制流程

（1）炒制：使用电磁炒药机加热至达到物料投料温度，投入麦麸加热至麦麸冒出浓烟，投入枳壳炒制，炒制完成后出料，控制条件如下。

设备名称：CYJ600电磁炒药机。

炒制频率：35 Hz。

设定温度：280 ℃。

物料投料温度：（180±5）℃。

每锅麦麸投料量：（3±0.5）kg。

每锅物料投料量：（30±5）kg。

炒制时间：（15±2）min。

炒制性状：颜色加深，偶有焦斑。

出料温度：180 ℃。

（2）筛选：筛去药屑、麦麸、脱落的囊瓤，摊凉，控制条件如下。

筛网孔径：4 mm。

（3）包装：装入PE薄膜袋中，外套白色纤维袋，用手提式缝包机封口。

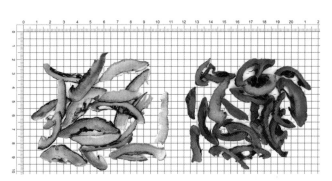

图 13-93　净枳壳（左）与麸炒枳壳饮片（右）对比

【贮存条件】阴凉贮存。

【成品性状】本品形如枳壳片，色较深，偶有焦斑（见图13-93）。

【炮制作用】枳壳麸炒可缓和其峻烈之性，偏于理气健胃消食。

【炮制要点】在麸炒过程中，枳壳残留的瓤会脱落，降低其收率，故麸炒枳壳的收率对比其他的麸炒品种收率低。

【相关资料】《中国药典》（2020 年版）注明枳壳来源于芸香科植物酸橙及其栽培变种，要注意其与甜橙、柚子、枸橘等芸香科植物的区别，避免掺伪，掺杂。

麸 炒 枳 实

【药材来源】本品为芸香科植物酸橙（*Citrus aurantium* L.）及其栽培变种或甜橙（*Citrus sinensis* Osbeck）的干燥幼果。

【原料性状】本品呈不规则弧状条形或圆形薄片。切面外果皮黑绿色至暗棕绿色，中果皮部分黄白色至黄棕色，近外缘有 1～2 列点状油室，条片内侧或圆片中央具棕褐色瓤。气清香，味苦、微酸。

以果肉厚、质坚硬、香气浓者为佳。

【生产依据】《中国药典》（2020 年版一部）。

【炮制流程】炮制流程如图 13 - 94 所示。

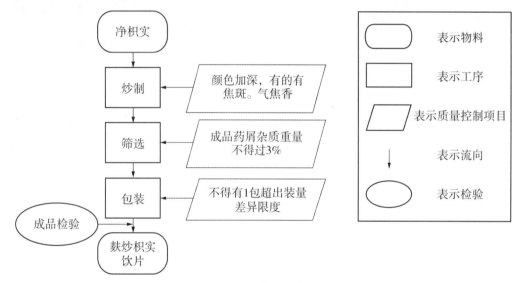

图 13 - 94 麸炒枳实炮制流程

（1）炒制：使用电磁炒药机加热至物料投料温度，投入麦麸加热至麦麸冒出浓烟，投入枳实炒制，炒制完成后出料，控制条件如下。

设备名称：CYJ600 电磁炒药机。

炒制频率：15 Hz。

设定温度：330 ℃。

物料投料温度：（170 ±5）℃。

每锅麦麸投料量：（2 ±0.5）kg。

每锅物料投料量：（20 ±5）kg。

炒制时间：5～7 min。

炒制性状：颜色加深，有的有焦斑。气焦香，味微苦，微酸。

出料温度：170 ℃。

（2）筛选：筛去药屑、麦麸，摊凉，控制条件如下。

筛网孔径：4 mm。

（3）包装：装入 PE 薄膜袋中，外套白色纤维袋，用手提式缝包机封口。

【贮存条件】阴凉贮存。

【成品性状】本品形如枳实片，颜色较深，有的有焦斑。气焦香，味微苦，微酸（见图 13 - 95）。

【炮制作用】枳实麸炒后可缓和其峻烈之性，以免损伤正气，以散结消痞力胜。

【炮制要点】

（1）枳实中的有效成分辛弗林受热易挥发，故炒制时应待麦麸冒浓黄烟时再投料，高温快炒，避免因受热时间较长导致辛弗林的含量降低。

（2）枳实切薄片后易碎，炒制后碎块随麦麸一起被筛出，因此收率会较低。

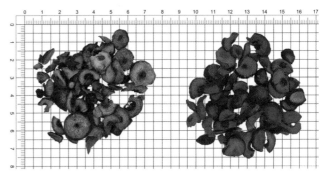

图 13 - 95　枳实（左）与麸炒枳实饮片（右）对比

麸 炒 白 术

【药材来源】本品为菊科植物白术（*Atractylodes macrocephala* Koidz.）的干燥根茎。

【原料性状】本品呈不规则的厚片。外表皮灰黄色或灰棕色。切面黄白色至淡棕色，散生棕黄色的点状油室，木部具放射状纹理；烘干者切面角质样，色较深或有裂隙。气清香，味甘、微辛，嚼之略带黏性。

以片大、质坚实、断面色黄白、香气浓者为佳。

【生产依据】《中国药典》（2020 年版一部）。

【炮制流程】炮制流程如图 13 - 96 所示。

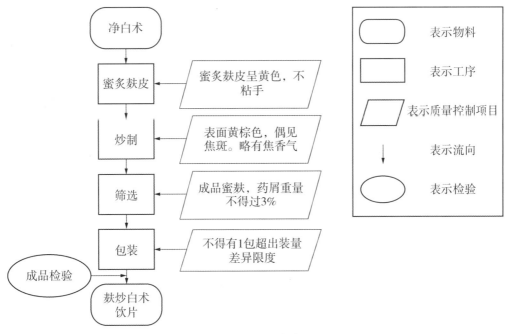

图 13 - 96　麸炒白术炮制流程

（1）蜜炙麦麸：取定量炼蜜与麦麸混合拌匀，搓散，使用电磁炒药机炒干，控制条件如下。

蜜麸比例：100 kg 麦麸，60 kg 炼蜜，15 kg 水。

设备名称：CYJ600 电磁炒药机。

炒炙频率：35 Hz。

设定温度：190 ℃。

投料温度：(85±5)℃。

每锅蜜麸投料量：30 kg。

炒炙时间：(15±2) min。

炒炙性状：蜜炙麸皮表面呈黄色，不粘手。

出料温度：95 ℃。

（2）炒制：将定量蜜炙麸皮投入电磁炒药机内预热，待蜜炙麸皮冒出浓烟后投入物料炒制，炒制完成后出料，控制条件如下。

设备名称：CYJ600 电磁炒药机。

炒制频率：35 Hz。

设定温度：260 ℃。

物料投料温度：(135±5)℃。

每锅蜜麸投料量：(6±1) kg。

每锅物料投料量：(60±10) kg。

炒制时间：20 min。

炒制性状：表面黄棕色，偶见焦斑。略有焦香气。

出料温度：140 ℃。

（3）筛选：趁热筛去药屑、蜜炙麸皮，摊凉，控制条件如下。

筛网孔径：4 mm。

（4）包装：装入 PE 薄膜袋中，外套白色纤维袋，用手提式缝包机封口。

【贮存条件】阴凉贮存。

【成品性状】本品形如白术片，表面黄棕色，偶见焦斑。略有焦香气（见图 13-97）。

【炮制作用】白术麸炒能缓和燥性，借麸入中，增强健脾、消胀作用。

【炮制要点】因蜜炙麸皮含有炼蜜，摊凉后易吸潮变黏，粘在白术上，故麸炒白术应趁热筛去麸皮。

【相关资料】

（1）有人将麦麸和 60% 炼蜜混合均匀，不加水稀释炼蜜，混合后置炒药机内稍翻炒至冒浓烟时放入白术。这方法可将蜜炙麸皮和麸炒白术两个炒炙工序合二为一。

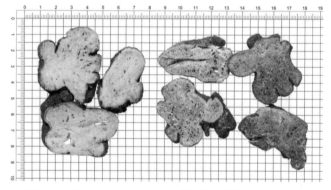

图 13-97　净白术（左）与麸炒白术饮片（右）对比

（2）麸炒后白术质松脆色黄棕色，而走油的白术片炒制后则质地柔软，颜色较深。有些不良的厂家会用走油的白术片炒炙麸炒白术，并在炒制时在麸皮中混入少量白糖（0.3%～0.5%），帮助上色。

麸 炒 芡 实

【药材来源】本品为睡莲科植物芡（*Euryale ferox* Salisb.）的干燥成熟种仁。

【原料性状】本品呈类球形，多为破粒，完整者直径 5～8 mm。表面有棕红色或红褐色内种皮，一端黄白色，约占全体 1/3，有凹点状的种脐痕，除去内种皮显白色。质较硬，断面白色，粉性。气微，味淡以饱满、断面白色、粉性足、无碎末者为佳。

【生产依据】《中国药典》（2020 年版一部）。

【炮制流程】炮制流程如图 13-98 所示。

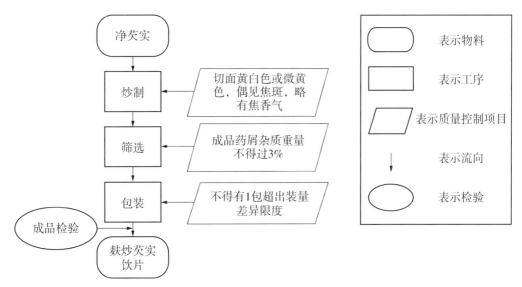

图 13-98　麸炒芡实炮制流程

（1）炒制：使用电磁炒药机加热至物料投料温度，投入麦麸加热至麦麸冒出浓烟，投入芡实炒制，炒制完成后出料，控制条件如下。

设备名称：CYJ600 电磁炒药机。

炒制频率：15 Hz。

设定温度：280 ℃。

物料投料温度：（150 ± 5）℃。

每锅麦麸投料量：（5 ± 0.5）kg。

每锅物料投料量：（50 ± 5）kg。

炒制时间：（20 ± 2）min。

炒制性状：表面黄色或微黄色。味淡、微酸。

出料温度：150 ℃。

（2）筛选：筛去药屑、麦麸，摊凉，控制条件如下。

筛网孔径：4 mm。

（3）包装：装入 PE 薄膜袋中，外套白色纤维袋，用手提式缝包机封口。

【贮存条件】冷藏贮存。

【成品性状】本品形如芡实，内种皮红褐色或黑色，表面黄色或微黄色。味淡、微酸（见图 13-99）。

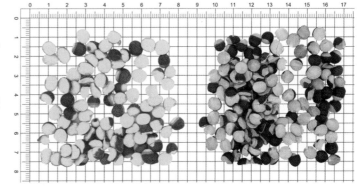

图 13-99　净芡实（左）与麸炒芡实饮片（右）对比

【炮制作用】芡实麸炒后性偏温，补脾和固涩作用增强。

【炮制要点】

（1）芡实炒制时炒锅转速不宜快，避免芡实碰撞后易碎。

（2）芡实在炒制过程中因相互摩擦导致掉粉，故其收率较其他炒制品种低。

麸 炒 苍 术

【药材来源】本品为菊科植物茅苍术〔*Atractylodes lancea*（Thunb.）DC.〕或北苍术〔*Atractylodes chinensis*（DC.）Koidz.〕的干燥根茎。

【原料性状】本品呈不规则类圆形或条形厚片。外表皮灰棕色至黄棕色，有皱纹，有时可见根痕。切面黄白色或灰白色，散有多数橙黄色或棕红色油室，有的可析出白色细针状结晶。气香特异，味微甘、辛、苦。

以片大、质坚实、断面朱砂点多、香气浓者为佳。

【生产依据】《中国药典》（2020 年版一部）。

【炮制流程】炮制流程如图 13－100 所示。

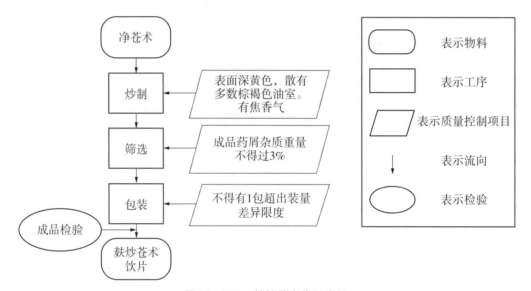

图 13－100　麸炒苍术炮制流程

（1）炒制：使用电磁炒药机加热至达到物料投料温度，投入麦麸加热至麦麸冒出浓烟，投入苍术炒制，炒制完成后出料，控制条件如下。

设备名称：CYJ600 电磁炒药机。

炒制频率：35 Hz。

设定温度：260 ℃。

物料投料温度：（150 ±5）℃。

每锅麦麸投料量：（5 ±1）kg。

每锅物料投料量：（50 ±10）kg。

炒制时间：20 min。

炒制性状：颜色加深，有的有焦斑。气焦香，味微苦，微酸。

出料温度：150 ℃。

（2）筛选：筛去药屑、麦麸，摊凉，控制条件如下。

筛网孔径：4 mm。

（3）包装：装入 PE 薄膜袋中，外套白色纤维袋，用手提式缝包机封口。

【贮存条件】阴凉贮存。

【成品性状】本品形如苍术片，表面深黄色，散有多数棕褐色油室。有焦香气（见图 13－101）。

【炮制作用】苍术麸炒可减弱辛味，缓和燥性，增强健脾和胃的作用。

【炮制要点】

（1）苍术麸炒后达到降低挥发油含量、缓和燥性的目的。但其指标成分苍术素为挥发油的主要成分，故须控制炒制温度和炒制时间。炒制时间不够，性状达不到《中国药典》（2020 年版）标准，无焦香气，炒制温度过高，时间过长，导致苍术素含量下降。[1]

（2）市面有白术经染色处理后充当麸炒苍术用，其特点为断面角质样，朱砂点不明显，气如白术。

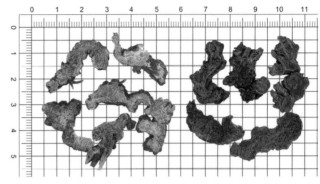

图 13-101　净苍术（左）与麸炒苍术饮片（右）对比

【相关资料】

（1）验收时应注意来货是否混有关苍术。关苍术朱砂点甚不明显，纤维性强。

（2）苍术古法炮制中需要去皮，尤其是去黑皮。[2]

（3）《中国药典》（2020 年版）标准按基源将苍术分为茅苍术和北苍术，茅苍术能析出白色细针状结晶，而北苍术则没有。但现在家种的北苍术，都有白色细针状结晶析出。

【参考文献】

［1］韦露. 麸炒苍术炮制工艺研究［J］. 世界最新医学信息文摘，2020，20（41）：224，226.

［2］王秋红，张世臣，等. 历代中药炮制沿革［M］. 北京：中国中医药出版社，2018：67-70.

麸炒薏苡仁

【药材来源】本品为禾本科植物薏苡［*Coix lacryma-jobi* L. var. *ma-yuen*（Roman.）Stapf］的干燥成熟种仁。

【原料性状】本品呈宽卵形或长椭圆形，长 4～8 mm，宽 3～6 mm。表面乳白色，光滑，偶有残存的黄褐色种皮；一端钝圆，另端较宽而微凹，有 1 淡棕色点状种脐；背面圆凸，腹面有 1 条较宽而深的纵沟。质坚实，断面白色，粉性。气微，味微甜。

以粒大、饱满、色白者为佳。

【生产依据】《中国药典》（2020 年版—一部）。

【炮制流程】炮制流程如图 13-102 所示。

（1）炒制：使用电磁炒药机加热至达到物料投料温度，投入麦麸加热至麦麸冒出浓烟，投入薏苡仁炒制，炒制完成后出料，控制条件如下。

设备名称：CYJ600 电磁炒药机。

炒制频率：35 Hz。

设定温度：280 ℃。

物料投料温度：（180±5）℃。

每锅麦麸投料量：（9.5±0.5）kg。

每锅物料投料量：（95±5）kg。

炒制时间：（44±2）min。

炒制性状：微鼓起，表面微黄色。

出料温度：180 ℃。

（2）筛选：筛去药屑、麦麸，摊凉，控制条件如下。

筛网孔径：4 mm。

（3）包装：装入 PE 薄膜袋中，外套白色纤维袋，用手提式缝包机封口。

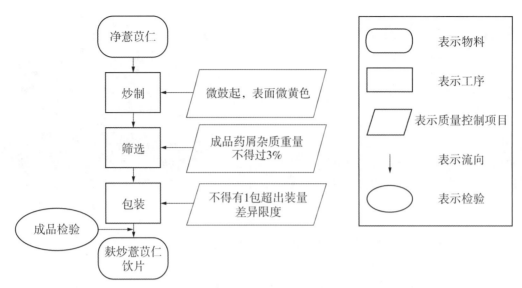

图 13 – 102　麸炒薏苡仁炮制流程

【贮存条件】阴凉贮存。

【成品性状】本品形如薏苡仁，微鼓起，表面微黄色（见图 13 – 103）。

【炮制作用】薏苡仁麸炒后寒凉之性偏于平和，长于健脾止泻。

【炮制要点】麸炒薏苡仁炒制时间较长，炒制后因水分汽化导致的重量损失约 10%，理论灰分会增加约 0.2%。

【相关资料】

（1）注意薏苡仁与伪品草珠子的区别。与薏苡仁相比，草珠子较大而略黄，纵沟宽而深。

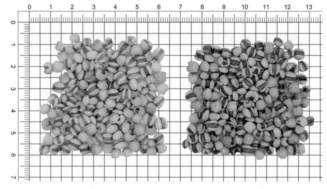

图 13 – 103　净薏苡仁（左）与麸炒薏苡仁饮片（右）对比

（2）在《中国药典》（2020 年版）中，除了原来的黄曲霉素检查项外，增加了玉米赤霉烯酮的检查项目。

麸煨肉豆蔻

【药材来源】本品为肉豆蔻科植物肉豆蔻（*Myristica fragrans* Houtt.）的干燥种仁。

【原料性状】本品呈卵圆形或椭圆形，长 2～3 cm，直径 1.5～2.5 cm。表面灰棕色或灰黄色，有时外被白粉（石灰粉末）。全体有浅色纵行沟纹和不规则网状沟纹。种脐位于宽端，呈浅色圆形突起，合点呈暗凹陷。种脊呈纵沟状，连接两端。质坚，断面显棕黄色相杂的大理石花纹，宽端可见干燥皱缩的胚，富油性。气香浓烈，味辛。

以个大、体重、坚实、表面光滑、油足、破开后香气强烈者为佳。

【生产依据】《中国药典》（2020 年版一部）。

【炮制流程】炮制流程如图 13 – 104 所示。

（1）煨制：使用电磁炒药机加热至达到物料投料温度，投入麦麸加热至麦麸冒出浓烟，投入肉豆蔻煨制，煨制完成后出料，控制条件如下。

设备名称：CYJ600 电磁炒药机。

煨制频率：8 Hz。

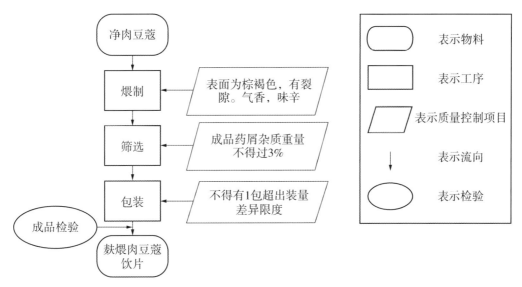

图 13 - 104 麸煨肉豆蔻炮制流程

设定温度：250 ℃。

物料投料温度：(160 ± 5) ℃。

每锅麦麸投料量：(6 ± 2) kg。

每锅物料投料量：(15 ± 5) kg。

煨制时间：约 15 min。

煨制性状：表面为棕褐色，有裂隙。气香，味辛。

出料温度：160 ℃。

（2）筛选：用手工筛网筛去药屑、麦麸，摊凉，控制条件如下。

筛网孔径：4 mm。

（3）包装：装入 PE 薄膜袋中，外套白色纤维袋，用手提式缝包机封口。

【贮存条件】阴凉贮存。

【成品性状】本品形如肉豆蔻，表面为棕褐色，有裂隙。气香，味辛（见图 13 - 105）。

【炮制作用】麸煨肉豆蔻可除去部分油质，免于滑肠，刺激性减少，增强了固肠止泻的功能。

【炮制要点】

（1）煨制的方法有多种，有用面皮或湿纸包裹，或用吸油纸均匀地隔层分放，进行加热处理；也有与麸皮同置炒制容器内，用文火炒制。其中用面皮煨的煨制效果最好，而麸煨更适合于大生产使用。用炒药机麸炒和麸煨的不同之处在于麸炒所用的麸皮较少，一般用 10% ～ 15%，且炒制

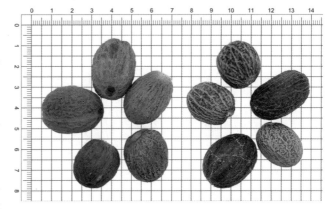

图 13 - 105 净肉豆蔻（左）与麸煨肉豆蔻饮片（右）对比

时麸皮与药材同炒即可。而麸煨的麸皮用量一般为 40% ～ 50%，且煨制时尽可能将药材淹没于麸皮中。所以麸煨时，炒药机转速宜慢，药材投料不宜过多。

（2）肉豆蔻麸煨前后性状变化不大，麸煨后颜色加深，有油光，有裂隙。

（3）肉豆蔻麸煨主要目的是减毒，挥发油既是其毒性成分，也是其有效成分，会随温度升高和时间延长而降低，故需要控制好煨制的时间与温度。

制 吴 茱 萸

【药材来源】本品为芸香科植物吴茱萸［*Euodia rutaecarpa*（Juss.）Benth.］、石虎［*Euodia rutaecarpa*（Juss.）Benth. var. *officinalis*（Dode）Huang］或疏毛吴茱萸［*Euodia rutaecarpa*（Juss.）Benth. var. *bodinieri*（Dode）Huang］的干燥近成熟果实。

【原料性状】本品呈球形或略呈五角状扁球形，直径 2～5 mm。表面暗黄绿色至褐色，粗糙，有多数点状凸起或凹下的油点。顶端有五角星状的裂隙，基部残留被有黄色茸毛的果梗。质硬而脆，横切面可见子房 5 室，每室有淡黄色种子 1 粒。气芳香浓郁，味辛辣而苦。

以饱满坚实、香气浓烈者为佳。

【生产依据】《中国药典》（2020 年版一部）。

【炮制流程】炮制流程如图 13－106 所示。

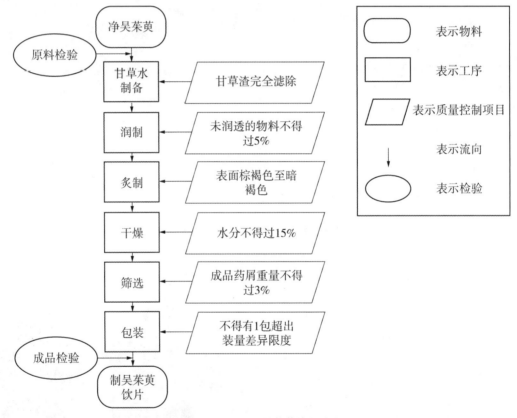

图 13－106　制吴茱萸炮制流程

（1）甘草水制备。将甘草片洗净，加水适量，使用夹层锅进行煮制。控制条件如下。

设备名称：BZ－600 夹层锅。

甘草水比例：6 kg 甘草片，24 kg 水。

煮制时间：煮沸 0.5 h。

（2）润制：使用槽型混合机将吴茱萸与甘草水混合拌匀，闷润至吴茱萸润透，控制条件如下。

设备名称：CH－650 槽型混合机。

辅料比例：100 kg 吴茱萸，24 kg 甘草水。

闷润时间：润制 1 h 后，每 0.5 h 检查 1 次，润至甘草水吸尽。

（3）炙制：使用电磁炒药机进行炙制，炒炙完成后出料，控制条件如下。

设备名称：CYJ600电磁炒药机。

炒炙频率：35 Hz。

设定温度：250 ℃。

投料温度：（120±5）℃。

每锅投料量：（45±5）kg。

炒炙时间：（15±2）min。

炒炙性状：表面棕褐色至暗褐色。

出料温度：120 ℃。

（4）干燥：按要求干燥，水分不得过15%，控制条件如下。

1）干燥方式：低温烘干。

设备名称：敞开式烘干箱。

投料厚度：不高于20 cm。

设定温度：50 ℃（允许实际温度在±5 ℃浮动）。

干燥时间：2 h。

2）干燥方式：晒干。

场　　地：阳光房。

晾晒厚度：不高于4 cm。

（5）筛选：用BGS-800摆杆式筛选机筛去药屑、碎末，控制条件如下。

频　　率：40 Hz。

筛网孔径：2 mm。

（6）包装：摊凉后装入PE薄膜袋中，外套白色纤维袋，用手提式缝包机封口。

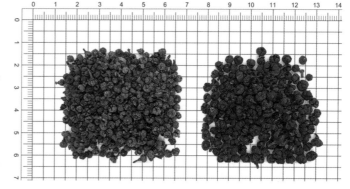

图13-107　净吴茱萸（左）与制吴茱萸饮片（右）对比

【贮存条件】阴凉贮存。

【成品性状】本品形如吴茱萸，表面棕褐色至暗褐色（见图13-107）。

【炮制作用】吴茱萸甘草炙后毒性降低，燥性缓和。

【炮制要点】吴茱萸香味浓郁，为保存其香味，炒炙时间不宜过长，炒炙与干燥温度不宜过高。

【相关资料】

（1）吴茱萸在广东及出口习惯以粒大、色棕黑者为佳，但传统习惯以粒细均匀、色绿者为好。

（2）古代传统观念认为吴茱萸有毒，用之应慎之又慎。应用时多用热水淘、泡、洗、浸等方法炮制吴茱萸，洗去苦和黑水为炮制的标准。此外，孙思邈还认为吴茱萸"闭口者有毒"，不可药用。现代研究也证实了这一观点，据报道，吴茱萸具肝毒性、肾毒性、遗传毒性和神经系统毒性。[1]目前，已从吴茱萸里分离出了生物碱、苦味素和挥发油等化学成分，其既是有效成分又是毒性成分。经炮制后可降低其不良反应。[2]

（3）吴茱萸柠檬苦素含量容易偏低，这与吴茱萸采收过迟有关。[3]

（4）有报道认为，可采用电烘箱两次烘烤法代替传统的炒、晒法，第一次为130 ℃、30 min，第二次为130 ℃、20 min。[4]

（5）吴茱萸为"六陈"之一，有"陈久者良"之说。有研究发现，陈化后，吴茱萸的功效成分（如吴茱萸次碱、去氢吴茱萸碱）略有增加，燥性或毒性成分（如挥发油）的含量显著降低。[5]

【参考文献】

［1］陈洋，董嘉皓，李斐，等. 吴茱萸毒性概述与思考［J］. 时珍国医国药，2017，28（9）：2215-2217.

［2］彭永红，罗习珍，伍泽红，等. 数种吴茱萸炮制品中吴茱萸碱和吴茱萸次碱的含量比较［J］. 江西中医药，2009，40（7）：70-71.

［3］童巧珍，蔡嘉洛，邹君华，等．疏毛吴茱萸药材中吴茱萸碱、吴茱萸次碱、柠檬苦素含量的动态变化及采收期确定［J］．中医药导报，2015，21（17）：34－35，38.

［4］代富华，王美莲．吴茱萸不同炮制工艺的对比研究初报［J］．中国中药杂志，1997（8）：29－30.

［5］董嘉皓．吴茱萸"陈久者良"的科学内涵研究［D］．南昌：江西中医药大学，2019.

姜 厚 朴

【药材来源】本品为木兰科植物厚朴（*Magnolia officinalis* Rehd. et Wils.）或凹叶厚朴（*Magnolia officinalis* Rehd. et Wils. var. *biloba* Rehd. et Wils.）的干燥干皮、根皮及枝皮。

【原料性状】本品呈弯曲的丝条状或单、双卷筒状。外表面灰褐色，有时可见椭圆形皮孔或纵皱纹。内表面紫棕色或深紫褐色，较平滑，具细密纵纹，划之显油痕。切面颗粒性，有油性，有的可见小亮星。气香，味辛辣、微苦。

以皮厚、肉细、油性足、内表面色紫棕而有发亮结晶物、香气浓者为佳。

【生产依据】《中国药典》（2020年版一部）。

【炮制流程】炮制流程如图13－108所示。

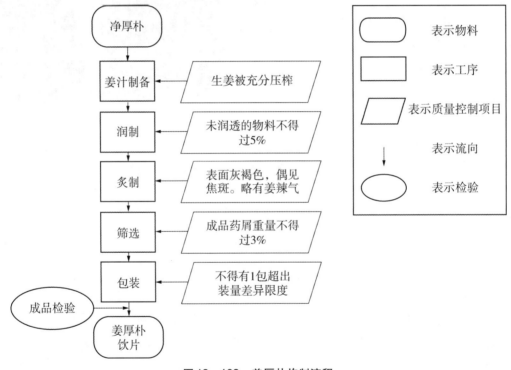

图13－108　姜厚朴炮制流程

（1）姜汁制备：将生姜洗净，捣烂，加水适量，压榨取汁，姜渣再加水适量重复压榨一次，合并姜汁。控制条件如下。

姜汁与生姜的比例：1∶1。

（2）润制：使用槽型混合机将厚朴与生姜汁混合拌匀，闷润至厚朴润透，控制条件如下。

设备名称：CH－650槽型混合机。

辅料比例：100 kg厚朴，10 kg姜汁。

闷润时间：润制3 h后，每小时检查1次，至生姜汁吸尽。

（3）炙制：使用电磁炒药机进行炙制，炒炙完成后出料，控制条件如下。

设备名称：CYJ600电磁炒药机。

炒炙频率：35 Hz。

设定温度：250 ℃。

投料温度：（125±5）℃。

每锅投料量：（30±5）kg。

炒炙时间：（20±2）min。

炒炙性状：表面灰褐色，偶见焦斑。略有姜辣气。

出料温度：125 ℃。

（4）筛选：用 BGS-800 摆杆式筛选机筛去药屑、碎末，控制条件如下。

频　　率：40 Hz。

筛网孔径：4 mm。

（5）包装：摊凉后装入 PE 薄膜袋中，外套白色纤维袋，用手提式缝包机封口。

【贮存条件】常温贮存。

【成品性状】本品形如厚朴丝，表面灰褐色，偶见焦斑。略有姜辣气（见图13-109）。

【炮制作用】厚朴姜炙后可消除对咽喉的刺激性，并可增强宽中和胃的功效。

【炮制要点】厚朴炒炙的过程中会产生较多的药尘，生产现场应有良好的抽风，以便将粉尘及时排出。厚朴姜炙后外观变化不大，只要将姜汁炒干即可。

【相关资料】历代古籍所收载的制法多为姜制，炮制目的为"不以姜制，则棘人舌喉"。现传统的姜厚朴有姜汁拌、姜汁炙、姜汁蒸、姜汤煮4种，可见于各地的炮制规范。《中国药典》（2020年版）只收载了姜汁炙这一种制法。

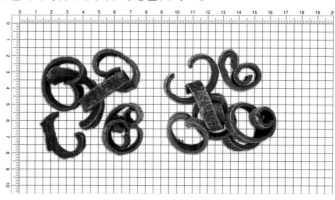

图13-109　净厚朴（左）与姜厚朴饮片（右）对比

姜 竹 茹

【药材来源】本品为禾本科植物青秆竹（*Bambusa tuldoides* Munro）、大头典竹 ［*Sinocalamus beecheyanus*（Munro）McClure var. *pubescens* P. F. Li］或淡竹 ［*Phyllostachys nigra*（Lodd.）Munro var. *henonis*（Mitf.）Stapf ex Rendle］的茎秆的干燥中间层。

【原料性状】本品为卷曲成团的不规则丝条或呈长条形薄片状。宽窄厚薄不等，浅绿色、黄绿色或黄白色。纤维性，体轻松，质柔韧，有弹性。气微，味淡。

以丝细薄、干燥、质柔软，有弹性者为佳。

【生产依据】《广东省中药饮片炮制规范》（第一册）。

【炮制流程】炮制流程如图13-110所示。

（1）姜汁制备：将生姜洗净，捣烂，加水适量，压榨取汁，姜渣再加水适量重复压榨一次，合并姜汁。控制条件如下。

姜汁与生姜的比例：1:1。

（2）润制：将竹茹与姜汁混合拌匀，闷润至姜汁吸尽，控制条件如下。

闷润时间：润制1 h后，每0.5 h检查1次，润至姜汁吸尽。

（3）干燥：按要求干燥，水分不得过7%，控制条件如下。

干燥方式：烘干。

设备名称：敞开式烘干箱。

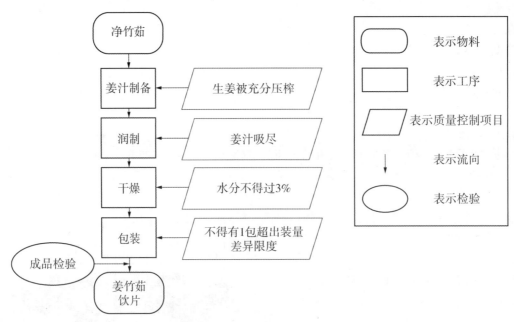

图 13 –110　姜竹茹炮制流程

投料厚度：不高于 20 cm。

设定温度：75 ℃（允许实际温度在 ±5 ℃浮动）。

干燥时间：2 h。

（4）包装：待物料摊凉后装入 PE 薄膜袋后，放入纸箱或周转箱中。

【贮存条件】常温贮存。

【成品性状】本品形如竹茹，表面黄色。微有姜香气（见图 13 –111）。

【炮制作用】竹茹姜炙后能增强降逆止呕的功效。

【炮制要点】

（1）本工艺采用以烘代炒的方法生产姜竹茹。相对于传统方法姜炙竹茹，该方法受热均匀、操作方便、生产效率高。

（2）竹茹质地柔韧，具纤维性。用设备搅拌竹茹时，竹茹易缠绕在搅拌桨上，导致设备卡死。

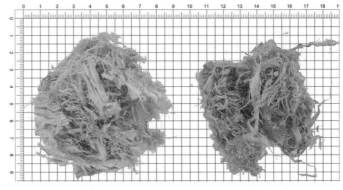

图 13 –111　净竹茹（左）与姜竹茹饮片（右）对比

（3）本工艺为散竹茹的姜炙工艺。如果是薄片状的齐竹茹可直接用炒药机炒炙，姜炙齐竹茹的工艺为：使用电磁炒药机，调节炒药机频率为 35 Hz，将炒药机的温度设定为 250 ℃，升温至 180 ℃后，投入（35 ±2）kg 已润透的竹茹，炒 30 min 至表面黄色，微有姜香气出料。

（4）姜竹茹极易吸潮，摊凉后尽快包装。以临用时制备为宜。

【相关资料】

（1）传统方法炒炙姜竹茹时需铁锅端平，如烙饼般将两面烙至黄色，出料摊凉。竹茹极易燃，炒制时注意及时翻面。炒炙时产生的粉尘接触皮肤或眼部会引起不适。应注意做好防护措施。

（2）有文献改进了姜竹茹的制法。改进的制法以煮代炒：将竹茹揉团，置于姜汤中，用微火加热至姜汁吸尽后，出料，晾干。[1]另一种改进方法是以烘代炒：生姜汁拌竹茹，稍闷，待吸尽姜汁后烘至微黄色。[2]

【参考文献】

［1］童新文．姜制竹茹的新工艺［J］. 基层中药杂志，2002，16（5）：64.

［2］盛平钦，赵仁庚．介绍一种姜制竹茹的方法［J］. 江西中医学院学报，1993（2）：10.

甘草泡地龙

【药材来源】本品为钜蚓科动物参环毛蚓 [*Pheretima aspergillum* （E. Perrier）]、通俗环毛蚓 （*Pheretima vulgaris* Chen）、威廉环毛蚓 [*Pheretima guillelmi* （Michaelsen）] 或栉盲环毛蚓 （*Pheretima pectinifera* Michaelsen） 的干燥体。

【原料性状】广地龙呈不规则的段，具环节，背部棕褐色至紫灰色，腹部浅黄棕色。体轻，略呈革质，不易折断，气腥，味微咸。

沪地龙呈不规则的段，具环节，背部棕褐色至黄褐色，腹部浅黄棕色。

均以肥满、肉厚、腹内无泥沙、内脏者为佳。

【生产依据】《广东省中药饮片炮制规范》（第一册）。

【炮制流程】炮制流程如图 13－112 所示。

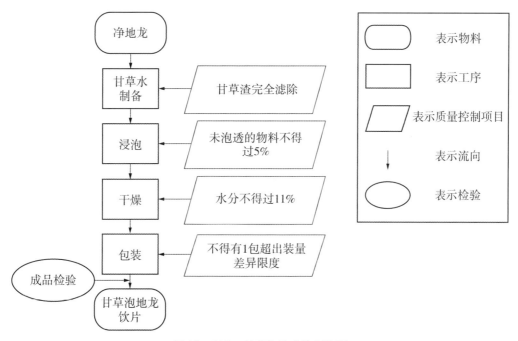

图 13－112　甘草泡地龙炮制流程

（1）甘草水制备：将甘草片洗净，加水适量，使用夹层锅进行煮制。控制条件如下。

设备名称：BZ－600 夹层锅。

甘草水比例：20 kg 甘草片，100 kg 水。

煮制时间：煮沸 2 h。

（2）浸泡：将煮沸的甘草水放凉至 40～50 ℃，倒入地龙段，浸泡，定时翻动，控制条件如下。

浸泡时间：2 h。

辅料比例：100 kg 地龙，100 kg 甘草水。

翻动时间：每 0.5 h 翻动 1 次。

（3）干燥：将地龙捞起，按照要求干燥，适时翻动，水分不得过 11%，控制条件如下。

干燥方式：烘干。

设备名称：敞开式烘干箱。

投料厚度：不高于 20 cm。

设定温度：75 ℃（允许实际温度在 ±5 ℃ 浮动）。

干燥时间：3～5 h。

（4）包装：摊凉后装入 PE 薄膜袋中，外套白色纤维袋，用手提式缝包机封口。

【贮存条件】阴凉贮存。

【成品性状】本品形如地龙，呈段状薄片，边缘略卷，宽 1～2 cm。具环节，背部棕褐色至黑褐色，腹部黄棕色，生殖带明显，较光滑。体轻，略呈革质，不易折断。气腥，味微甘、微咸（见图 13 – 113）。

【炮制作用】经甘草水泡制后能减少地龙毒性和除去腥臊气味。

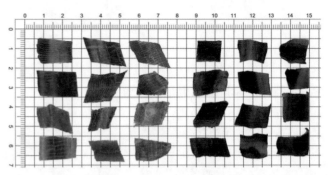

图 13 – 113　净地龙（左）与甘草泡地龙饮片（右）对比

【炮制要点】

（1）甘草泡地龙所加的甘草水不宜过多，地龙与甘草水比例为 1∶1 即可，以防止大量甘草水浸泡导致浸出物不合格。

（2）甘草水手感温热为宜。水温过高会导致地龙受热蜷缩，外形不美观；水温过低则甘草水炙制后减毒和除去腥臊气味的效果不明显。

（3）地龙吸水后含水量较多，宜沥干后直接烘干。

甘草泡蜂房

【药材来源】本品为胡蜂科昆虫果马蜂［*Polistes olivaceous*（DeGeer）］、日本长脚胡蜂（*Polistes japonicus* Saussure）或异腹胡蜂（*Parapolybia varia* Fabricius）的巢。

【原料性状】本品呈圆盘状或不规则的扁块状，有的似莲房状，大小不一。表面灰白色或灰褐色。腹面有多数整齐的六角形房孔，孔径 3～4 mm 或 6～8 mm；背面有 1 个或数个黑色短柄。体轻，质韧，略有弹性。气微，味辛淡。

质酥脆或坚硬者不可供药用。以体轻、略有弹性者为佳。

【生产依据】《广东省中药炮制规范》（1984 年版）。

【炮制流程】炮制流程如图 13 – 114 所示。

（1）拣选：除去铁钉等杂质、虫蛀及霉变，剔除死蜂、死蛹，擦净灰尘。

（2）切制：手工将物料撕成厚度宽度小于 1.2 cm 的小块。

（3）甘草水制备：将甘草片洗净，加水适量，使用可加热润药池进行煮制，去甘草渣。控制条件如下。

设备名称：可加热润药池。

甘草水比例：20 kg 甘草片，250 kg 水。

煮制时间：煮沸 2 h。

（4）浸泡：将甘草水导入蜂房块中，泡透即捞起，控制条件如下。

浸泡时间：泡透立即捞起。

辅料比例：100 kg 蜂房，250 kg 甘草水。

（5）干燥：按照要求干燥，适时翻动，水分不得过 13%，控制条件如下。

干燥方式：烘干。

设备名称：敞开式烘干箱。

投料厚度：不高于 20 cm。

设定温度：75 ℃（允许实际温度在 ±5 ℃ 浮动）。

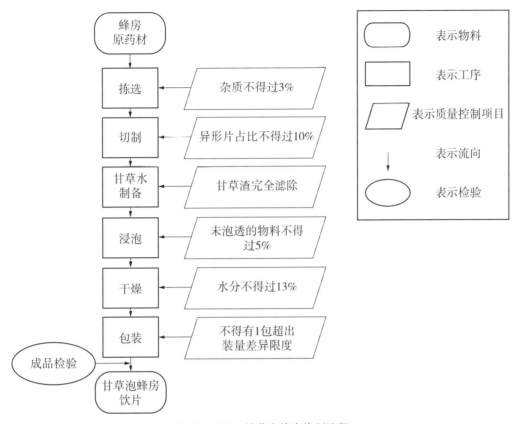

图 13 – 114　甘草泡蜂房炮制流程

干燥时间：5 h。

（6）包装：摊凉后装入 PE 薄膜袋中，外套白色纤维袋，用手提式缝包机封口。

【贮存条件】阴凉贮存。

【成品性状】本品形如蜂房，表面黄白色或淡黄色。腹面有多数整齐的六角形房孔，背面有 1 个或数个黑色突起的短柄。体轻，质韧，稍有弹性，似纸质。气微，味辛淡（见图 13 – 115）。

【炮制作用】甘草水泡后可缓解蜂房毒性。

【炮制要点】

（1）蜂房切制采用人工撕碎的方式，原因是撕碎的过程相当于再次净选，可选出更多杂质，特别是藏在蜂房中的铁钉；从而减少机器切制导致的损耗。

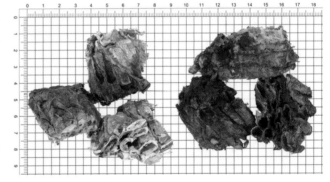

图 13 – 115　蜂房饮片（左）与甘草泡蜂房饮片（右）对比

（2）甘草泡蜂房所加的甘草水不宜过多，蜂房与甘草水比例为 1∶2.5 即可，浸泡时间也不宜过长，以防止大量甘草水长时间浸泡将蜂房泡烂。甘草水宜用约为 40 ℃的温水浸泡甘草，以缓解蜂房毒性。

（3）蜂房吸水后含水量较多，宜沥干后直接烘干。

盐　杜　仲

【药材来源】本品为杜仲科植物杜仲（*Eucommia ulmoides* Oliv.）的干燥树皮。

【原料性状】本品呈小方块或丝状。外表面淡棕色或灰褐色，有明显的皱纹。内表面暗紫色，光滑。

断面有细密、银白色、富弹性的橡胶丝相连。气微，味稍苦。

以皮厚、去净粗皮、内表面暗紫色、断面丝多者为佳。

【生产依据】《中国药典》（2020 年版一部）。

【炮制流程】炮制流程如图 13 - 116 所示。

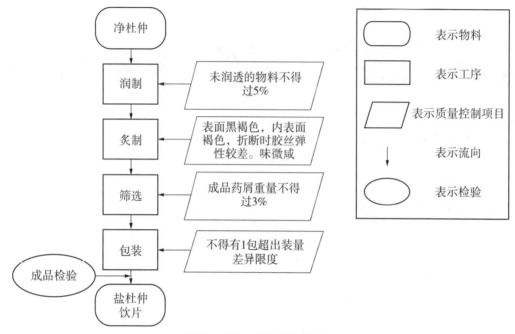

图 13 - 116　盐杜仲炮制流程

（1）润制：使用槽型混合机将净杜仲与盐水混合拌匀，闷润至盐水吸尽，控制条件如下。

设备名称：CH - 650 槽型混合机。

辅料比例：100 kg 净杜仲，2 kg 食盐，15 kg 水。

闷润时间：润制 2 h 后，每小时检查 1 次，润至盐水吸尽。

（2）炙制：使用电磁炒药机进行炙制，炒炙完成后出料，摊凉，控制条件如下。

设备名称：CYJ600 电磁炒药机。

炒炙频率：35 Hz。

设定温度：250 ℃。

投料温度：（135 ± 5）℃。

每锅投料量：（65 ± 5）kg。

炒炙时间：（40 ± 2）min。

炒炙性状：表面黑褐色，内表面褐色，折断时胶丝弹性较差。味微咸。

出料温度：130 ℃。

（3）筛选：用 BGS - 800 摆杆式筛选机筛去药屑、碎末，控制条件如下。

频　　率：40 Hz。

筛网孔径：4 mm。

（4）包装：装入 PE 薄膜袋中，外套白色纤维袋，用手提式缝包机封口。

【贮存条件】常温贮存。

【成品性状】本品形如杜仲块或丝，表面黑褐色，内表面褐色，折断时胶丝弹性较差。味微咸（见图 13 - 117）。

【炮制作用】盐杜仲引药下行，直达下焦，温而不燥，补肝肾、强筋骨、安胎的作用增强。

【炮制要点】盐杜仲要炒断丝，需要用较高的温度，将杜仲胶破坏，以使有效成分松脂醇二葡萄糖苷等易于煎出。[1]但温度过高、时间过长，杜仲胶虽被破坏，松脂醇二葡萄糖苷也会受高热分解，含量降低。[2]因此要控制加热温度和加热时间，使其断丝达一定程度，以保证杜仲胶破坏到一定程度的同时，松脂醇二葡萄糖苷不过度分解。

【相关资料】

（1）有研究通过对药材损耗率、松脂醇二葡萄糖苷的比较，认为烘制法制杜仲最优。[3]

（2）在岭南特色炮制中，盐杜仲常采用盐蒸法。

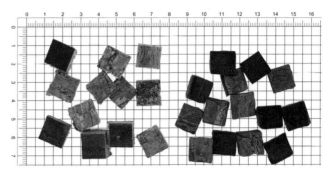

图 13-117　杜仲饮片（左）与盐杜仲饮片（右）对比

【参考文献】

[1] 董立莎，刘珊珊，陈晓昱，等. 杜仲炮制沿革考 [J]. 中药材，2007，30（9）：1175-1178.

[2] 张影月，韩亚亚，郝佳，等. 炮制时间对杜仲指标成分含量及药代动力学影响研究 [J]. 天津中医药大学学报，2016，35（5）：322-326.

[3] 刘育婷，滕薇，袁成代，等. 三种炮制方法对不同产地杜仲的药效成分影响因素分析 [J]. 现代中医药，2020，40（5）：18-21.

盐　橘　核

【药材来源】本品为芸香科植物橘（*Citrus reticulata* Blanco）及其栽培变种的干燥成熟种子。

【原料性状】本品略呈卵形，长 0.8～1.2 cm，直径 0.4～0.6 cm。表面淡黄白色或淡灰白色，光滑，一侧有种脊棱线，一端钝圆，另端渐尖成小柄状。外种皮薄而韧，内种皮菲薄，淡棕色，子叶 2，黄绿色，有油性。气微，味苦。

以粒均匀、饱满、色黄白者为佳。

【生产依据】《中国药典》（2020 年版一部）。

【炮制流程】炮制流程如图 13-118 所示。

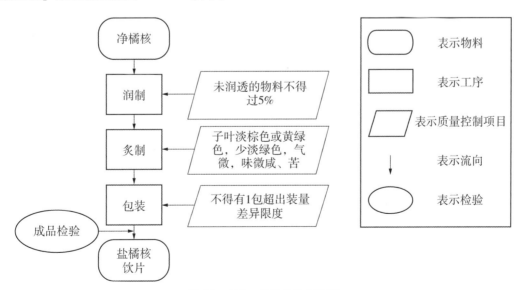

图 13-118　盐橘核炮制流程

（1）润制：使用槽型混合机将净橘核与盐水混合拌匀，闷润至盐水吸尽，控制条件如下。

设备名称：CH-650 槽型混合机。

辅料比例：100 kg 净橘核，2 kg 食盐，10 kg 水。

闷润时间：润制 1 h 后，每小时检查 1 次，润至盐水吸尽。

（2）炙制：使用电磁炒药机进行炒炙，炒炙完成后出料，摊凉，控制条件如下。

设备名称：CYJ600 电磁炒药机。

炒炙频率：35 Hz。

设定温度：250 ℃。

投料温度：（115 ± 5）℃。

每锅投料量：（50 ± 5）kg。

炒炙时间：（22 ± 2）min。

炒炙性状：形如橘核。子叶淡棕色或黄绿色，少淡绿色。气微，味微咸、苦。

出料温度：120 ℃。

（3）包装：装入 PE 薄膜袋中，外套白色纤维袋，用手提式缝包机封口。

【贮存条件】常温贮存。

【成品性状】本品形如橘核。子叶淡棕色或黄绿色，少淡绿色。气微，味微咸、苦（见图 13 – 119）。

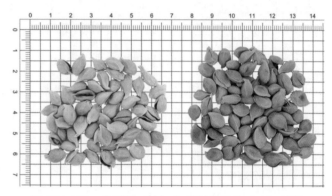

图 13 – 119　净橘核（左）与盐橘核饮片（右）对比

【炮制作用】橘核盐炙引药下行，走肾经，增加疗疝止痛的功效。

【炮制要点】橘核宜用微火，火力过大易脱皮。

盐　泽　泻

【药材来源】本品为泽泻科植物东方泽泻 [*Alisma orientale*（Sam.）Juzep.] 或泽泻（*Alisma plantago-aquatica* Linn.）的干燥块茎。

【原料性状】本品呈圆形或椭圆形厚片。外表皮淡黄色至淡黄棕色，可见细小突起的须根痕。切面黄白色至淡黄色，粉性，有多数细孔。气微，味微苦。

以片大、色黄白、光滑、粉性足者为佳。

【生产依据】《中国药典》（2020 年版一部）。

【炮制流程】炮制流程如图 13 – 120 所示。

（1）润制：使用槽型混合机将净泽泻与盐水混合拌匀，闷润至盐水吸尽，控制条件如下。

设备名称：CH – 650 槽型混合机。

辅料比例：100 kg 净泽泻，2 kg 食盐，10 kg 水。

闷润时间：润制 2 h 后，每 0.5 h 检查 1 次，润至盐水吸尽。

（2）炙制：使用电磁炒药机进行炒炙，炒炙完成后出料，摊凉，控制条件如下。

设备名称：CYJ600 电磁炒药机。

炒炙频率：35 Hz。

设定温度：250 ℃。

投料温度：（140 ± 5）℃。

每锅投料量：（40 ± 5）kg。

炒炙时间：（28 ± 2）min。

炒炙性状：表面淡黄棕色或黄褐色，偶见焦斑。味微咸。

出料温度：140 ℃。

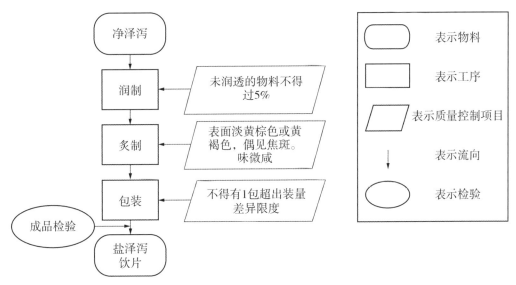

图 13 -120　盐泽泻炮制流程

（3）包装：装入 PE 薄膜袋中，外套白色纤维袋，用手提式缝包机封口。

【贮存条件】阴凉贮存。

【成品性状】本品形如泽泻片，表面淡黄棕色或黄褐色，偶见焦斑。味微咸（见图 13 - 121）。

【炮制作用】泽泻盐炙可以引药下行，并增强泻热作用，利尿而不伤阴。

【炮制要点】

（1）泽泻炒炙后表面偶见黑斑，原因是泽泻在加热过程中泛出油脂，与锅边的灰屑接触后产生斑点。因此，缩短炒炙时间，可减少由油脂泛出而导致的黑斑产生。

（2）受热后的泽泻质地较软，随着温度的降低，质地逐渐变硬。

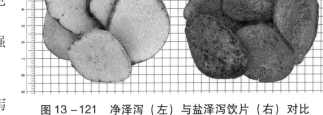

图 13 - 121　净泽泻（左）与盐泽泻饮片（右）对比

盐　牛　膝

【药材来源】本品为苋科植物牛膝（*Achyranthes bidentata* Bl. ）的干燥根。

【原料性状】本品呈圆柱形的段。外表皮灰黄色或淡棕色，有微细的纵皱纹及横长皮孔。质硬脆，易折断，受潮变软。切面平坦，淡棕色或棕色，略呈角质样而油润，中心维管束木部较大，黄白色，其外围散有多数黄白色点状维管束，断续排列成 2 ～ 4 轮。气微，味微甜而稍苦涩。

以肉肥、皮细、黄白色者为佳。

【生产依据】《广东省中药饮片炮制规范》（第一册）。

【炮制流程】炮制流程如图 13 - 122 所示。

（1）润制：使用槽型混合机将净牛膝与盐水混合拌匀，闷润至盐水吸尽，控制条件如下。

设备名称：CH - 650 槽型混合机。

辅料比例：100 kg 净牛膝，2 kg 食盐，10 kg 水。

闷润时间：润制 3 h 后，每小时检查 1 次，至盐水吸尽。

（2）炙制：使用电磁炒药机进行炒炙，炒炙完成后出料，控制条件如下。

设备名称：CYJ600 电磁炒药机。

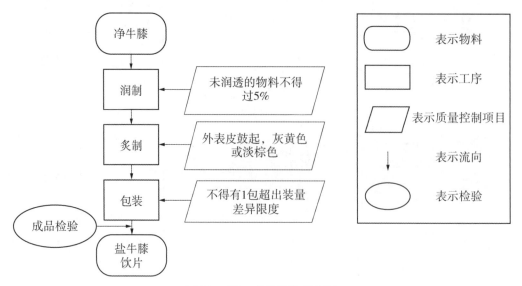

图 13 - 122　盐牛膝炮制流程

炒炙频率：30 Hz。

设定温度：250 ℃。

投料温度：（135 ±5）℃。

每锅投料量：（70 ±10）kg。

炒炙时间：（35 ±2）min。

炒炙性状：外表皮鼓起，灰黄色或淡棕色。

出料温度：135 ℃。

（3）包装：摊凉后及时装入 PE 薄膜袋中，外套白色纤维袋，用手提式缝包机封口。

【贮存条件】阴凉贮存。

【成品性状】本品形如牛膝，外表皮鼓起，灰黄色或淡棕色（见图 13 - 123）。

【炮制作用】牛膝盐炙能引药下行走肾经，可增强补肝肾、强筋骨和祛瘀止痛的作用，也能增强通淋行瘀的作用。

【炮制要点】

（1）牛膝润制时会有泡沫出现。

（2）盐牛膝极易吸潮，摊凉后应及时装袋。

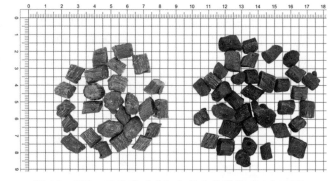

图 13 - 123　净牛膝（左）与盐牛膝饮片（右）对比

【相关资料】

（1）在《广东省中药饮片炮制规范》（第一册）也有收录直接用盐拌炒牛膝的方法，炒后牛膝加深，切面深褐色，外表面膨胀无皱缩。

（2）如果原料采收后未及时干燥，容易导致断面颜色偏黑。

盐 益 智

【药材来源】本品为姜科植物益智（*Alpinia oxyphylla* Miq.）的干燥成熟果实。

【原料性状】本品呈椭圆形，两端略尖，长 1.2～2.0 cm，直径 1.0～1.3 cm。表面棕色或灰棕色，有纵向凹凸不平的突起棱线 13～20 条，顶端有花被残基，基部常残存果梗。果皮薄而稍韧，与种子紧贴，种子集结成团，中有隔膜将种子团分为 3 瓣，每瓣有种子 6～11 粒。种子呈不规则的扁圆形，略有钝棱，直径约 3 mm，表面灰褐色或灰黄色，外被淡棕色膜质的假种皮；质硬，胚乳白色。有特异香气，味辛、微苦。

以粒大、饱满、气味浓者为佳。

【生产依据】《广东省中药炮制规范》（1984 年版）。

【炮制流程】炮制流程如图 13 - 124 所示。

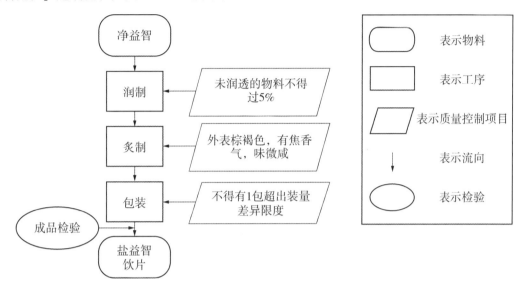

图 13 - 124　盐益智炮制流程

（1）润制：使用槽型混合机将净益智与盐水混合拌匀，闷润至盐水吸尽，控制条件如下。

设备名称：CH - 650 槽型混合机。

辅料比例：100 kg 净益智，2 kg 食盐，10 kg 水。

闷润时间：润制 1 h 后，每 0.5 h 检查 1 次，润至盐水吸尽。

（2）炙制：使用电磁炒药机进行炒炙，炒炙完成后出料，摊凉，控制条件如下。

设备名称：CYJ600 电磁炒药机。

炒炙频率：25 Hz。

设定温度：250 ℃。

投料温度：（140 ±5）℃。

每锅投料量：（25 ±5）kg。

炒炙时间：（30 ±2）min。

炒炙性状：外表棕褐色，有焦香气，味微咸。

出料温度：140 ℃。

（3）包装：装入 PE 薄膜袋中，外套白色纤维袋，用手提式缝包机封口。

【贮存条件】阴凉贮存。

【成品性状】本品形如益智。外表棕褐色，有焦香气，味微咸（见图 13 - 125）。

【炮制作用】益智盐炙入肾，增强温暖肾阳及止遗尿、遗精作用。

【相关资料】《中国药典》（2020 年版）收载的为盐益智仁，为益智的种子团。盐益智是益智的果实，为广东、云南、黑龙江等地方收载的品种。有研究认为若以挥发油作为有效成分，益智可考虑带壳应用（壳占 33%，仁占 67%），可减少工作量且充分利用药源。[1]

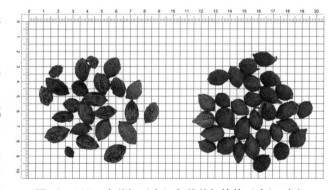

图 13 - 125　净益智（左）与盐益智饮片（右）对比

【参考文献】

［1］庞国兴，金传山，江黎，等. 益智炮制的初步研究［J］. 中成药，1994（5）：21–22，59.

盐 益 智 仁

【药材来源】本品为姜科植物益智仁（*Alpinia oxyphylla* Miq.）的干燥种子团。

【原料性状】种子呈不规则的扁圆形，略有钝棱，直径约 3 mm，表面灰褐色或灰黄色，外被淡棕色膜质的假种皮；质硬，胚乳白色。有特异香气，味辛、微苦。

【生产依据】《中国药典》（2020 年版一部）。

【炮制流程】炮制流程如图 13–126 所示。

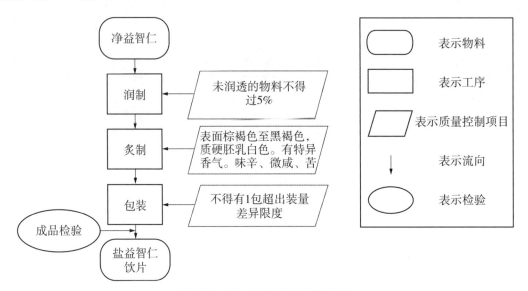

图 13–126　盐益智仁炮制流程

（1）润制：使用槽型混合机将净益智仁与盐水混合拌匀，闷润至盐水吸尽，控制条件如下。

设备名称：CH–650 槽型混合机。

辅料比例：100 kg 净益智仁，2 kg 食盐，5 kg 水。

闷润时间：润制 1 h 后，每 0.5 h 检查 1 次，润至盐水吸尽。

（2）炙制：使用电磁炒药机进行炒炙，炒炙完成后出料，摊凉，控制条件如下。

设备名称：CYJ600 电磁炒药机。

炒炙频率：25 Hz。

设定温度：260 ℃。

投料温度：（110 ±5）℃。

每锅投料量：（30 ±5）kg。

炒炙时间：（15 ±2）min。

炒炙性状：表面棕褐色至黑褐色，质硬胚乳白色。有特异香气。味辛、微咸、苦。

出料温度：110 ℃。

（3）包装：装入 PE 薄膜袋中，外套白色纤维袋，用手提式缝包机封口。

【贮存条件】阴凉贮存。

【成品性状】本品形如益智。表面棕褐色至黑褐色，质硬胚乳白色。有特异香气。味辛、微咸、苦（见图 13–127）。

【炮制作用】益智仁盐炙后辛燥之性减弱，专行下焦，长于温肾，固精，缩尿。

【炮制要点】 去壳后的益智仁遇水发黏，应控制润制的加水量，不宜过多，防止炒炙时出现粘锅的情况。

【相关资料】

（1）益智用于炒炙盐益智仁前要先去壳，常用的去壳方式有两种，分别为砂烫去壳和清炒去壳。砂烫去壳为将原药材投入热砂中，用武火加热，炒至外壳鼓起并焦黄时出料，筛去砂，趁热碾破外壳，风选出种子团。清炒去壳则不用砂，直接炒炙。清炒法可避免砂子混入种仁，且能防止益智仁受热过度而失性。砂烫法能使外壳松脆，易于除去。两者各有优劣。[1] 另外，还有用转盘式切药机去益智壳的报道。

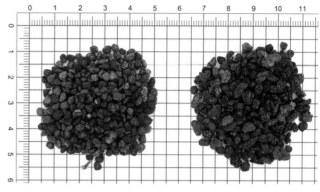

图 13 - 127　净益智仁（左）与盐益智仁饮片（右）对比

（2）盐益智仁成品只检查灰分和水分，不用进行挥发油的含量测定。

（3）益智的炮制在古代本草中有去壳与不去壳两种记载，其中去壳炮制为主流。

（4）有报道认为，采用烘制法盐炙的益智仁的挥发油含量及醇净出物含量均高于传统炒法，可代替现有的传统炒法。[2]

【参考文献】

［1］赵士凯，黄有云．益智仁的传统炮制及其工艺选择［J］．中成药，1994，16（3）：24 - 25.

［2］孙颖，林清义．刺猬皮等四种中药传统炮制工艺的改进［J］．时珍国医国药，2004，15（3）：149.

盐　知　母

【药材来源】 本品为百合科植物知母（*Anemarrhena asphodeloides* Bge.）的干燥根茎。

【原料性状】 本品呈不规则类圆形的厚片。外表皮黄棕色或棕色，可见少量残存的黄棕色叶基纤维和凹陷或突起的点状根痕。切面黄白色至黄色。气微，味微甜、略苦，嚼之带黏性。

以片大、质硬、断面黄白者为佳。

【生产依据】《中国药典》（2020 年版一部）。

【炮制流程】 炮制流程如图 13 - 128 所示。

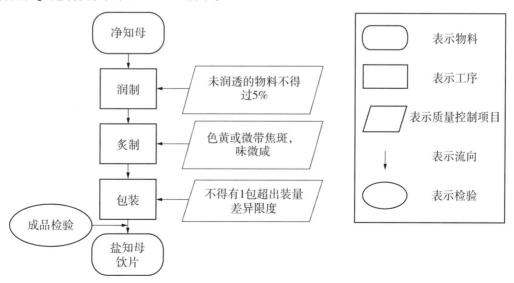

图 13 - 128　盐知母炮制流程

（1）润制：使用槽型混合机将净知母片与盐水混合拌匀，闷润至盐水吸尽，控制条件如下。

设备名称：CH－650 槽型混合机。

辅料比例：100 kg 净知母片，2 kg 食盐，10 kg 水。

闷润时间：即润即炒。

（2）炙制：使用电磁炒药机进行炙制，炒炙完成后出料，摊凉，控制条件如下。

设备名称：CYJ600 电磁炒药机。

炒炙频率：25 Hz。

设定温度：250 ℃。

投料温度：（120 ± 5）℃。

每锅投料量：（30 ± 5）kg。

炒炙时间：（25 ± 2）min。

炒炙性状：色黄或微带焦斑，味微咸。

出料温度：120 ℃。

（3）包装：装入 PE 薄膜袋中，外套白色纤维袋，用手提式缝包机封口。

【贮存条件】阴凉贮存。

【成品性状】本品形如知母片，色黄或微带焦斑，味微咸（见图 13－129）。

【炮制作用】知母盐炙可引药下行，专于入肾，增强滋阴降火的作用，善清虚热。

【炮制要点】知母含有较多黏液质，润制时加水不宜过多，即润即炒，防止知母变黏。

【相关资料】知母的主要活性成分为皂苷类化合物，有报道认为，知母皮和须根中含有不少的活性苷成分[1,2]，因此，传统应用的知母肉要求去皮、去毛的工艺，值得进一步研究。

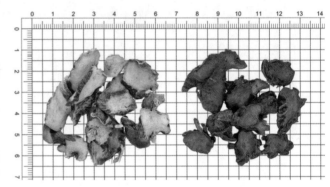

图 13－129 净知母（左）与盐知母饮片（右）对比

【参考文献】

[1] 季德，陆兔林，宋珅. 知母中芒果苷提取方法考察及知母毛皮肉中芒果苷含量比较 [J]. 上海中医药杂志，2006，40（5）：60－61.

[2] 贾鹏晖，黄琪，许凤清，等. 不同产地知母须根中 3 个（口山）酮类成分含量测定 [J]. 安徽中医药大学学报，2018，37（2）：90－92.

盐 续 断

【药材来源】本品为川续断科植物川续断（Dipsacus asper Wall. ex Henry）的干燥根。

【原料性状】本品呈类圆形或椭圆形的厚片。外表皮灰褐色至黄褐色，有纵皱。切面皮部墨绿色或棕褐色，木部灰黄色或黄褐色，可见放射状排列的导管束纹，形成层部位多有深色环。气微，味苦、微甜而涩。

以片大、质软、内呈黑绿色者为佳。

【生产依据】《中国药典》（2020 年版一部）。

【炮制流程】炮制流程如图 13－130 所示。

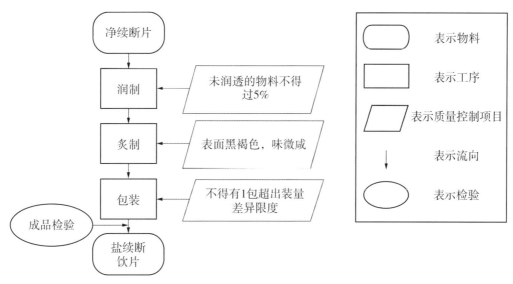

图 13 - 130　盐续断炮制流程

（1）润制：使用槽型混合机将净续断片与盐水混合拌匀，闷润至盐水吸尽，控制条件如下。

设备名称：CH - 650 槽型混合机。

辅料比例：100 kg 净续断片，2 kg 食盐，10 kg 水。

闷润时间：润制 2 h 后，每小时检查 1 次，润至盐水吸尽。

（2）炙制：使用电磁炒药机进行炙制，炒炙完成后出料，摊凉，控制条件如下。

设备名称：CYJ600 电磁炒药机。

炒炙频率：30 Hz。

设定温度：250 ℃。

投料温度：（130 ± 5）℃。

每锅投料量：（45 ± 5）kg。

炒炙时间：（27 ± 2）min。

炒炙性状：表面黑褐色，味微咸。

出料温度：130 ℃。

（3）包装：装入 PE 薄膜袋中，外套白色纤维袋，用手提式缝包机封口。

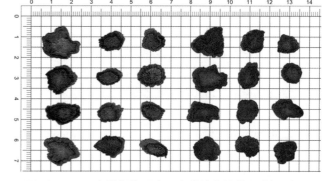

图 13 - 131　净续断片（左）与盐续断饮片（右）对比

【贮存条件】常温贮存。

【成品性状】本品形如续断片，表面黑褐色，味微咸（见图 13 - 131）。

【炮制作用】续断盐炙引药下行，补肝肾、强腰膝的作用增强。

盐 荔 枝 核

【药材来源】本品为无患子科植物荔枝（*Litchi chinensis* Sonn.）的干燥成熟种子。

【原料性状】本品呈长圆形或卵圆形，略扁，长 1.5～2.2 cm，直径 1.0～1.5 cm。表面棕红色或紫棕色，平滑，有光泽，略有凹陷及细波纹，一端有类圆形黄棕色的种脐，直径约 7 mm。质硬。子叶 2，棕黄色。气微，味微甘、苦、涩。

以粒大、饱满、光亮者为佳。

【生产依据】《中国药典》（2020 年版一部）。

【炮制流程】炮制流程如图 13 - 132 所示。

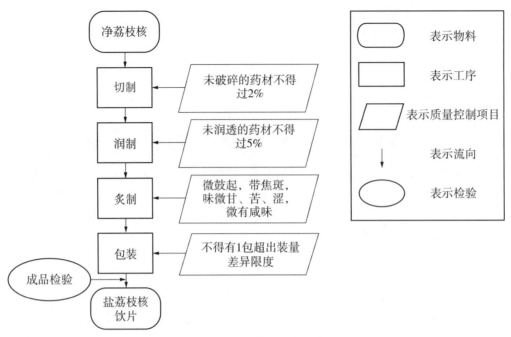

图 13－132　盐荔枝核炮制流程

（1）切制：使用 ZYJ－160 轧扁机将药材扎碎，控制条件如下。

辊轴间距：6 mm。

（2）润制：使用槽型混合机将净荔枝核片与盐水混合拌匀，闷润至盐水吸尽，控制条件如下。

设备名称：CH－650 槽型混合机。

辅料比例：100 kg 净荔枝核片，2 kg 食盐，10 kg 水。

闷润时间：润制 2 h 后，每小时检查 1 次，润至盐水吸尽。

（3）炙制：使用电磁炒药机进行炙制，炒炙完成后出料，摊凉，控制条件如下。

设备名称：CYJ600 电磁炒药机。

炒炙频率：25 Hz。

设定温度：250 ℃。

投料温度：（125 ±5）℃。

每锅投料量：50 kg。

炒炙时间：（20 ±2）min。

炒炙性状：微鼓起，带焦斑，味微甘、苦、涩，微有咸味。

出料温度：130 ℃。

（4）包装：装入 PE 薄膜袋中，外套白色纤维袋，用手提式缝包机封口。

【贮存条件】常温贮存。

【成品性状】本品形如不规则碎块，表面深红色或紫棕色，微鼓起，带焦斑，略有凹陷及细

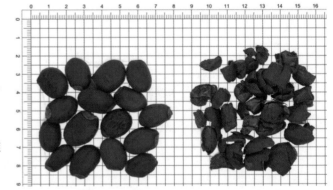

图 13－133　净荔枝核（左）与盐荔枝核饮片（右）对比

波纹，子叶 2，棕黄色。气微，味微甘、苦、涩，微有咸味（见图 13－133）。

【炮制作用】荔枝核盐炙后引药入肾，增强疗疝止痛的作用。

【炮制要点】荔枝核须压爆或捣碎后用盐水进行润制，否则难以将盐水吸进核内，导致在炒炙时盐晶在荔枝核表面析出。

盐菟丝子

【药材来源】本品为旋花科植物南方菟丝子（*Cuscuta australis* R. Br.）或菟丝子（*Cuscuta chinensis* Lam.）的干燥成熟种子。

【原料性状】本品呈类球形，直径 1～2 mm。表面灰棕色至棕褐色，粗糙，种脐线形或扁圆形。质坚实，不易以指甲压碎。气微，味淡。

以色灰黄、颗粒饱满者为佳。

【生产依据】《中国药典》（2020 年版一部）。

【炮制流程】炮制流程如图 13 – 134 所示。

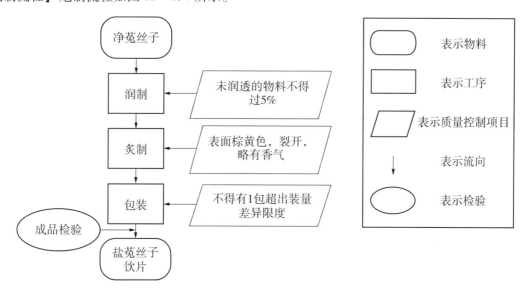

图 13 – 134　盐菟丝子炮制流程

（1）润制：使用槽型混合机将净菟丝子与盐水混合拌匀，闷润至盐水吸尽，控制条件如下。

设备名称：CH – 650 槽型混合机。

辅料比例：100 kg 净菟丝子，2 kg 食盐，7 kg 水。

闷润时间：润制 1 h 后，每 0.5 h 检查 1 次，至盐水吸尽。

（2）炙制：使用电磁炒药机进行炙制，炒炙完成后出料，摊凉，控制条件如下。

设备名称：CYJ600 电磁炒药机。

炒炙频率：35 Hz。

设定温度：250 ℃。

投料温度：（130 ± 5）℃。

每锅投料量：（95 ± 5）kg。

炒炙时间：（25 ± 2）min。

炒炙性状：表面棕黄色，裂开，略有香气。

出料温度：130 ℃。

（3）包装：装入 PE 薄膜袋中，外套白色纤维袋，用手提式缝包机封口。

【贮存条件】常温贮存。

【成品性状】本品形如菟丝子，表面棕黄色，裂开，略有香气（见图 13 – 135）。

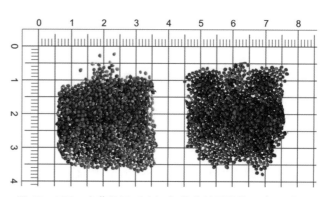

图 13 – 135　净菟丝子（左）与盐菟丝子饮片（右）对比

【炮制作用】菟丝子盐炙后不温不寒，平补阴阳，并能引药归肾，增强补肾固精安胎作用。

【炮制要点】

（1）润制时需要控制加水量，确保菟丝子润透且无黏液析出。因为加水量大会导致其黏液析出而出现炒糊、炒焦等现象。传统方法是清炒菟丝子至有爆裂声时喷洒盐水，可避免菟丝子粘锅，但盐水不能透心，导致炒干后盐晶析出，影响其的外观。

（2）菟丝子盐炙后易吸潮，摊凉后应尽快包装。

【相关资料】

（1）菟丝子生长匍匐在黄豆上面，且常有青葙子作为杂草夹在其中，由于菟丝子与黄豆体积差异大，采收时比较容易把菟丝子与黄豆分离，而青葙子则需要使用色选机进行分离。但即使是对菟丝子进行色选，验收时仍会发现有少量的青葙子掺在其中。

（2）菟丝子经清炒、盐炙后，金丝桃苷等黄酮类成分含量增加。

盐 补 骨 脂

【药材来源】本品为豆科植物补骨脂（*Psoralea corylifolia* L.）的干燥成熟果实。

【原料性状】本品呈肾形，略扁，长 3～5 mm，宽 2～4 mm，厚约 1.5 mm。表面黑色、黑褐色或灰褐色，具细微网状皱纹。顶端圆钝，有一小突起，凹侧有果梗痕。质硬。果皮薄，与种子不易分离；种子 1 枚，子叶 2，黄白色，有油性。气香，味辛、微苦。

以粒大、饱满、色黑者为佳。

【生产依据】《中国药典》（2020 年版一部）。

【炮制流程】炮制流程如图 13 - 136 所示。

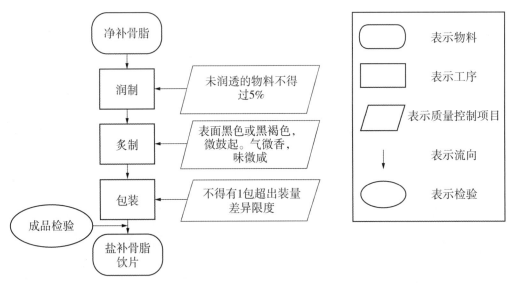

图 13 - 136　盐补骨脂炮制流程

（1）润制：使用槽型混合机将净补骨脂与盐水混合拌匀，闷润至盐水吸尽，控制条件如下。

设备名称：CH - 650 槽型混合机。

辅料比例：100 kg 净补骨脂，2 kg 食盐，10 kg 水。

闷润时间：润制 3 h 后，每小时检查 1 次，润至盐水吸尽。

（2）炙制：使用电磁炒药机进行炒炙，炒炙完成后出料，摊凉，控制条件如下。

设备名称：CYJ600 电磁炒药机。

炒炙频率：35 Hz。

设定温度：260 ℃。

投料温度：（130±5）℃。

每锅投料量：（70±10）kg。

炒炙时间：（25±2）min。

炒炙性状：表面黑色或黑褐色，微鼓起。气微香，味微咸。

出料温度：130 ℃。

（3）包装：装入 PE 薄膜袋中，外套白色纤维袋，用手提式缝包机封口。

【贮存条件】常温贮存。

【成品性状】本品形如补骨脂。表面黑色或黑褐色，微鼓起。气微香，味微咸（见图 13－137）。

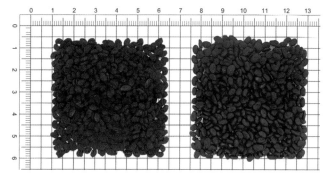

图 13－137　净补骨脂（左）与盐补骨脂饮片（右）对比

【炮制作用】补骨脂盐炙可引药入肾，增强温肾助阳、纳气、止泻的作用。

【炮制要点】

（1）补骨脂炒炙前后的外观性状变化不明显。炮制后的盐补骨脂表面略带油润感和黏性，操作员往往会认为盐补骨脂中水分过多，火候不够。其实这是一种误解。可通过炒炙过程产生的烟的稀浓程度来判断火候。

（2）有研究发现，补骨脂素和异补骨脂素的含量在 100～130 ℃时随温度上升呈增加的趋势，但当温度继续上升时，含量反而下降。[1]

【相关资料】

（1）在古文献记载中，盐制补骨脂不如酒制（雷公法、酒炙法、酒蒸法、酒浸法等）补骨脂多见，但现代依据盐制下行入肾之说，而多用盐制补骨脂，意在加强其补肾壮阳作用。故盐补骨脂为主流品种。

（2）补骨脂的有效成分为补骨脂素和异补骨脂素，毒性成分为具有挥发性的补骨脂酚。[2]炮制原理是在保存有效成分的前提下，使补骨脂酚在加热的过程中挥发，从而达到炮制减毒的目的。

（3）有研究显示雷公法所得炮制品中补骨脂素的含量与异补骨脂素的含量均比生品略有升高，而盐炙品中补骨脂素与异补骨脂素的含量与生品比低。认为仅从含量测定的结果看，目前常用的盐炙法并不是一种最佳的炮制方法。[3,4]

（4）雷公法源于《雷公炮制论》，炮制方法为："酒浸一宿漉出，以东流水浸三日夜，蒸之从巳至申，日干用。"[5]有相应的研究解释了雷公法的原理，即高温与稀醇、水浸泡可使补骨脂的补骨脂素与异补骨脂素含量升高。

（5）补骨脂细小，容易混有其他的种子或杂质，验收时应注意。

【参考文献】

[1] 郭晏华. 补骨脂炮制原理研究［D］. 沈阳：辽宁中医药大学，2007.

[2] 陈李东，朱日然，张学顺，等. 补骨脂炮制方法优选的研究［J］. 食品与药品，2021，23（3）：197－202.

[3] 杨滨，姚三桃，崔淑莲. 补骨脂古今主要炮制方法的比较［J］. 中国中药杂志，1996（9）：25－27，63.

[4] 郭晏华，罗志冬，贾天柱. 补骨脂炮制前后补骨脂素和异补骨脂素的变化［J］. 中草药，2006，37（11）：1652－1654.

[5] 王秋红，张世臣，等. 历代中药炮制沿革［M］. 北京：中国中医药出版社，2018：263－264.

盐 车 前 子

【药材来源】本品为车前科植物车前（*Plantago asiatica* L.）或平车前（*Plantago depressa* Willd.）的干燥成熟种子。

【原料性状】本品呈椭圆形、不规则长圆形或三角状长圆形，略扁，长约 2 mm，宽约 1 mm。表面黄棕色至黑褐色，有细皱纹，一面有灰白色凹点状种脐。质硬。气微，味淡。

以粒大、饱满、色黑者为佳。

【生产依据】《湖南省中药饮片炮制规范》（2010 年版）。

【炮制流程】炮制流程如图 13 – 138 所示。

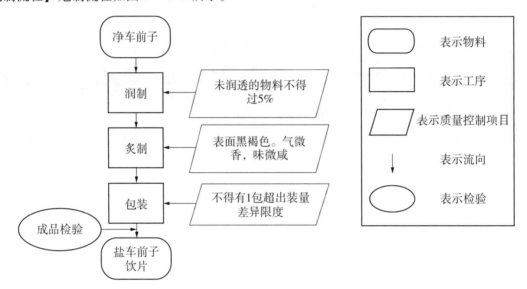

图 13 – 138　盐车前子炮制流程

（1）润制：使用槽型混合机将净车前子与盐水混合拌匀，闷润至盐水吸尽，控制条件如下。

设备名称：CH – 650 槽型混合机。

辅料比例：100 kg 净车前子，2 kg 食盐，10 kg 水。

闷润时间：即润即炒。

（2）炙制：使用电磁炒药机进行炙制，炒炙完成后出料，摊凉，控制条件如下。

设备名称：CYJ600 电磁炒药机。

炒炙频率：30 Hz。

设定温度：260 ℃。

投料温度：（130 ±5）℃。

每锅投料量：（55 ±5）kg。

炒炙时间：（20 ±2）min。

炒炙性状：表面黑褐色。气微香，味微咸。

出料温度：130 ℃。

（3）包装：装入 PE 薄膜袋中，外套白色纤维袋，用手提式缝包机封口。

【贮存条件】常温贮存。

【成品性状】本品形如车前子，表面黑褐色。气微香，味微咸（见图 13 – 139）。

【炮制作用】车前子盐炙后寒性稍减，煎出效果提高，作用与生品相似，长于渗湿止泻、祛痰止咳。

【炮制要点】车前子湿润后有黏液析出，炒炙过程易相互结团。因此，传统炒炙是将车前子炒至有爆裂声后再喷洒盐水炒干。但使用炒药机时可以将车前子和盐水拌匀后再炒。需要注意车前子要即润即炒，且盐水要冷盐水。这样可防止车前子的黏液分泌过多。

【相关资料】

（1）车前子细小，要注意来货是否混有葶苈子、党参子、荆芥子等其他细小种子。

（2）车前子传统炮制方法多为清炒或酒蒸[1]，现在主流的品规盐车前子在炮制历史沿革中为非主要炮制方法。

（3）有研究表明，车前子中止咳、祛痰的有效成分车前子苷性质稳定，加热炮制对其影响较小。[2] 缓泻的有效成分车前子多糖加热后则会发生降解而含量降低疗效降低。[3] 故认为车前子应以生品入药。[4] 该结论也在临床方面得到了数据支持。[5]

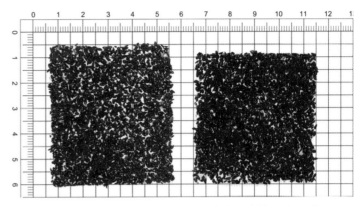

图13-139 净车前子（左）与盐车前子饮片（右）对比

【参考文献】

［1］王秋红，张世臣，等．历代中药炮制沿革［M］.北京：中国中医药出版社，2018：226-227.

［2］高明哲，袁昌鲁，徐青，等．炮制对车前子中车前子苷含量的影响［J］.中药材，2003，26（2）：98-99.

［3］王东，林力，袁昌鲁，等．车前子及其炮制品膨胀度的分析［J］.中国中药杂志，2002，27（12）：902-903.

［4］刘川玉，唐建红．车前子炮制方法和用法考析［J］.中国中医药现代远程教育，2010，8（11）：87-87.

［5］张志梅．不同炮制方法用于车前子对治疗慢性便秘的影响对比分析［J］.临床医药文献电子杂志，2020，7（40）：158.

蜜枇杷叶

【药材来源】本品为蔷薇科植物枇杷［*Eriobotrya japonica*（Thunb.）Lindl.］的干燥叶。

【原料性状】本品呈丝条状。表面灰绿色、黄棕色或红棕色，较光滑。下表面可见绒毛，主脉突出。革质而脆。气微，味微苦。

以色绿、叶厚者为佳。

【生产依据】《中国药典》（2020年版一部）。

【炮制流程】炮制流程如图13-140所示。

（1）润制：炼蜜用沸水化开，使用槽型混合机将枇杷叶与炼蜜水混合拌匀，闷润至枇杷叶润透，控制条件如下。

设备名称：CH-650槽型混合机。

辅料比例：100 kg枇杷叶，20 kg炼蜜，3 kg沸水。

闷润时间：润制2 h后，每小时检查1次，润至炼蜜水吸尽。

（2）炙制：使用电磁炒药机进行炙制，炒炙完成后出料，控制条件如下。

设备名称：CYJ600电磁炒药机。

炒炙频率：35 Hz。

设定温度：250 ℃。

投料温度：（180±5）℃。

每锅投料量：（12±5）kg。

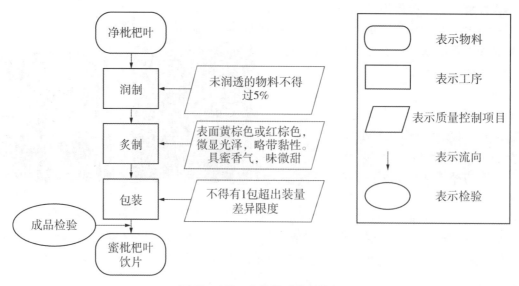

图 13 - 140　蜜枇杷叶炮制流程

炒炙时间：（18±2）min。

炒炙性状：表面黄棕色或红棕色，微显光泽，略带黏性。具蜜香气，味微甜。

出料温度：180 ℃。

（3）包装：摊凉后尽快装入 PE 薄膜袋中，外套白色纤维袋，用手提式缝包机封口。

【贮存条件】常温贮存。

【成品性状】本品形如枇杷叶丝，表面黄棕色或红棕色，微显光泽，略带黏性。具蜜香气，味微甜（见图 13 - 141）。

【炮制作用】枇杷叶蜜炙能增强润肺止咳的作用。

【炮制要点】《中国药典》（2020 年版）规定枇杷叶和蜜枇杷叶中的齐墩果酸和熊果酸的总量不得少于 0.70%，由于枇杷叶蜜炙时加入了 20% 炼蜜。若须保证成品蜜枇杷叶的含量不少于

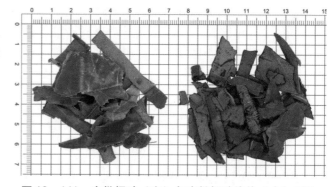

图 13 - 141　净枇杷叶（左）与蜜枇杷叶饮片（右）对比

0.7%，则原料枇杷叶的齐墩果酸和熊果酸的总含量应在 0.85% 以上。

【相关资料】相应资料如下。

（1）枇杷叶蜜炙前需要去毛，传统操作为稍湿润后用刷子刷去茸毛，但这样操作工作量大。现在已在去毛方法有了改进，如将枇杷叶丝用竹筐盛装，置于水中，用光秃的竹扫帚在水中搅拌刷除茸毛，以避免茸毛飞扬的弊病。[1] 亦有人利用炒药机在不加热的情况下旋转脱毛，以节省人力和时间。

（2）枇杷叶蜜炙后，除了增强其润肺止咳的作用外，还可以使枇杷叶残留的茸毛相互粘连，防止煎煮过程中脱落。

【参考文献】

[1] 孙颖，林清义. 刺猬皮等四种中药传统炮制工艺的改进 [J]. 时珍国医国药，2004，15（3）：149 - 149.

蜜 百 部

【药材来源】本品为百部科植物直立百部 [*Stemona sessilifolia*（Miq.）Miq.]、蔓生百部 [*Stemona ja-*

ponica（Bl.）Miq〕或对叶百部（*Stemona tuberosa* Lour.）的干燥块根。

【原料性状】本品呈不规则厚片或不规则条形斜片；表面灰白色、棕黄色，有深纵皱纹；切面灰白色、淡黄棕色或黄白色，角质样；皮部较厚，中柱扁缩。质韧软。气微、味甘、苦。

以片大、质坚实、色黄白者为佳。

【生产依据】《中国药典》（2020 年版一部）。

【炮制流程】炮制流程如图 13 - 142 所示。

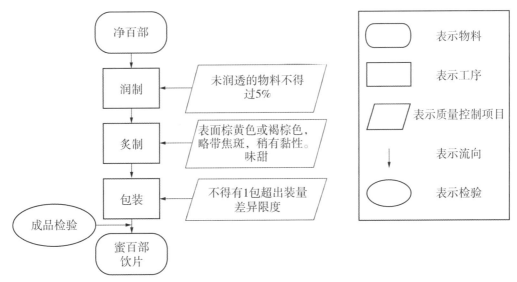

图 13 - 142　蜜百部炮制流程

（1）润制：炼蜜用沸水化开，使用槽型混合机将百部与炼蜜水混合拌匀，闷润至百部润透，控制条件如下。

设备名称：CH - 650 槽型混合机。

辅料比例：100 kg 百部，12.5 kg 炼蜜，3 kg 沸水。

闷润时间：润制 2 h 后，每小时检查 1 次，润至炼蜜水吸尽。

（2）炙制：使用电磁炒药机进行炙制，炒炙完成后出料，控制条件如下。

设备名称：CYJ600 电磁炒药机。

炒炙频率：30 Hz。

设定温度：220 ℃。

投料温度：（120 ± 5）℃。

每锅投料量：80 kg。

炒炙时间：（40 ± 2）min。

炒炙性状：表面棕黄色或褐棕色，略带焦斑，稍有黏性。味甜。

出料温度：125 ℃。

（3）包装：摊凉后尽快装入 PE 内膜袋，外套白色纤维袋，用手提式缝包机封口。

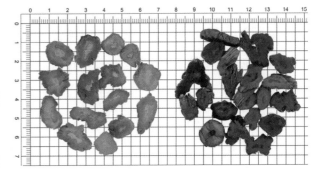

图 13 - 143　百部饮片（左）与蜜百部饮片（右）对比

【贮存条件】阴凉贮存。

【成品性状】本品形同百部片，表面棕黄色或褐棕色，略带焦斑，稍有黏性。味甜（见图 13 - 143）。

【炮制作用】百部蜜炙可缓和对胃的刺激性，并增强润肺止咳的功效。

【炮制要点】

（1）蜜炙品种一般都是每 100 kg 待炮制品用炼蜜 25 kg。但《中国药典》（2020 年版）规定了蜜炙百部的炼蜜的量，每 100 kg 百部只用炼蜜 12.5 kg。

（2）炙百部炒炙至手感松散，仍有滋润感即可。待炙百部摊凉后质地会变硬。

（3）百部久置颜色会加深、炼蜜也容易吸潮。摊凉后应及时封存。

【相关资料】百部传统以酒浸、酒炙、炒制等方法进行炮制。[1] 现代以蜜炙为主流，酒炙、清炒法较少应用。而酒浸百部则收载在《中国药典》（2020 年版）的"用法与用量"项中。

【参考文献】

［1］王秋红，张世臣，等 . 历代中药炮制沿革［M］. 北京：中国中医药出版社，2018：92 – 93.

蜜 紫 菀

【药材来源】本品为菊科植物紫菀（*Aster tataricus* L. f.）的干燥根和根茎。

【原料性状】本品呈不规则的厚片或段。根外表皮紫红色或灰红色，有纵皱纹。切面淡棕色，中心具棕黄色的木心。气微香，味甜，微苦。

以色紫红、质柔韧者为佳。

【生产依据】《中国药典》（2020 年版一部）。

【炮制流程】炮制流程如图 13 – 144 所示。

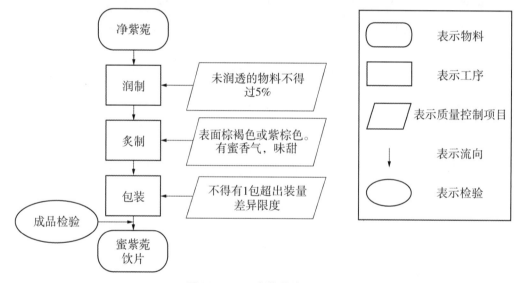

图 13 – 144　蜜紫菀炮制流程

（1）润制：炼蜜用沸水化开，使用槽型混合机将紫菀与炼蜜水混合拌匀，闷润至紫菀润透，控制条件如下。

设备名称：CH – 650 槽型混合机。

辅料比例：100 kg 紫菀，25 kg 炼蜜，3 kg 沸水。

闷润时间：润制 2 h 后，每小时检查 1 次，至炼蜜水吸尽。

（2）炙制：使用电磁炒药机进行炙制，炒炙完成后出料，控制条件如下。

设备名称：CYJ600 电磁炒药机。

炒炙频率：35 Hz。

设定温度：230 ℃。

投料温度：（130 ± 5）℃。

每锅投料量：（40 ± 10）kg。

炒炙时间：（32 ± 3）min。

炒炙性状：表面棕褐色或紫棕色。有蜜香气，味甜。

出料温度：130 ℃。

（3）包装：摊凉后尽快装入 PE 薄膜袋中，外套白色纤维袋，用手提式缝包机封口。

【贮存条件】阴凉贮存。

【成品性状】本品形如紫菀片（段），表面棕褐色或紫棕色。有蜜香气，味甜（见图 13－145）。

【炮制作用】紫菀蜜炙后转泻为润，以润肺止咳力胜，多用于肺虚久咳或肺虚咳血。

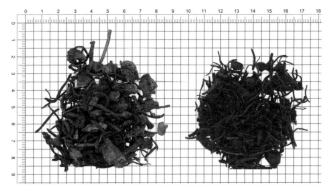

图 13－145　净紫菀（左）与蜜紫菀饮片（右）对比

蜜　麻　黄

【药材来源】本品为麻黄科植物草麻黄（*Ephedra sinica* Stapf）、中麻黄（*Ephedra intermedia* Schrenk et C. A. Mey.）或木贼麻黄（*Ephedra equisetina* Bge.）的干燥草质茎。

【原料性状】本品呈圆柱形的段。表面淡黄绿色至黄绿色，粗糙，有细纵脊线，节上有细小鳞叶。切面中心显红黄色。气微香，味涩、微苦。

以干燥、茎粗、色淡绿，内心充实、味苦涩者为佳。

【生产依据】《中国药典》（2020 年版一部）。

【炮制流程】炮制流程如图 13－146 所示。

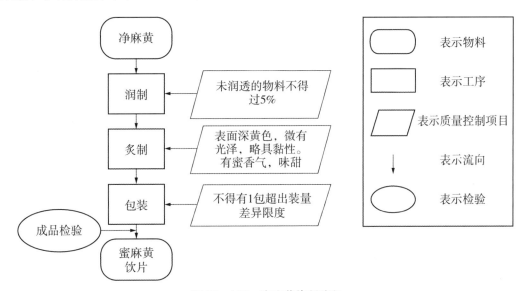

图 13－146　蜜麻黄炮制流程

（1）润制：炼蜜用沸水化开，使用槽型混合机将麻黄与炼蜜水混合拌匀，闷润至麻黄润透，控制条件如下。

设备名称：CH－650 槽型混合机。

辅料比例：100 kg 麻黄，20 kg 炼蜜，3 kg 沸水。

闷润时间：润制 2 h 后，每小时检查 1 次，至炼蜜水吸尽。

（2）炙制：使用电磁炒药机进行炙制，炒炙完成后出料，控制条件如下。

设备名称：CYJ600 电磁炒药机。

炒炙频率：35 Hz。

设定温度：270 ℃。

投料温度：（160 ± 5）℃。

每锅投料量：（20 ± 5）kg。

炒炙时间：（17 ± 2）min。

炒炙性状：表面深黄色，微有光泽，略具黏性。有蜜香气，味甜。

出料温度：160 ℃。

（3）包装：摊凉后尽快装入 PE 薄膜袋中，外套白色纤维袋，用手提式缝包机封口。

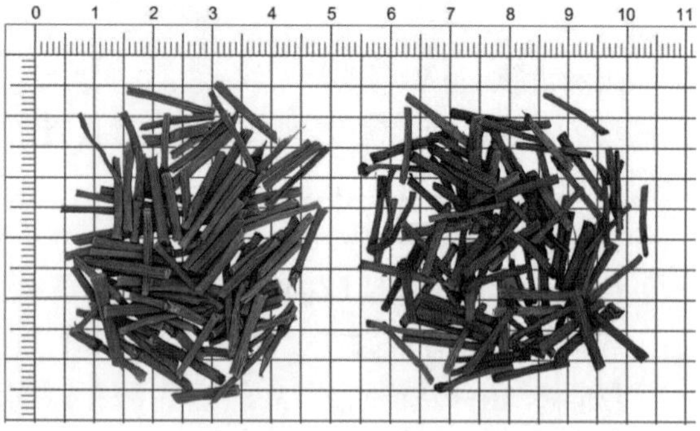

【贮存条件】常温贮存。

【成品性状】本品形如麻黄段。表面深黄色，微有光泽，略具黏性。有蜜香气，味甜（见图 13 - 147）。

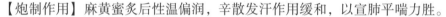

图 13 -147　净麻黄（左）与蜜麻黄饮片（右）对比

【炮制作用】麻黄蜜炙后性温偏润，辛散发汗作用缓和，以宣肺平喘力胜。

【炮制要点】炙麻黄炒至不粘手即可。炒炙后的麻黄挥发油减少，缓和了多汗忘阳之虑。

【相关资料】

（1）为了使蜜麻黄有光泽，可以在出锅前 2 ～ 3 min 时洒 2 勺炼蜜进去。

（2）目前研究报道，用干燥箱烘制蜜麻黄代替传统的炒制加热法，其工艺参数易于控制。[1]

（3）在防止蜜麻黄霉变方面，有人主张炮制时加少量的酒，以防止其霉变。蜜制麻黄时，可加入少量酒稀释蜂蜜。[2]这一研究对于改进蜜麻黄的炮制工艺有参考价值，但还有很多问题还待研究，如加酒对蜜麻黄的药性有无影响，能抑制霉菌的作用时间可维持多久，等等。

【参考文献】

[1] 王和平，张秀艳，严红. 烘制蜜麻黄稳定性实验研究 [J]. 中成药，1990 (3)：18 - 19.

[2] 刘学华，李云. 酒在蜜炙麻黄中的妙用 [J]. 中国中药杂志，2000，25 (1)：63.

炙 甘 草

【药材来源】本品为豆科植物甘草（*Glycyrrhiza uralensis* Fisch.）、胀果甘草（*Glycyrrhiza inflata* Bat.）或光果甘草（*Glycyrrhiza glabra* L.）的干燥根和根茎。

【原料性状】本品呈类圆形或椭圆形的厚片。外表皮红棕色或灰棕色，具纵皱纹。切面略显纤维性，中心黄白色，有明显放射状纹理及形成层环。质坚实，具粉性。气微，味甜而特殊。

以外皮细紧、色红棕、质坚实、体重、断面黄白色、粉性足、味甜者为佳。

【生产依据】《中国药典》（2020 年版一部）。

【炮制流程】炮制流程如图 13 - 148 所示。

（1）润制：炼蜜用沸水化开，使用槽型混合机将甘草片与炼蜜水混合拌匀，闷润至甘草片润透，控制条件如下。

设备名称：CH - 650 槽型混合机。

辅料比例：100 kg 甘草片，25 kg 炼蜜，3 kg 沸水。

闷润时间：润制 2 h 后，每小时检查 1 次，润至炼蜜水吸尽。

（2）炙制：使用电磁炒药机进行炙制，炒炙完成后出料，控制条件如下。

设备名称：CYJ600 电磁炒药机。

炒炙频率：35 Hz。

设定温度：270 ℃。

投料温度：（140 ± 5）℃。

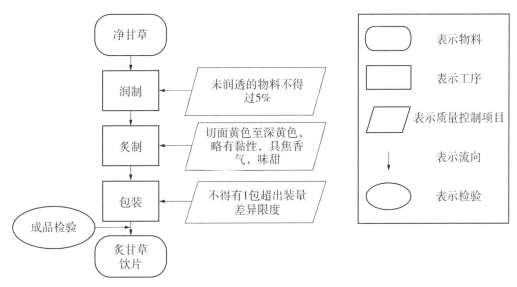

图 13 -148 炙甘草炮制流程

每锅投料量：（65±5）kg。

炒炙时间：（40±2）min。

炒炙性状：外表皮红棕色或灰棕色，微有光泽。切面黄色至深黄色，略有黏性。具焦香气，味甜。

出料温度：140 ℃。

（3）包装：摊凉后尽快装入 PE 薄膜袋中，外套白色纤维袋，用手提式缝包机封口。

【贮存条件】常温贮存。

【成品性状】本品呈类圆形或椭圆形切片。外表皮红棕色或灰棕色，微有光泽。切面黄色至深黄色，形成层环明显，射线放射状。略有黏性。具焦香气，味甜（见图 13 - 149）。

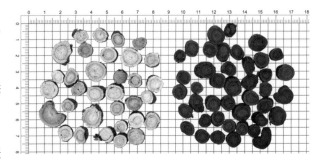

图 13 -149 净甘草（左）与炙甘草饮片（右）对比

【炮制作用】甘草蜜炙后性平偏温，以补脾和胃、益气复脉力胜。

【炮制要点】

（1）《中国药典》（2020 年版）标准要求炙甘草中甘草苷含量不低于 0.5%。甘草片蜜炙过程中加入炼蜜会稀释甘草苷，理论上加入 25% 炼蜜后甘草酸与甘草苷的含量会降低 20%。因此，生产炙甘草用的甘草片的内控标准需要提高，甘草苷限度应不低于 0.63%。

（2）摊凉后尽快密封打包入库，防止吸潮。

（3）炙甘草过程中应定时对炒炙设备进行清理，防止炼蜜粘在锅壁上炭化后粘附在药物上，影响炙甘草的外观。

【相关资料】

（1）有文献报道，烘烤法与炒炙法炮制的炙甘草含量及药效无显著区别，认为现代化大生产可用烘烤法代替炒炙法。[1]

（2）现有研究认为，古书中收载的炙法，如果无明确注明用蜜炙，则可能为清炒法炮制，将炙甘草笼统解读为蜜炙有失偏颇。[2] 也有研究认为，唐代开始出现用蜜作为炙甘草辅料的记载，故建议包含甘草药材的经典名方，如原方标注为"炙"的，唐代之前可按清炒法进行炮制。唐代及以后处方中标注为"炙"的甘草药材建议按照《中国药典》（2020 年版）中"炙甘草"的规定进行炮制。[3]

（3）江西建昌帮用谷壳作辅料来制作蜜炙甘草。谷壳质地疏松，蜜炙甘草后不粘成块，颜色加深，外形美观，且谷壳可增强甘草补中益气作用。[4]

【参考文献】

[1] 张远华，罗瑜. 蜜炙甘草炮制工艺改进研究 [J]. 世界最新医学信息文摘，2021，21（27）：303-304.

[2] 王玉霞，周在富. 中药炮制技术的相关问题及研究进展 [J]. 中国当代医药，2021，28（10）：190-193.

[3] 赵佳琛，王艺涵，翁倩倩，等. 经典名方中甘草的本草考证 [J]. 中国现代中药，2020，22（8）：1162-1174.

[4] 叶定江，原思通，等. 中药炮制学辞典 [M]. 上海：上海科学技术出版社，2005：234-236.

炙 黄 芪

【药材来源】本品为豆科植物蒙古黄芪 [*Astragalus membranaceus*（Fisch.）Bge. var. *mongholicus*（Bge.）Hsiao] 或膜荚黄芪 [*Astragalus membranaceus*（Fisch.）Bge.] 的干燥根。

【原料性状】本品呈类圆形或椭圆形的厚片，外表皮黄白色至淡棕褐色，可见纵皱纹或纵沟。切面皮部黄白色，木部淡黄色，有放射状纹理及裂隙，有的中心偶有枯朽状，黑褐色或呈空洞。气微，味微甜，嚼之有豆腥味。

以片大、断面色黄白、味甜、有粉性者为佳。

【生产依据】《中国药典》（2020 年版一部）。

【炮制流程】炮制流程如图 13-150 所示。

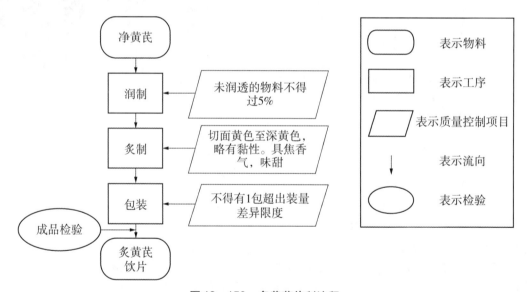

图 13-150 炙黄芪炮制流程

（1）润制：炼蜜用沸水化开，使用槽型混合机将黄芪片与炼蜜水混合拌匀，闷润至黄芪片润透，控制条件如下。

设备名称：CH-650 槽型混合机。

辅料比例：100 kg 净黄芪，25 kg 炼蜜，3 kg 沸水。

闷润时间：润制 2 h 后，每小时检查 1 次，润至炼蜜水吸尽。

（2）炙制：使用电磁炒药机进行炙制，炒炙完成后出料，控制条件如下。

设备名称：CYJ600 电磁炒药机。

炒炙频率：35 Hz。

设定温度：260 ℃。

投料温度：（130 ± 5）℃。

每锅投料量：（45 ± 5）kg。

炒炙时间：（30 ± 2）min。

炒炙性状：切面黄色至深黄色，微有光泽，略有黏性。具焦香气，味甜。

出料温度：130 ℃。

（3）包装：摊凉后尽快装入 PE 薄膜袋中，外套白色纤维袋，用手提式缝包机封口。

【贮存条件】阴凉贮存。

【成品性状】本品呈圆形或椭圆形的厚片，切面黄色至深黄色，微有光泽，略有黏性。具焦香气，味甜（见图 13 – 151）。

【炮制作用】黄芪蜜炙后甘温而偏润，长于益气补中。

【炮制要点】

（1）黄芪蜜炙时颜色变化较快，应注意蜜炙时间。此外，高温会对黄芪的指标成分黄芪甲苷有破坏作用[1,3]，蜜炙时应注意温度。

（2）经蜜炙后黄芪中毛蕊异黄酮葡萄糖苷和黄芪甲苷含量较生品低，变化的原因除与其受热不稳定有关外，还与炮制过程中加入炼蜜导致黄芪有效重量降低有关。理论上，加入 25% 炼蜜后

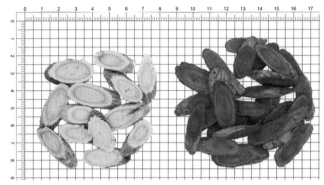

图 13 – 151　净黄芪（左）与炙黄芪饮片（右）对比

毛蕊异黄酮葡萄糖苷和黄芪甲苷的含量会降低 20%。因此，如果要生产炙黄芪，黄芪片中毛蕊异黄酮葡萄糖苷的含量应不低于 0.025%，黄芪甲苷的含量应不低于 0.075%。

【相关资料】

（1）相对于清炒黄芪、酒炙黄芪等其他炒制片，蜜炙黄芪的黄芪甲苷损耗相对较少，炼蜜对黄芪甲苷起到了一定的保护作用[2,3]。

（2）有报道认为，烘制的蜜炙黄芪与传统的炒蜜炙黄芪在药理作用上无显著差别，蜜炙黄芪炮制工艺可以用烘烤法代替炒炙法。[4]

（3）黄芪的直径越大，黄芪甲苷的含量越容易不合格。[5]

【参考文献】

［1］尹丽华，杨中林，张红飞. 不同产地、不同炮制品黄芪中黄芪甲苷的含量差异研究［J］. 中成药，2005，27（9）：1044 – 1046.

［2］李兴尚，陈佳，徐自升，等. 黄芪炮制前后相关化学成分的变化研究［J］. 中国药房，2012，23（15）：1399 – 1402.

［3］刘德旺，龚苏晓，朱雪瑜，等. 蒙古黄芪药材、生饮片及其炮制品质量差异性研究［J］. 中草药，2016，47（6）：905 – 910.

［4］陈俊涛，张学武，黄浩，等. 蜜炙黄芪炮制工艺改进前后与补中益气作用研究［J］. 中国医药科学，2019，9（17）：69 – 72.

［5］王骥，韩斌，王健. 黄芪甲苷在甘肃地产黄芪中的分布研究［J］. 亚太传统医药，2012，8（2）：30 – 31.

酒 乌 梢 蛇

【药材来源】本品为游蛇科动物乌梢蛇［*Zaocys dhumnades*（Cantor）］的干燥体。

【原料性状】本品呈半圆筒状或圆槽状的段，长 2 ～ 4 cm，背部黑褐色或灰黑色，腹部黄白色或浅棕

色，脊部隆起呈屋脊状，脊部两侧各有 2～3 条黑线，肋骨排列整齐，肉淡黄色或浅棕色。有的可见尾部。质坚硬，气腥，味淡。

以皮黑肉黄、质坚实者为佳。

【生产依据】《中国药典》（2020 年版一部）。

【炮制流程】炮制流程如图 13－152 所示。

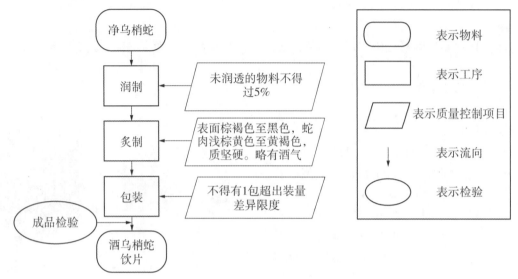

图 13－152　酒乌梢蛇炮制流程

（1）润制：使用润药盆将净乌梢蛇与黄酒混合拌匀，闷润至黄酒吸尽，控制条件如下。

辅料比例：100 kg 净乌梢蛇，20 kg 黄酒。

闷润时间：润制 1 h 后，每 0.5 h 检查 1 次，至黄酒吸尽。

（2）炙制：使用电磁炒药机进行炙制，炒炙完成后出料，控制条件如下。

设备名称：CYJ600 电磁炒药机。

炒炙频率：35 Hz。

设定温度：250 ℃。

投料温度：（115 ±5）℃。

每锅投料量：（50 ±5）kg。

炒炙时间：（20 ±2）min。

炒炙性状：表面棕褐色至黑色，蛇肉浅棕黄色至黄褐色，质坚硬。略有酒气。

出料温度：115 ℃。

（3）包装：装入 PE 薄膜袋后，放入纸箱或周转箱中。

【贮存条件】阴凉贮存。

【成品性状】本品形如乌梢蛇段。表面棕褐色

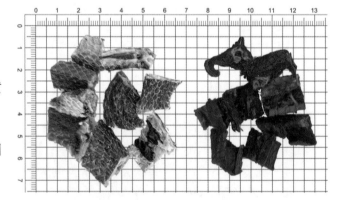

图 13－153　净乌梢蛇（左）与酒乌梢蛇饮片（右）对比

至黑色，蛇肉浅棕黄色至黄褐色，质坚硬。略有酒气（见图 13－153）。

【炮制作用】乌梢蛇酒炙能增强祛风通络止痉的作用，并能矫臭、防腐，利于服用和贮存。

【炮制要点】蛇类价高，酒乌梢蛇炒至蛇肉炒熟炒干、显棕黄色即可。温度不可过高，以微火烤干为宜。

【相关资料】对于酒炙乌梢蛇炮制工艺的研究，有使用烘烤法炮制的报道，即将乌梢蛇与定量黄酒拌匀后置于烘箱低温烘干。[1]

【参考文献】

[1] 王秀芳，王永华. 酒炙乌梢蛇三法简介［J］. 时珍国医国药，2000，11（8）：705.

酒 大 黄

【药材来源】本品为蓼科植物掌叶大黄（*Rheum palmatum* L.）、唐古特大黄（*Rheum tanguticum* Maxim. ex Balf.）或药用大黄（*Rheum officinale* Baill.）的干燥根和根茎。

【原料性状】本品呈不规则类圆形厚片或块，大小不等。外表皮黄棕色或棕褐色，有纵皱纹及疙瘩状隆起。切面黄棕色至淡红棕色，较平坦，有明显散在或排列成环的星点，有空隙。

以质坚实、断面锦纹明显、色红棕、气清香、味苦而微涩、嚼之粘牙者为佳。

【生产依据】《中国药典》（2020 年版一部）。

【炮制流程】炮制流程如图 13 - 154 所示。

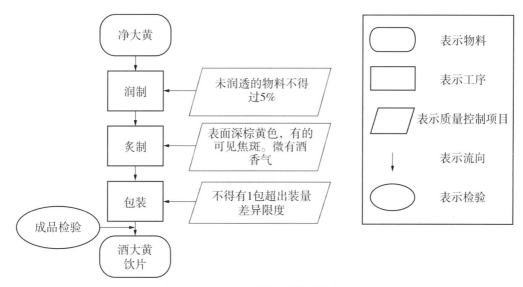

图 13 - 154　酒大黄炮制流程

（1）润制：使用槽型混合机将净大黄与黄酒混合拌匀，闷润至黄酒吸尽，控制条件如下。

设备名称：CH - 650 槽型混合机。

辅料比例：100 kg 净大黄，20 kg 米酒。

闷润时间：润制 2 h 后，每小时检查 1 次，至黄酒吸尽。

（2）炙制：使用电磁炒药机进行炙制，炒炙完成后出料，控制条件如下。

设备名称：CYJ600 电磁炒药机。

炒炙频率：35 Hz。

设定温度：260 ℃。

投料温度：（135 ± 5）℃。

每锅投料量：40 kg。

炒炙时间：（15 ± 2）min。

炒炙性状：表面变黑，微具酒香气。

出料温度：130 ℃。

（3）包装：摊凉后及时装入 PE 薄膜袋中，外套白色纤维袋，用手提式缝包机封口。

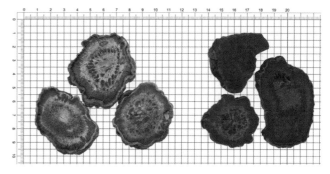

图 13 - 155　净大黄（左）与酒大黄饮片（右）对比

【贮存条件】阴凉贮存。

【成品性状】本品形如大黄片，表面深棕黄色，有的可见焦斑。微有酒香气（见图 13 - 155）。

【炮制作用】大黄酒炙其苦寒泻下作用稍缓，并借酒升提之性，引药上行，善清上焦血、分热毒。

酒 川 牛 膝

【药材来源】本品为苋科植物川牛膝（*Cyathula officinalis* Kuan）的干燥根。

【原料性状】本品呈圆形或椭圆形薄片。外表皮黄棕色或灰褐色。切面浅黄色至棕黄色。可见多数排列成数轮同心环的黄色点状维管束。气微，味甜。

以片大、质柔韧、断面黄色为佳。

【生产依据】《中国药典》（2020 年版一部）。

【炮制流程】炮制流程如图 13－156 所示。

```
净川牛膝

  润制  ←---  未润透的物料不得
              过5%

  炙制  ←---  表面棕黑色。微有酒
              香气，味甜

  包装  ←---  不得有1包超出装量
              差异限度

成品检验

酒川牛膝
饮片
```

```
表示物料
表示工序
表示质量控制项目
表示流向
表示检验
```

图 13－156　酒川牛膝炮制流程

（1）润制：使用槽型混合机将净川牛膝与黄酒混合拌匀，闷润至黄酒吸尽，控制条件如下。

设备名称：CH－650 槽型混合机。

辅料比例：100 kg 净川牛膝，15 kg 黄酒。

闷润时间：润制 2 h 后，每小时检查 1 次，润至黄酒吸尽。

（2）炙制：使用电磁炒药机进行炙制，炒炙完成后出料，控制条件如下。

设备名称：CYJ600 电磁炒药机。

炒炙频率：30 Hz。

设定温度：250 ℃。

投料温度：（130 ± 5）℃。

每锅投料量：（65 ± 10）kg。

炒炙时间：（30 ± 2）min。

炒炙性状：表面棕黑色。微有酒香气，味甜。

出料温度：130 ℃。

（3）包装：摊凉后及时装入 PE 薄膜袋中，外套白色纤维袋，用手提式缝包机封口。

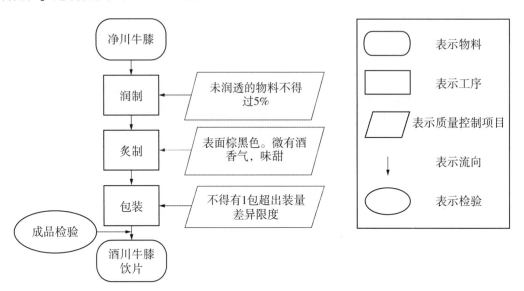

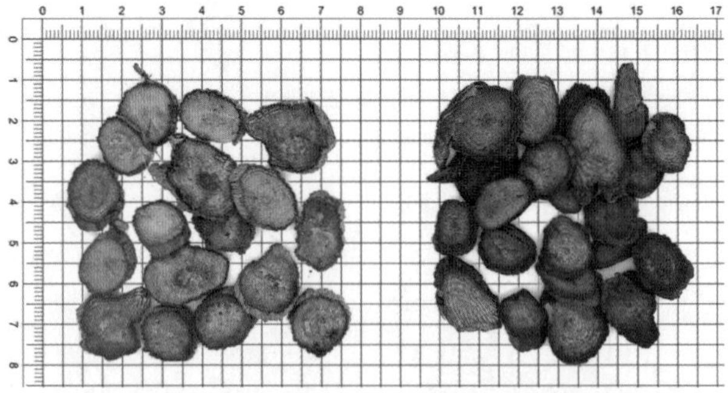

图 13－157　净川牛膝（左）与酒川牛膝饮片（右）对比

【贮存条件】阴凉贮存。

【成品性状】本品形如川牛膝，表面呈黑褐色，质干硬，微有焦斑，略有醋气（见图 13－157）。

【炮制作用】川牛膝以逐瘀通经为主，经酒炙后，可增强逐瘀通经、通利关节的作用。

【炮制要点】川牛膝酒炙时炒干即可出锅，不可久炒，以防浸出物不合格。

酒 蕲 蛇

【药材来源】本品为蝰科动物五步蛇〔*Agkistrodon acutus*（Güenther）〕的干燥体。

【原料性状】本品呈段状，长 2～4 cm，背部呈黑褐色，表皮光滑，有明显的鳞斑，可见不完整的方胜纹。腹部可见白色的肋骨，呈黄白色、淡黄色或黄色。断面中间可见白色菱形的脊椎骨，脊椎骨的棘突较高，棘突两侧可见淡黄色的肉块，棘突呈刀片状上突，前后椎体下突基本同形，多为弯刀状。肉质松散，轻捏易碎。气腥，味微咸。

以条粗、花纹明显、内部洁净者为佳。

【生产依据】《中国药典》（2020 年版一部）。

【炮制流程】炮制流程如图 13 - 158 所示。

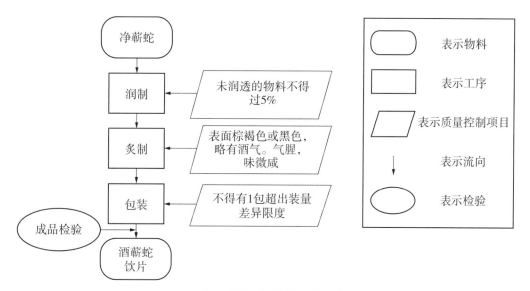

图 13 - 158　酒蕲蛇炮制流程

（1）润制：使用润药盆将净蕲蛇与黄酒混合拌匀，闷润至黄酒吸尽，控制条件如下。

辅料比例：100 kg 净蕲蛇，20 kg 黄酒。

闷润时间：润制 1 h 后，每 0.5 h 检查 1 次，润至黄酒吸尽。

（2）炙制：使用电磁炒药机进行炙制，炒炙完成后出料，控制条件如下。

设备名称：CYJ600 电磁炒药机。

炒炙频率：35 Hz。

设定温度：250 ℃。

投料温度：（110 ± 5）℃。

每锅投料量：15 kg。

炒炙时间：（15 ± 2）min。

炒炙性状：表面棕褐色或黑色，略有酒气。气腥，味微咸。

出料温度：115 ℃。

（3）包装：装入 PE 薄膜袋后，放入纸箱或周转箱中。

【贮存条件】阴凉贮存。

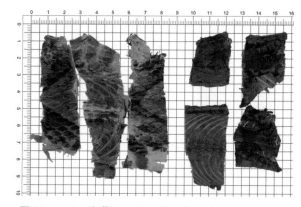

图 13 - 159　净蕲蛇（左）与酒蕲蛇饮片（右）对比

【成品性状】本品形如蕲蛇段，表面棕褐色或黑色，略有酒气。气腥，味微咸（见图 13 - 159）。

【炮制作用】蕲蛇酒炙能增强祛风、通络、止痉的作用，并可矫味，减少腥气，便于粉碎和制剂。

【炮制要点】

（1）蛇类价高，酒蕲蛇炒至蛇肉炒熟炒干、显棕黄色即可。温度不可过高，以微火烤干为宜。

（2）炒炙时要碎整分档，一些在切制过程中切碎了的蕲蛇应另外炒炙，炒炙时间可相应缩短。

【相关资料】古法中酒蕲蛇的炮制方法是酒浸，视乎季节不同浸 3～5 天。现在的酒制法是酒拌后炒干，与古人的常规制法不同。

醋 三 棱

【药材来源】本品为黑三棱科植物黑三棱（*Sparganium stoloniferum* Buch. -Ham. ）的干燥块茎。

【原料性状】本品呈类圆形的薄片。外表皮灰棕色。切面灰白色或黄白色，粗糙，有多数明显的细筋脉点。气微，味淡，嚼之微有麻辣感。

以体重、质坚实，去净外皮，切面黄白色者为佳。

【生产依据】《中国药典》（2020 年版一部）。

【炮制流程】炮制流程如图 13－160 所示。

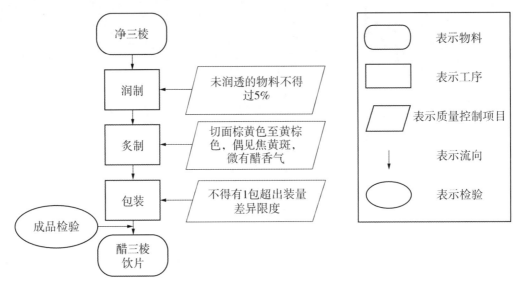

图 13－160　醋三棱炮制流程

（1）润制：使用槽型混合机将净三棱与米醋混合拌匀，闷润至米醋吸尽，控制条件如下。

设备名称：CH－650 槽型混合机。

辅料比例：100 kg 三棱，15 kg 米醋。

闷润时间：润制 2 h 后，每 0.5 h 检查 1 次，润至米醋吸尽。

（2）炙制：使用电磁炒药机进行炙制，炒炙完成后出料，控制条件如下。

设备名称：CYJ600 电磁炒药机。

炒炙频率：20 Hz。

设定温度：280 ℃。

投料温度：（175 ±5）℃。

每锅投料量：45 kg。

炒炙时间：（45 ±2）min。

炒炙性状：切面棕黄色至黄棕色，偶见焦黄斑，微有醋香气。

出料温度：180 ℃。

（3）包装：摊凉后及时装入 PE 内膜袋，外套白色纤维袋，用手提式缝包机封口。

【贮存条件】常温贮存。

【成品性状】本品形如三棱片，切面黄色至黄棕色，偶见焦黄斑，微有醋香气（见图13-161）。

【炮制作用】三棱醋炙后主入血分，破瘀散结、止痛的作用增强。

【炮制要点】醋三棱成品要烫出焦斑，转速不能调得过快。

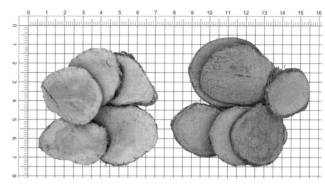

图13-161 净三棱（左）与醋三棱饮片（右）对比

醋 五 灵 脂

【药材来源】本品为鼯鼠科动物复齿鼯鼠（*Trogopterus xanthipes* Milen-Edwards）的干燥粪便。

【原料性状】灵脂块，呈不规则的块状。表面黑棕色或灰棕色。有油润性光泽，粘附的颗粒呈长椭圆形。质硬，断面黄棕色或棕褐色，不平坦，有的可见颗粒，间或有黄棕色树脂状物质。气腥臭。

以色黑棕、有油润性光泽者为佳。

灵脂米为长椭圆形颗粒，表面黑棕色或灰棕色。较平滑或微粗糙，常可见淡黄色的纤维残痕。体轻，质松，易折断，断面黄绿色或黄褐色，平坦。气微。

以体轻、色黑棕断面色黄绿者为佳。

【生产依据】《全国中药炮制规范》（1988年版）。

【炮制流程】炮制流程如图13-162所示。

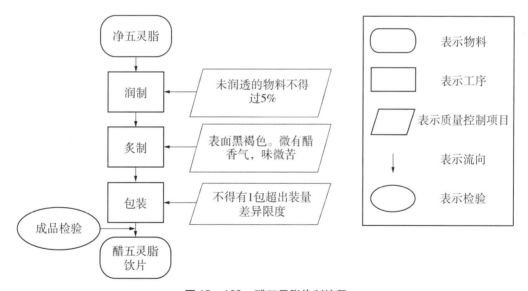

图13-162 醋五灵脂炮制流程

（1）润制：使用槽型混合机将净五灵脂与米醋混合拌匀，闷润至米醋吸尽，控制条件如下。

设备名称：CH-650槽型混合机。

辅料比例：100 kg净五灵脂，15 kg米醋。

闷润时间：即润即炒。

（2）炙制：使用电磁炒药机进行炙制，炒炙完成后出料，控制条件如下。

设备名称：CYJ600电磁炒药机。

炒炙频率：35 Hz。

设定温度：240 ℃。

投料温度：（115 ± 5）℃。

每锅投料量：（45 ± 5）kg。

炒炙时间：（25 ± 2）min。

炒炙性状：表面灰褐色或焦褐色，稍有光泽，内面黄褐色或棕褐色。质轻松。

出料温度：115 ℃。

（3）包装：摊凉后及时装入 PE 薄膜袋中，外套白色纤维袋，用手提式缝包机封口。

【贮存条件】常温贮存。

【成品性状】本品形如五灵脂，表面灰褐色或焦褐色，稍有光泽，内面黄褐色或棕褐色。质轻松（见图 13 – 163）。

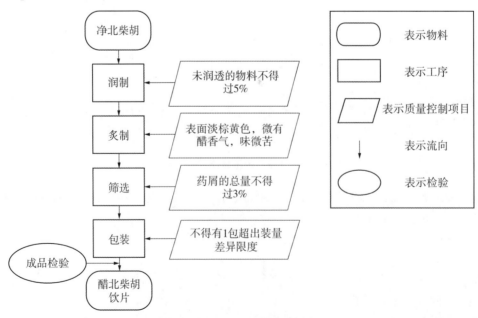

图 13 –163　净五灵脂（左）与醋灵脂饮片（右）对比

【炮制作用】醋能导药入肝，醋制后能增强五灵脂散瘀止血之功。

【炮制要点】

（1）在传统炮制中，醋灵脂是在炒炙工序快结束时才喷淋食醋。但使用炒药机炒炙时该方法不便于操作，可以选择将五灵脂先加醋润制后再投入炒药机翻炒。要注意的是醋灵脂润制时加醋量略少（醋炙时一般用醋量应占20%），润制时间不能太长。以防五灵脂因润制水量过多，润制时间过长而变得松散。

（2）醋灵脂易发霉，炒炙时可适当炒干一点，防止醋灵脂因水分过高而发霉。

醋 北 柴 胡

【药材来源】本品为伞形科植物柴胡（*Bupleurum chinense* DC.）的干燥根。

【原料性状】本品呈不规则厚片。外表皮黑褐色或浅棕色，具纵皱纹和支根痕。切面淡黄白色，纤维性。质硬。气微香，味微苦。

以片大、须根少者为佳。

【生产依据】《中国药典》（2020 年版一部）。

【炮制流程】炮制流程如图 13 – 164 所示。

```
净北柴胡
   │
  润制 ──── 未润透的物料不得
   │          过5%
  炙制 ──── 表面淡棕黄色，微有
   │          醋香气，味微苦
  筛选 ──── 药屑的总量不得
   │          过3%
  包装 ──── 不得有1包超出装量
   │          差异限度
成品检验
   │
醋北柴胡
 饮片
```

⬭	表示物料
▭	表示工序
▱	表示质量控制项目
↓	表示流向
⬭	表示检验

图 13 –164　醋北柴胡炮制流程

（1）润制：使用槽型混合机将净北柴胡与米醋混合拌匀，闷润至米醋吸尽，控制条件如下。

设备名称：CH-650 槽型混合机。

辅料比例：100 kg 净北柴胡，20 kg 米醋。

闷润时间：润制 2 h 后，每小时检查 1 次，润至米醋吸尽。

（2）炙制：使用电磁炒药机进行炙制，炒炙完成后出料，控制条件如下。

设备名称：CYJ600 电磁炒药机。

炒炙频率：35 Hz。

设定温度：260 ℃。

投料温度：（130±5）℃。

每锅投料量：（45±5）kg。

炒炙时间：（30±2）min。

炒炙性状：表面淡棕黄色，微有醋香气，味微苦。

出料温度：130 ℃。

（3）包装：摊凉后及时装入 PE 内膜袋，外套白色纤维袋，用手提式缝包机封口。

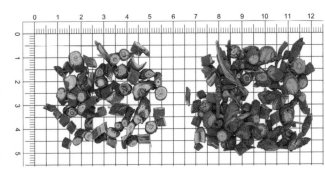

图 13-165　净北柴胡（左）与醋北柴胡饮片（右）对比

【贮存条件】常温贮存。

【成品性状】本品形如北柴胡片，表面淡棕黄色，微有醋香气，味微苦（见图 13-165）。

【炮制作用】北柴胡醋炙后升散之性缓和，疏肝止痛的作用增强。

【相关资料】

（1）因醋北柴胡炒炙过程中醋味易散失，有部分饮片生产企业会将北柴胡清炒到一定程度后再往炒药锅内加米醋炒干。

（2）柴胡传统有"见火则立便无效"之说，故醋炒柴胡在古代不太受重视，而近代应用较多。

（3）北柴胡的指标成分柴胡皂苷 a、柴胡皂苷 d 会因在醋炙过程中受酸性成分作用下转化为柴胡皂苷 b_1、b_2 而减少[1,3]。

【参考文献】

[1] 陈帅，李燕，孙秋实，等．柴胡炮制后皂苷成分的变化分析 [J]．中成药，2010，32（5）：793-799.

[2] 许磊，田稷馨，宋瑞，等．柴胡醋制前后柴胡皂苷 a、b2、c、d 的 LC-MS/MS 法测定及比较 [J]．中国药科大学学报，2012，43（4）：334-340.

[3] 姜华，李军，石任兵，等．炮制对柴胡药材中 4 种柴胡皂苷的影响 [J]．中国药学杂志，2009，44（21）：1618-1621.

醋　大　黄

【药材来源】本品为蓼科植物掌叶大黄（*Rheum palmatum* L.）、唐古特大黄（*Rheum tanguticum* Maxim. ex Balf.）或药用大黄（*Rheum officinale* Baill.）的干燥根和根茎。

【原料性状】本品呈不规则类圆形厚片或块，大小不等。外表皮黄棕色或棕褐色，有纵皱纹及疙瘩状隆起。切面黄棕色至淡红棕色，较平坦，有明显散在或排列成环的星点，有空隙。

以质坚实、断面锦纹明显、色红棕、气清香、味苦而微涩、嚼之粘牙者为佳。

【生产依据】《广东省中药炮制规范》（1984 年版）。

【炮制流程】炮制流程如图 13-166 所示。

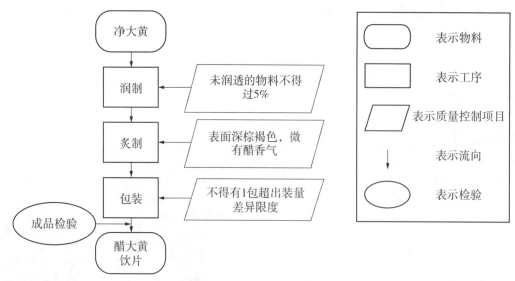

图 13 – 166　醋大黄炮制流程

（1）润制：使用槽型混合机将净大黄与米醋混合拌匀，闷润至米醋吸尽，控制条件如下。

设备名称：CH – 650 槽型混合机。

辅料比例：100 kg 净大黄，20 kg 米醋。

闷润时间：润制 2 h 后，每小时检查 1 次，润至米醋吸尽。

（2）炙制：使用电磁炒药机进行炙制，炒炙完成后出料，控制条件如下。

设备名称：CYJ600 电磁炒药机。

炒炙频率：30 Hz。

设定温度：270 ℃。

投料温度：（140 ± 5）℃。

每锅投料量：（25 ± 5）kg。

炒炙时间：（23 ± 3）min。

炒炙性状：表面变黑，微具醋香气。

出料温度：140 ℃。

（3）包装：摊凉后及时装入套有内膜袋的白色纤维袋中，用手提式缝包机封口。

【贮存条件】阴凉贮存。

【成品性状】本品形如大黄片，表面深棕褐色，微具醋香气（见图 13 – 167）。

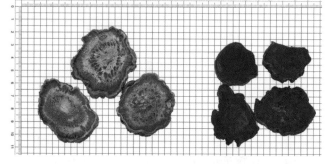

图 13 – 167　净大黄（左）与醋大黄饮片（右）对比

【炮制作用】大黄醋炙后泻下作用减弱，以消积化瘀为主。

【相关资料】大黄经加热处理后，结合性蒽醌转化为游离蒽醌，泻下作用减弱。

醋　艾　叶

【药材来源】本品为菊科植物艾（*Artemisia argyi* lévl. et Vant.）的干燥叶。

【原料性状】本品多皱缩、破碎，有短柄。完整叶片展平后呈卵状椭圆形，羽状深裂，裂片椭圆状披针形，边缘有不规则的粗锯齿；上表面灰绿色或深黄绿色，有稀疏的柔毛和腺点；下表面密生灰白色绒毛。质柔软。气清香，味苦。

以色青、背面灰白色、绒毛多、叶厚、质柔软而韧、香气浓郁者为佳。

【生产依据】《广西中药饮片炮制规范》（2007 年版）。

【炮制流程】炮制流程如图 13-168 所示。

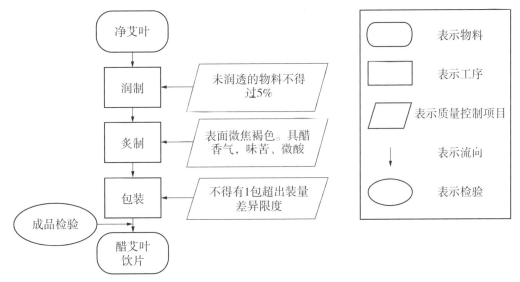

图 13-168　醋艾叶炮制流程

（1）润制：使用槽型混合机将净艾叶与米醋混合拌匀，闷润至米醋吸尽，控制条件如下。

设备名称：CH-650 槽型混合机。

辅料比例：100 kg 净艾叶，15 kg 米醋。

闷润时间：闷润 0.5 h 至米醋吸尽。

（2）炙制：使用电磁炒药机进行炙制，炒炙完成后出料，控制条件如下。

设备名称：CYJ600 电磁炒药机。

炒炙频率：35 Hz。

设定温度：270 ℃。

投料温度：（175±5）℃。

每锅投料量：10 kg。

炒炙时间：（12±2）min。

炒炙性状：表面微焦褐色。具醋香气，味苦、微酸。

出料温度：180 ℃。

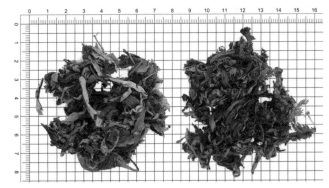

图 13-169　净艾叶（左）与醋艾叶饮片（右）对比

（3）包装：摊凉后及时装入套有内膜袋的白色纤维袋中，用手提式缝包机封口。

【贮存条件】阴凉贮存。

【成品性状】本品多皱缩、破碎，有叶柄。表面微焦褐色。具醋香气，味苦、微酸（见图 13-169）。

【炮制作用】艾叶醋炙温而不燥，并能缓和对胃的刺激性，增强逐寒止痛的作用。

【炮制要点】艾叶经加热炮制后挥发油含量减少[1]，故炒炙时间要控制好，防止挥发油受热而损耗过多。

【相关资料】

（1）《中国药典》（2020 年版）与《中国药典》（2015 年版）相比，艾叶新增了龙脑含量的质控指标。

（2）艾叶最为常用的品规是艾绒，用作灸条或艾柱的原料。古时用舂碎制绒，现多用破碎机擤成绒。

（3）艾叶原药材的梗和杂质较多，在炮制前应进行净选挑拣，防止杂质超标。

【参考文献】

[1] 王显著，段石顽．艾叶及其炮制品挥发油的研究［J］．陕西中医，2008，29（8）：1069－1071.

醋 香 附

【药材来源】本品为莎草科植物莎草（*Cyperus rotundus* L.）的干燥根茎。

【原料性状】本品为不规则厚片或颗粒状。外表皮棕褐色或黑褐色，有时可见环节。切面色白或黄棕色，质硬，内皮层环纹明显。气香，味微苦。

以片大、质坚实、气香浓者为佳。

【生产依据】《中国药典》（2020 年版一部）。

【炮制流程】炮制流程如图 13 - 170 所示。

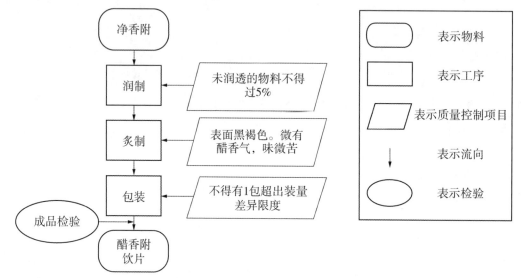

图 13 - 170　醋香附炮制流程

（1）润制：使用槽型混合机将净香附与米醋混合拌匀，闷润至米醋吸尽，控制条件如下。

设备名称：CH - 650 槽型混合机。

辅料比例：100 kg 净香附，20 kg 米醋。

闷润时间：润制 2 h 后，每小时检查 1 次，至米醋吸尽。

（2）炙制：使用电磁炒药机进行炙制，炒炙完成后出料，控制条件如下。

设备名称：CYJ600 电磁炒药机。

炒炙频率：25 Hz。

设定温度：280 ℃。

投料温度：（130 ± 5）℃。

每锅投料量：（80 ± 10）kg。

炒炙时间：（60 ± 2）min。

炒炙性状：表面黑褐色。微有醋香气，味微苦。

出料温度：130 ℃。

（3）包装：摊凉后及时装入 PE 薄膜袋中，外套白色纤维袋，用手提式缝包机封口。

【贮存条件】阴凉贮存。

【成品性状】本品形如香附片（粒），表面黑褐色。微有醋香气，味微苦（见图 13 - 171）。

【炮制作用】醋香附专入肝经，疏肝止痛作用增强，并能消积化滞。

【炮制要点】

（1）香附吸水性差，润制时需要定时翻动，将上层未润透的香附翻到下层，至香附将米醋吸进。如果缺少翻动操作或翻动次数不足会导致上层香附未润透，炒炙后断面颜色发白。

（2）醋香附比较难炒干，炒炙时间较长，但要保证不被炒焦。可用手掌感受炒炙过程产生的烟的湿润程度来辅助判断炒炙的终点。第一锅炒炙后可通过快速水分测定仪检查水分是否达到要求。

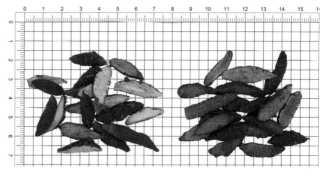

图 13 –171　净香附（左）与醋香附饮片（右）对比

【相关资料】《中国药典》（2020 年版）描述香附为不规则厚片或颗粒状，现在市面上的香附饮片则是整粒对半开为主。

醋　鳖　甲

【药材来源】本品为鳖科动物鳖（*Trionyx sinensis* Wiegmann）的背甲。

【原料性状】本品呈椭圆形或卵圆形，背面隆起，长 10～15 cm，宽 9～14 cm。外表面黑褐色或墨绿色，略有光泽，具细网状皱纹和灰黄色或灰白色斑点，中间有一条纵棱，两侧各有左右对称的横凹纹 8 条，外皮脱落后，可见锯齿状嵌接缝。内表面类白色，中部有突起的脊椎骨，颈骨向内卷曲，两侧各有肋骨 8 条，伸出边缘。质坚硬。气微腥，味淡。

以块大、无残肉无腥臭味者为佳。

【生产依据】《中国药典》（2020 年版一部）。

【炮制流程】炮制流程如图 13 –172 所示。

（1）炒制：使用电磁炒药机加热河砂至物料投料温度，投入鳖甲炒制，炒制完成后出料，控制条件如下。

设备名称：CYJ600 电磁炒药机。

炒炙频率：30 Hz。

设定温度：280 ℃。

河砂类型：粗砂（粒径 2～3 mm）。

每锅河砂投料量：15 kg。

物料投料温度：185 ℃。

每锅物料投料量：（25 ±5）kg。

炒炙时间：（30 ±2）min。

炒炙性状：呈淡黄色，质酥脆易碎，略有醋香气。

出料温度：225 ℃。

（2）筛选：趁热筛去药屑、粗砂，摊凉，控制条件如下。

筛网孔径：18 mm。

（3）醋淬：迅速投入醋水中，搅拌使鳖甲充分浸泡在醋水中，控制条件如下。

鳖甲与米醋比例：100∶20。

（4）打碎：用手锤打碎，粒度小于 1.2 cm。

（5）干燥：按要求干燥，适时翻动，水分不得过 12%，控制条件如下。

设备名称：敞开式烘干箱。

投料厚度：不高于 20 cm。

设定温度：70 ℃（允许实际温度在 ±5 ℃浮动）。

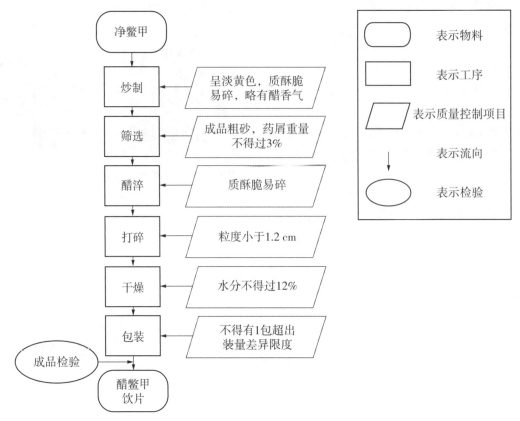

图 13 -172　醋鳖甲炮制流程

干燥时间：2 h。

（6）包装：装入 PE 薄膜袋后，放入纸箱或周转箱中。

【贮存条件】常温贮存。

【成品性状】本品呈不规则碎片，表面淡黄色，微有醋香气（见图 13 -173）。

【炮制作用】鳖甲醋炙后质地酥脆，易于粉碎和煎出药效。醋制矫臭，便于服用，并增强入肝消积的作用。

【炮制要点】

（1）砂烫鳖甲建议使用粗砂不用细砂，以防止细砂在砂烫过程中粘在残留皮肉上，难以分离，影响饮片质量与外观。经砂烫醋淬后，鳖甲的浸

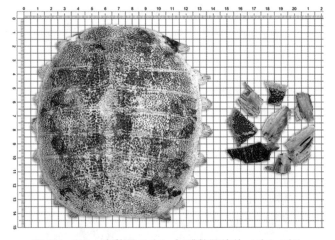

图 13 -173　净鳖甲（左）与醋鳖甲饮片（右）对比

出物会比炮制前增加，但前提是火候不能太过。如果超过了，成品浸出物反而会比炮制前还低，外观颜色呈现深棕褐色甚至黑褐色。目前《中国药典》（2020 年版）只对鳖甲的浸出物有要求，对醋鳖甲没有浸出物要求，一般企业的内控标准增设醋鳖甲的浸出物检验项，以确保醋鳖甲质量的可控性。另外，在砂烫过程中会产生大量的烟尘，应做好防烟防尘措施。

（2）炒制前应将小块的鳖甲挑选出来另外炒，炒制时间可相应缩短。

（3）每 100 kg 鳖甲用米醋 20 kg，米醋用适量清水稀释。在醋水稀释米醋时液面浸过鳖甲即可，避免清水过多导致醋味不足。在醋淬过程中，醋水要定期更换。

（4）《中国药典》（2020 年版）描述醋鳖甲醋淬后干燥，用时捣碎。但实际可醋淬后打碎再干燥。因为完整的鳖甲不适于医院的调配使用，一般在中药饮片厂完成捣碎步骤。其次，醋淬后鳖甲疏软，容易

打碎，损耗低。再次，打碎后将鳖甲的断面暴露出来，有利于醋鳖甲干燥均匀。打碎用人工打碎，避免机械压碎导致鳖甲大小不均，碎屑多。但要注意的是，鳖甲醋淬完后应及时打碎、干燥，以免因水分过多而发霉。

（5）醋鳖甲用敞开式烘干箱干燥，以求干燥迅速、彻底。醋鳖甲缝隙中残留的水分较多，如果干燥不彻底会导致残留皮肉部分会发霉。《中国药典》（2020年版）规定醋鳖甲水分不超过12%，但建议水分内控标准水分应少于6%，以减少霉变。

（6）醋鳖甲避免用纤维袋包装，防止运输过程中鳖甲边缘割断纤维。

【相关资料】

（1）《中国药典》（2020年版）规定鳖甲基源为鳖科动物鳖的背甲，但市面上存在用鳖的胸甲和骨头混入背甲中充当鳖甲销售的情况，验收时应注意。

（2）鳖甲炮制醋鳖甲前先净制，去掉皮肉。古法认为"生取甲，剔去肉为好，不用煮脱者"，凡经煮、蒸等方法去肉者，一概不用。《中国药典》（2020年版）方法是置于蒸煮锅内，沸水蒸45 min，出料，放入热水中，立即用硬刷除净皮肉，洗净。而市场上多用清水长时间浸泡或用胰蛋白酶浸泡来去除皮肉。该方法虽然去皮肉的效率高，但浸出物不容易合格。此外，去皮肉的方法还有水煮法、石灰水浸泡法、埋法、酵母菌法、食用菌法等。

醋 龟 甲

【药材来源】本品为龟科动物乌龟［Chinemys reevesii（Gray）］的背甲及腹甲。

【原料性状】本品背甲及腹甲由甲桥相连，背甲稍长于腹甲，与腹甲常分离。背甲呈长椭圆形拱状，长7.5～22.0 cm，宽6～18 cm；外表面棕褐色或黑褐色，脊棱3条；颈盾1块，前窄后宽；椎盾5块，第1椎盾长大于宽或近相等，第2～4椎盾宽大于长；肋盾两侧对称，各4块；缘盾每侧11块；臀盾2块。腹甲呈板片状，近长方椭圆形，长6.4～21.0 cm，宽5.5～17.0 cm；外表面淡黄棕色至棕黑色，盾片12块，每块常具紫褐色放射状纹理，腹盾、胸盾和股盾中缝均长，喉盾、肛盾次之，肱盾中缝最短；内表面黄白色至灰白色，有的略带血迹或残肉，除净后可见骨板9块，呈锯齿状嵌接；前端钝圆或平截，后端具三角形缺刻，两侧残存呈翼状向斜上方弯曲的甲桥。质坚硬。气微腥，味微咸。

以完整、洁净者为佳。

【生产依据】《中国药典》（2020年版一部）。

【炮制流程】炮制流程如图13-174所示。

（1）炒制：使用电磁炒药机加热河砂至物料投料温度，投入龟甲炒制，炒制完成后出料，控制条件如下。

设备名称：CYJ600电磁炒药机。

炒炙频率：25 Hz。

设定温度：280 ℃。

河砂类型：粗砂（粒径2～3 mm）。

每锅河砂投料量：15 kg。

物料投料温度：190 ℃。

每锅物料投料量：（25±5）kg。

炒炙时间：25～30 min。

炒炙性状：表面黄色或棕褐色。断面不平整，有的有蜂窝状小孔。质松脆。微有醋香气。

出料温度：225 ℃。

（2）筛选：趁热筛去药屑、粗砂，摊凉，控制条件如下。

筛网孔径18 mm。

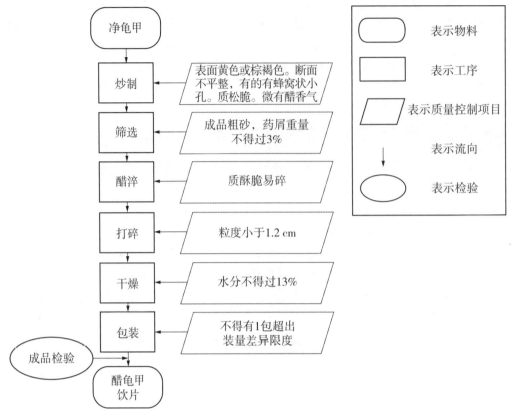

图 13-174　醋龟甲炮制流程

（3）醋淬：迅速投入醋水中，搅拌使龟甲充分浸泡在醋水中，控制条件如下。

龟甲与米醋比例：100∶20。

（4）打碎：用手锤打碎，粒度小于 1.2 cm。

（5）干燥：按要求干燥，水分不得过 6% 以下，控制条件如下。

设备名称：敞开式烘干箱。

投料厚度：不高于 20 cm。

设定温度：70 ℃（允许实际温度在 ±5 ℃ 浮动）。

干燥时间：3 h。

（6）包装：装入 PE 薄膜袋后，放入纸箱或周转箱中。

【贮存条件】常温贮存。

【成品性状】本品呈不规则的块状。背甲盾片略呈拱状隆起，腹甲盾片呈平板状，大小不一。表面黄色或棕褐色，有的可见深棕褐色斑点，有不规则纹理。内表面棕黄色或棕褐色，边缘有的呈锯齿状。断面不平整，有的有蜂窝状小孔。质松脆。气微腥，味微咸，微有醋香气（见图 13-175）。

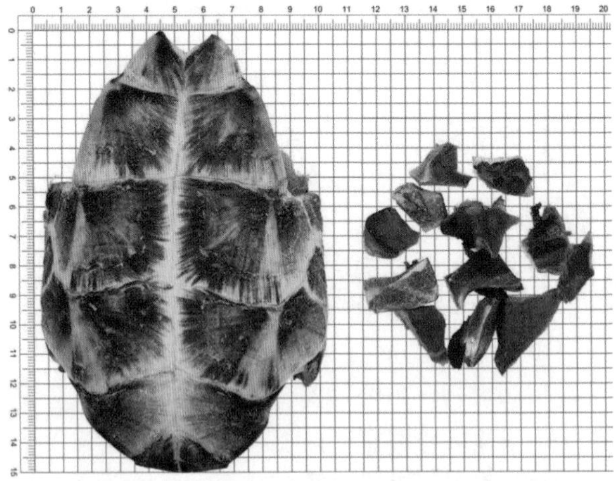

图 13-175　净龟甲（左）与醋龟甲饮片（右）对比

【炮制作用】龟甲醋炙后质变酥脆，易于粉碎，并能矫味，便于有效成分煎出。

【炮制要点】

（1）砂烫龟甲使用粗砂不宜用细砂，因为细砂在砂烫过程中易粘在残留皮肉上，影响饮片质量与外观。

（2）经砂烫醋淬后，龟甲浸出物会比炮制前增加，但前提是龟甲砂烫醋淬时火候须调节好，不能太过。如果火候过了，成品浸出物反而会比炮制前还低，外观颜色呈现深棕褐色甚至黑褐色。

（3）砂烫过程会产生大量的烟尘，须做好防烟防尘措施。

（4）炒制前应将小块的龟甲挑选出来另外炒，炒制时间可相应缩短。

（5）每100 kg龟甲用米醋20 kg，米醋用适量清水稀释。清水稀释米醋时液面浸过鳖甲即可，避免清水过多导致醋味不足。

（6）《中国药典》（2020年版）描述龟甲醋淬后干燥，用时捣碎。但实际可醋淬后打碎再干燥。一是醋淬后龟甲疏软，容易打碎，损耗低。二是打碎后将龟甲的断面暴露出来，有利于醋龟甲能均匀干燥。三是完整的龟甲不适于医院的调配使用，一般在中药生产企业完成捣碎步骤。打碎用人工打碎，避免机械压碎导致龟甲大小不均，碎屑多。但要注意的是，龟甲醋淬完后应及时打碎、干燥，以免因水分过多而发霉。

（7）醋龟甲用敞开式烘干箱干燥，以求干燥迅速、彻底。醋龟甲缝隙中残留水分很高，如果干燥不彻底会导致发霉。《中国药典》（2020年版）规定醋龟甲水分应少于13%，但建议提高内控标准水分应少于6%，以减少霉变。

（8）醋龟甲避免用纤维袋包装，防止运输过程中龟甲边缘割断纤维。

【相关资料】

（1）龟甲的入药部位多有变迁，唐代以前，用龟背甲；唐代至宋代龟背甲与腹甲合用，但腹甲使用趋多；到元代以后就只用龟腹甲了。《中国药典》（2020年版）允许龟甲来源为乌龟的背甲及腹甲，但实际上市场还是以腹甲为主，因此，龟腹甲的原料价格比龟背甲的要高。市面上还有以巴西龟等其他龟科动物的甲充当龟甲的情况，采购时应注意。

（2）龟甲炮制醋龟甲前先净制，去掉皮肉。《中国药典》（2020年版）方法是置于蒸煮锅内，沸水蒸45 min，出料，放入热水中，立即用硬刷除净皮肉，洗净。但市场上多用清水长时间浸泡或用胰蛋白酶浸泡来去除皮肉。这些方法虽然去皮肉的效率高，但浸出物容易不合格。

第十三章 炒炙法

第十四章 其他制法

淡 豆 豉

【药材来源】本品为豆科植物大豆［*Glycine max*（L.）Merr.］的干燥成熟种子。

【原料性状】本品呈椭圆形或类球形，稍扁，长 6～12 mm，直径 5～9 mm。表面黑色或灰黑色，光滑或有皱纹，具光泽，一侧有淡黄白色长椭圆形种脐。质坚硬。种皮薄而脆，子叶 2，肥厚，黄绿色或淡黄色。气微，味淡，嚼之有豆腥味。

以个大、饱满者为佳。

【生产依据】《中国药典》（2020 年版一部）。

【炮制流程】炮制流程如图 14 - 1 所示。

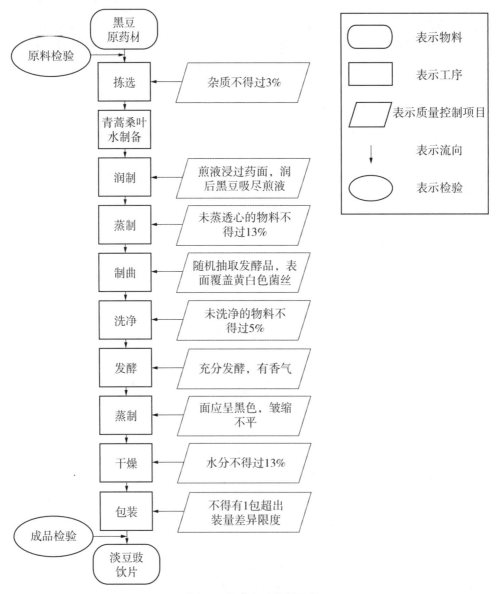

图 14 - 1 淡豆豉炮制流程

（1）拣选：除去杂质。

（2）青蒿桑叶水制备：将青蒿、桑叶置夹层锅内，加入适量饮用水浸没物料表面，通入蒸汽进行煮制，滤过，收集煎液。控制条件如下。

设备名称：BZ－600 夹层锅。

青蒿桑叶水比例：7 kg 青蒿，7 kg 桑叶，80 kg 饮用水。

煮制时间：煮沸 1.5 h。

（3）润制：将黑豆放入不锈钢润药盘内，加入青蒿桑叶水浸没物料表面，至黑豆吸尽煎液，控制条件如下。

辅料比例：100 kg 黑豆，80 kg 青蒿桑叶水。

润制时间：润制 2 h 后，每小时检查 1 次，至黑豆吸尽煎液。

（4）蒸制：使用数控蒸药发酵一体机蒸制，待蒸药温度到达 100 ℃后开始计时，蒸制完毕，出料，迅速摊凉至合适温度，控制条件如下。

设备名称：数控蒸药发酵一体机。

投料限度：2000 ～ 3500 kg。

箱内压力：不高于 0.1 MPa。

蒸制时间：蒸制 1 h 至透心。

蒸制性状：黑豆柔软但仍保留一定韧度，不能一揉即碎。

（5）制曲：待蒸制品放凉至适合的温度后，推入数控蒸药发酵一体机，调整温湿度，发酵至黄衣上遍，控制条件如下。

制曲时间：5 ～ 7 天。

制曲结束性状：表面覆盖黄白色菌丝。

（6）洗净：将足量饮用水煮沸后降温，待水温降至 50 ℃左右时倒入发酵品，不断搅拌至黄衣去净。稍晾控水，水分以手轻握发酵品后有药汁从指间流出为度。

（7）发酵：将洗净后的物料置于合适容器内，密封后移入数控蒸药发酵一体机发酵，调整温湿度，控制条件如下。

发酵时间：15 ～ 20 天。

（8）蒸制：使用数控蒸药发酵一体机蒸制，待蒸药温度到达 100 ℃后开始计时，蒸制完毕，出料，迅速摊凉至合适温度，控制条件如下。

设备名称：数控蒸药发酵一体机。

投料限度：2000 ～ 3500 kg。

箱内压力：不高于 0.1 MPa。

蒸制时间：40 min。

（9）干燥：按要求干燥，适时翻动，水分不得过 13%，控制条件如下。

1）干燥方式：烘干。

设备名称：敞开式烘干箱。

投料厚度：不高于 20 cm。

设定温度：75 ℃（允许实际温度在 ±5 ℃浮动）。

干燥时间：5 h。

2）干燥方式：晒干。

场　　　地：阳光房。

晾晒厚度：不高于 5 cm。

（10）包装：摊凉后装入 PE 薄膜袋中，外套白色纤维袋，用手提式缝包机封口。

【贮存条件】阴凉贮存。

【成品性状】本品呈椭圆形，略扁，长 0.6 ～ 1.0 cm，直径 0.5 ～ 0.7 cm。表面黑色，皱缩不平，一侧有长椭圆形种脐。质柔软或脆，断面棕黑色。气香，味微甘（见图14-2）。

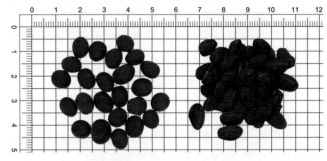

图14-2 黑豆原药材（左）与淡豆豉饮片（右）对比

【炮制作用】淡豆豉具有解表、除烦的功能。

【炮制要点】

（1）润制目的是在加入适当的液体辅料后，提高黑豆的含水量，赋予发酵菌群生长、繁殖所需的营养，以便大豆蛋白在蒸煮时迅速达到变性。润制充分与否对制曲的难易和发酵菌群生长，以及所产的酶活性有密切关系。浸润度越大，蛋白质分解越充分。有实验研究表明，液体辅料量占黑豆原料重量80%时并保持一定的翻动频率时，黑豆浸润度最高且不会有多余的辅料残留。

（2）第一次蒸制目的在于使原料大豆蛋白适度变性、碳水化合物糊化、破坏细胞结构、杀菌及破坏黑豆中的有害物质。如果蒸制时间过短，大豆蛋白未充分变性则不利于发酵菌群生长，但长时间的加热也会导致蛋白质变成不能为蛋白酶所分解的状态。[1] 蒸制后黑豆应柔软但仍保留一定韧度，不能一揉即碎。此外，蒸制后应立即出锅。黑豆蒸煮后焖过夜虽然可以令淡豆豉成品的断面颜色加深，但在缓慢降温的过程中会有杂菌滋生。因此，在蒸制后应迅速降温到合适的温度，可通过降低环境温度，提高空气流速等方式降温。

（3）在制曲过程中会出现板结的情况，需要及时打动打散，防止因高温和缺氧导致发酵菌群死亡。但也不可翻动过于频繁，频繁翻动不利于菌丝的生长。在制曲过程中视情况翻动2～3次即可。曲料不宜过厚，一般不超过20 cm，过厚则不利于曲料散热。

（4）洗净的目标是除去多余的发酵菌，并补充足够的水分用于发酵过程中蛋白质水解的消耗。这里特别注意的是洗净的水温不能过高，也可加入一定比例的青蒿桑叶共煮以提高洗净效果。水煮开后再放凉，可以防止引入杂菌。洗净后曲料水分在52%左右，用手轻握曲料，药汁从指间流出。

（5）密封发酵可以防止绝大部分的杂菌污染，因此发酵过程密封效果一定要有保证。

（6）发酵后的蒸制目的在于对淡豆豉上残留的发酵菌群进行灭活，蒸制时间不宜过长，过长会导致淡豆豉不成形，影响外观。

（7）烘干和晒干的淡豆豉性状不同，烘干过程温度较高，失水较快，得到的淡豆豉质地硬脆，多开裂。晒干过程温度低，失水较慢，得到的淡豆豉质地柔软。

（8）可通过淡豆豉断面颜色初步判断发酵的程度，一般发酵完全的淡豆豉断面颜色应为棕黑色。

【相关资料】

（1）制曲与发酵工序是淡豆豉整个炮制工艺最核心的两个环节。古法制曲采用自然接种，但需要修建专门的曲房（曲房用木材与稻草搭建，专门用于接种制曲，整个发酵环境都布满发酵所需的各类菌种）。目前，学界对淡豆豉的纯种接种发酵有不少的研究，发现人工纯种接种所得淡豆豉的性状、含量、有效成分、稳定性及经济效益等方面均优于自然接种。[2,3]《浙江省中药炮制规范》（2015年版）率先将纯种接种发酵纳入法定标准。

（2）各个地方标准对于液体辅料的配方有不同的要求，配方不同，药性各别，作用有异。本工艺以《中国药典》（2020年版）收录的青蒿桑叶水为液体辅料的配方，该配方在古代医药书籍中也最为常见。

（3）淡豆豉炮制的原理是利用发酵菌群生长繁殖所产生的蛋白酶将黑豆中的蛋白质分解，蛋白质分解越彻底，淡豆豉的质量越好。

（4）淡豆豉发酵工艺复杂、市场抽检合格率低，在2019年纳入产品质量国家监督抽查品种。不合格项主要集中在性状和检查项。

（5）性状不符主要是淡豆豉发酵不彻底导致的断面颜色过浅、发酵过程中受其他杂菌污染产生异味。

（6）检查项不合格主要的原因是淡豆豉发酵不彻底，导致颜色反应异常。

（7）在《中国药典》（2020年版）新增了大豆苷元、染料木素的含量测定，目的在于对淡豆豉发酵的程度进行评价。从此也可以看出淡豆豉的发酵程度成为淡豆豉质量的一个重要评判依据。

【参考文献】

[1] 包启安. 酱油科学与酿造技术 [M]. 北京：中国轻工业出版社，2011：227.

[2] 汤扬，熊敏刚. 贵州中成药用淡豆豉发酵菌种的分离鉴定及纯种发酵 [J]. 贵州医药，1999，23 (4)：318-319.

[3] 蔡琨，冯华，田维毅. 纯种发酵对淡豆豉主要有效成分的影响 [J]. 技术与方法，2006，23 (5)：39-41.

煅 牡 蛎

【药材来源】本品为牡蛎科动物长牡蛎（*Ostrea gigas* Thunberg）、大连湾牡蛎（*Ostrea talienwhanensis* Crosse）或近江牡蛎（*Ostrea rivularis* Gould）的贝壳。

【原料性状】本品为不规则的碎块。白色。质硬，断面层状。气微，味微咸。

以质坚、内面光洁、色白者为佳。

【生产依据】《中国药典》（2020 年版一部）。

【炮制流程】炮制流程如图 14-3 所示。

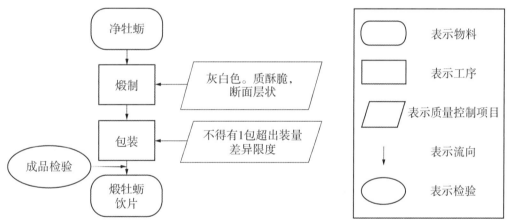

图 14-3 煅牡蛎炮制流程

（1）煅制：将净牡蛎投入煅药机内进行煅制，待达到温度后开始计时，煅制完成后出料，控制条件如下。

设备名称：DYH-600 煅药机。

设定温度：600 ℃。

投料限度：20～30 kg。

煅制时间：煅制 3.5 h 至酥脆，煅药期间适时翻动。

煅制性状：灰白色。质酥脆，断面层状。

（2）包装：装入 PE 薄膜袋中，外套白色纤维袋，用手提式缝包机封口。

【贮存条件】常温贮存。

【成品性状】本品为不规则的碎块或粗粉。灰白色。质酥脆，断面层状（见图 14-4）。

【炮制作用】煅牡蛎质地酥脆，易于粉碎，利于有效成分的溶出，增强了收敛固涩作用。

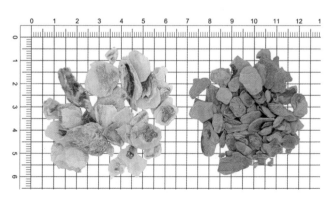

图 14-4 净牡蛎（左）与煅牡蛎饮片（右）对比

【炮制要点】开始煅制牡蛎时，煅药机的锅盖不可完全关闭，应留出部分空隙。当煅药温度升到一定程度时，会有水蒸气和黑烟冒出。待无水蒸气和黑烟冒出后翻动蛤壳，黑烟又重新出现。如此重复数次至翻动后不再产生黑烟为止，完全关闭锅盖。煅制时放尽黑烟可避免煅后的产品发黑，改善饮片外观性状。

煅 瓦 楞 子

【药材来源】本品为蚶科动物毛蚶（*Arca subcrenata* Lischke）、泥蚶（*Arca granosa* Linnaeus）或魁蚶（*Arca inflata* Reeve）的贝壳。

【原料性状】本品为不规则碎块或粉末。类白色、灰白色至灰黄色。较大碎块外表可见放射状肋线，有的可见棕褐色茸毛。气微，味淡。

以洁净者为佳。

【生产依据】《中国药典》（2020 年版一部）。

【炮制流程】炮制流程如图 14 -5 所示。

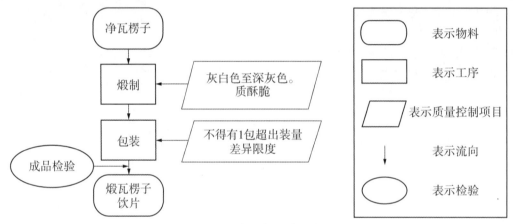

图 14 -5　煅瓦楞子炮制流程

（1）煅制：将净瓦楞子投入煅药机内进行煅制，待达到温度后开始计时，煅制完成后出料，控制条件如下。

设备名称：DYH -600 煅药机。

设定温度：500 ℃。

投料限度：25 ～ 35 kg。

煅制时间：煅制 3 h 至酥脆，煅药期间适时翻动。

煅制性状：灰白色至深灰色。质酥脆。

（2）包装：装入 PE 薄膜袋中，外套白色纤维袋，用手提式缝包机封口。

【贮存条件】常温贮存。

【成品性状】本品形如瓦楞子，灰白色至深灰色。质酥脆。气微，味淡（见图 14 -6）。

【炮制作用】煅瓦楞子制酸止痛力强，且煅后质地酥脆，便于粉碎入药。

【炮制要点】瓦楞子开始煅制时，煅药机的锅盖不可完全关闭，应留出部分空隙。当煅药温度升到一定程度时，会有水蒸气和黑烟冒出。待无水蒸气和黑烟后翻动瓦楞子，黑烟又重新出现。如此重复数次至翻动后不再产生黑烟为止，完全

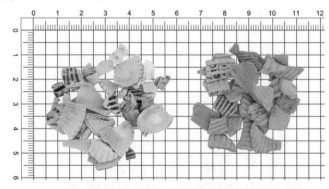

图 14 -6　净瓦楞子（左）与煅瓦楞子饮片（右）对比

关闭锅盖。煅制时放尽黑烟可避免煅后的产品发黑，改善饮片外观性状。

【相关资料】有文献认为煅瓦楞子可增加醋淬工序。瓦楞子煅制后醋淬可增强瓦楞子中微量元素的溶解性。[1]醋淬法在《贵州省中药饮片炮制规范》（2005 年版）、《四川省中药饮片炮制规范》（1984 年版）中有收载。

【参考文献】

［1］袁伯勇，何承顺．瓦楞子的 3 种炮制品水煎液中金属元素的研究［J］.中国中药杂志，1996（12）：730 － 731，761.

煅 磁 石

【药材来源】本品为氧化物类矿物尖晶石族磁铁矿，主含四氧化三铁（Fe_3O_4）。

【原料性状】本品为不规则的碎块。灰黑褐色或棕褐色，条痕黑色，具金属光泽。质坚硬。具磁性。有土腥气，味淡。

以色灰黑、断面致密有光泽、能吸铁者为佳。

【生产依据】《上海市中药饮片炮制规范》（2018 年版）。

【炮制流程】炮制流程如图 14 - 7 所示。

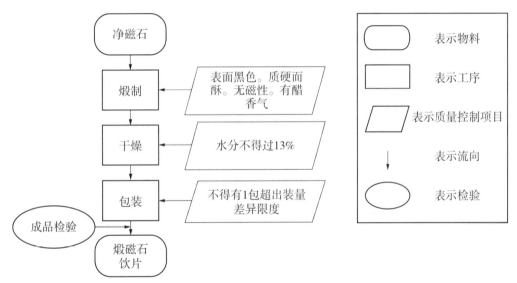

图 14 - 7 煅磁石炮制流程

（1）煅制：将净磁石投入煅药机内进行煅制，待达到温度后开始计时，煅制完成后出料，趁热投入醋液中淬酥，控制条件如下。

设备名称：DYH - 600 煅药机。

设定温度：800 ℃。

投料限度：35 kg。

煅制时间：煅制 5 h 至红透，煅药期间适时翻动。

煅制性状：表面黑色。质硬而酥。无磁性。有醋香气。

辅料比例：100 kg 净磁石，30 kg 米醋。

（2）干燥：按要求干燥，水分不得过 13%，控制条件如下。

干燥方式：晒干。

场　　地：阳光房。

晾晒厚度：不高于 5 cm。

（3）包装：装入 PE 薄膜袋中，外套白色纤维袋，用手提式缝包机封口。

【贮存条件】常温贮存。

【成品性状】本品为不规则的碎块或颗粒。表面黑色。质硬而酥。无磁性。有醋香气（见图 14 - 8）。

【炮制作用】煅磁石聪耳明目，补肾纳气力强，并且质地酥脆，易于粉碎及煎出有效成分，具有较好的收敛之功。长于安神镇惊、纳气平喘。

【炮制要点】

（1）煅磁石的炮制难度在于煅制后煅磁石无磁性，这就要求在比较高温的环境下煅制。实际生产一般以

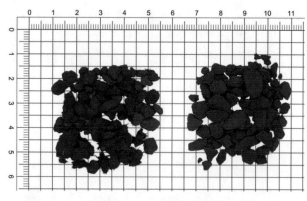

图 14 - 8　净磁石（左）与煅磁石饮片（右）对比

烧赤、烧令透赤等传统判断作为标准。为使磁石红透，温度应适当调高，且在煅制过程中需要适时翻动，使其受热均匀，保证每粒磁石都能达到红透的程度。因煅制温度较高，翻动时应注意安全，做好防护工作。

（2）醋淬时有大量刺激性黑烟产生，注意保持功能间通风。

（3）可用耐高温的容器装载醋液，醋淬后可直接将煅磁石置于阳光房晒干。

煅　蛤　壳

【药材来源】本品为帘蛤科动物文蛤（*Meretrix meretrix* Linnaeus）或青蛤（*Cyclina sinensis* Gmelin）的贝壳。

【原料性状】本品为不规则碎片。碎片外面黄褐色或棕红色，可见同心生长纹。内面白色。质坚硬。断面有层纹。气微，味淡。

以光滑、内面色白者为佳。

【生产依据】《中国药典》（2020 年版一部）。

【炮制流程】炮制流程如图 14 - 9 所示。

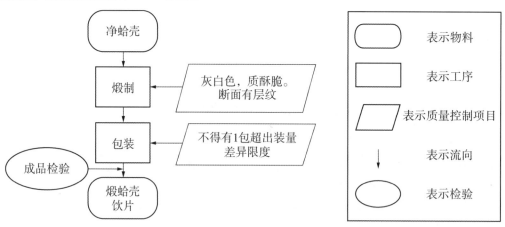

图 14 - 9　煅蛤壳炮制流程

（1）煅制：将净蛤壳投入煅药机内进行煅制，待达到温度后开始计时，煅制完成后出料，控制条件如下。

设备名称：DYH - 600 煅药机。

设定温度：600 ℃。

投料限度：20 ～ 30 kg。

煅制时间：煅制 4 h 至酥脆，煅药期间适时翻动。

煅制性状：灰白色，碎片外面有时可见同心生长纹，质酥脆。断面有层纹。

（2）包装：装入 PE 薄膜袋中，外套白色纤维袋，用手提式缝包机封口。

【贮存条件】常温贮存。

【成品性状】本品为不规则碎片。灰白色，碎片外面有时可见同心生长纹，质酥脆。断面有层纹（见图 14 - 10）。

【炮制作用】煅蛤壳易于粉碎，化痰制酸作用增强。

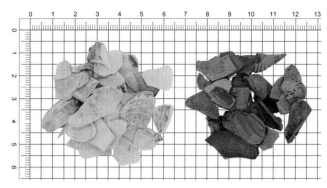

图 14 - 10　净蛤壳（左）与煅蛤壳饮片（右）对比

【炮制要点】开始煅制蛤壳时，煅药机的锅盖不要完全关闭，留出部分空隙。当煅药温度升到一定程度时，会有水汽和黑烟冒出。待无水汽和黑烟后翻动蛤壳，黑烟又重新出现。如此重复数次至翻动后不再产生黑烟为止，完全关闭锅盖。煅制时放尽黑烟可避免煅后的成品发黑，改善饮片外观性状。

煅　赭　石

【药材来源】本品为氧化物类矿物刚玉族赤铁矿，主含三氧化二铁（Fe_2O_3）。

【原料性状】本品为棕红色不规则的碎块。体重，质坚硬，不易砸碎，断面显层叠状，气微，味淡。以色棕红、断面显层叠状者为佳。

【生产依据】《上海市中药饮片炮制规范》（2018 年版）。

【炮制流程】炮制流程如图 14 - 11 所示。

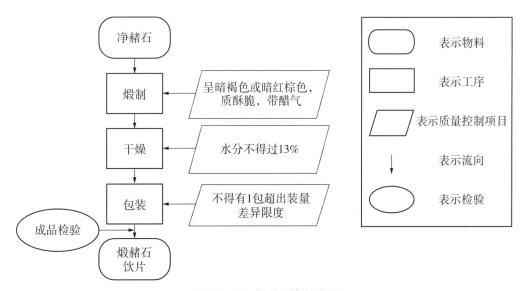

图 14 - 11　煅赭石炮制流程

（1）煅制：将净赭石投入煅药机内进行煅制，待达到温度后开始计时，煅制完成后出料，趁热投入醋液中淬酥，控制条件如下。

设备名称：DYH - 600 煅药机。

设定温度：650 ℃。

投料限度：40 ～ 60 kg。

煅制时间：煅制 5 h 至红透，煅药期间适时翻动。

煅制性状：呈暗褐色或暗红棕色，光泽消失，呈凹凸不平之块状，质酥脆，略带醋气。

辅料比例：100 kg 净赭石，30 kg 米醋。

（2）干燥：按要求干燥，水分不得过 13%，控制条件如下。

干燥方式：晒干。

场　　地：阳光房。

晾晒厚度：不高于 5 cm。

（3）包装：装入 PE 薄膜袋中，外套白色纤维袋，用手提式缝包机封口。

【贮存条件】常温贮存。

【成品性状】本品为不规则的碎块或颗粒。表

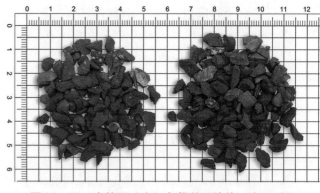

图 14 - 12　净赭石（左）与煅赭石饮片（右）对比

面呈暗褐色或暗红棕色，无光泽，呈凹凸不平之块状，质酥脆，略带醋气（见图 14 - 12）。

【炮制作用】赭石煅制降低了苦寒之性，增强了平肝止血的作用。且煅后质地酥脆，易于粉碎和煎出有效成分。

【炮制要点】

（1）赭石在 650 ℃显暗红色，即古时所谓的"赤""红透"。如果煅制温度过高，赤铁矿大量的转化成磁性赤铁矿，改变了药物的性质。因煅制温度较高，翻动时应注意安全，做好防护工作。

（2）醋淬时有大量刺激性黑烟产生，注意保持功能间通风。

（3）可用耐高温的容器装载醋液，醋淬后可直接将煅赭石置于阳光房晒干。

煅 龙 骨

【药材来源】本品为古代哺乳动物如三趾马、犀类、鹿类、牛类、象类等的骨骼化石或象类门齿的化石。

【原料性状】本品为古代哺乳动物如三趾马、犀类、鹿类、牛类、象类等的骨骼化石或象类门齿的化石，前者习称"龙骨"，后者习称"五花龙骨"。

以质硬、色白，吸湿性强者为佳。

【生产依据】《全国中药炮制规范》（1988 年版）。

【炮制流程】炮制流程如图 14 - 13 所示。

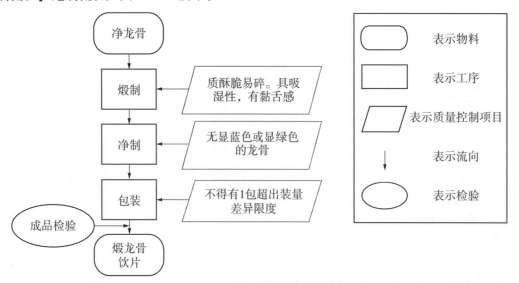

图 14 - 13　煅龙骨炮制流程

（1）煅制：将净龙骨投入煅药机内进行煅制，待达到温度后开始计时，煅制完成后出料，控制条件如下。

设备名称：DYH－600 煅药机。

设定温度：500 ℃。

投料限度：20～30 kg。

煅制时间：煅制 5 h 至红透，煅药期间适时翻动。

煅制性状：表面黄白色、灰白色或浅棕色。质酥脆易碎。具吸湿性，有黏舌感。

（2）净制：如果有变绿或变蓝的龙骨，应除去。

（3）包装：装入 PE 薄膜袋中，外套白色纤维袋，用手提式缝包机封口。

【贮存条件】常温贮存。

【成品性状】本品为不规则的碎块，表面灰白色或白色，质疏松，无光泽。黏舌性强（见图 14－14）。

【炮制作用】本品呈不规则小碎块或粗粉。黄白色、灰白色或浅棕色。质酥脆易碎。具吸湿性，有黏舌感。气微，无味。

【炮制要点】使用过高的煅药温度煅制龙骨时会导致部分成品段龙骨变蓝或变绿。

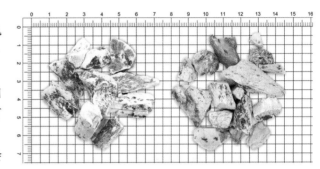

图 14－14　净龙骨（左）与煅龙骨饮片（右）对比

【相关资料】

（1）龙骨价高，市面上常用各种伪品和沙土掺杂其中，验收时应注意。

（2）因龙骨为不可再生资源，现行《中国药典》（2020 年版）没有收载该品种。

（3）有文献认为煅龙骨可增加醋淬工序。龙骨煅制后醋淬可增强龙骨中微量元素的溶解性。[1]

【参考文献】

［1］贾桂芝，于鹤丹，苏晓伟．龙骨最佳炮制条件的实验研究［J］．中药材，1992（8）：24－25.

煅 龙 齿

【药材来源】本品为古代哺乳动物如三趾马、犀类、鹿类、牛类、象类等的牙齿化石。

【原料性状】本品呈齿状或破碎成不规则的块状，可分为犬齿及臼齿。完整者犬齿呈圆锥形，先端较细或略弯曲，近尖端处断面常中空；臼齿呈圆柱形或方柱形，略弯曲，一端较细，表面呈浅蓝灰色或暗棕色。有的表面可见具光泽的釉抽层（珐琅质）。质坚硬，断面粗糙，凹凸不平，或有不规则的凸起棱线，有吸湿性。无臭，无味。

以断面吸湿性强者为佳。

【生产依据】《全国中药炮制规范》（1988 年版）。

【炮制流程】炮制流程如图 14－15 所示。

（1）煅制：将净龙齿投入煅药机内进行煅制，待达到温度后开始计时，煅制完成后出料，控制条件如下。

设备名称：DYH－600 煅药机。

设定温度：500 ℃。

投料限度：20～30 kg。

煅制时间：煅制 5 h 至红透，煅药期间适时翻动。

煅制性状：表面灰白色或白色，质疏松，无光泽，黏舌性强。

（2）净制：如果有变绿或变蓝的龙齿，应除去。

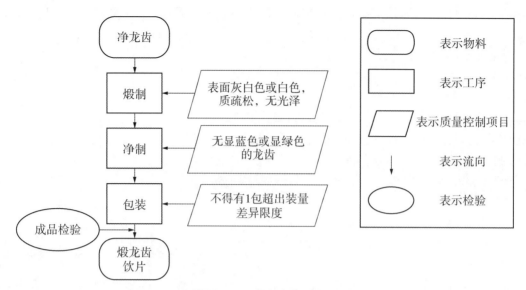

图 14 - 15　煅龙齿炮制流程

（3）包装：装入 PE 薄膜袋中，外套白色纤维袋，用手提式缝包机封口。

【贮存条件】常温贮存。

【成品性状】本品为不规则的碎块，表面灰白色或白色，质疏松，无光泽。黏舌性强（见图 14 - 16）。

【炮制作用】龙齿煅后质地酥脆，易于粉碎。解热镇惊功效缓和，收敛固涩作用增强，并有较强的宁心安神功效。

【炮制要点】使用较高的煅药温度煅制时，会导致部分产品颜色变蓝或变绿，将煅药温度降低后成品性状得到改善。

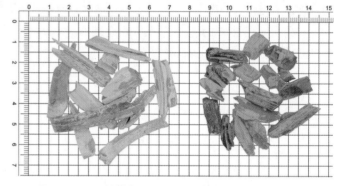

图 14 - 16　净龙齿（左）与煅龙齿饮片（右）对比

【相关资料】

（1）龙齿价高，市面上常用各种伪品和沙土掺杂在正品里面，验收时应注意。

（2）因龙齿为不可再生资源，故现行《中国药典》（2020 年版）没有收载。

焯 桃 仁

【药材来源】本品为蔷薇科植物桃 ［*Prunus persica* （L.）Batsch］ 或山桃 ［*Prunus davidiana* （Carr.）Franch.］ 的干燥成熟种子。

【原料性状】桃仁呈扁长卵形，长 1.2～1.8 cm，宽 0.8～1.2 cm，厚 0.2～0.4 cm。表面黄棕色至红棕色，密布颗粒状突起。一端尖，中部膨大，另端钝圆稍偏斜，边缘较薄。尖端侧有短线形种脐，圆端有颜色略深不甚明显的合点，自合点处散出多数纵向维管束。种皮薄，子叶 2，类白色，富油性。气微，味微苦。

山桃仁呈类卵圆形，较小而肥厚，长约 0.9 cm，宽约 0.7 cm，厚约 0.5 cm。

以颗粒饱满、均匀、完整者为佳。

【生产依据】《中国药典》（2020 年版一部）。

【炮制流程】炮制流程如图 14 - 17 所示。

（1）拣选：除去杂质、走油粒和发霉品。

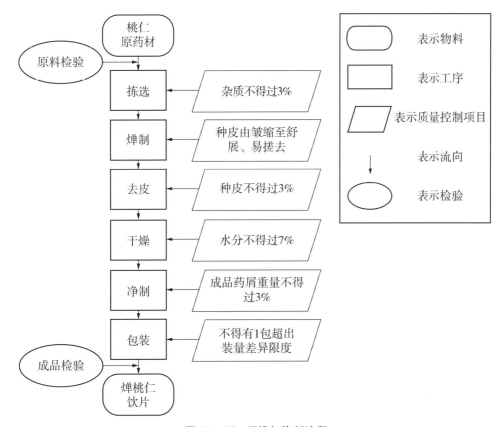

图 14 -17 燀桃仁炮制流程

（2）燀制：将适量清水放入夹层锅中，煮沸，将净桃仁投入夹层锅内煮烫，完成后出料，放入冷水中，控制条件如下。

设备名称：BZ -600 夹层锅。

饮用水与桃仁比例：10 kg 桃仁，100 kg 清水。

投料限度：40 ～ 50 kg。

浸泡时间：5 min。

燀制性状：种皮由皱缩至舒展、易搓去。

（3）去皮：将桃仁投入脱皮机中脱皮。

（4）干燥：按要求干燥，水分不得过7%，控制条件如下。

1）干燥方式：烘干。

设备名称：敞开式烘干箱。

投料厚度：不高于 20 cm。

设定温度：55 ℃ （允许实际温度在 ±5 ℃浮动）。

干燥时间：2 h。

2）干燥方式：晒干。

场　　　地：阳光房。

晾晒厚度：不高于 4 cm。

（5）净制：用 TGF -1200 -Ⅱ双级风选机风选除去种皮，控制条件如下。

1#风机频率：30 Hz （ ±5 Hz）。

2#风机频率：30 Hz （ ±5 Hz）。

出料情况：1#、2#出料口出种皮，主出料口出物料。

挡板高度：下方开口处高 4 cm。

（6）包装：装入 PE 薄膜袋中，外套白色纤维袋，用手提式缝包机封口。

【贮存条件】阴凉贮存。

【成品性状】本品呈扁长卵形，长 1.2～1.8 cm，宽 0.8～1.2 cm，厚 0.2～0.4 cm。表面浅黄白色，一端尖，中部膨大，另端钝圆稍偏斜，边缘较薄。子叶 2，富油性。气微香，味微苦（见图 14－18）。

燀山桃仁呈类卵圆形，较小而肥厚，长约 1 cm，宽约 0.7 cm，厚约 0.5 cm。

【炮制作用】桃仁燀制后，除去非药用部位，便于有效成分煎出，提高药效。

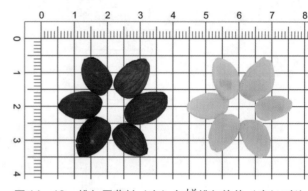

图 14－18　桃仁原药材（左）与燀桃仁饮片（右）对比

【炮制要点】

（1）浸泡时间过长会导致有效成分流失，应及时去皮。

（2）燀桃仁干燥温度不能过高，否则成品颜色发黄、发黑。

（3）桃仁中含有大量油脂，若储存过程中应低温贮存。若温湿度控制不当，除去种皮的燀桃仁油脂易溢出，经空气氧化后则会使桃仁由浅黄色变为黄色，且有败油气味，导致酸败度检查不合格。

燀 苦 杏 仁

【药材来源】本品为蔷薇科植物山杏（*Prunus armeniaca* L. var. *ansu* Maxim.）、西伯利亚杏（*Prunus sibirica* L.）、东北杏［*Prunus mandshurica*（Maxim.）Koehne］或杏（*Prunus armeniaca* L.）的干燥成熟种子。

【原料性状】本品呈扁心形，长 1.0～1.9 cm，宽 0.8～1.5 cm，厚 0.5～0.8 cm。表面黄棕色至深棕色，一端尖，另一端钝圆，肥厚，左右不对称，尖端一侧有短线形种脐，圆端合点处向上具多数深棕色的脉纹。种皮薄，子叶 2，乳白色，富油性。气微，味苦。

以粒饱满、完整、无油溢味者为佳。

【生产依据】《中国药典》（2020 年版一部）。

【炮制流程】炮制流程如图 14－19 所示。

（1）拣选：除去杂质、走油粒和发霉品。

（2）燀制：将适量饮用水放入夹层锅中，煮沸，将净苦杏仁投入夹层锅内煮烫，完成后出料，放入冷水中，控制条件如下。

设备名称：BZ－600 夹层锅。

饮用水与苦杏仁用量：10 kg 苦杏仁，100 kg 水。

投料限度：40～50 kg。

浸泡时间：5 min。

燀制性状：种皮由皱缩至舒展、易搓去。

（3）去皮：将苦杏仁投入脱皮机中脱皮。

（4）干燥：按照要求将饮片干燥，适时翻动，水分不得过 7%，控制条件如下。

1）干燥方式：烘干。

设备名称：敞开式烘干箱。

投料厚度：不高于 20 cm。

设定温度：55 ℃（允许实际温度在 ±5 ℃浮动）。

干燥时间：1～2 h。

2）干燥方式：晒干。

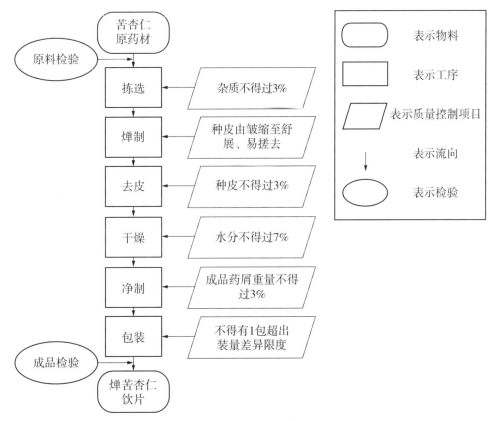

图 14 - 19 燀苦杏仁炮制流程

场　　地：阳光房。

晾晒厚度：不高于 4 cm。

（5）净制：用 TGF - 1200 - Ⅱ双级风选机风选除去种皮，控制条件如下。

1#风机频率：30 Hz（±5 Hz）。

2#风机频率：30 Hz（±5 Hz）。

出料情况：1#、2#出料口出种皮，主出料口出物料。

挡板高度：下方开口处高 4 cm。

（6）包装：装入 PE 薄膜袋中，外套白色纤维袋，用手提式缝包机封口。

【贮存条件】阴凉贮存。

【成品性状】本品呈扁心形。表面乳白色或黄白色，一端尖，另端钝圆，肥厚，左右不对称，富油性。有特异的香气，味苦（见图 14 - 20）。

【炮制作用】苦杏仁燀制后，杀酶保苷，除去非药用部位，便于有效成分煎出，提高药效。

【炮制要点】炮制要点：

（1）燀制后加入冷水是利用热胀冷缩的原理，使苦杏仁更容易脱皮。要注意的是，部分苦杏仁苷可溶于水，浸泡时间不能过长，应及时去皮。[4]

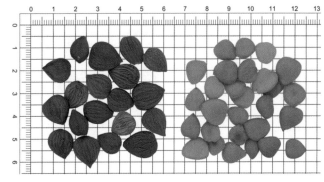

图 14 - 20 苦杏仁原药材（左）与燀苦杏仁饮片（右）对比

（2）燀苦杏仁干燥温度不能过高，否则成品颜色发黄、发黑。

【相关资料】

（1）苦杏仁生用有毒，传统炮制观念认为苦杏仁皮、尖有毒，应除去才可入药。而传统去皮的所用方法就是燀制法。现代研究发现，苦杏仁减毒的原理在于杀酶保苷。苦杏仁的有效成分是苦杏仁苷，毒性成分为氢氰酸。苦杏仁煮沸后可使苦杏仁中的苦杏仁苷酶变性，防止有效成分苦杏仁苷水解为毒性成分氢氰酸，从而达到减毒增效的作用。[1]有人认为皮是非药用部位，不含苦杏仁苷，且阻碍苦杏仁苷的煎出，但捣碎后入药即可解决。而去皮的过程会导致较多有效成分损耗[2]，去皮后的苦杏仁不容易与桃仁区分，且不利于储存。[3]

（2）有研究认为，蒸制法中，蒸汽的热量高，穿透力强，杀酶作用好；而炮制过程中，苦杏仁与水接触少，故苦杏仁苷分解相应也少，蒸制法较燀制法杀酶保苷的效果好，值得进一步研究和推广。[4]

（3）判定杀酶效果的简易方法：取样品10～20粒，打碎后放玻璃杯中，加水湿润，加盖，若有杏仁香气则说明杀酶不彻底，还有酶存在。[4]

（4）苦杏仁、南杏仁、桃仁三者常相互掺杂，验收时应注意。

（5）苦杏仁中含有大量油脂，储存过程中应低温贮存。若温湿度控制不当，除去种皮的燀苦杏仁油脂易溢出，经空气氧化后则会使桃仁由浅黄色变为黄色，且有败油气味，导致酸败度检查不合格。

【参考文献】

［1］张学兰，徐维芬．苦杏仁炮制研究［J］．山东中医学院学报，1994（1）：56－58，73.

［2］屠呦呦，陈秒华．苦杏仁的炮制研究［J］．中药通报，1987，12（7）：23.

［3］王旭，张君．苦杏仁混充桃仁的原因及解决办法的探讨［J］．基层中药杂志，2001，15（3）：38.

［4］龚千锋．中药炮制学［M］．北京：中国中医药出版社，2016：331－332.